最新徒手医学
徒手の治療法

監訳
東京大学教授 江藤文夫　　岡田　孝

共訳
東邦大学名誉教授 八幡國康　　遠美正純
東邦大学リハビリテーション科 遠藤　剛
東邦大学整形外科 原橋　實
東邦大学講師 米谷　徹

Manuelle Medizin Therapie

Jiří Dvořák
Václav Dvořák
Werner Schneider
Hans Spring
Thomas Tritschler

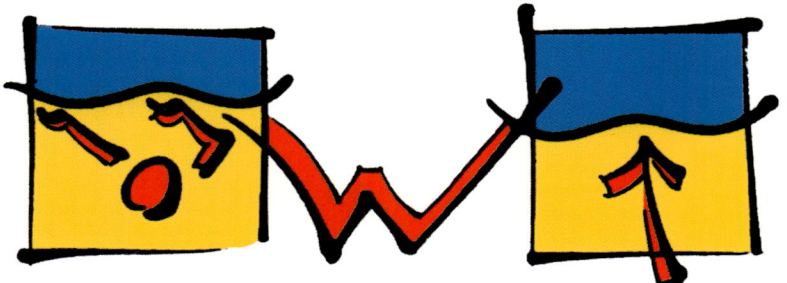

医学書院出版社

Manuelle Medizin
Therapie

Jiří Dvořák, Václav Dvořák, Werner Schneider, Hans Spring, Thomas Tritschler

unter Mitarbeit von H. Baumgartner, D. Bühler, B. Dejung, W. Gilliar, T. Graf-Baumann, M. M. Panjabi, M. Psczolla, W. Trautmann, B. Terrier, R. Weissmann

3., überarbeitete und erweiterte Auflage
232 meist farbige Abbildungen

1997
Georg Thieme Verlag Stuttgart · New York

Prof. Dr. med. Jiří Dvořák
FMH für Neurologie
Chefarzt der Neurologischen Abteilung
Wilhelm Schulthess Klinik
CH-8008 Zürich

Dr. med. Václav Dvořák
Praxis für innere und manuelle Medizin
Leiter der medizinischen Trainingstherapie
CH-7402 Bonaduz

Dr. med. Werner Schneider
FMH für physikalische Medizin und Rehabilitation
speziell Rheumaerkrankungen
Chefarzt der Thurgauer Klinik für Rehabilitation
St. Katharinental
CH-8253 Diessenhofen

Dr. med. Hans Spring
FMH für physikalische Medizin und Rehabilitation
speziell Rheumaerkrankungen
Med. Direktor und Chefarzt
Rheuma- und Rehabilitationsklinik Leukerbad
CH-3954 Leukerbad

Thomas Tritschler
Leiter der Physiotherapieschule
Kantonsspital
CH-8208 Schaffhausen

1. Auflage 1986
2. Auflage 1989
1. englische Auflage 1990

CIP-Titelaufnahme der Deutschen Bibliothek

Manuelle Medizin: Therapie / Jiří Dvořák…
3., überarb. und erweit. Aufl. – Stuttgart; New York:
Thieme, 1997
Engl. Ausg. u.d.T.: Manual medicine
NE: Jiří Dvořák, Werner Schneider, [Mitverf.]

Wichtiger Hinweis: Medizin als Wissenschaft ist ständig m Fluß Forschung und klinische Erfahrung erweitern unsere Kenntnisse, insbesondere was Behandlung und medikamentöse Therapie anbelangt. Soweit in diesem Werk eine Dosierung oder eine Applikation erwähnt wird, darf der Leser zwar darauf vertrauen, daß Autoren, Herausgeber und Verlag größte Mühe darauf verwandt haben, daß diese Angabe genau dem **Wissensstand bei Fertigstellung des Werkes** entspricht. Dennoch ist jeder Benützer aufgefordert, die Beipackzette der verwendeten Präparate zu prüfen, um in eigener Verantwortung festzustellen, ob die dort gegebene Empfehlung für Dosierungen oder die Beachtung von Kontraindikationen gegenüber der Angabe in diesem Buch abweicht. Das gilt besonders bei selten verwendeten oder neu auf den Markt gebrachten Präparaten und bei denjenigen, die vom Bundesgesundheitsamt (BGA) in ihrer Anwendbarkeit eingeschränkt worden sind.

Geschützte Warennamen (Warenzeichen) werden nicht besonders kenntlich gemacht. Aus dem Fehlen eines solchen Hinweises kann also nicht geschlossen werden, daß es sich um einen freien Warennamen handele.

Das Werk, einschließlich aller seiner Teile, ist urheberrechtlich geschützt. Jede Verwertung außerhalb der engen Grenzen des Urheberrechtsgesetzes ist ohne Zustimmung des Verlages unzulässig und strafbar. Das gilt insbesondere für Vervielfältigungen, Übersetzungen, Mikroverfilmungen und die Einspeicherung und Verarbeitung in elektronischen Systemen.

© 1986, 1989, 1997 Georg Thieme Verlag
Rüdigerstraße 14
D-70469 Stuttgart
Printed in Germany
Satz: nach von den Autoren gelieferten Daten
Gestaltung: Caluori Werbegrafik,
CH-7402 Bonaduz
Druck: K. Grammlich. Pliezhausen

ISBN 3-13-682403-2

訳 者 序

　本書は2年前に翻訳した最新徒手医学（痛みの診察法）の治療編である。したがって，痛みに対する徒手医学の書としてこれら2冊で1組となり内容的にも1つにまとまったものとなった。本書の編著者であるJiří DvořákとVáclav Dvořák両博士らは脊椎ならびに四肢関節の生体力学に由来する機能的障害という一連の症候が特別な原因疾患のない非特異的な疼痛と関連性が深いことを明らかにした。さらに，彼らはこの非特異的な疼痛と器質的疾患による痛みとを鑑別して科学的に理論付けをした徒手医学の治療体系を確立した。これが本書である。

　本書には次のような治療様式がおさめられている。

1. 刺激を加えないモビリゼーション（授動術）：MOI
2. 刺激を加えたモビリゼーション：MMI
3. 神経・筋の治療：NMT 1〜3
4. トリガーポイントの治療
5. 訓練治療（運動療法）
6. 物理療法：温熱療法，電気治療，超音波療法

これらのうち特にMOI，MMI，NMT 1〜3について詳しく述べられている。

　"痛み"という症候を正しく診断して治療することは神経学や進歩した画像診断をもってしても困難な場合が少なくない。"痛み"という個人的な体験に対する医療として手術療法や薬物療法とは全く異なる治療様式として最近徒手医学への関心が急速に高まってきた。

　本書は痛みの患者を診療する医師，リハビリテーション医ならびに徒手的治療の実践者たちにとって大変興味深い内容となっている。

　この翻訳書がこうした方面に関心の深い方々が徒手医学を理解して正しく実践する手掛かりとなれば訳者の役割は果たせたものと思う。

　なお，仙腸関節のモビリゼーションを翻訳するにあたりこの方面に詳しい尊敬してやまない大谷宏明博士，岡田征彦博士にご教授いただいた。ここに心から感謝の意を表します。

　最後になりましたが，翻訳にあたり終始暖かいご支援，ご配慮を賜った新興医学出版社の服部秀夫社長に感謝申し上げます。

　平成12年1月

監訳者　江藤文夫

原田　孝

序　文

　徒手医学の初版が10年前に刊行されて以来，著者らはその手法をさらに発展させてきた．その間に，徒手医学は医学界に広く認知されるようになった．多くの大学では学生の教育課程が創立された．スイスとドイツでは，徒手医学が再教育体制の中に組み入れられた．

　日常医療の中で，徒手医学の診断と治療は運動機能障害に関する知識と治療にとって決まりきったプログラムとなっている．徒手医学の質を保証するいろいろな対策が行われている．たとえば治療の有効性を絶えず批判的に分析し，突発事故を記録し，無作為化臨床試験，とりわけ治療費と有効性との分析などの貢献があってはじめて徒手医学というものが運動器疾患の治療方法の一つとして学問的にもしっかりと根付いてきたといえる．

　この新しい版は完全に改訂されてその上，独特の研究と評価から成る重要な成果はすべて国際的な出版物に組み入れられた．本質的な革新は徒手的治療手技の生体力学的着想を意味しており，理解しやすくその上，この治療法の限界も見極められるようになっている．徒手的治療は，効果的で危険のない治療方法の一つであり，臨床的には三次元空間での治療の手本でもあり，その際，常に患者の主要症状となっているものは痛みである．これは，治療の適応リストを正しく理解することではなく，臨床における痛みと神経・整形外科的ならびに徒手医学的所見との結び付きを証明すべきである．

　徒手医学の治療手技のうち，トリガーポイントの治療についてはスイスのB. DejungならびにD. BühlerとR. Weissmannの諸先生によって補足されている．その上，この新版に取り上げられている治療手技については実地医家にも日常使用できるように首尾一貫した気配りがなされている．われわれはこの新版の発刊にあたって共同執筆者としてドイツ徒手医学協会のGraf-Baumann教授とPsczolla先生に参加を要請した結果，彼らは徒手医学の質の確保，啓蒙，記録などの原理，またドイツにおける徒手医学の再教育と意義について健康によいものとして提供することに貢献してくれた．この点については，徒手医学スイス医師協会の秘書であるDr. B. Terrier氏によってスイスの状況にふさわしい表現を用いて補足されている．このようなことによって表現が統一されて，しかも基礎的研究と臨床のための学問的議論ができる養成教育と再教育の将来をめぐって，幅広い統一性に基づいたドイツ語圏の徒手医学のさまざまな学校ができ上る状況下におかれるようになった．

　われわれはこの新版の編修にあたって，このような専門知識をもった執筆協力者の卓越した方法による貢献を高く評価するものである．

　この序文を締めくくるにあたって，現代的な指診手技によって首尾一貫して配列したこと，ならびにこの新版に対して理念から最終的なレイアウトまで作り上げるために著者らの挑戦が示されている．本書の目的とするところは，内容をできるだけ実践的なものとして表現した点にある．

　われわれは，まずThieme-Verlag社のA. Menge氏に対して特別な感謝の意を表わさなければならない．彼は，そもそもの最初からわれわれの革新的な手始めに対して疑いもなくまた大変熱心に学問的出版活動を通常の方法でなくうまく事を進行させてくれた人である．

　記録部門の責任者であるA. Lütscher氏，Schulthessクリニック（Zürich）の撮影技師，ならびにYaleの共同研究員（New Haven），Ochsnerクリニック（New Orleans）のDr. J. Anntines, M. Maciasの諸氏に対しても感謝の意を表わす．彼らは卓上型の出版を導入した．

　われわれは，この企画の調整を引き受けてくれたグラフィックアーチストであるBonaduz出身のJ. Caluori氏にも感謝したい．

　この新版が医学校における徒手療法の幅広い統合に貢献できれば著者としてうれしいが，その上同時に，われわれの友人ならびに共同研究者であるT. Graf-Baumannが常に強調していたように徒手医学の限界に配慮して，何でもできるという気持ちを押しとどめることも忘れてはならない．

Zürich, Januar　1997　著者ら

目　次

1　徒手療法：その概念と作用機序

1.1　定義 ……………………………………………………………………………………… 2
1.1.1　運動の種類 ……………………………………………………………………………… 2
1.1.2　関節および脊柱分節などの弾性構造におけるメカニカルストレス ……………… 4
1.1.3　脊柱分節および末梢関節の治療面 …………………………………………………… 6
1.1.4　臨床における生体力学的原理の相関関係 …………………………………………… 8
1.1.5　治療方法に関する生体力学モデルの結果 …………………………………………… 8
1.1.6　生体力学の観点からみた徒手療法の危険性 ………………………………………… 9
1.1.7　運動の限界点における停止 ………………………………………………………… 11
1.2　治療方法 ………………………………………………………………………………… 13
1.2.1　刺激を加えないモビリゼーション ………………………………………………… 14
1.2.2　刺激を加えたモビリゼーション …………………………………………………… 16
1.2.3　神経・筋の治療（NMT） …………………………………………………………… 18
1.2.3.1　主働筋の筋力を直接利用したモビリゼーション（NMT1） …………………… 20
1.2.3.2　拮抗筋の等尺性筋収縮後のリラクセーションを利用したモビリゼーション（NMT2） … 22
1.2.3.3　拮抗筋の交互制御を利用したモビリゼーション（NMT3） …………………… 24
1.2.4　トリガーポイントの治療 …………………………………………………………… 26
1.2.4.1　徒手的トリガーポイントのテクニック …………………………………………… 26
1.2.4.2　トリガーポイントにおける注射療法 ……………………………………………… 27
1.2.4.3　効率の良い治療因子 ………………………………………………………………… 27
1.2.5　筋骨格系疾患におけるリコンディショニングのトレーニング ………………… 28
1.2.5.1　侵害反応 ……………………………………………………………………………… 28
1.2.5.2　躯幹を安定させる体操 ……………………………………………………………… 29
1.2.5.3　安定化治療体操に関する筋機能 …………………………………………………… 29
1.2.5.4　躯幹四肢筋の機能 …………………………………………………………………… 30
1.2.6　物理療法 ……………………………………………………………………………… 36
1.2.6.1　温熱寒冷療法 ………………………………………………………………………… 36
1.2.6.2　電気療法 ……………………………………………………………………………… 36
1.2.6.3　超音波療法 …………………………………………………………………………… 36
1.3　臨床治療上の可能性についての概要 ………………………………………………… 37

2　治療効果が見込まれ危険性の少ない治療方法の選択

2.1　はじめに：3つのレベル ……………………………………………………………… 38
2.1.1　組織レベル …………………………………………………………………………… 38
2.1.2　機能レベル …………………………………………………………………………… 38
2.1.3　疼痛レベル …………………………………………………………………………… 39
2.2　筋骨格系疾患の診断学と治療法における検査の諸段階 …………………………… 39
2.2.1　筋骨格系疾患の治療範囲 …………………………………………………………… 40
2.3　個々の臨床的パラメーターの総合的判断 …………………………………………… 41
2.3.1　疼痛既往歴と疼痛強度 ……………………………………………………………… 41
2.3.2　触診と疼痛誘発 ……………………………………………………………………… 42
2.3.3　分節性運動制限と疼痛強度 ………………………………………………………… 43
2.3.4　神経学的欠損と疼痛強度 …………………………………………………………… 44
2.3.5　身体的能力と疼痛強度 ……………………………………………………………… 46
2.3.6　心理社会的要因と疼痛強度 ………………………………………………………… 47
2.3.7　筋肉のアンバランスと疼痛強度 …………………………………………………… 48
2.3.8　不安定性と疼痛強度 ………………………………………………………………… 49

2.3.9	分節の異常可動性と疼痛強度	50
2.3.10	変性性の変化と疼痛強度	52
2.3.11	筋持久力と疼痛強度	53

3　徒手療法の適応と禁忌：治療により危険を高める疾患

3.1	診断：腰椎椎間板ヘルニア	54
3.2	診断：腰部脊柱管狭窄症	54
3.3	診断：頸椎椎間板ヘルニア	55
3.4	診断：頸部脊柱管狭窄症	55
3.5	診断：頸椎の新鮮軟部損傷	56
3.6	診断：頸椎の慢性期軟部損傷	56
3.7	診断：頸椎由来のめまい（頸椎性片頭痛を含む）	57
3.8	診断：腰椎分離・辷り症	57
3.9	診断：脊柱の骨性奇形と脊髄の奇形	57
3.10	診断：骨粗鬆症または，その他の代謝性骨障害（脊椎の病的骨折を伴うもの）	58
3.11	診断：強直性脊椎炎（急性炎症期）	58
3.12	診断：強直性脊椎炎（急性炎症症候を伴わない場合）	59
3.13	診断：関節リウマチの脊柱への波及	59
3.14	診断：全脊柱の分節性・局在性の異常動揺性（先天性ならびに後天性）	59
3.15	診断：抗凝固性（易出血性）	59

4　背部痛の治療における徒手療法の有効性

4.1	治療費と有効性	61
4.2	徒手療法の有効性	61
4.3	徒手療法を効果的にする前提条件	62
4.4	機能的な脊椎疾患における治療費と有効性	62

5　徒手療法の合併症

5.1	頸椎のマニプレーションにおける合併症	63
5.2	胸椎・腰椎の治療における合併症	65
5.3	討論	65
5.4	要約	66

6　徒手療法：治療手技

6.1	検査所見の記録	68
6.1.1	脊柱	68
6.1.2	上肢	69
6.1.3	下肢	69
6.1.4	可動域制限，筋力低下ならびに疼痛部位の徴候	69
6.2	治療手段の記録	70
6.3	脊柱，骨盤，肋骨の治療	71
	後頭骨／第1頸椎　刺激を加えないモビリゼーション：前傾と後傾	72
	第1頸椎／第2頸椎　刺激を加えないモビリゼーション：回旋	73
	後頭骨／第1頸椎　NMT1：前傾と後傾	74
	後頭骨／第1頸椎　自己モビリゼーション：前傾と後傾	75
	第1頸椎／第2頸椎　NMT1：回旋	76
	第1頸椎／第2頸椎　自己モビリゼーション：回旋	77
	第1頸椎／第2頸椎　NMT2：回旋	78
	第1頸椎／第2頸椎　NMT2：回旋	79
	第1頸椎／第2頸椎　NMT3：回旋	80

第1頸椎／第2頸椎	NMT3：回旋	81
第1頸椎／第2頸椎	NMT2：回旋	82
第1頸椎／第2頸椎	NMT3：回旋	83
第2頸椎／第3頸椎	NMT2：回旋	84
第2頸椎／第3頸椎	NMT3：回旋	85
後頭骨から第3頸椎まで	刺激を加えないモビリゼーション：軸性牽引	86
後頭骨から第3頸椎まで	刺激を加えたならびに加えない場合のモビリゼーション：牽引	87
後頭骨から第3頸椎まで	刺激を加えたモビリゼーション：牽引	88
後頭骨から第3頸椎まで	刺激を加えたモビリゼーション：牽引	89
後頭骨から第2頸椎まで	刺激を加えたモビリゼーション：牽引	90
第1頸椎から第3頸椎まで	刺激を加えたモビリゼーション：回旋	91
後頭骨から第3頸椎まで	NMT2とNMT3：前傾	92
第2頸椎から第7頸椎まで	刺激を加えないモビリゼーション：回旋	93
第2頸椎から第7頸椎まで	刺激を加えたモビリゼーション：回旋	94
第1頸椎から第6頸椎まで	刺激を加えたモビリゼーション：回旋	95
第2頸椎から第6頸椎まで	刺激を加えたモビリゼーション：回旋	96
第2頸椎から第7頸椎まで	刺激を加えたモビリゼーション：回旋	97
第2頸椎から第7頸椎まで	NMT1：回旋	98
第2頸椎から第7頸椎まで	自己モビリゼーション：回旋	99
第2頸椎から第6頸椎まで	NMT2：回旋	100
第2頸椎から第6頸椎まで	NMT3：回旋	101
第2頸椎から第6頸椎まで	NMT2：側屈	102
第2頸椎から第6頸椎まで	NMT3：側屈	103
第7頸椎から第5胸椎まで	刺激を加えたモビリゼーション：伸展	104
第7頸椎から第6胸椎まで	刺激を加えたモビリゼーション：牽引	105
第6頸椎から第4胸椎まで	刺激を加えたモビリゼーション：回旋	106
第5頸椎から第3胸椎まで	刺激を加えたモビリゼーション：回旋	107
第7頸椎から第3胸椎まで	刺激を加えたモビリゼーション：回旋	108
第7頸椎から第5胸椎まで	NMT1, 自己モビリゼーション：伸展	109
第6胸椎から第12胸椎まで	刺激を加えないモビリゼーション：回旋	110
第3胸椎から第10胸椎まで	刺激を加えないモビリゼーション，NMT2：伸展	111
第6胸椎から第12胸椎まで	刺激を加えないモビリゼーション，NMT2：回旋	112
第3胸椎から第10胸椎まで	刺激を加えたモビリゼーション：牽引／屈曲	113
第4胸椎から第10胸椎まで	刺激を加えたモビリゼーション：回旋	114
第3胸椎から第10胸椎まで	刺激を加えたモビリゼーション：回旋	115
第4胸椎から第9胸椎まで	刺激を加えたモビリゼーション：回旋	116
第5胸椎から第12胸椎まで	刺激を加えたモビリゼーション：回旋	117
第6胸椎から第12胸椎まで	刺激を加えたならびに加えないモビリゼーション	118
第10胸椎から第5腰椎まで	刺激を加えないモビリゼーション，NMT2：腰椎，胸椎の回旋	119
第12胸椎から仙椎まで	刺激を加えないモビリゼーション：腰椎の屈曲・牽引	120
第12胸椎から仙椎まで	刺激を加えないモビリゼーション，NMT2：回旋	121
第1腰椎から仙椎まで	刺激を加えたモビリゼーション：回旋	122
第1腰椎から仙椎まで	刺激を加えたモビリゼーション：回旋	123
第1腰椎から第5腰椎まで	刺激を加えたモビリゼーション：回旋	124
第1腰椎から第5腰椎まで	刺激を加えたモビリゼーション：回旋	125
第1腰椎から第5腰椎まで	刺激を加えたモビリゼーション：回旋	126
第1腰椎から第5腰椎まで	刺激を加えたモビリゼーション：回旋	127
第2腰椎から第5腰椎まで	刺激を加えたモビリゼーション：回旋	128
第10胸椎／第5腰椎	NMT1, 自己モビリゼーション：腰椎と胸椎の回旋	129
第1腰椎から仙椎まで	NMT2	130

	第1腰椎から仙椎まで　NMT3	131
	仙腸関節　刺激を加えないモビリゼーション：腸骨を背側方向へ	132
	仙腸関節　刺激を加えないモビリゼーション，NMT1：仙椎を腹側方向へ	133
	仙腸関節　刺激を加えないモビリゼーション：仙椎を腹側方向へ　NMT1：腸骨を背側方向へ	134
	仙腸関節　刺激を加えないモビリゼーション：仙椎を腹側方向へ，腸骨を背側方向へ	135
	仙腸関節　刺激を加えたモビリゼーション：腸骨を腹側方向へ	136
	仙腸関節　刺激を加えたモビリゼーション：腸骨を腹側方向へ	137
	仙腸関節　刺激を加えたモビリゼーション：仙椎を腹側方向へ	138
	仙腸関節　刺激を加えたモビリゼーション：仙椎を腹側方向へ	139
	仙腸関節　刺激を加えたモビリゼーション：仙椎を腹側・頭側方向へ	140
	仙腸関節　刺激を加えたモビリゼーション：仙椎を腹側・頭側方向へ	141
	仙腸関節　刺激を加えたモビリゼーション：仙椎を腹側・尾側方向へ	142
	仙腸関節　刺激を加えたモビリゼーション：仙椎を腹側・尾側方向へ	143
	仙腸関節　NMT1：腸骨・伸展	144
	第1肋骨　刺激を加えないモビリゼーション：尾側へ	145
	第1肋骨　刺激を加えないモビリゼーション：尾側へ	146
	第1肋骨　刺激を加えたモビリゼーション：尾側へ	147
	第6肋骨から第11肋骨まで　刺激を加えないモビリゼーション：外側・腹側へ	148
	第4肋骨から第12肋骨まで　刺激を加えないモビリゼーション，NMT1：外側・腹側へ	149
	第4肋骨から第12肋骨まで　刺激を加えないモビリゼーション，NMT1：腹側へ	150
	第3肋骨から第8肋骨まで　刺激を加えたモビリゼーション：腹側へ	151
	第6肋骨から第12肋骨まで　刺激を加えたモビリゼーション：外側・腹側へ	152
	第4肋骨から第10肋骨まで　刺激を加えたモビリゼーション：外側・腹側へ	153
	第4肋骨から第12肋骨まで　NMT2：腹側へ	154
6.4	末梢関節の治療	155
	肩関節　刺激を加えないモビリゼーション：牽引	156
	肩関節　刺激を加えないモビリゼーション：尾側へ	157
	肩関節　刺激を加えないモビリゼーション：背側へ	158
	肩関節　刺激を加えないモビリゼーション：腹側へ	159
	胸鎖関節　刺激を加えないモビリゼーション：頭側／尾側へ	160
	肩鎖関節　NMT1：頭側へ	161
	肘関節　刺激を加えないモビリゼーション：牽引	162
	肘関節　刺激を加えないモビリゼーション：牽引	163
	近位橈尺関節　刺激を加えないモビリゼーション：背側／腹側へ	164
	遠位橈尺関節　刺激を加えないモビリゼーション：背側／腹側へ	165
	近位・遠位の手関節　刺激を加えないモビリゼーション：牽引	166
	近位・遠位の手関節　刺激を加えないモビリゼーション：掌側／背側へ	167
	近位手関節　刺激を加えないモビリゼーション：尺側／橈側へ	168
	手根骨　刺激を加えないモビリゼーション：背側／掌側へ	169
	指関節　刺激を加えないモビリゼーション：牽引	170
	指関節　刺激を加えないモビリゼーション：掌側／背側へ	171
	股関節　刺激を加えないモビリゼーション：尾側への牽引	172
	股関節　刺激を加えないモビリゼーション：背側へ	173
	股関節　刺激を加えないモビリゼーション：腹側へ	174
	股関節　刺激を加えないモビリゼーション：外側へ	175
	膝関節　刺激を加えないモビリゼーション：牽引	176
	膝関節　刺激を加えないモビリゼーション：腹側／背側へ	177
	大腿膝蓋関節の滑動状態　刺激を加えないモビリゼーション：末梢へ／内側へ／外側へ	178
	近位脛腓関節　刺激を加えないモビリゼーション：腹側／背側へ	179
	距腿関節（足関節）　刺激を加えないモビリゼーション：牽引	180

	距腿関節　刺激を加えないモビリゼーション：腹側または背側へ	181
	足根骨と足根・中足骨関節　刺激を加えないモビリゼーション：足底／足背へ	182
	足趾関節　刺激を加えないモビリゼーション：牽引	183
	足趾関節　刺激を加えないモビリゼーション：足底／足背へ	184
6.5	筋の治療と伸張	
	胸鎖乳突筋　NMT2	186
	斜角筋群　NMT2	187
	僧帽筋下行部　NMT2	188
	肩甲挙筋　NMT2	189
	大胸筋　NMT2	190
	手関節の伸展（掌屈）　NMT2	191
	脊柱起立筋（腰椎部）　NMT2	192
	腰方形筋　NMT2	193
	腸腰筋　NMT2	194
	腸腰筋　NMT2	195
	梨状筋　NMT2	196
	大腿筋膜張筋　NMT2	197
	大腿直筋　NMT2	198
	大腿直筋　NMT2	199
	長内転筋，短内転筋，大内転筋，薄筋　NMT2	200
	大腿二頭筋，半腱様筋，半膜様筋　NMT2	201
	下腿三頭筋　NMT2	202
6.6	トリガーポイントの治療（B. Dejung, D. Bühler, R. Weissmann）	
	大・小頭直筋	204
	下頭斜筋	205
	頭・頸半棘筋	206
	斜角筋群	207
	胸鎖乳突筋	208
	肩甲挙筋	209
	僧帽筋（下行部と上行部）	210
	僧帽筋（下行部と上行部）	211
	前鋸筋	212
	腰方形筋	213
	外腹斜筋	214
	腹直筋	215
	体幹部起立筋（腸肋筋と胸最長筋）	216
	多裂筋群と回旋筋群	217
	腰筋	218
	腸骨筋	219
	大臀筋	220
	中臀筋，小臀筋	221
	梨状筋	222
	大腿筋膜張筋	223

7　徒手医学における医療の質の確保，危険性の説明および記録
T. Graf-Baumann

7.1	最近数年間における合併症の発生率	224
7.2	司法上の見解	224
7.3	類型的，特有な危険性と危険の説明	226
7.4	危険性の回避，医療の質の確保	226

7.5	ビンゲン勧告	227
7.5.1	医療の質の確保	227
7.5.2	危険性の説明	228
7.5.3	治療の記録	228
7.5.4	説明用の書式用紙	229

8 ドイツにおける徒手医学と徒手治療法の診療状況
M. Psczolla

8.1	ドイツにおける発展	230
8.2	診療組織と医学的水準	230
8.3	新規の名称―Chirotheraqie（カイロ治療法）	231
8.4	徒手医学と物理療法	231
8.5	新規の名称―医療算定項目	231
8.6	専門分野の診療組織	232
8.7	整形外科における徒手医学	233
8.8	専門分野における徒手医学	233
8.9	専門的評価と徒手医学	234
8.10	新医療基準―診療上の注意義務	235
8.11	研究と教育における徒手医学	236
8.12	徒手医学と理学療法	236
8.13	徒手医学とその他の治療提供者	237

9 ドイツの医師の卒後研修における徒手医学
M. Psczolla

9.1	講習会制度	238
9.2	医師である講師と医師の受講者	238
9.3	FAC：関節学と手技治療研究会の講師の専門教育と継続的研修	239
9.4	異質の治療者	240
9.5	卒後研修の受講者	240
9.6	新しい講習会方式の展開	241
9.7	知的訓練	241
9.8	研修終了後の試験	242
9.9	受講者の継続的研修―技術更新の研修	242
9.10	刺激（療法）―理学療法	243
9.11	医療の質の確保	243

10 スイスにおける徒手医学
B. Terrier

10.1	スイス徒手医学会（SAMM）	244
10.2	スイス徒手医療共同研究会（SAMT）	244
10.3	講習会制度	245
10.4	講師陣	245
10.5	卒後研修の段階とスイス徒手医学会員の資格	245
10.6	研究	246
10.7	徒手医学資格証明書 FMH	247

■文献リスト 248
■索引 253

徒手療法：その概念と作用機序

　徒手医学は，一般医学，物理医学，保存的整形外科学，神経学的リハビリテーションおよびリウマチ学的リハビリテーションの内容を豊かにし，かつ不足を補うものである。軸器官領域の刺激を加えたモビリゼーション・テクニック（医師，整骨師およびカイロプラクターによる古典的マニピュレーション）については，その軽視できない危険性がよく知られているので別に考察する。脊柱のマニピュレーションはよく教育を受けた医師が行うものであるが，ドイツ以外の国では認可を受けた整骨師やカイロプラクターによっても行われている。徒手療法における絶対的禁忌および相対的禁忌を認識することは，医師の使命であり義務である。徒手療法の教育を受けた理学療法士に治療を行う資格が認められていないのは，徒手療法が法的意味での治療的行為すなわち患者の身体的不可侵性への介入にあたるためである。ドイツやスイスでしかるべき説明と患者の同意なしにこうした行為を行えば，刑法上では傷害にあたる。療法士が禁忌についても認識していることが良いマニピュレーションの前提条件である。脊柱，特に頸椎へのマニピュレーションの指示には，確実な臨床的知識が不可欠であり，たとえばX線学的検査や臨床検査などの追加検査が必要となることも多い。その一方で，刺激を加えないモビリゼーションが，従来の理学療法の内容を相当に充実させることが示されている。いずれにせよ運動系の生体力学，解剖学および神経生理学についての正確な知識が必要である。徒手療法は最近10年間に著しい進歩を遂げたが，これは特にヨーロッパの医師がこの新しい治療法を積極的に取り入れたことや，アメリカの整骨師が医師と対等の立場を認められていることによる。1950～1960年代のヨーロッパで，徒手療法はJohn Menellやアメリカで専門教育を受けたカイロプラクターの手技に基づいて行われていた。

　この古典的マニピュレーション（または刺激を加えたモビリゼーション）は，俗に，またどちらかといえば懐疑的または拒否反応を示す医師には，「クラッキング，整体・整骨」と呼ばれていた。しかし，機能的障害から逃げるためにカイロプラクターや徒手療法を行う医師にかかる背痛患者はますます増加している。医師および患者の間で筋緊張を軽減させる処置や鎮痛薬による処置への傾倒が鎮静化しつつあったので，この増加傾向は顕著である。今日まで，管理された二重盲検法による徒手療法の有効性は十分に証明されていないが，徒手療法は運動器官の機能障害の有痛性増悪やそれに伴う作業不能を短縮するという指摘が多数ある。スイスでは，背痛によって労働日数にして年間150万日が失われている。スイスにおいて，背痛または脊柱の退行変性が部分的な身体障害または完全な身体障害の2番目の原因になっている。ドイツでは，人口の80％が背痛に悩み，35～50歳人口の1/3が慢性背痛を患っている。すべての欠勤時間の1/3が筋疾患および骨格疾患に起因する。また，背痛によって早期年金受給対象となることがきわめて多い。1970年代から特に1980年代に，徒手療法学の分野において有効／無効の分析，また徒手療法の効果を神経生理学的機序に従って解明する試みが始まった。「締めつけられた引き出し」，「亜脱臼」といった表現は正しい科学的用語として受け入れられなかった。また，医師がマニピュレーションを行うことが増加したことによって，患者の苦痛を直接軽減できても再発率には影響を及ぼせないことも明らかになった。神経生理学的には，これは圧受容器を刺激すること（マニピュレーション）による，脊髄後角部侵害受容求心性線維のシナプス前抑制であると理解されている。

実験による4つの試験結果から，こうした抑制はエンケファリン放出によるものであることがわかっている。古典的マニピュレーションによって嵌頓性椎間板損傷（たとえば，頸椎部）が除去されるのか，または適切な回旋操作による髄核移動によって椎間関節や神経根の負荷が軽減されるかについては，明確な解答は出せない。椎間板内の圧力がマニピュレーション中にどの程度増大するかも不明である。

これに関連して，次のような問題が重要となる。
—— 脊柱へのマニピュレーションは何回行えるか？
—— 適切な方法を用いれば再発は防止できるか？

こうした問題に結論が出せなくても，筋肉バランスの修復が再発防止に重要な役割を果たすことは明らかである。収縮した筋肉の伸張ならびに自己トレーニング（在宅プログラム）の指導を含め，衰えた相動性筋群の強化は徒手療法の不動の構成要素となっている。

運動器官のリハビリテーションは，身体能力の増大を目ざすトレーニング療法すなわち再学習によって拡大化される。トレーニング療法により，可動性，力，耐久性および協調性が改善される。

古典的なグリップ・テクニックは，徒手療法の結果として起こりうる不利益または重篤な合併症についての論争がきっかけとなり修正された。アメリカの整骨師との連係により，ヨーロッパでも刺激を加えないモビリゼーション・テクニックが治療計画に組み入れられるようになった。刺激を加えないモビリゼーション・テクニックでは，非収縮構造（靱帯および関節包）による伸張が目ざされる。このモビリゼーションによって髄核も移動することが考えられる。運動系を神経筋骨格系とみなす傾向は徒手療法の概念にも表れている。神経筋療法（NMT）は主動筋の等尺性筋収縮後のリラクセーションの反射機序および拮抗筋の相互抑制を利用するもので，患者の治療への積極的な協力を必要とするが，こうした療法が近代的徒手療法に取り入れられるようになってきている。

運動障害の経過は複雑であり，軸器官，四肢を問わず種々の治療が必要であり，生体力学および生理解剖学の知識が求められる。

1.1 定義

1.1.1 運動の種類

角運動

関節および脊柱分節における生理的運動，自動運動および他動運動は常にころがり運動・滑り運動を示す。関節の構造と靱帯や筋の配置により，このころがり運動・滑り運動の方向や程度が決定される（図1.1）。

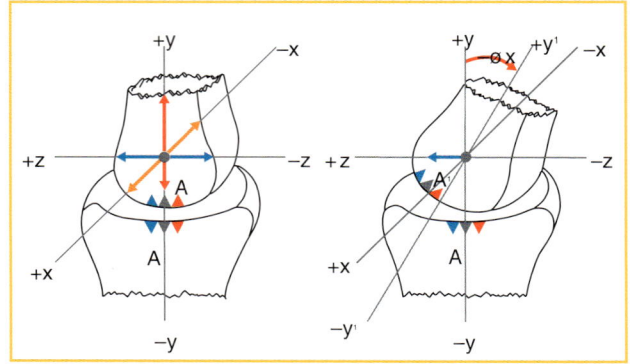

図1.1 ころがり運動・滑り運動
　　　+y　　　=牽引　　-y＝圧迫
　　　+x, -x　＝側方の滑り
　　　+z, -z　＝腹側・背側方向の滑り
　　　A → A'　＝滑り
　　　+y → y'　=-φx＝回旋（x軸を中心とする回旋）

3次元座標系に従って，各関節では3つの主軸x, y, zを中心とする回旋が生じる。

— 屈曲，伸展	＝x軸を中心とする回旋
— 前方傾斜（後頭骨～第2頸椎）	＝x軸を中心とする回旋
— 後方傾斜（後頭骨～第2頸椎）	＝x軸を中心とする回旋
— 回旋	＝y軸を中心とする回旋
— 側屈	＝z軸を中心とする回旋
— 外転，内転	＝z軸を中心とする回旋
— 挙上，降下	＝z軸を中心とする回旋

ころがり運動は関節の形状や腱，靱帯と筋の配置によって定義される。滑り運動における内部抵抗を小さくするために，正常な軟骨の摩擦係数は小さい。

1.1 定義

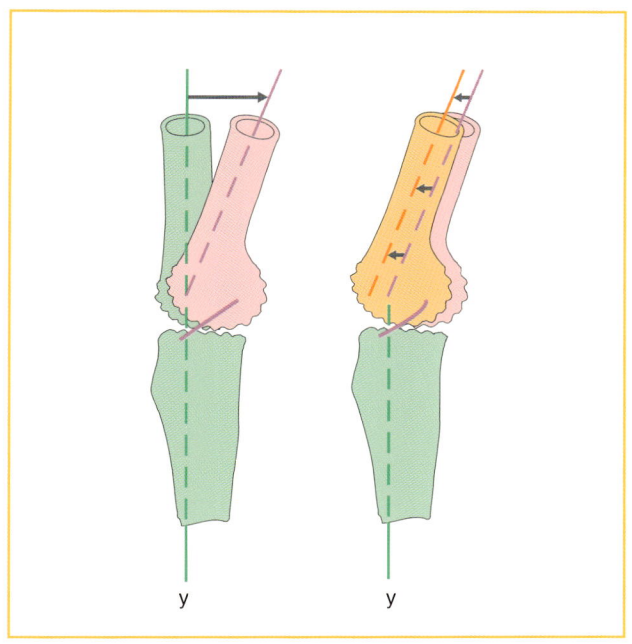

図 1.2 摩擦係数

起始点：摩擦係数 R は軟骨変性が生じた場合に増大する。

第 1 相：角運動の開始。摩擦抵抗が大きいために，純粋なころがり運動が生じる。

第 2 相：角運動をさらに続けると，断続的かつ急激な滑り運動が生じる。このとき腱の緊張は摩擦抵抗より大きい。

関節症では退行変性した関節面間の摩擦抵抗が増大し（図 1.2），ころがり運動・滑り運動が断続的経過をたどる（図 1.3）。この結果，機械的に腱や靱帯に過度の負担がかかることになる。

平行移動による運動

関節または脊柱分節において，他動的な平行移動・線形運動を行うことは可能である。

平行移動による運動の程度は角運動性と相関する。角運動性が減少すると平行移動の可動性も減少し，逆も同様である（図 1.4）。

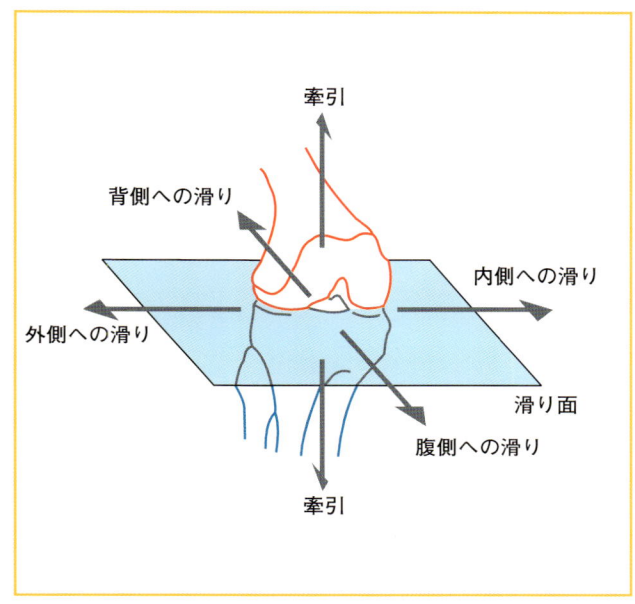

図 1.4 平行移動

関節のあそび

中間ゾーン内で可能な平行移動運動の和を関節のあそびと呼ぶ。関節のあそびを診察するには，診察者の熟練が前提である。関節のあそびの減少は角運動性の減少に結びつく。関節のあそびの増大は，分節または関節の不安定性の臨床徴候であり，角運動性の減少，正常および増大のいずれの場合でも生じうる。

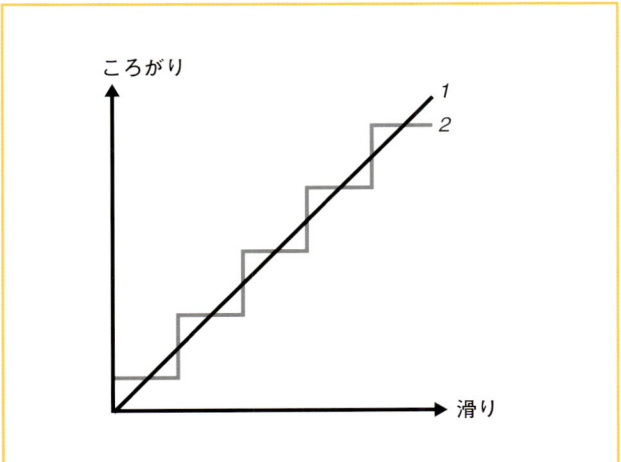

図 1.3 関節の音
1：正常な関節のころがり運動と滑り運動
2：関節が退行変性し，炎症を生じている場合のころがり運動と滑り運動

1. 徒手療法：その概念と作用機序

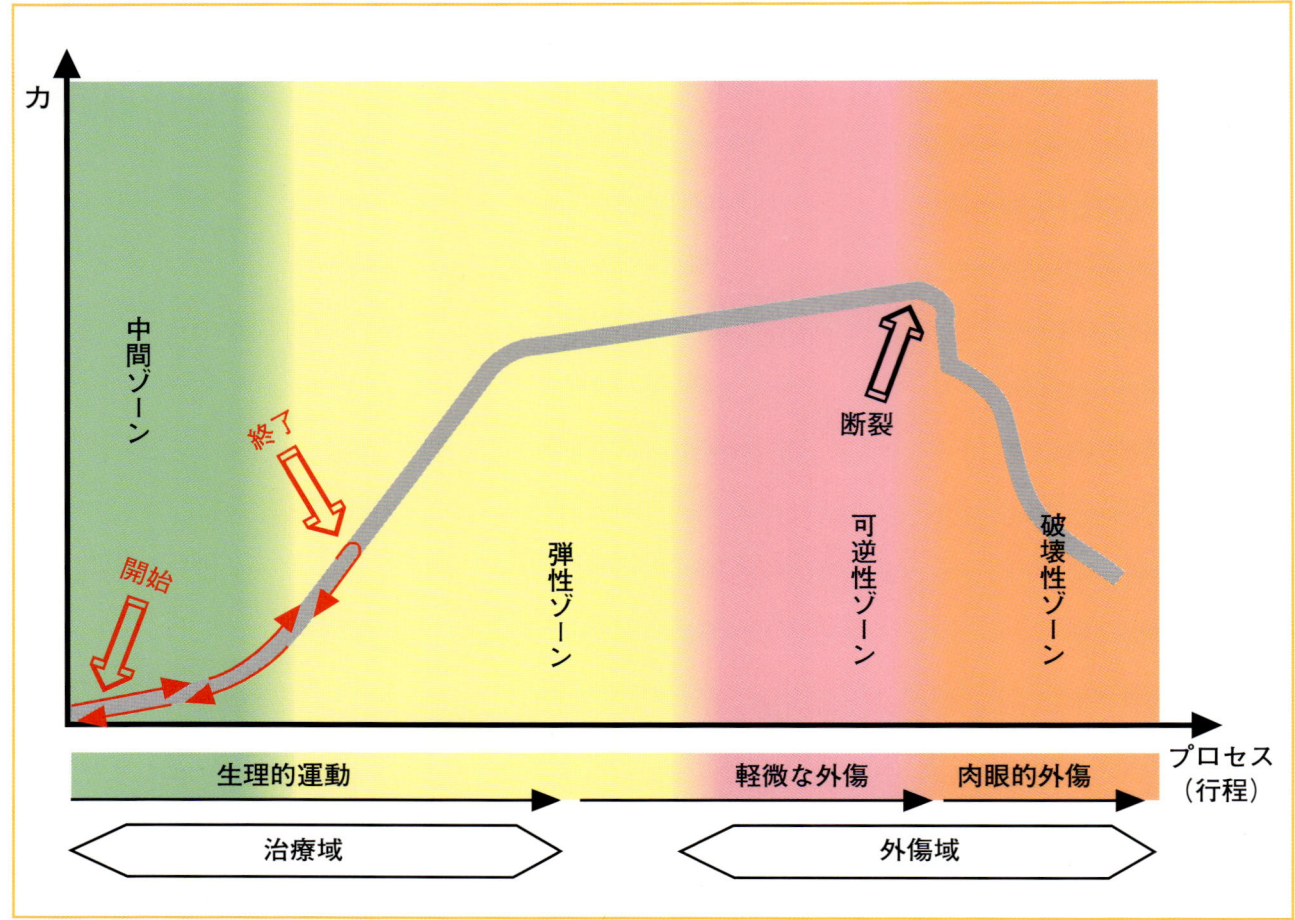

図1.5　関節運動および分節運動（ころがり運動・滑り運動および平行移動）のプロセス─力ダイヤグラム

1.1.2　関節および脊柱分節などの弾性構造における機械的負荷

　関節運動および分節運動の抵抗曲線や力曲線には種々の機械的抵抗段階があり，負荷の程度，靱帯や関節包などの関節構造ならびに内部摩擦抵抗に分類される（図1.5，図1.6）。

プロセス（行程）─力曲線
　推移は次の因子に依存する。
—— 関節／分節の構造
—— 腱の機械特性
—— 関節包と靱帯の機械特性
—— 運動の種類と方向

　各ゾーンの幅は変化に富み，次の因子に依存する。
—— 関節や分節の形態
—— 運動方向

中間ゾーン
　角運動および平行移動運動に関する内部抵抗は非常に小さく，弾性ゾーン終点における最大抵抗の2％未満である（Panjabi, 1992）。

弾性ゾーン
　関節や分節の弾性構造の緊張は運動の増大とともに増大する。この構造によってころがり運動・滑り運動が制御されている。ころがり運動では腱や靱帯は緊張する。もう一方の関節面がこの緊張による滑動を経てあらためて中心にくる（Panjabi, 1992）。

1.1 定義

弾性構造は機械的負荷が増大すると、緊張の線形増大とともに一定の長さまで伸張し、負荷の軽減とともに再び本来の長さに完全に収縮する。

可塑性ゾーン

腱や靭帯の純弾性特性による特異的な伸張性が利用しつくされた場合、さらなる運動は弾性構造の軽微な外傷を伴う。可塑性ゾーンでは靭帯，腱，椎間板および筋も過伸張するが、肉眼的な変化は起こらない。

破壊性ゾーン

可塑性ゾーンにおいて腱や靭帯の負荷が増大すると、最終的にはそれらの破壊をきたす。すなわち、部分断裂または完全断裂を生じる。ロープは動力学的に速い運動を行えば、緩徐な負荷がかかる場合よりも受ける力の作用が小さくても断裂する。

ゼロと力の限界（NKG）

中間ゾーンから弾性ゾーンへの移行をゼロと力の限界と呼ぶ。角運動および平行移動に対する内抵抗力は弾性ゾーン終点の抵抗力の2％である（図1.6，1.7）。

生理学的限界（PhG）

生理学的限界は弾性ゾーン内に位置する。生理学的限界に達するまで運動した場合、構造は弾性変形するが、中間ゾーンの変化はきたさない（図1.6，1.7）。

解剖学的限界（AG）

解剖学的限界は弾性ゾーンから可塑性ゾーンへの移行域に位置する。解剖学的限界までは軽微な外傷なしに他動運動を行うことができる。さらに運動を進めると、可塑性ゾーンにおいては少なくとも軽微な外傷をきたす（図1.6，1.7）。

実際の生理学的限界（APhG）

実際の生理学的限界は、病的な関節可動域（可動性減少または可動性増加）において、軽微な外傷または肉眼的外傷を新たに生じることなく達成しうる運動の限界である（図1.6，1.7）。

病的限界（PG）

骨および（または）軟部組織の変性に起因する運動制限（図1.6）。

静止位置（安静肢位：R）

関節または脊柱分節の静止位置は関節のあそびが最大となる位置である。関節や筋肉系の病的変化は静止位置に変化をきたす。さらに、静止位置は関節の体積が最大となる位置である。通常、静止位置は痛みの程度が最小であることから判明する（図1.6，1.7）。

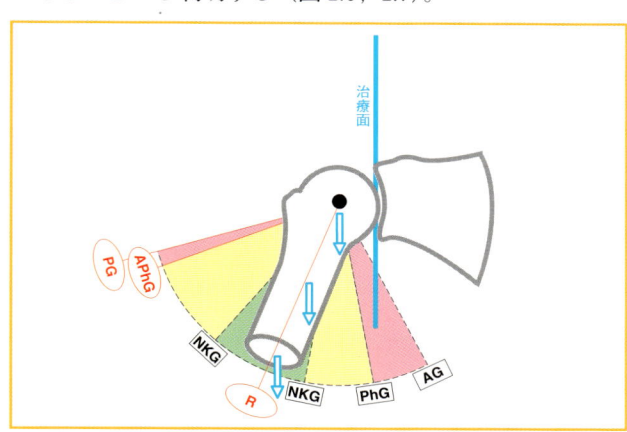

図1.6　運動の限界
AphG　＝　実際の生理学的限界
PG　　＝　病的限界

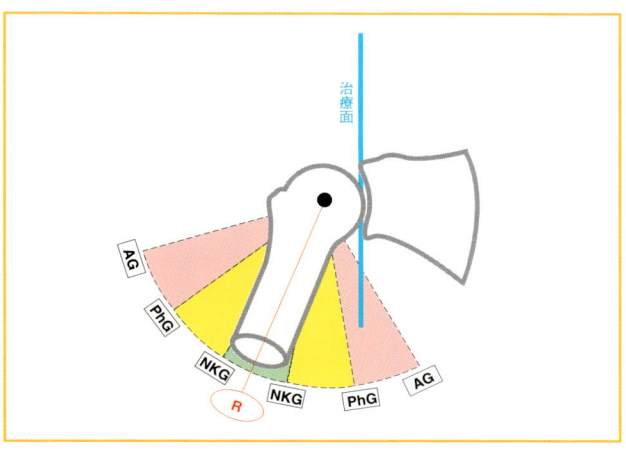

図1.7　運動の限界
R　　＝　静止位置（安静肢位）
NKG　＝　ゼロと力の限界
PhG　＝　生理学的限界
AG　　＝　解剖学的限界

1.1.3 脊柱分節および末梢関節の治療面

治療面は牽引方向に対して垂直である。治療面では，凹凸の法則を考慮に入れた滑りのモビリゼーションが行われる。

閉鎖位置（肢位）

関節または脊柱分節の閉鎖位置は，関節のあそびが最小となる位置である。このとき関節はもっとも安定する。

凸の法則

関節成分の遠位側の関節面が凸状を示す関節に適用される。角運動性に関節由来の制限がある場合，滑り面における刺激を加えないモビリゼーション図は運動制限のある方向と逆の方向で行う（図1.8）。

凹の法則

関節成分の遠位側の関節面が凹状を示す関節に適用される。角運動性に関節由来の制限がある場合，滑り面における刺激を加えないモビリゼーションは，運動に制限のある方向と同方向で行う（図1.9）。

プロセス（行程）の獲得

病的運動の限界に対する治療の開始時に問題となるのは，筋の伸張による角運動性を獲得することである。多関節筋の場合，1つの関節を介して伸張し，伸張の際に固定化される第2の関節のプロセス（行程）を個々の伸張段階の間で獲得できれば有益と考えられる（図1.10）。

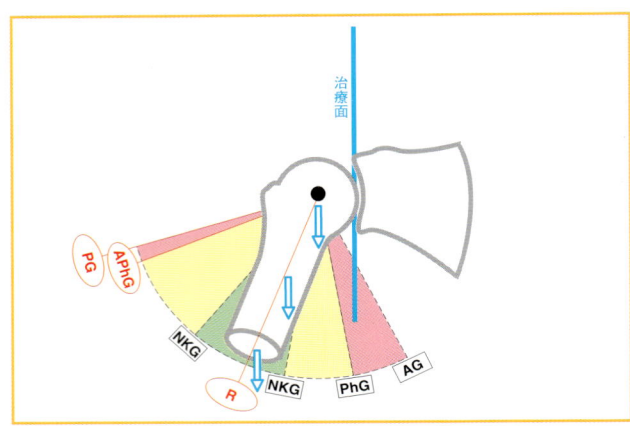

図1.8　凸の法則

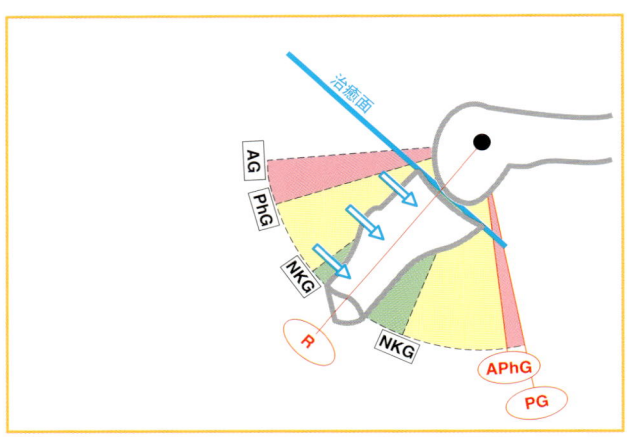

図1.9　凹の法則

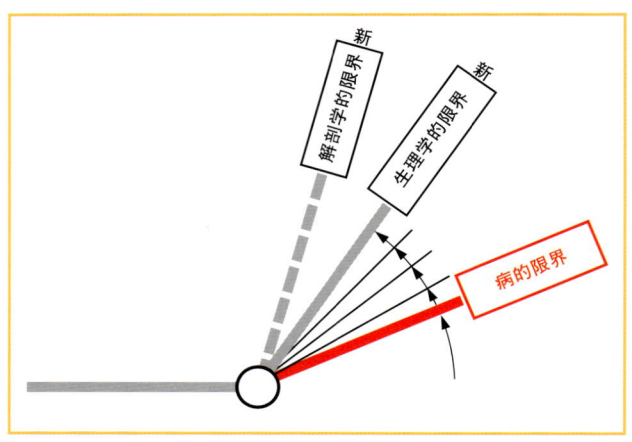

図1.10　プロセス（行程）の獲得

1.1 定義

誘発試験

個々の運動器官に適切な機械的負荷を与えることにより，侵害受容反応を誘発することができる。これらは痛みおよび（または）筋トーヌスの質的および量的変化や自律神経反応時に現れる。臨床症状は刺激ゾーンに顕在化し，分節性機能障害の指標として障害の強度や質の増減で反応する。誘発試験による刺激ゾーンの反応は，鑑別診断的価値があると同時に治療を決定するうえで重要である（図1.11a，1.11b）。

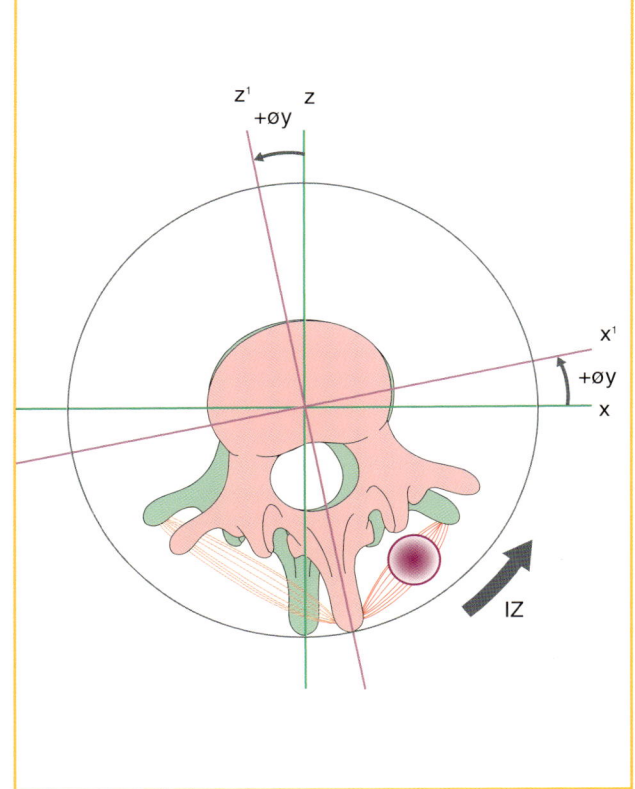

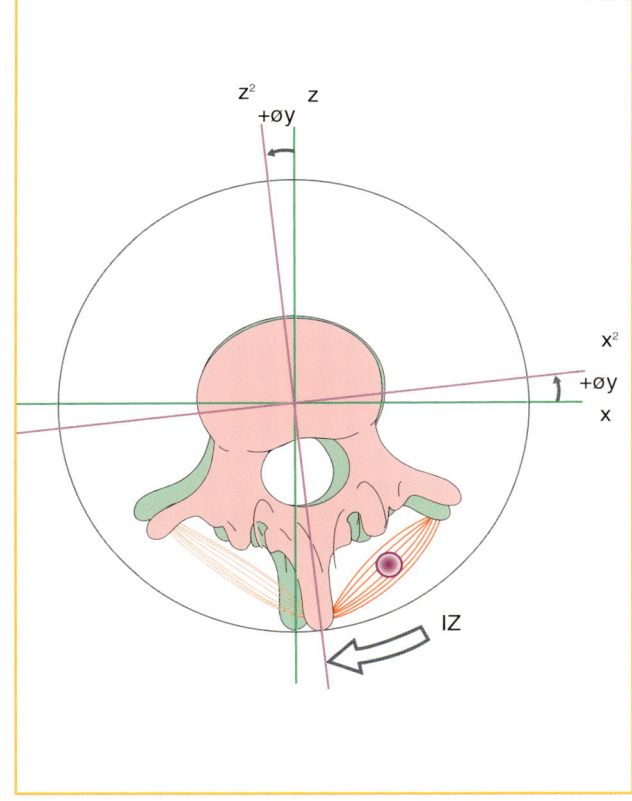

図1.11a 誘発試験

x^1, z^1 ＝ 頭側脊椎の右回旋に関する病的運動の限界

$+\phi y$ ＝ 頭側脊椎の病的左回旋。左回旋拮抗筋が短縮したために機能的に誤った位置を示している。

IZ ＝ 刺激過敏部位

赤 ＝ 短縮した右短回旋筋（左回旋主動筋＝右回旋拮抗筋）

→ ＝ 頸椎の左回旋拡大による刺激過敏部位の増大

1.11b 誘発試験

x^2, z^2 ＝ 頭側脊椎の右他動的回旋／試験的治療による新たな病的運動の限界
NMT 1, 2, 3, MMO, MMI

IZ ＝ 刺激過敏部位

赤 ＝ 短縮した右短回旋筋（右回旋拮抗筋）

⇐ ＝ 頭側脊椎の右他動的回旋による刺激過敏部位の減少

1.1.4 臨床における生体力学的原理の相関関係

Panjabi（1994）およびGrob（1993）は，不安定性と中間ゾーンの拡大とが常に関連していることをin vitroで示した。中間ゾーンの拡大は，可動性亢進すなわち角運動や平行移動の可動性増大と平行して現れる。しかし，中間ゾーンの拡大と角運動性の減少とが同時に現れることもありうる。たとえば進行した脊椎症では，分節性の角運動性が減少すると同時に，当該構造の弾性の低下によって中間ゾーンが拡大することもある。脊椎症患者における頸椎加速性外傷では，可塑性ゾーンまたは破壊性ゾーンに至る組織の外傷性過伸展によって，臨床症状として連続的な不安定性を伴うような中間ゾーンの拡大をきたすことがある。ころがり運動・滑り運動機構に損傷を受けると，靭帯および関節包の機械的負荷にスタッカート（断音）様の断続的ピークが現れる。靭帯や関節包は，可動性とトーヌスの制御における受容器官として重要な役割を果たすことから，運動障害と筋のバランス障害ならびに侵害受容反応も誘発される。

1.1.5 治療方法に関する生体力学モデルの結果

生体力学の観点からは，徒手療法は中間ゾーンおよび弾性ゾーンで作用している（図1.12）。

状態によっては関節のあそびや角運動性の増大および（または）回復が治療の主たる目標となる場合がある。徒手療法で加えられる力が解剖学的限界を超えると，組織に構造的損傷を生じる。こうした損傷は事故の概念（故意でない，外部から，不意に）に相当する。ある特定の臨床状況では，可塑性ゾーンに至る治療が必要な場合がある。たとえば，麻酔下および覚醒時での関節のモビリゼーションである。脊柱分節の可塑性ゾーンに至るモビリゼーションは，肉眼的外傷の危険があるため，治療目標となることはありえない（図1.13）。

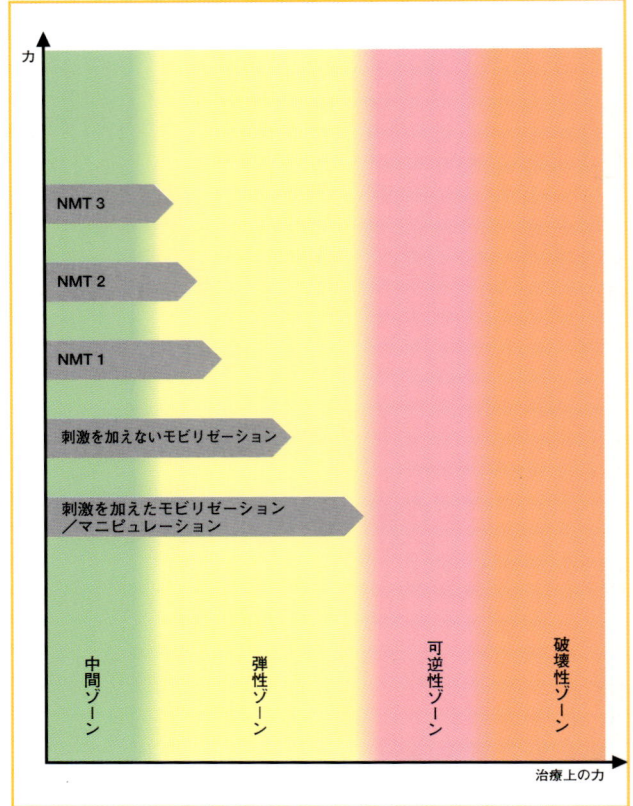

図1.12　モビリゼーションとマニピュレーションの力

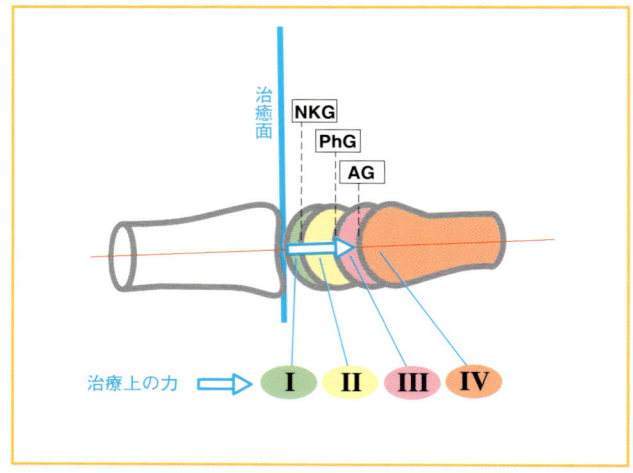

図1.13　モビリゼーションの力とマニピュレーションの力
　　　　治療上の力Ⅰ　：NKG（ゼロと力の限界）まで
　　　　治療上の力Ⅱ　：PhG（生理的限界）まで
　　　　治療上の力Ⅲ　：AG（解剖学的限界）まで
　　　　治療上の力Ⅳ　：AG（解剖学的限界）を超える

1.1 定義

1.1.6 生体力学の観点からみた徒手療法の危険性

モビリゼーションに用いる力の速度が治療の危険性に及ぼす影響

　刺激を加えたモビリゼーション（MMI）を，刺激を加えないモビリゼーション（MOI）と同じ力で行う場合，動力学的に急な負荷を与えたときの腱の断裂特性に基づき，MMIでは，MOIよりも小さい力で不可逆的損傷をきたすと仮定しなければならない。さらに重要な因子として，MMIにおける防御反応の欠如が挙げられる。これは介入速度が速いために処置に対する防御反応が阻止されるためであり，MMIでは相対的に小さい力で破壊性ゾーンに達することがある。

用いる力が治療の危険性に及ぼす影響

　外傷を生じるような運動が解剖学的限界を超えると，軽微な外傷をきたすことがある（図1.14）。これは次のような結果を伴う。
—— 中間ゾーンの拡大
—— ころがり運動・滑り運動の質的変化

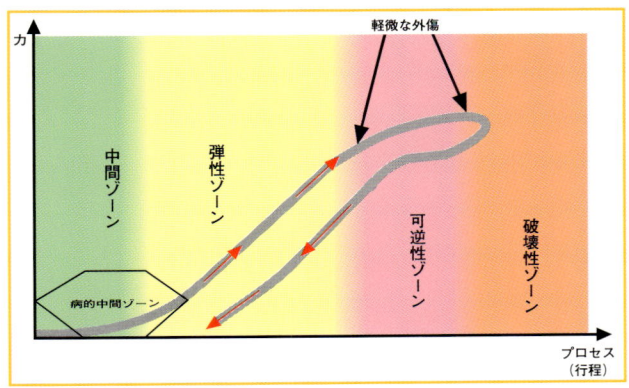

図1.14　軽微な外傷

　また，外傷を生じるような運動が解剖学的限界を超えたときに，肉眼的外傷をきたすこともある（図1.15）。こうした関節または分節の弾性構造の断裂は次のような結果を伴う。
—— 中間ゾーンの拡大
—— 関節包または筋肉系および（または）軟部組織膜が，代償構造として関節または分節を安定させる。

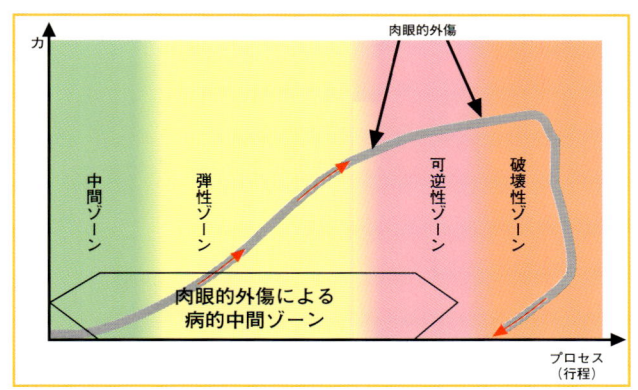

図1.15　肉眼的外傷

弾性構造の退行変性が治療の危険性に及ぼす影響

　退行変性を生じた弾性構造は引っ張り強さが比較的小さいため，弾性ゾーンおよび可塑性ゾーンが小さくなる。すなわち，退行変性がある場合は，「新たな」解剖学的限界を超えないために，適切かつ比較的小さい力でモビリゼーションおよびマニピュレーションを行う必要がある（図1.16）。

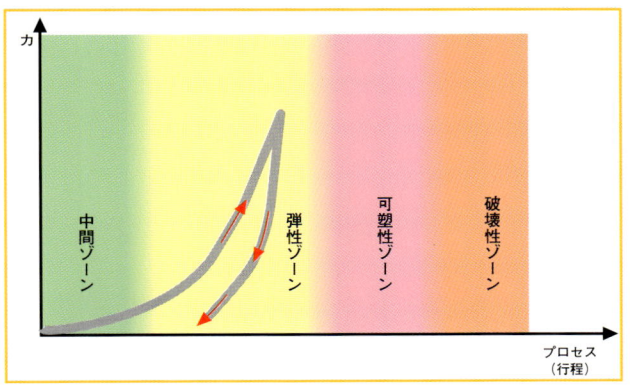

図1.16　退行変性の影響

　骨棘や脊椎骨棘があると不意の抵抗が現れ，その抵抗を超える運動は肉眼的外傷をきたす。

加えて，弾性ゾーンが小さくなっている。臨床ではこの状態を次のようにいう。
—— 最終域が固い
—— 可動域が減少している
—— 比較的小さい範囲の運動で破壊性ゾーンに達する

中間ゾーンの拡大を伴う関節および脊柱の退行性変性

不安定性

骨棘の発現を伴う関節症はころがり運動・滑り運動および滑動の減少をきたす。また同時に，安定構造が事故または退行変性によって，過伸張および（または）弾性の低下を生じることがある（図1.17）。

その結果，中間ゾーン拡大を伴う不安定性と同時に運動性の減少を生じることがある（たとえば，前十字靭帯の断裂による膝関節の二次性関節症）。

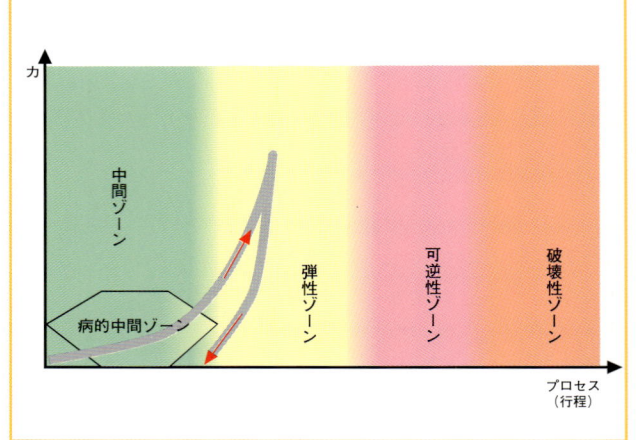

図1.17　不安定性

侵害反応

侵害反応の枠内での筋性防御は，力・プロセス（行程）曲線の勾配を大きくし，帰路（下行路）の抵抗を小さくする。

臨床では，この侵害反応が生じる速度（曲線の最初の部分の勾配）に応じて，勾配が大きい場合を「硬い反射性最終域（停止）」，勾配が小さい場合を「柔らかい最終域（停止）」と呼ぶ。後者は短縮した緊張筋が運動を制限する場合にも生じる（図1.18）。

可塑性ゾーンへのモビリゼーションの反復が不安定性にもたらす影響

可塑性ゾーンへのモビリゼーション（MMI，MOI）の反復は，組織の可逆的または非可逆的過伸張によって中間ゾーンを段階的に拡大させる可能性がある。

これは臨床的には不安定性を発現させる。したがって，モビリゼーションによって主観的改善が数時間持続した後に，治療前の状態と比較して痛みの反応が強くなった場合，医原性で誘発されたかまたは増大した不安定性に基づく侵害反応の可能性を考慮しなければならない（図1.19）。

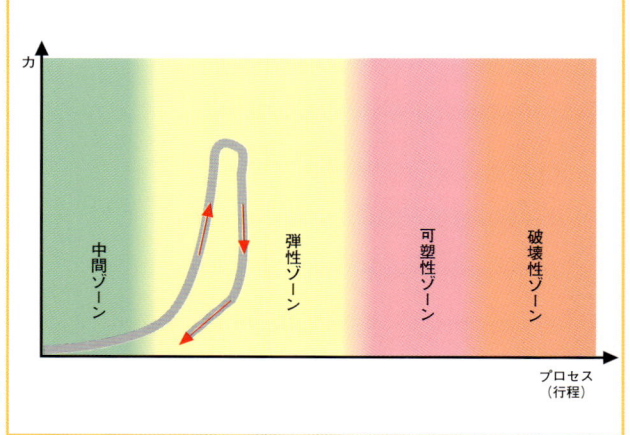

図1.18　侵害反応

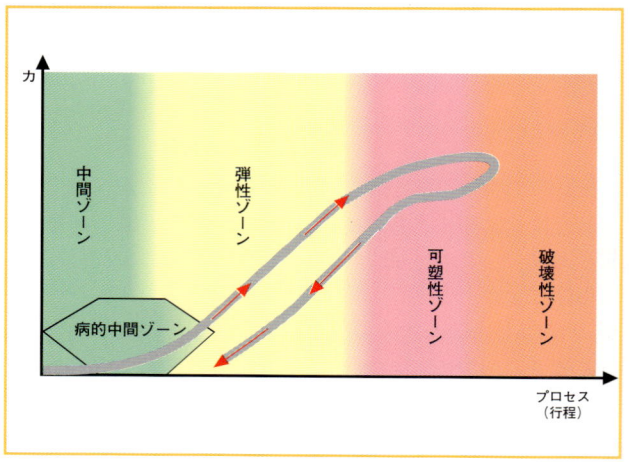

図1.19　繰り返し行われるモビリゼーション

1.1 定義

1.1.7 運動の限界点における停止

他動的・自動的運動が解剖学的に許される範囲内での抵抗力よりも大きい場合には可逆的・不可逆的組織障害が生じる。

他動的モビリゼーションを行う際に解剖学的限界に到達するのに費やされる運動の力は，臨床的に確認できるので，他動的検査はいつも患者に力を入れないようにさせて実施するべきである。運動の限界点における停止の状況判断は臨床的に大きな意味を持っており，筋・骨格系の疾患が機能的なものなのか，構造的な問題なのか，あるいはこの検査によって痛みが出現したのかといった関係が明らかにされる。

当然のことであるが症例に応じてその他のいろいろな検査所見と関連した事項を補足しなければならない――たとえば整形外科学，神経学，リウマチ学，心理学的所見ならびにこれらに関係した医学的手技などである。

運動の限界点における停止に関する検査と評価は徒手的に高度に熟達した検者を必要とし，洞察力だけでなく役に立つ臨床的能力を習得する必要がある。

脊柱の断面，分節または関節についての他動的運動検査を行う際には以下のことを確認する。

- 運動の範囲
- 関節のあそび
- 運動の限界点における停止

運動の限界点における停止に関する評価では，他動運動の最終域に対する抵抗力曲線の経過が大きな関心事となる。

この曲線が急速に上昇すればこれを固い停止とみなす。また，徐々に上昇すれば柔らかい停止と呼ぶ。

生理的な停止は次のことから定義される。
- 関節の形ならびに構造
- 腱，靱帯，筋膜の走行と弾力性

病的な停止は次のような場合である。
- 関節や脊柱分節の機能的単位の変化

次に述べる因子は運動の限界点における停止を病的な状態に変化させる。

骨棘ならびに脊椎症

関節の変形や脊椎症による骨棘によって運動の円滑性がメカニカルに障害されると，病的な固い停止状態となり運動性も減少する（図1.20）。

筋の短縮

筋が短縮している場合には伸張する力を強めていくと，すなわち抵抗をきわめてゆっくり加えていくと可塑性のある態度を示すようになる（図1.21）。

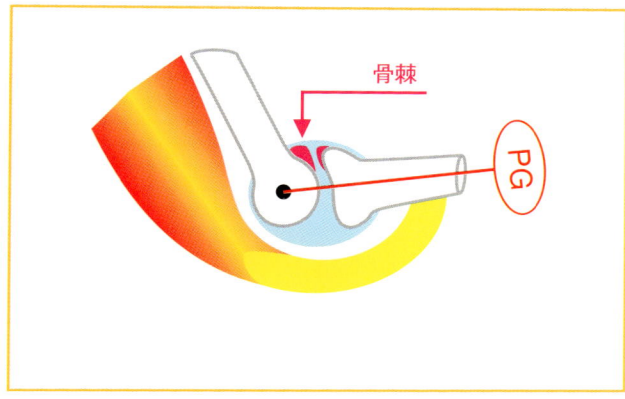

図1.20　骨棘による固い停止
PG＝病的な運動の限界点

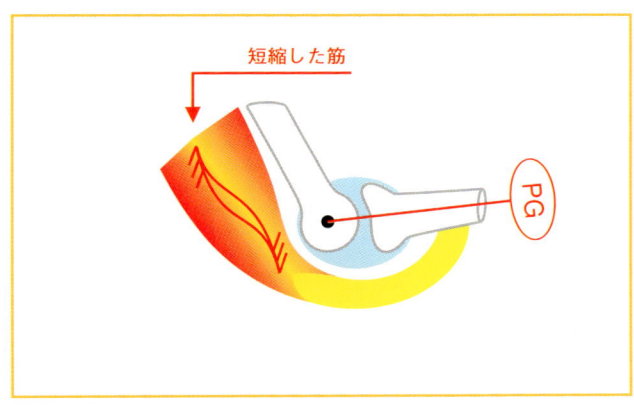

図1.21　柔らかい停止
PG＝病的な運動の限界点

関節の浸出液

関節の浸出液は当該関節の機能的単位に属する筋の侵害反応を誘発する。この侵害反応は病的運動限界において関節の刺激状態とともに関節浸出液が顕著になったときに突然出現する。これは関節がその位置によって体積が変化するためである。関節の内圧は実際の静止状態にあるときにもっとも小さく，運動負荷が増大すると内圧も増大する。侵害反応は関節内圧の限界を超えたときに突然出現する（図1.22）。

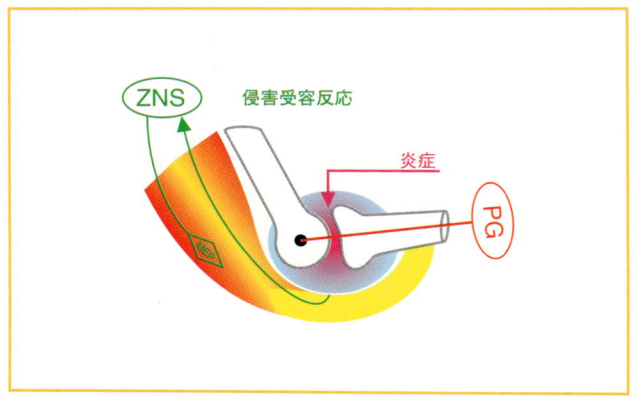

図1.22　関節の浸出液があると固い反射性の停止となる
PG　＝　病的限界
ZNS　＝　中枢神経系
MEP　＝　筋終板

急性椎間板ヘルニア

神経根，神経周膜ならびにクモ膜が機械的に炎症を起こして刺激されると急性椎間板ヘルニアとなり，急性期には限局性の痛みも出現する。

この場合，頑固な侵害反応が引き起こされて運動の停止様式も変化し，侵害された神経と神経幹（坐骨神経，大腿神経，頸・腕神経叢）の誘発テストも陽性となる。

各分節の運動テストを行う際には侵害反応が非常に強く出現するので，各分節での運動を確かめることはできない。

この場合，屈曲も伸展も病的に制限されて運動の限界点における停止は固い反射性のものとなる。

ラセグテストの際に，股関節屈曲を強めて坐骨神経幹を牽引すると，神経根の機械的刺激が椎間板ヘルニアの領域に引き起こされる。

この機械的刺激は突然侵害反応となって，結果的に固い反射性の停止となってしまう。

これに対して，ラセグ操作の際に柔らかい停止であれば坐骨から大腿の筋群の短縮があることを示している。

逆ラセグの際には大腿神経の牽引により侵害反応が誘発される。

これと同じ検査手技は大腿直筋の長さをテストする際にも行われる。

運動の限界点が柔らかい停止であれば大腿直筋の短縮を示し，固い反射性の停止であれば大腿神経や関係のある脊髄神経の機械的刺激を示している。

1.2 治療方法

1.2.1 刺激を加えないモビリゼーション（授動術）：MOI

1.2.2 刺激を加えたモビリゼーション（授動術）：MMI

1.2.3 神経・筋の治療（NMT）

・筋の力を直接利用したモビリゼーション（NMT1）
・等尺性筋収縮後のリラクセーションを利用したモビリゼーション（NMT2）
・相反する神経支配を利用したモビリゼーション（NMT3）

1.2.4 トリガーポイントの治療

・徒手療法
・注射療法

1.2.5 訓練治療と家庭訓練

・筋の伸張運動
・筋力強化
・自己モビリゼーション（授動術）

1.2.6 物理療法

・温熱療法
・電気治療
・超音波療法

1. 徒手療法：その概念と作用機序

1.2.1 刺激を加えないモビリゼーション

刺激を加えないモビリゼーションにあてはまる原則

脊柱

・モビリゼーションを行う脊柱の分節は，なるべく隣りの脊柱面に影響を与えないようにするべきである。
・脊柱の骨性成分に接触するときは刺激過敏部位を避けるべきである。
・モビリゼーションは痛みのない方向へ行うべきである。
・モビリゼーションの方向は誘発テストの起こり具合に基づいて選択される。すなわち，痛みや侵害受容反応が減少するような方向にモビリゼーションを行う（図 1.11a, 1.11b, 1.23）。
・モビリゼーションを行う時間は約 3～10 秒である。
・モビリゼーションは運動分節の中で行い，解剖学的な運動の限界点を超えて行ってはならない。
・徐々にモビリゼーションを行う（図 1.24）。

あるいは動きを促進させる方法に関連した凹面が選ばれる。
・痛みが以前に牽引して軽減した場合（モビリゼーションの程度 I～II）。
・モビリゼーションは，解剖学的な動きの限界点を超えて，関節を動かしてはならない（モビリゼーションの程度 III）。

圧迫と時間との関係を示す図（図 1.25）では，中間肢位（安静時）にはなんら力を加えるべきではないことを示している。

モビリゼーションを行うときには，徐々に圧迫を強めていき，再び徐々に圧迫を解除していく（3～10 秒間）。

行程と時間との関係を示す図から，モビリゼーションは病的な運動の限界点付近で開始され，モビリゼーションによる治療効果は解剖学的な運動の限界点を超えてはいけないことは明らかである（図 1.26）。

このモビリゼーションは繰り返し行われる。治療効果はいつも生理学的，解剖学的運動の限界点の方向で達成される（図 1.24）。この際，患者は痛みを感じない。

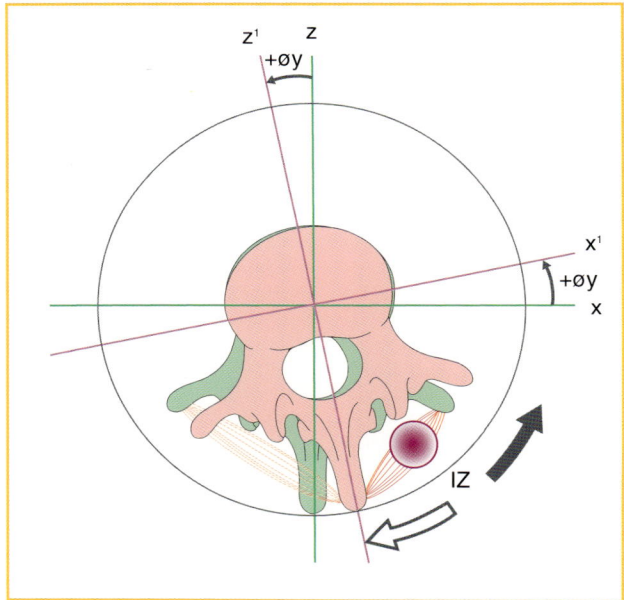

図 1.23	誘発テスト	
x^1, z^1	=	病的な運動の限界点
$+\phi y$	=	頭側脊柱の病的な左回旋
IZ	=	刺激過敏部位

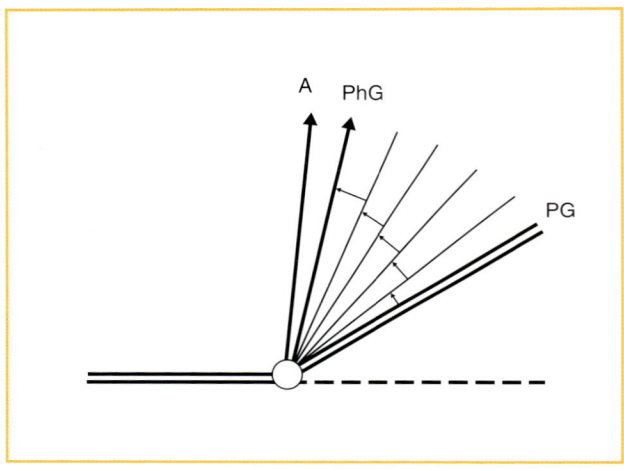

図 1.24 徐々にモビリゼーションを行うと治療効果がある

末梢の関節

・モビリゼーションを行う関節は安静肢位に合わせる。
・関節の近くを把持する場合，多くは中枢側を固定し末梢側にモビリゼーションを加える。
・モビリゼーションの方向は関節の凸面に一致した方向，

1.2 治療方法

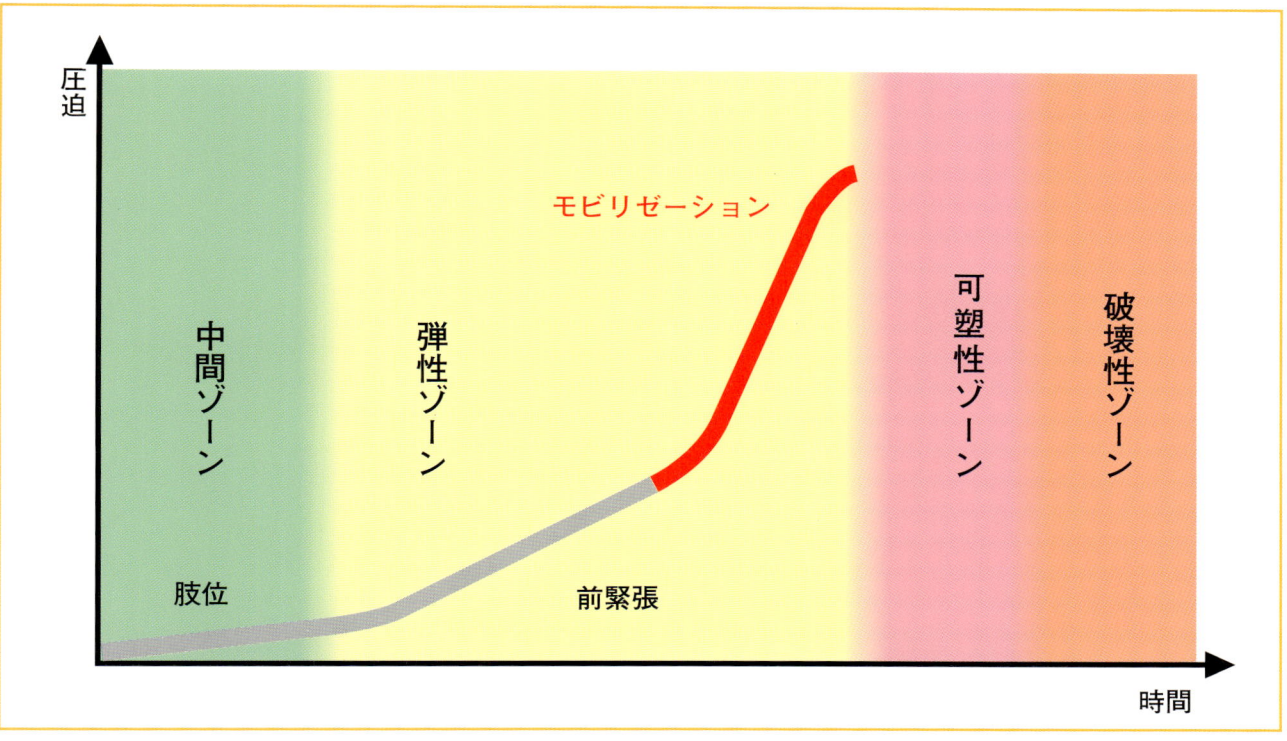

図1.25　刺激を加えないモビリゼーション：圧迫と時間との関係図

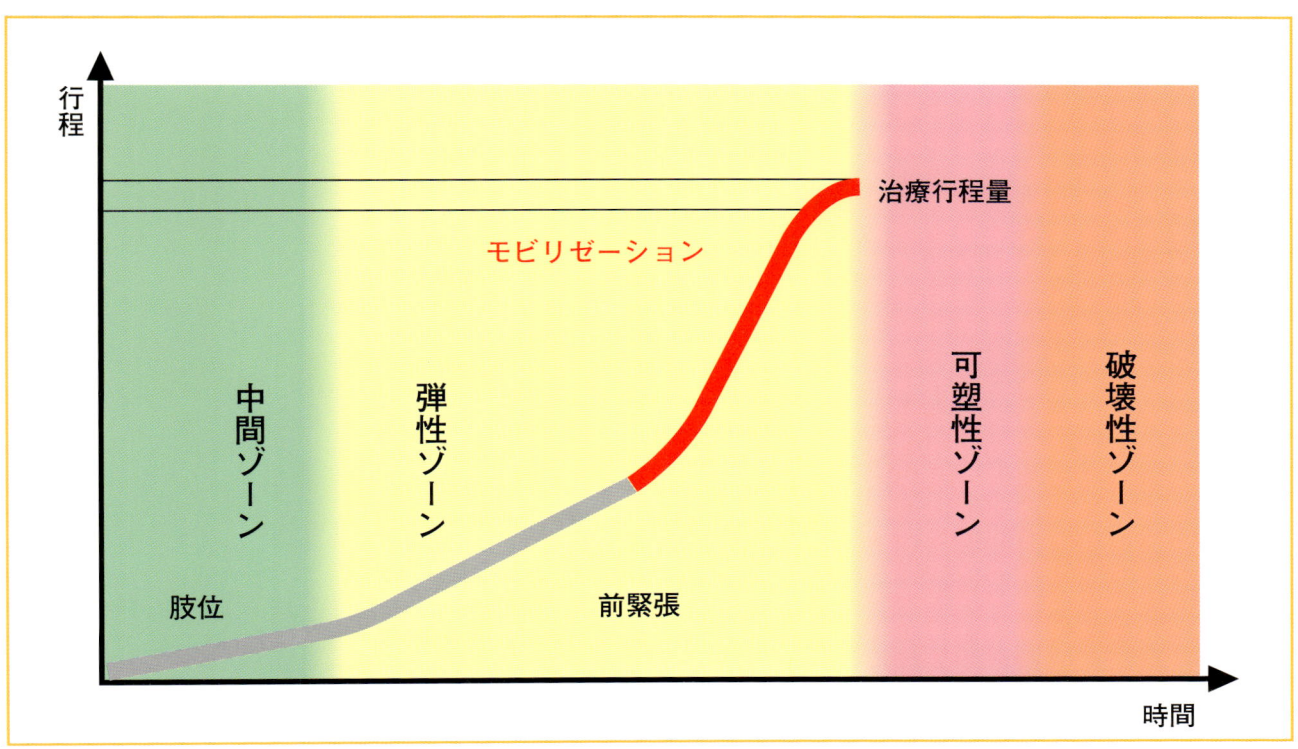

図1.26　刺激を加えないモビリゼーション：行程と時間との関係図

1.2.2 刺激を加えたモビリゼーション

刺激を加えたモビリゼーション（徒手操作など）の際に考慮に入れる事項

脊柱
・治療を行う分節に隣接する脊柱は，事態に応じて治療の影響が波及しないようにされなければならない。
・脊柱の支持と遮断（影響の排除）は痛みを伴わないようにするべきである。
・刺激を加えたモビリゼーションは痛みを伴わない方向に行う。
・この方向は誘発テストの経過に基づいて確かめられる。痛みと侵害受容反応が減少する方向，すなわち刺激過敏部位が少なくなる方向にモビリゼーションを行う図（図1.11a，1.11b）。
・刺激を加えたモビリゼーションを尾側方向の分節の棘突起に加えると，刺激過敏部位の方向への回旋が可能になる。
・それに伴って刺激過敏部位から尾側方向への回旋または，刺激過敏部位に向かって頭側脊椎の回旋ができるようになる（図1.27）。
・刺激を加える際には，その分節の運動が解剖学的に運動の限界点を超えるほど強制的に行ってはならない（モビリゼーションの程度Ⅲ；図1.13）。
・刺激を加えたモビリゼーションは，その分節の痛みを強めないように行うべきである。
・モビリゼーションを行う分節は，治療中に徒手操作を繰り返し行うべきではない。

末梢の関節
・モビリゼーションを行う関節は安静肢位に合わせておく。
・関節付近を把握するときには，中枢側の関節付近を固定する。刺激は通常，治療面に垂直に加える。
・徒手操作はモビリゼーションⅡからⅢへ移行する。

　圧迫と時間との関係を表す図（図1.28）は，安静時にはほとんど力は入っていないことを示している。
　治療行程と時間との関係を表す図（図1.29）では，刺激によって速くて短くしかも正確な動きが病的な運動の限界点を超えて出ていることを明白に示している。
　しかし，解剖学的な運動の限界点を超えてはならない。

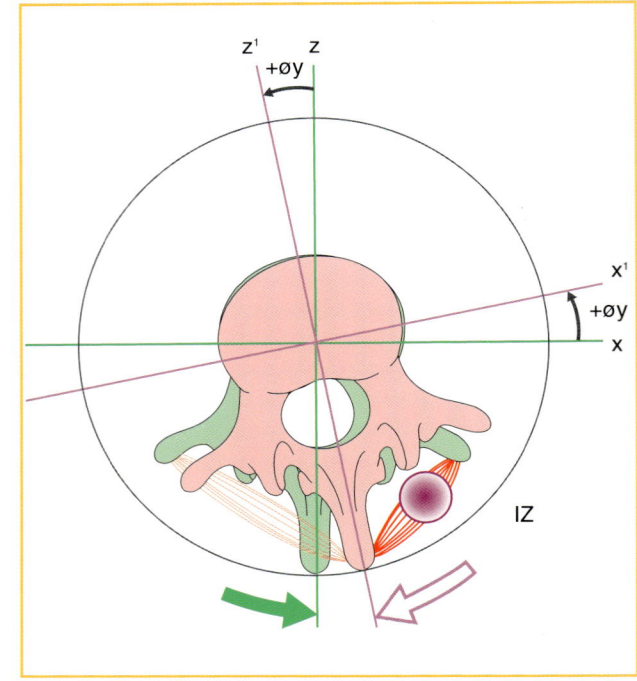

図1.27　モビリゼーションを加える方向
　　　　→　MMI（尾側の脊椎を超えて）
　　　　⇨　MMI（頭側の脊椎を超えて）
　　　z^1, x^1　＝病的な運動の限界
　　　$+\phi y$　＝頭側の脊椎の病的な左回旋
　　　IZ　＝刺激過敏部位

1.2 治療方法

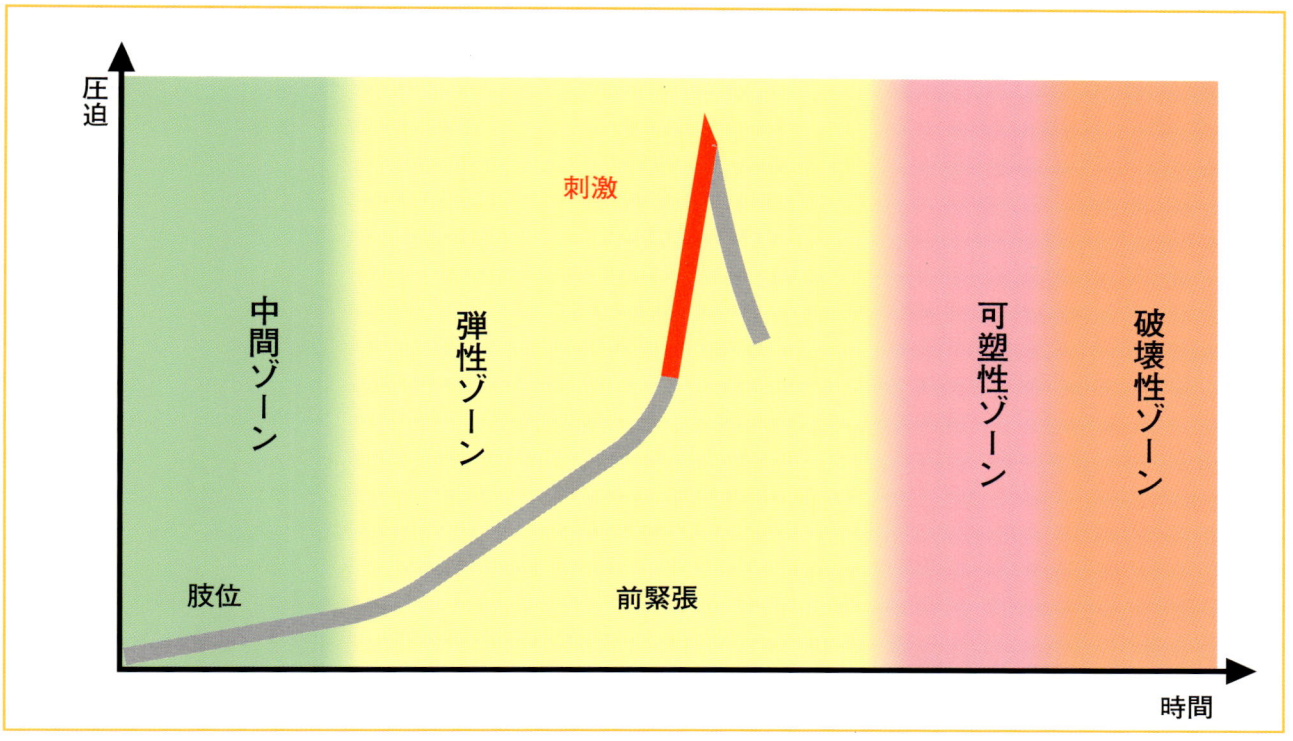

図1.28 刺激を加えたモビリゼーション：圧迫と時間との関係を表す図

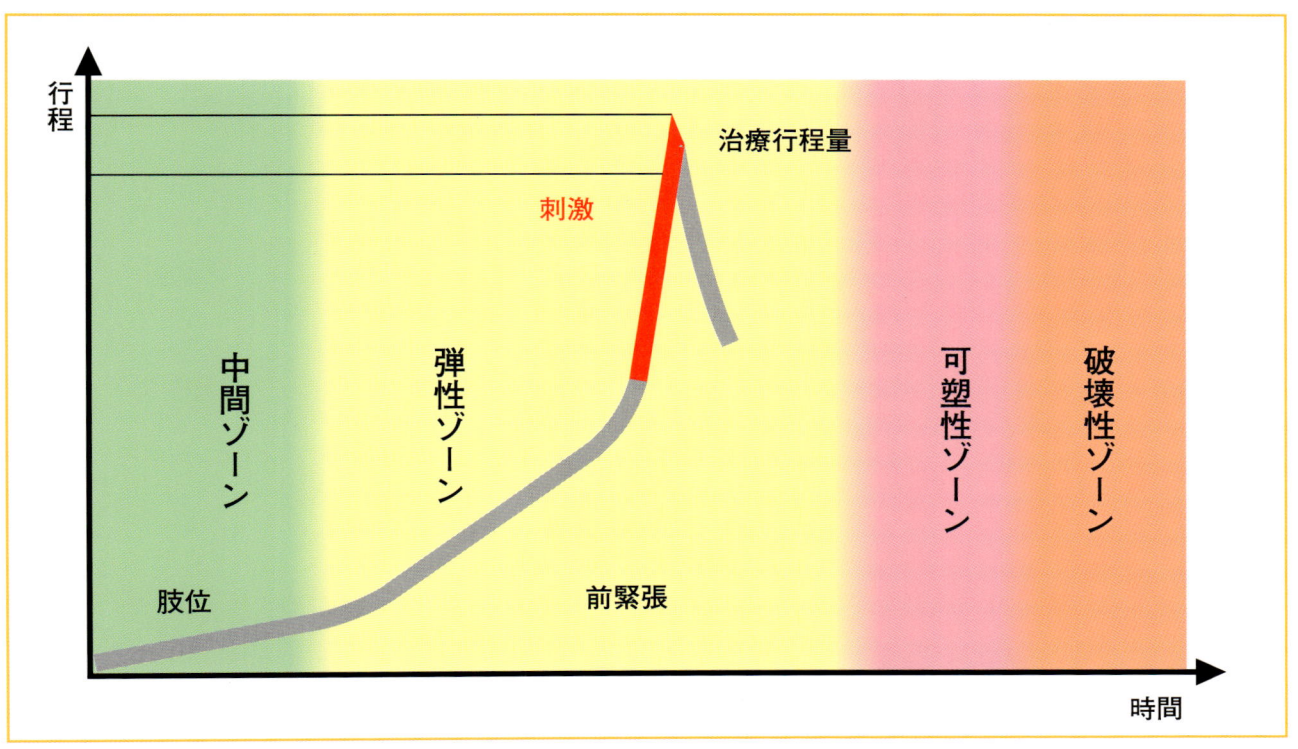

図1.29 刺激を加えたモビリゼーション：行程と時間との関係を表す図

1. 徒手療法：その概念と作用機序

1.2.3 神経・筋の治療（NMT）

筋力および筋力により生じる神経筋反射機構が，運動可動性の改善や筋伸長に役に立つという治療手技が含まれる（Dvořák ら，Manuelle Medizin, Diagnostik，1996，5.）。

躯幹（体幹）の回旋は，脊柱の長軸に対して傾斜したり回旋したりする筋張力で起こる運動である。それはとりわけ脊柱横断面の短い筋成分ならびに中等度の筋成分による（回旋筋と多裂筋；図1.30）。しかしながら，力強い回旋運動のためには胸郭の側面と反対側の腸骨稜とを互いに結合させている腹筋の側方部分の助けを必要とする。腹筋は脊柱を屈曲する強い作用があるので，背筋による補正が必要となる。頸筋は姿勢安定機能と運動機能を成立させなければいけない。不安定な頭蓋骨の安定のためには強い筋張力組織が必要である。

神経・筋治療の実施には機能解剖学の広い知識が重要である。軸器官の領域においては，一側の回旋は反対側の脊柱横断系によって制限されることを配慮しなければいけない。

脊柱の運動たとえば左側への回旋では右側の脊柱横断筋群（回旋筋と多裂筋）によって生じ，これらの脊柱横断筋群を回旋運動のための主働筋として定義する（図1.31）。同じ運動分節で脊柱横断系の短縮がある状態では右側への回旋制限が生じる（図1.32）。

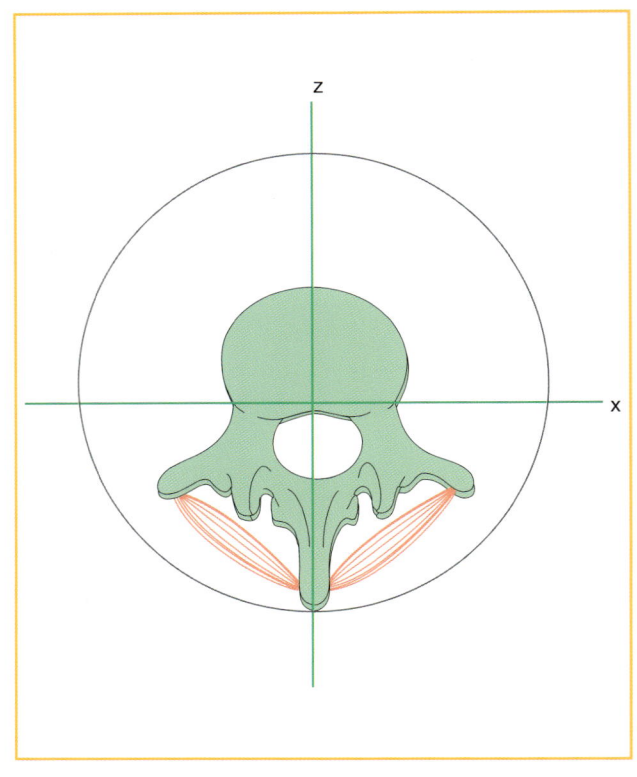

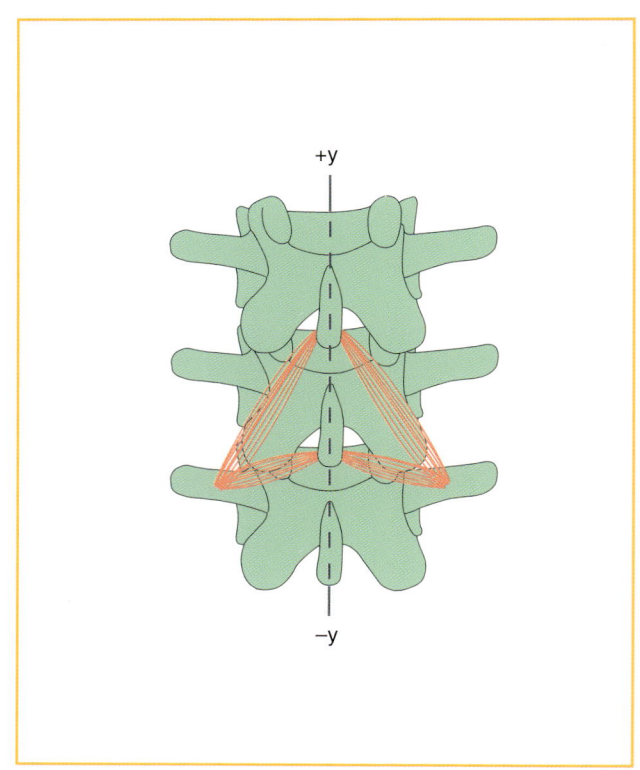

図1.30　運動分節の中間肢位
　　　　脊柱横断面の成分
　　　　長・短回旋筋

1.2 治療方法

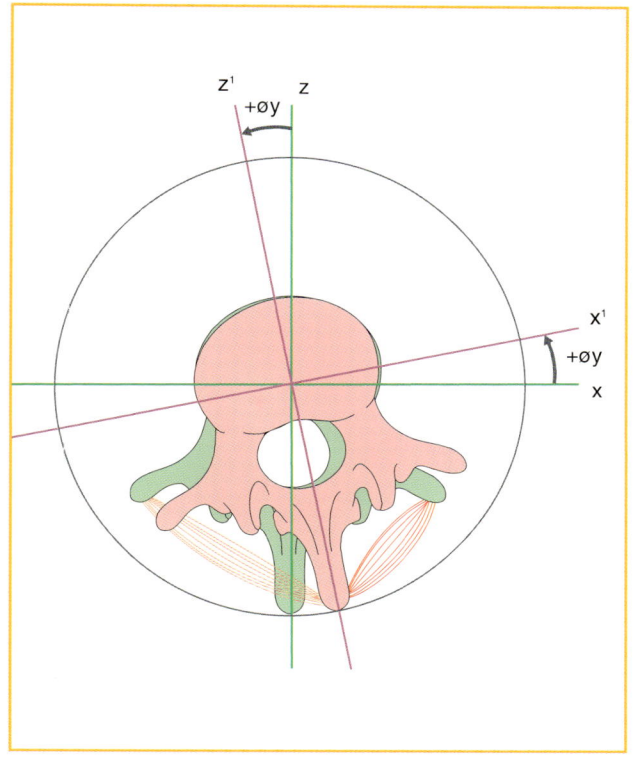

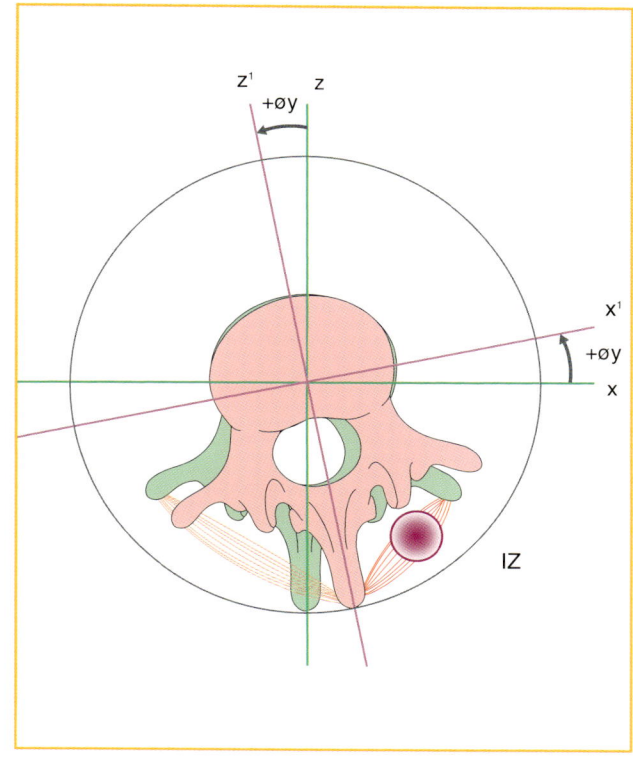

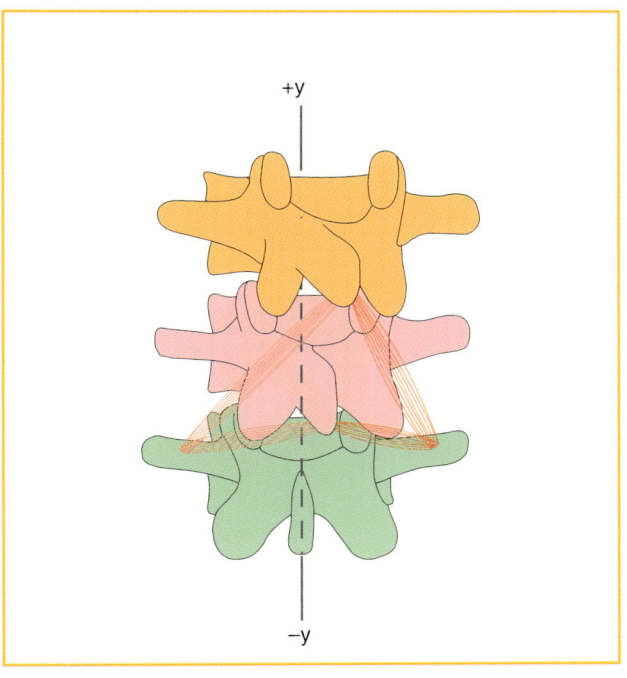

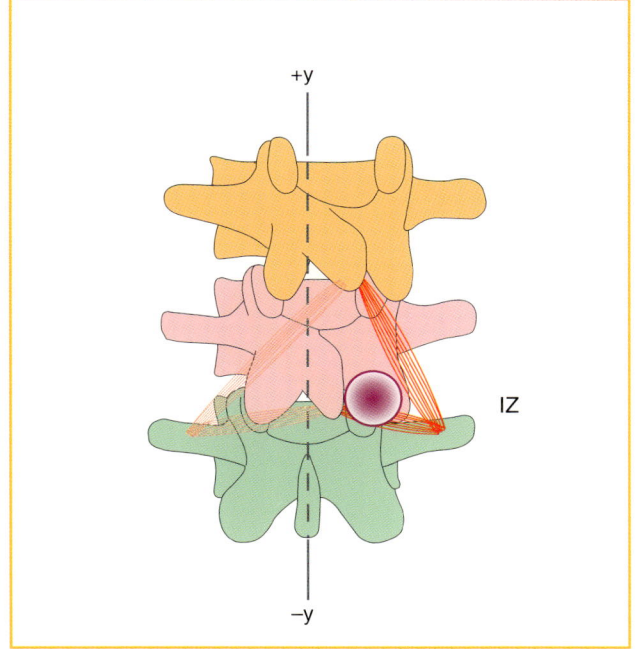

図1.31　左回旋での運動分節 　　　　x^1, z^1 ＝ 病的な運動限界点 　　　　$+\phi y$ ＝ 頭側脊柱の左回旋 　　　　赤　　 ＝ 活動中の回旋筋群 　　　　　　　　 左回旋主働筋	図1.32　右回旋に対する病的な運動限界点 　　　　x^1, z^1 ＝ 病的な運動限界点 　　　　赤　　 ＝ 短縮した回旋筋群 　　　　　　　　 右回旋拮抗筋＝左回旋主働筋

1. 徒手療法：その概念と作用機序

1.2.3.1 主働筋の筋力を直接利用したモビリゼーション（NMT 1）

患者に該当する主働筋を精いっぱい緊張させ，病的な運動の限界点を超えてモビリゼーションの運動を続けさせると，患者は病的な運動の限界点からモビリゼーションを行うことができる。モビリゼーションを行う脊柱は，隣接する脊柱断面へできるだけ影響を与えないように合わせるようにする。この運動を習得することは，簡単ではないが，療法士の質的量的支援から該当する筋群の用指促通と言語によるコントロールによって改善することができる。

神経筋治療 NMT 1 においてモビリゼーションの手技を習得した患者は家庭において自分で応用できるようになる。

NMT 1 の応用で考慮すべき要因を次に列挙する。
・脊柱の運動分節または末梢の関節をモビリゼーションするときには，問題となっている病的な運動の限界点に合わせる（図1.33）。

・末梢に位置する体分節を固定しておく。

・筋がうまく順応している間に，患者は病的な運動の限界点に対してモビリゼーションを少しずつ行う（図1.34）。

・少しずつ行う治療行程量（図1.35）。

・筋が順応した状態を 2～5 秒間続ける。

・この単純ではない運動過程の習得は，病的な運動の限界点の中で行われる他動運動によって容易になる。

・緊張している皮膚と筋に触覚刺激を加えると，この運動の習得が容易になる。

・自己モビリゼーションは患者が規則正しく繰り返し行うことができる（図1.36）。

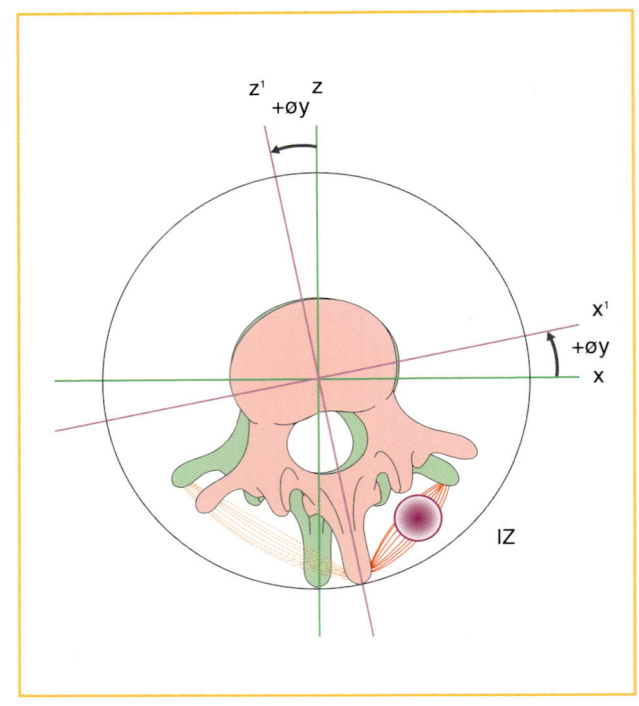

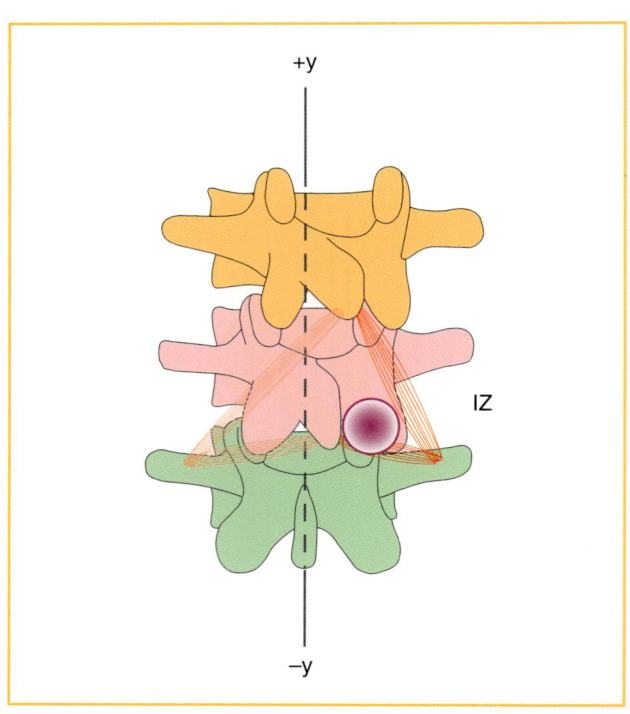

図1.33　右回旋に対する病的な運動限界点
x^1, z^1 ＝ 病的な運動群
$+\phi y$ ＝ 頭側脊椎の病的な左回旋
赤 ＝ 短縮した右回旋拮抗筋

1.2 治療方法

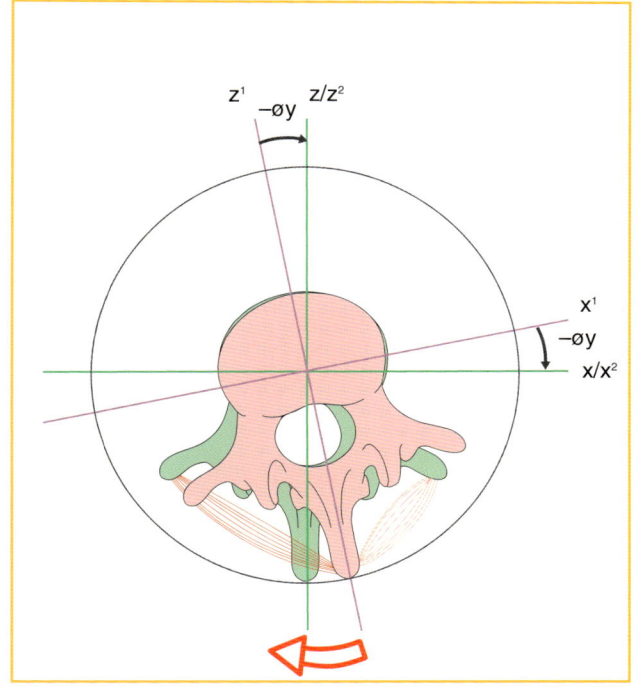

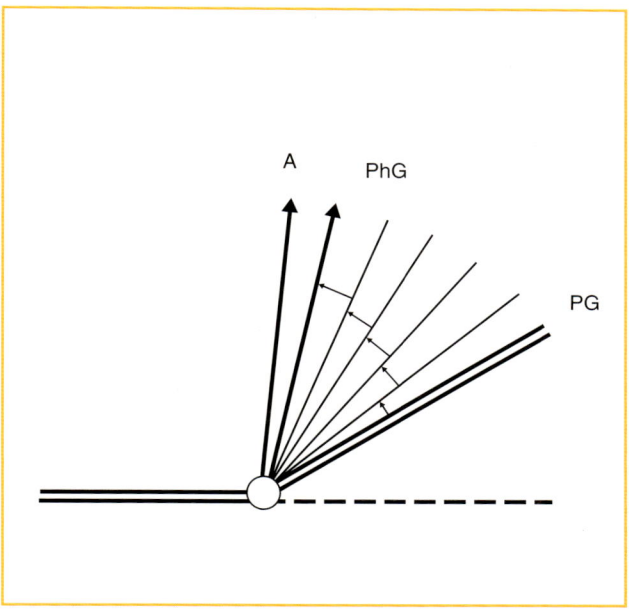

図1.35　少しずつ行うモビリゼーション：治療行程量

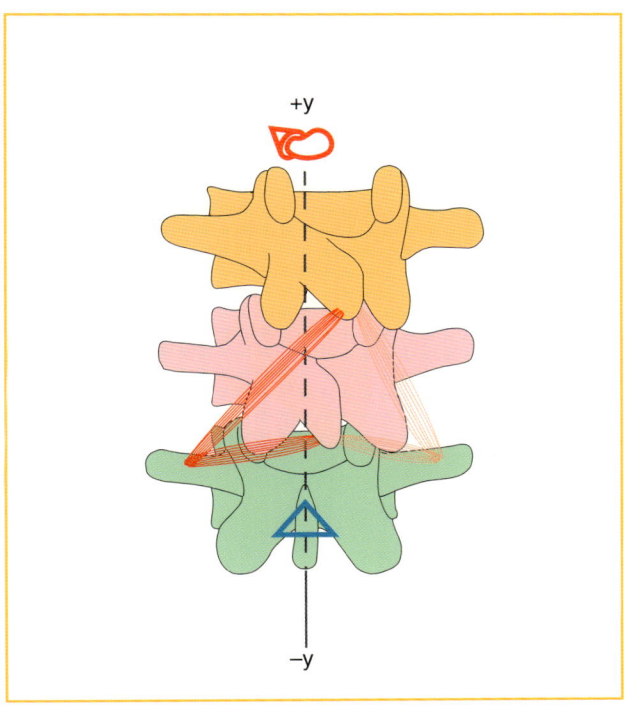

図1.34　モビリゼーション　NMT 1
　x^1, z^1 ＝ 病的な運動限界点
　△ ＝ 尾側脊椎の固定
　⇦ ＝ モビリゼーションの方向
　赤 ＝ 活性化させる回旋主働筋
　$z^1 \to z^2, x^1 \to x^2 = -\phi y$ ＝治療行程量

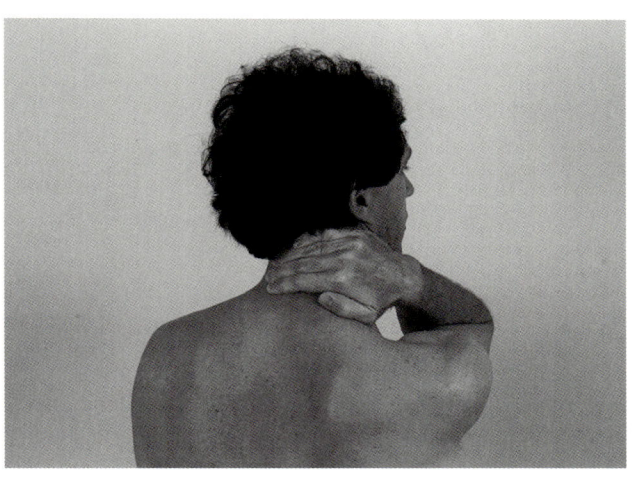

図1.36　右回旋の改善のための自己モビリゼーション

1. 徒手療法：その概念と作用機序

1.2.3.2 拮抗筋の等尺性筋収縮後のリラクセーションを利用したモビリゼーション（NMT 2）

短縮して緊張した筋群は，脊柱であれ，末梢の関節であれ，その領域の運動の減少を招く（図1.33）。等尺性の緊張ならびに等尺性収縮後のリラクセーション相によって筋群は伸張されて正常な長さとなる。筋の伸張に対応して付属の関節または脊柱断面の他動的モビリゼーションが可能となる。

NMT 2 を実行するにあたって考慮すべき要因を次に挙げる。

・脊柱の運動分節または末梢の関節をモビリゼーションするときには，問題となっている病的な運動の限界点に合わせる（図1.37）。

・末梢に位置する脊柱を固定しておく。

・等尺性の筋緊張は病的な運動限界点から離れて最大限可能な筋伸張から開始する（図1.38）。

・等尺性筋収縮後のリラクゼーション相3〜10秒の間，伸長を続ける（図1.39）。

・少しずつ伸張を行う。一度獲得した治療行程は維持し，新しい最大伸張肢位では，筋肉は最適な等尺性緊張であるべきである。

・多くの症例が伸張プログラムを習得し，家庭で1人で規定どおりに実行することが必須となる。

筋力の低下がしばしば本質的に存在するので，筋を伸張し鍛えるとよい。

神経・筋の治療で，運動テストが柔らかい停止を示す場合にはNMT 2 がまず第一に有望である。

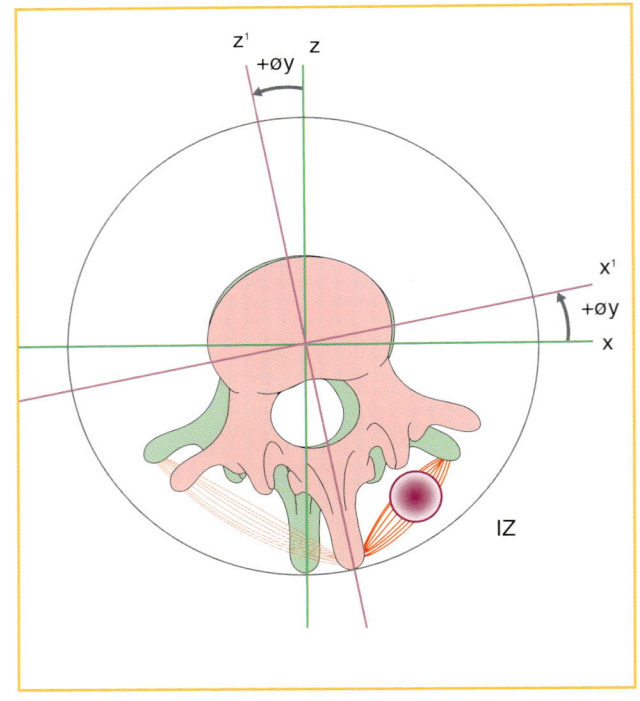

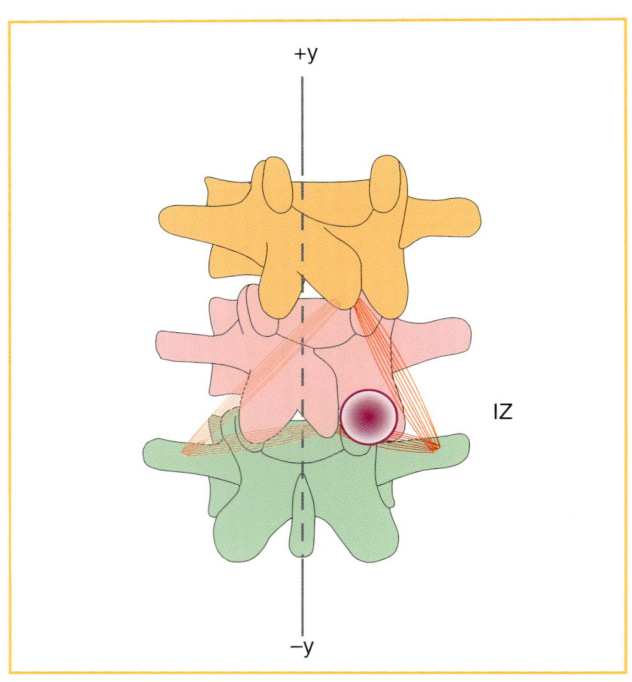

図1.37　右回旋に対する病的な運動限界点
　　　　x^1, z^1 ＝ 病的な運動限界点
　　　　$+\phi y$ ＝ 頭側脊椎の病的な左回旋
　　　　赤 ＝ 短縮した右回旋に対する拮抗筋
　　　　IZ ＝ 刺激過敏部位

1.2 治療方法

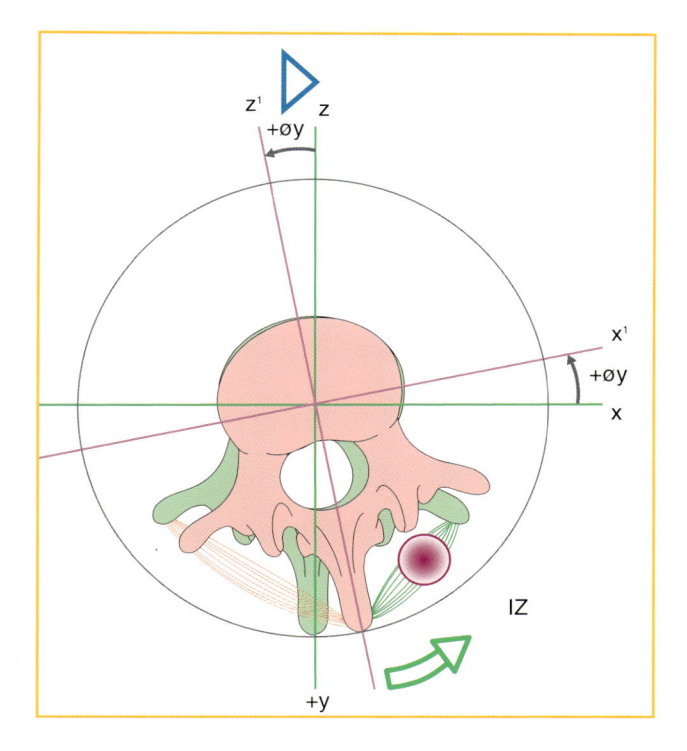

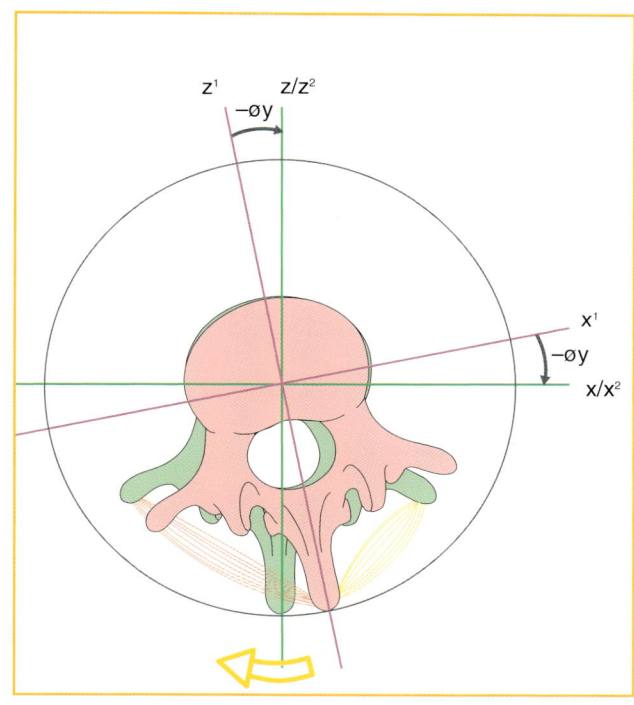

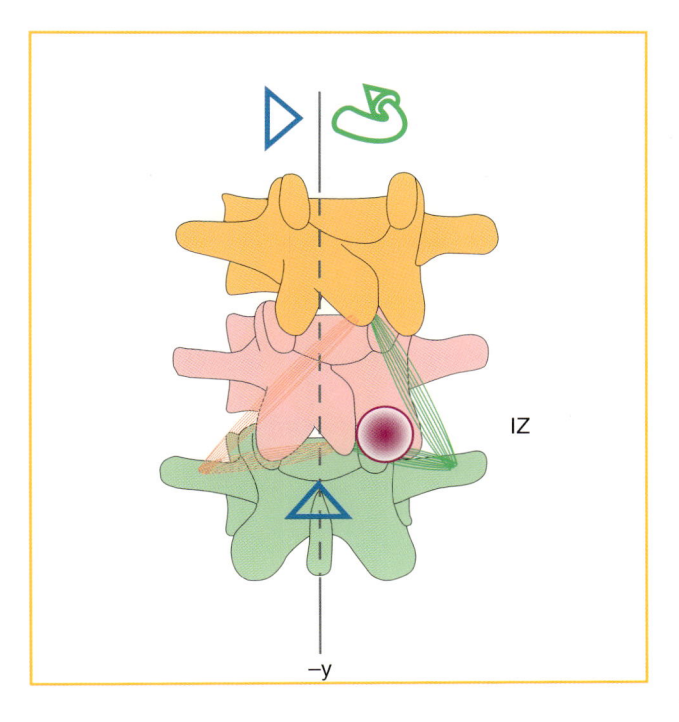

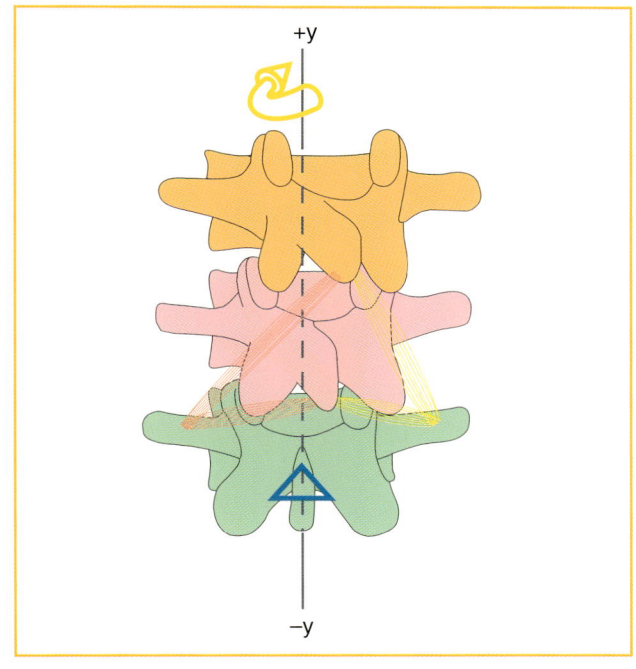

図 1.38　等尺性緊張
- x^1, z^1　＝　病的な運動限界点
- △　＝　固定
- 緑矢印　＝　等尺性緊張の方向
- 赤　＝　等尺性に活性化され短縮した右回旋に対する拮抗筋

図 1.39　モビリゼーション：伸張
- x^1, z^1　＝　病的な運動限界点
- △　＝　固定
- 黄矢印　＝　モビリゼーション：伸張する方向
- 黄　＝　等尺性収縮後のリラクセーションした右回旋の拮抗筋は右回旋の間に伸張する。
- $z^1 \to z^2$, $x^1 \to x^2 = -\phi y$ ＝治療行程量

1. 徒手療法：その概念と作用機序

1.2.3.3　拮抗筋の交互抑制を利用したモビリゼーション（NMT 3）

　等尺性緊張は運動制限の方向に生じる。すなわちリラクセーションさせる筋に対する拮抗筋に等尺性緊張が生じる。NMT 1 や NMT 2 とは対照的にモビリゼーションを行う骨格面を固定する。考慮すべき要因を次に挙げる。

・病的な運動限界点のすぐ近くで，モビリゼーションする脊椎を合わせる（図1.40）。

・わずかでも運動が起こらないように脊柱断面または関節を徒手的に固定する。

・まず，運動制限の方向への純粋な等尺性緊張が前提件となるので，運動分節の正確な固定が保証されなければならない。その方法で短縮した回旋拮抗筋の交互抑制が達成される。この等尺性緊張の時間は5〜10秒である（図1.41）。

・次に，運動制限のある病的な運動限界点を超える受動的で慎重なモビリゼーションを行う（図1.42）。このモビリゼーションは NMT 2 での等尺性収縮後のリラクセーション相の間で少しずつ伸張することで本質的に少ない力で達成される。

　このテクニックは短縮して緊張した筋群が等尺性緊張と痛みを伴う症例，たとえば椎間板ヘルニアにでる根症状のようなとりわけ急性の病型に適用となる。

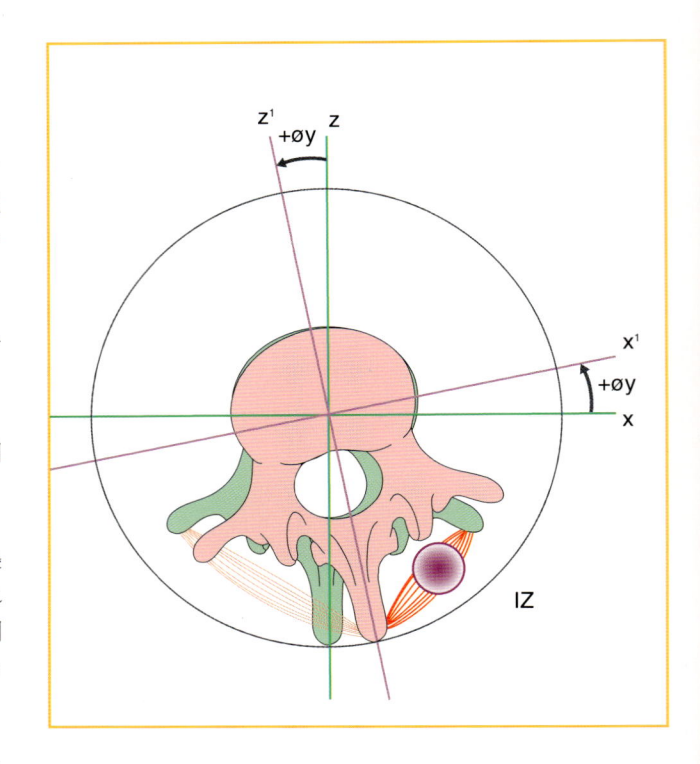

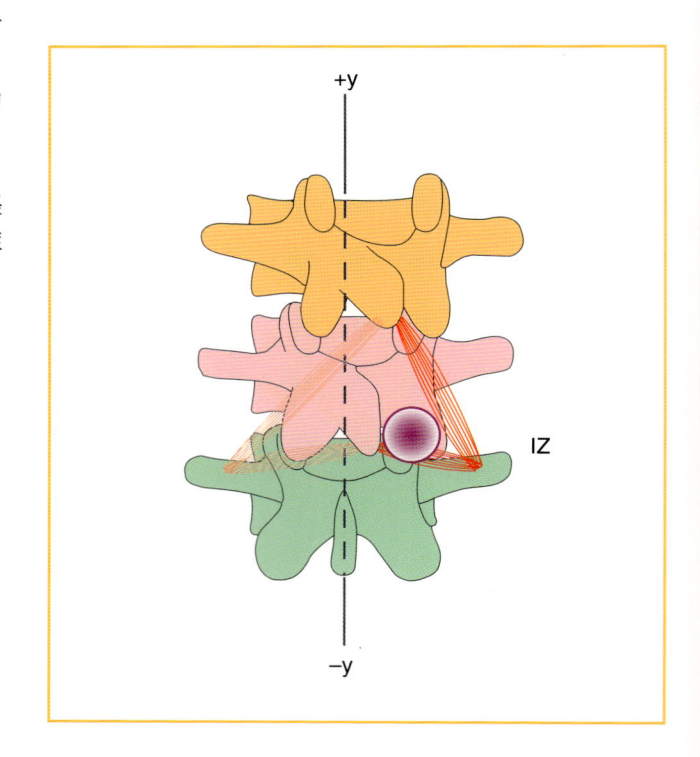

図1.40　右回旋に対する病的な運動限界点
　　　　x^1, z^1　＝　病的な運動限界点
　　　　$+\phi y$　＝　頭側脊椎の病的左回旋
　　　　赤　　　＝　短縮した右回旋に対する拮抗筋
　　　　IZ　　　＝　刺激過敏部位

1.2 治療方法

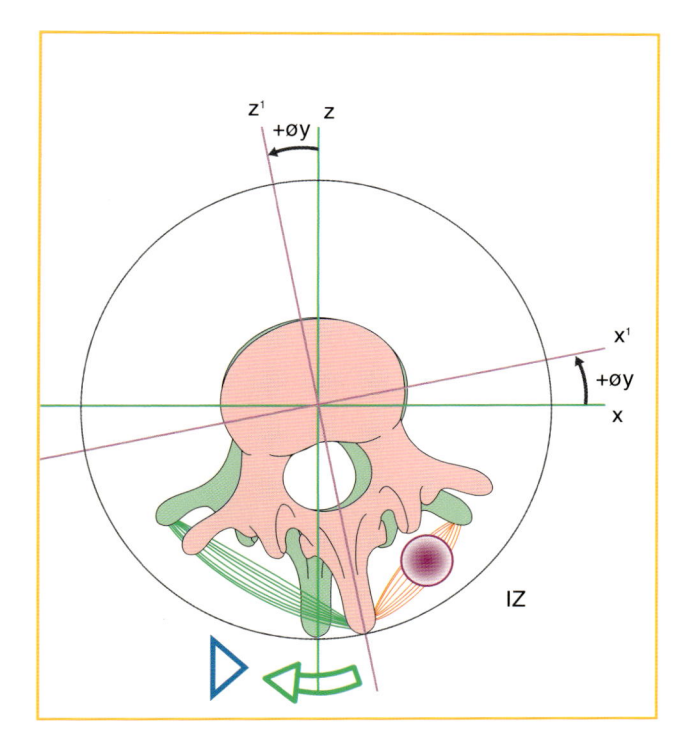

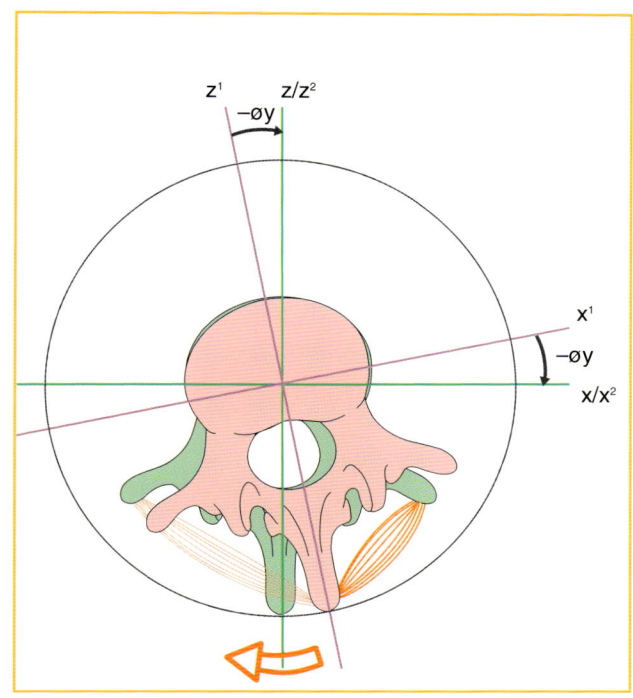

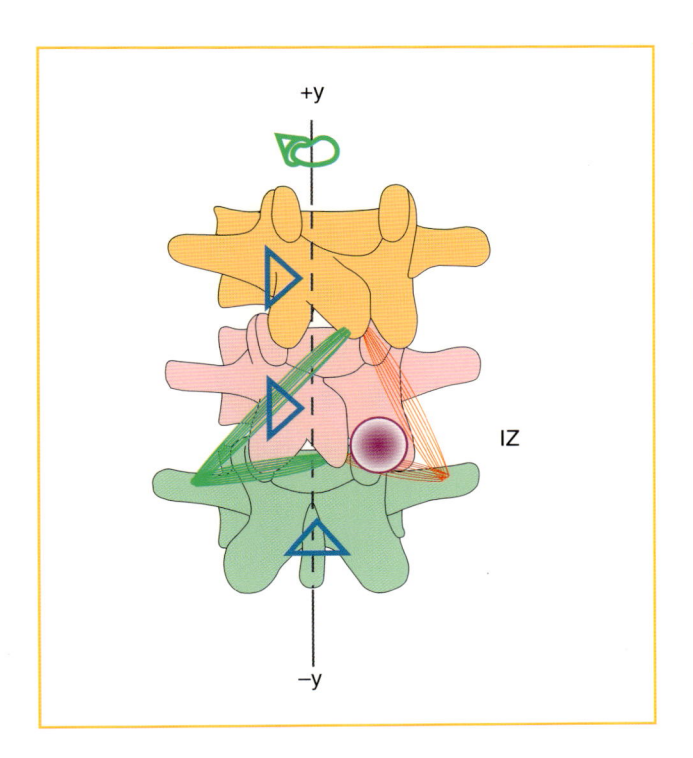

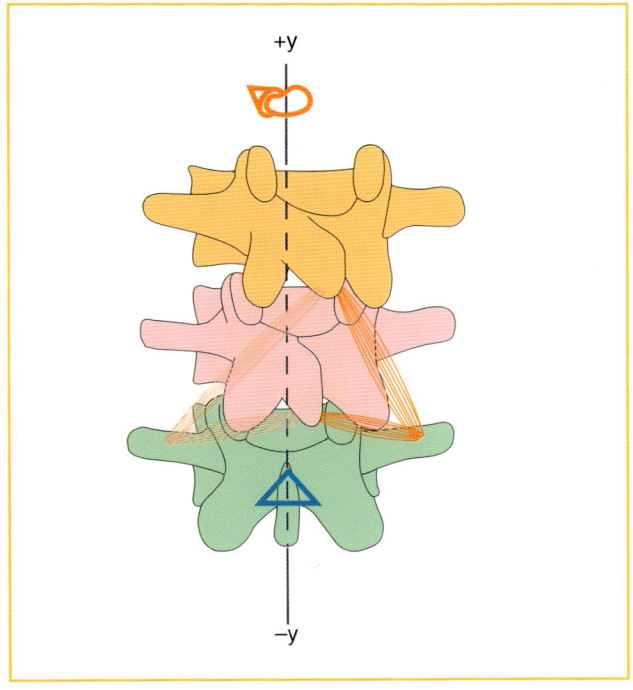

図 1.41　等尺性緊張
　　　x^1, z^1 ＝ 病的な運動限界点
　　　△ ＝ 固定
　　　⇦ ＝ 等尺性緊張
　　　緑 ＝ 等尺性活動下の右回旋主働筋

図 1.42　モビリゼーションと伸張方向
　　　△ ＝ 固定
　　　⇦ ＝ モビリゼーション（少ない力で）
　　　オレンジ＝ 相互に抑制された右回旋拮抗筋が伸張
　　　　　　　される。
　　　$x^1 \rightarrow x^2$, $z^1 \rightarrow z^2 = -\phi y$ ＝治療行程量

1.2.4　トリガーポイントの治療

　トリガーポイントの治療にはいろいろな方法が知られている。いわゆるスプレーならびにストレッチ法や，局所麻酔をするもしくはしない注射法（Travell，1983）が日常の臨床とりわけ慢性病態に対して大きな支持を受けている。徒手的テクニックは，トリガーポイントを伴って発生した結合組織機能障害や，同時に起こる関節機能障害に用いられる伝統的な治療法である（表1.1）。

　上に挙げたスプレーならびにストレッチ法や注射法は

表1.1　トリガーポイントに対するいろいろな治療テクニック

一般に適用されるテクニック

・スプレーならびにストレッチ法

・注射療法
　a）局所麻酔
　b）乾燥針

・後療法としての筋肉ストレッチ

徒手的テクニック
（この章において詳細にふれる）

二者択一となるテクニック

・筋治療（虚血ストレッチテクニック：Prudden，1980）

薬物療法

TravellやSimonsによって出版された標準書の中に明確詳細に述べられている（Travell，1983，1992）。

　次に述べるトリガーポイントの特徴は治療を行う際に重要である。

・圧迫に反応する極端な痛みや，はじくような触診で誘発される硬い筋束。

・筋肉内に伝播する特徴的な知覚の変動

・トリガーポイントのある筋群はしばしば短縮している。

・組織レベルから発生した疾病にもトリガーポイントは出現する（系統的または局所的疾病において）。

・治療プランを立てるにあたり，治療様式に対する禁忌が考慮されなければならない。

相当な痛みを伴うトリガーポイントの治療については患者の詳細が明らかにされるべきである。

1.2.4.1　徒手的トリガーポイントのテクニック

　トリガーポイントの徒手的治療様式は4つのテクニックがある。

徒手的トリガーポイントテクニックⅠ

　手順1：トリガーポイントの正確な局在と圧迫。

　手順2：患者にはこの同定された筋が律動的に緊張と弛緩を繰り返すように促す。

　このテクニックの目標は関与する筋の緊張を除去することであり，その結果伸張に対する抵抗を減少させ，自然で静止した状態の筋にする。

　この徒手的トリガーポイントのテクニックⅠは，慢性的に筋弛緩のできない患者には特に役に立つ。このテクニックは伸張した筋を自動的に収縮させて過伸張を阻止する抑制メカニズムを持っていて，これが多くの痛みに対して有効である。患者はこのテクニックを正しく実行できるように習得して，ホームプログラムとして練習できるようにする。通常この治療様式は患者からの信頼を増加させる。

　このテクニックは古典的徒手テクニックとこれらの原則に基づいている（Lewit，1981；Cailliet，1977；Knott，1968；Rubin，1981）。

徒手的トリガーポイントテクニック II

手順1：対象とする筋肉における正確なトリガーポイントの局在と圧迫。

手順2：痛覚帯内の障害を受けた筋肉を受動的に伸張させる。

手順3：トリガーポイントに接する結合組織をゆっくり目的に合わせて伸ばす。

徒手的トリガーポイントテクニック III

手順1：対象とする筋肉における正確なトリガーポイントの局在と圧迫。

手順2：「Fascial Release Technique（筋膜を自由に解放するテクニック）」と呼ばれているものに適応がある。これは筋線維の走行に沿って皮膚の上から刺激して筋膜の動きを自由に解放することである。

療法士がトリガーポイントの位置を正確につきとめることが重要である。トリガーポイント治療による刺激で周辺組織を傷つけないように，触診圧迫力の強さの配分を考えて治療する。

徒手的トリガーポイントテクニック IV

手順1：対象とする筋肉における正確なトリガーポイントの局在と圧迫。

手順2：このテクニックは上記のテクニックIIIに似ているが，筋-筋膜分離を達成するために，筋・筋膜を自由に解放するテクニックを試みている。導入される力はテクニックIIIより大きいが，一方また患者ひとりひとりの状態や痛みに対する感受性についても注意しなければいけない。

1.2.4.2　トリガーポイントにおける注射療法

固有の方針は存在しないが，どのぐらいの強さ，頻度，治療期間にするかを決定するためには常識の範囲内で検討するとよい。TravellとSimons（Travell, 1983；Simons, 1992）の論文に基づき，またわれわれ自身の経験からも，治療期間中の推奨すべき方針を次に示す。

- 1回の治療につき4〜6回の注射
- 同じトリガーポイントでは最大4回の注射
- 1人の注射治療間隔は最小3〜4日
- 1回の治療につき最大使用量：たとえば1％リドカイン20m*l*

1.2.4.3　効率の良い治療因子

- 徒手的熟達度のレベルが高い。
- いろいろなテクニックに対する適応は，正確な検査と既住歴によって治療前に決定される。
- 良い体位をとることで治療が行いやすくなる。
- どの程度自動運動を実行しなければいけないかを患者に正しく指導する。
- 患者と同じく治療者もリラックスしなければいけない。
- 客観的目標を定めて確かな記録を残し，独特の治療プランと定期的監視体制の整備をする。
- いつかは治療が完遂でき，また必ずしなければいけないことを心得る。

治療の失敗には3つの要因がある。診断の誤り，治療法の誤り，結果を度外視した治療つまり最初に仮定した因子よりも重要なものが役割を演じている場合である。

筋・腱移行部，腱周囲ならびに関節包が痛むようなときは超音波が適応となる。そのうえトリガーポイントに対する超音波療法は，徒手医学の治療手技を行う前の準備として意義がある。

1. 徒手療法：その概念と作用機序

1.2.5 筋骨格系疾患におけるリコンディショニングのトレーニング

1.2.5.1 侵害反応

徒手医学の範囲内では痛みに対するリコンディショニングのトレーニングは中心的役割を演じる。痛みは，身体の運動効率がネガティブに作用すると侵害反応となる。結果として，リコンディショニングのトレーニングは運動効率を改善する。トレーニングはどのような形態にしろ個人の運動能力の測定と評価に基づいて選択されるべきである。侵害反応そのものが，たびたび活動力・持久力・調整力における能力検査を妨害するが，能力検査は，最大限の能力を知る検査である。各検査で最大能力を発揮させるためには被験者が能力を発揮する準備を十分に行うことが必要不可欠となる。年金への要求，うつ状態，不安状態などのデータは能力を発揮する準備が著しく減少し，実際の能力テストを妨害することになる。リコンディショニングのトレーニングは妥当な痛み治療によって補わなければいけない。痛み治療には患者と療法士にとって異なったいろいろな目標がある（**表1.2**）。

表1.2 トレーニングの段階構成

リコンディショニング段階	侵害反応に対する負荷	トレーニングと治療原則	指示（注意）
第Ⅰ相：急性	重力	体位によって免荷 ・臥位 ・つり包帯 ・ボール ・水	安静時にはできるだけ免荷の肢位をとる
	運動	痛覚を感じる訓練の回避 ・等尺性訓練 ・動的な低速訓練 ・等運動性訓練 力を抑制（＜最大筋力の30％） 反復力を増す（20〜30）	痛い腕は運動方向を選択 各個人に適した訓練計画が不可欠
第Ⅱ相：亜急性	運動	痛みの限界まで運動 ・動的で低速に ・等運動性訓練 最大筋力の30〜50％の運動 ・反復数20	わずかな侵害反応：表層筋組織の不均衡
第Ⅲ相：慢性	運動	運動限界点までの運動 原則としてすべての治療形式 ・動的で迅速動作 ・動的で低速な動作 ・負荷（30〜90％）	侵害反応なし：運動の強調性の教育（たとえば背痛教室）は第Ⅱ相（亜急性期）が終わればまず取り入れる。この場合，侵害反応がほとんどない状態で運動の学習が可能となる。第Ⅲ相においてプログラミングされたトレーニング計画たとえば運動器具による力のトレーニングが考えられる。そのうえ必要ならば椎間板や筋腱の負荷容量を減らすことを考慮に入れるべきである。 安定した状態を維持するには1週間につき1〜3回のトレーニングが必須である。

1.2 治療方法

—— 患者は不愉快な痛みの現象を除去させようという気づかいを持っている。

—— 侵害反応が身体能力の改善を妨げ，または悪化させるので，療法士は発生した痛みの侵害反応を最小限に抑えるようにする。

1.2.5.2 躯幹を安定させる体操

個々の分節が，中間帯域の拡大を特徴とする不安定性を示す場合には，力学的欠損を躯幹筋群の特有なトレーニングによって代償することができる。この機能を代償させるトレーニング法は「安定化治療体操」と呼ばれている。安定化治療体操はどのような場合でも協調性のある能力の改善によって適宜変更するべきであり，また侵害反応が発生して脈絡のない運動を伴っても力学的に不利な姿勢や運動が回避される。躯幹筋群の持久力が不十分な場合には，不安定徴候がなくても腱や靱帯の有痛性過負荷が起こる。このような状態は，リコンディショニングのトレーニングの中で安定化治療体操と協調性獲得の教育によって軽減される。

安定化治療体操は不安定性や持久力不足の徴候があると，しばしば侵害反応を発生させて無駄に終わるかもしれない。リコンディショニング第Ⅰ相（急性期）と第Ⅱ相（亜急性期）の場合には，患者個人が理学療法士の指導のもとで侵害の程度に対応した問題解決のトレーニングプログラムを実行しなければならない。侵害反応がほとんどないリコンディショニング第Ⅲ相（慢性期）に到達して初めて最大筋力，持久力ならびに調整力のトレーニングプログラムを実行することができる。

1.2.5.3 安定化治療体操に関する筋機能

大きく力強い躯幹の運動は，ほとんど躯幹の四肢筋群によって遂行される。これらの筋群は大きなてこの腕と大きな横断面を持っている。その他の筋群の収縮に応じて，肩甲帯と上腕または大腿と骨盤の筋群が運動を起こす。骨盤と釣り合いのとれた肩甲帯と頭部の運動は，大きな躯幹運動の結果である。力強い大きな躯幹運動をトレーニングするためには，まず第一に躯幹の四肢筋群をトレーニングするかまたは粗大な躯幹運動を力強く実行する必要がある。

躯幹の複合運動は一般に3次元の運動を意味している。躯幹の運動が優位か，または四肢の運動が優位かに応じて脊柱の四肢筋群が脊椎横断システムを形成する。第一の場合には躯幹運動に関与する一連の筋群であり，これを次のページから赤色で示す。さらに，第二の場合には脊柱安定化に関与する一連の筋群であり，これを次のページから緑色で示す（図1.43～1.68）。

複雑な3次元の運動はKurt Tittlの人体機能解剖の中で分析され，筋肉のループ（紐の組み合わせ）という概念で矛盾なく浮き出されている。主働筋と拮抗筋の相互が有意義に作用して初めて3次元の運動を可能にしている。

1.2.5.4 躯幹四肢筋の機能（表 1.3）

表 1.3　筋機能

筋肉	躯幹の安定化	四肢の安定化
僧帽筋の下降部	肩甲帯の挙上	頸椎側方傾斜
胸鎖乳突筋	吸気	頸椎における伸展：後頭骨〜第 2 頸椎の後屈 一側の筋緊張 側屈―伸展―回旋
胸筋	上腕の内転，内旋	躯幹の回旋
広背筋	上腕の内転，内旋	両側：躯幹伸展 片側：躯幹側屈
腹斜筋	腹圧	両側：躯幹屈曲 片側：躯幹回旋
腹直筋	腹圧	躯幹屈曲
腰方形筋	呼気，腹圧	片側：躯幹側屈
大腿筋膜張筋	大腿外転	骨盤挙上
中殿筋／大殿筋	股関節伸展	骨盤屈曲，腰椎後彎*
大腿直筋 縫工筋	股関節伸展	骨盤伸展，腰椎前彎*

* 骨盤に付着する筋肉のせいで腰椎の肢位と運動に応じて間接的影響がある。

頸椎-側屈
肩甲帯の挙上

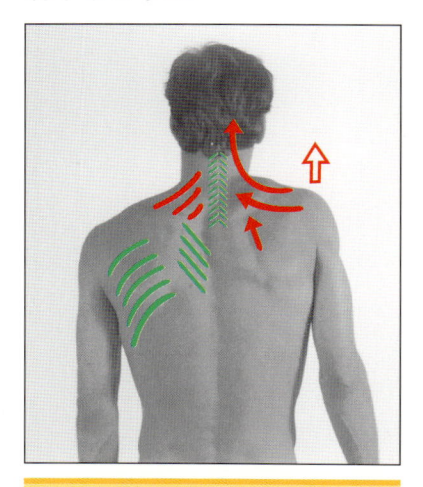

図 1.43　肩甲骨の挙上

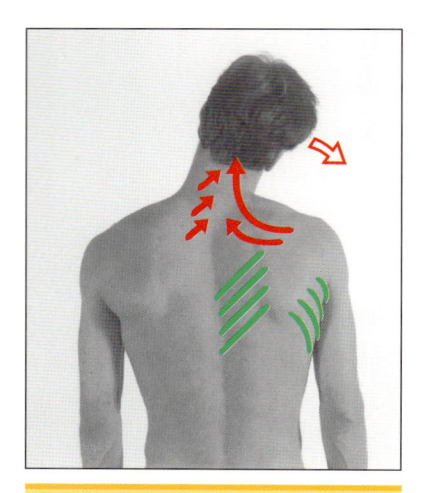

図 1.44　頸椎の側屈

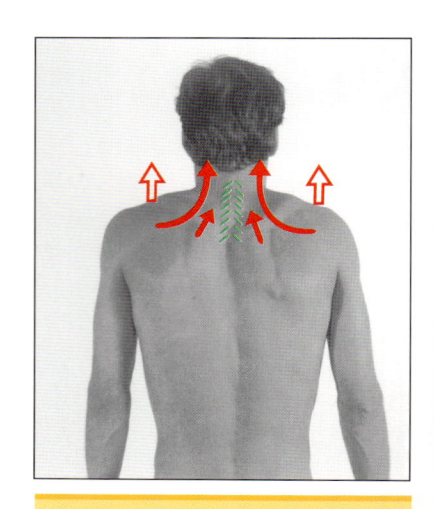

図 1.45　吸気

1.2 治療方法

広筋

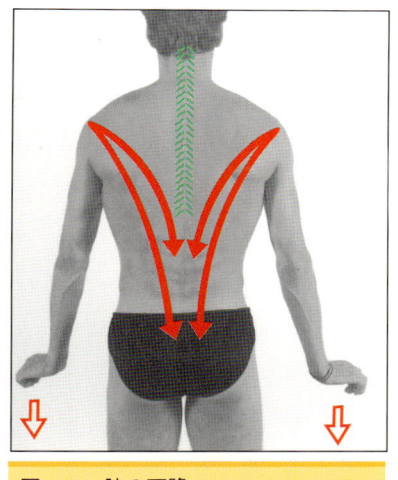

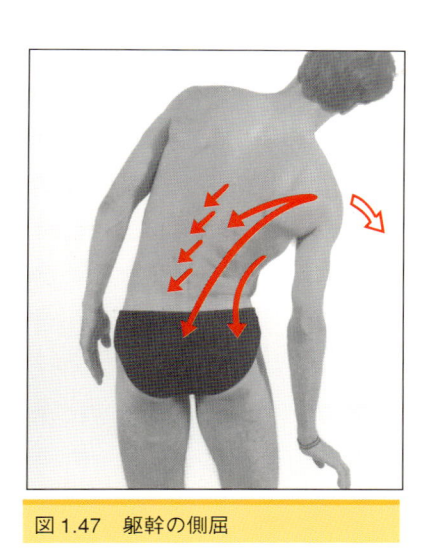

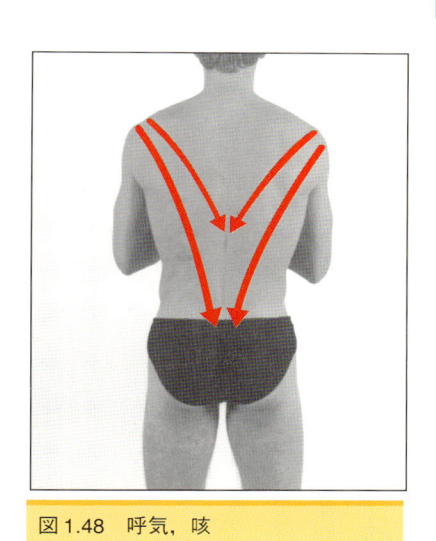

図1.46 腕の下降

図1.47 躯幹の側屈

図1.48 呼気，咳

腹斜筋

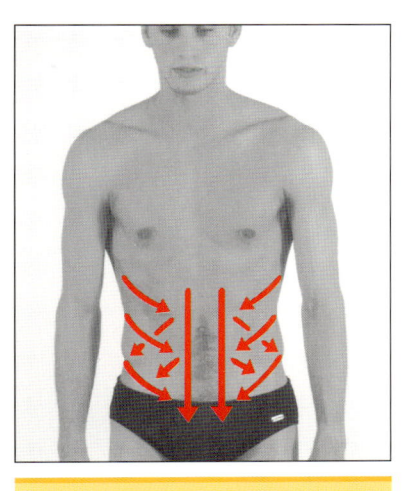

図1.49 腹圧

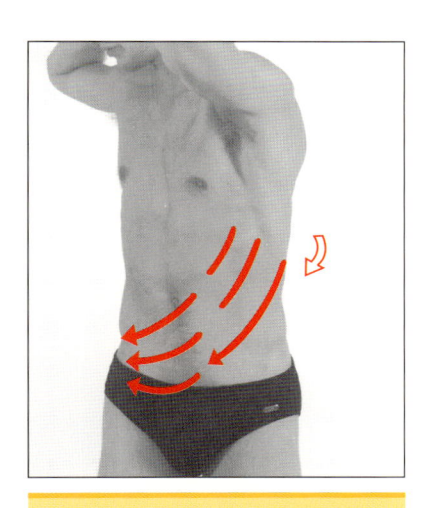

図1.50 躯幹回旋

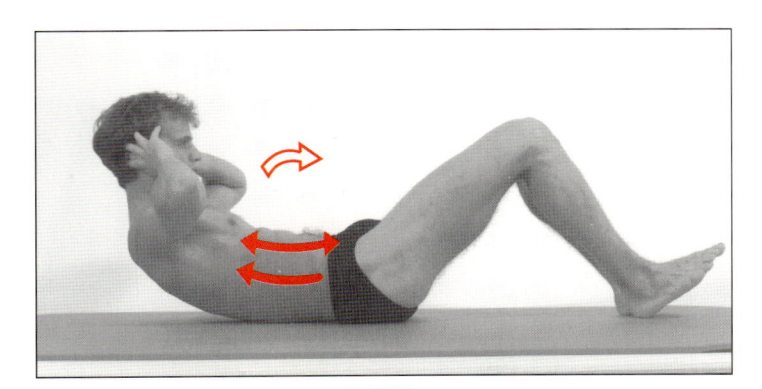

図1.51 腰椎の屈曲

1. 徒手療法：その概念と作用機序

腰方形筋，大腿筋膜張筋

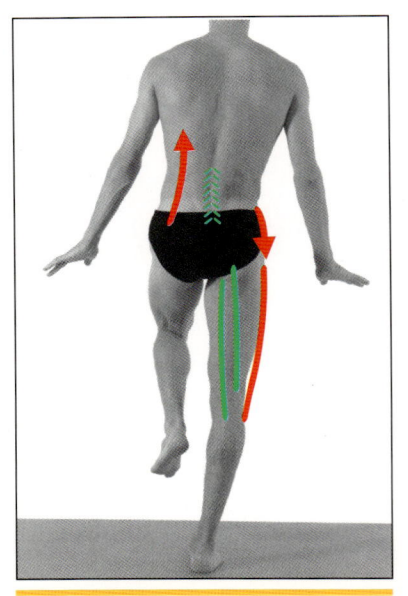

図1.52 片足立ち

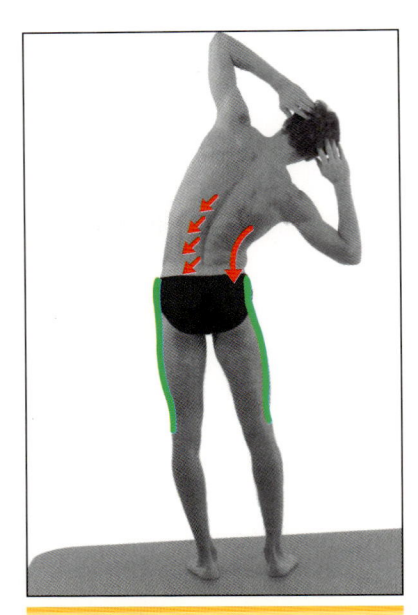

図1.53 側屈

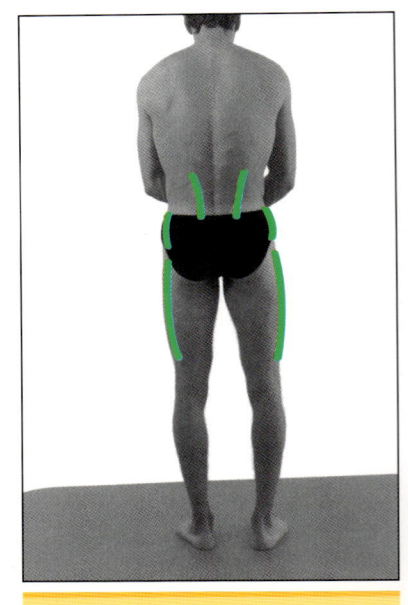

図1.54 立位

中殿筋と大殿筋

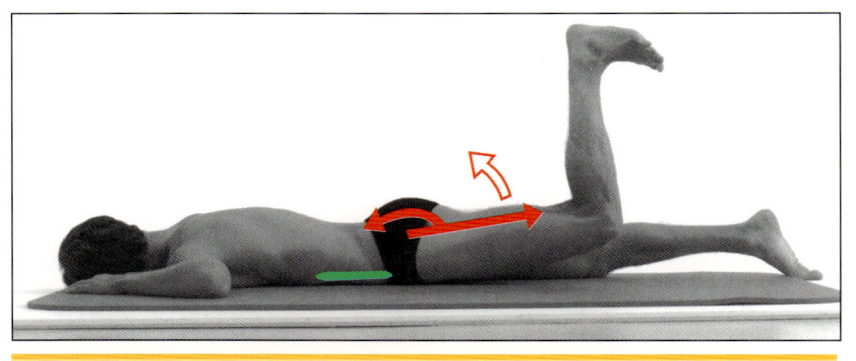

図1.55 股関節における伸展

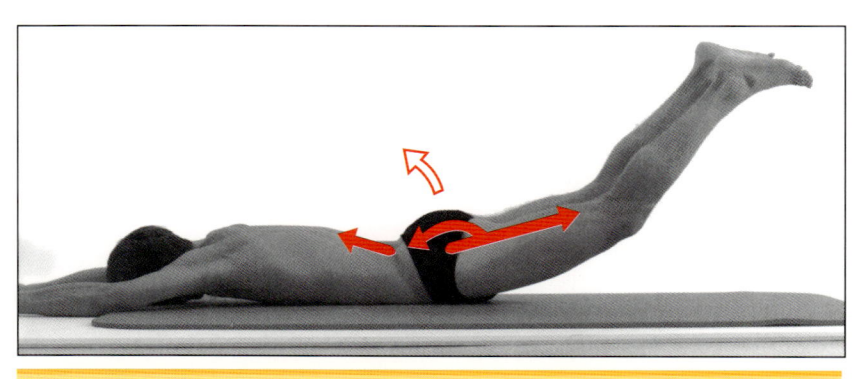

図1.56 腰椎の伸展

1.2 治療方法

腸腰筋

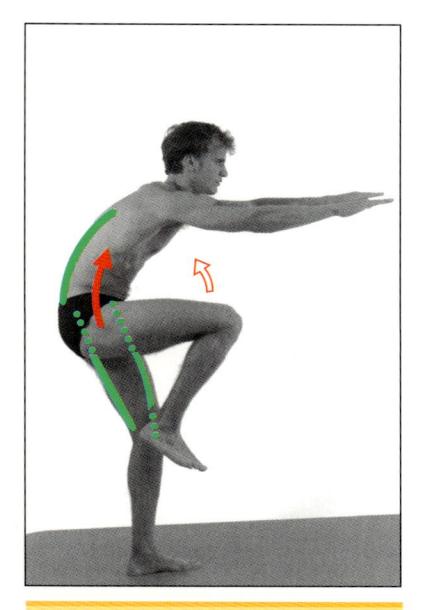

| 図1.57 立位での股関節屈曲 | 図1.58 躯幹と股関節の屈曲 | 図1.59 躯幹と股関節の屈曲 |

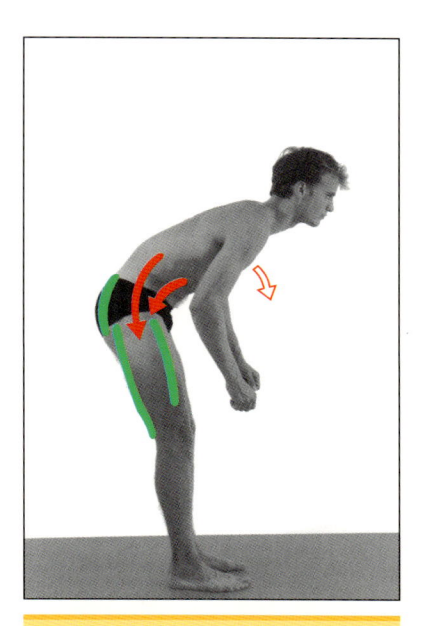

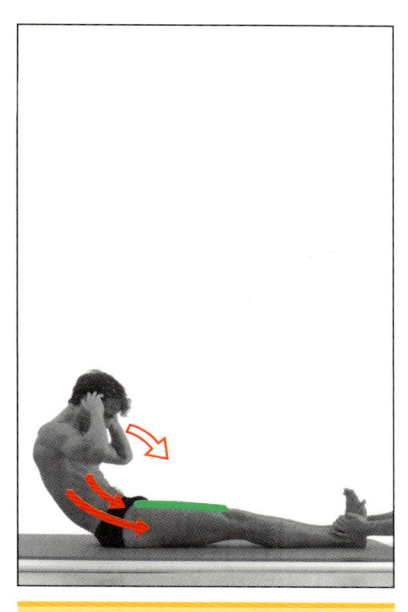

躯幹における複合筋群の伸展，回旋

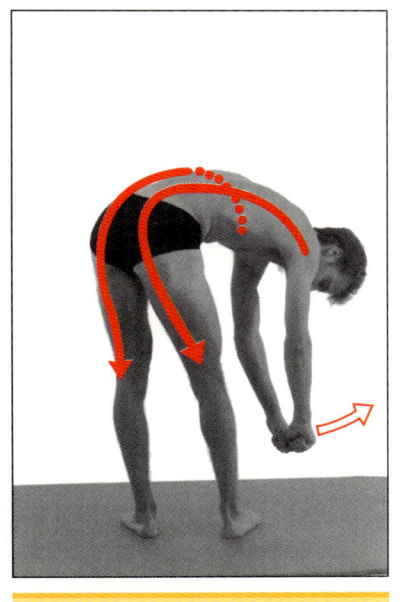

| 図1.60 躯幹：伸展回旋 | 図1.61 躯幹：屈曲―回旋 |

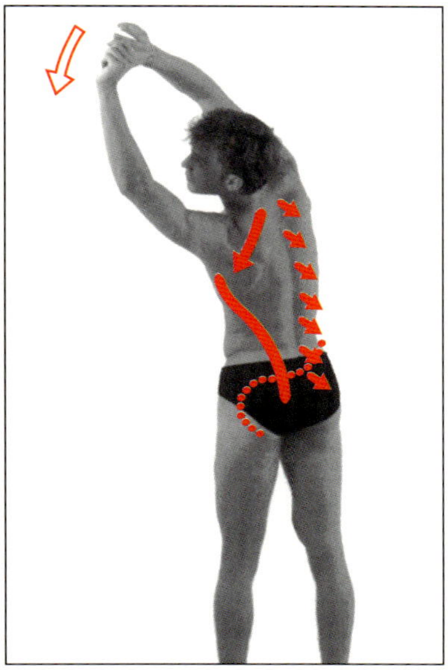

1 躯幹の側屈

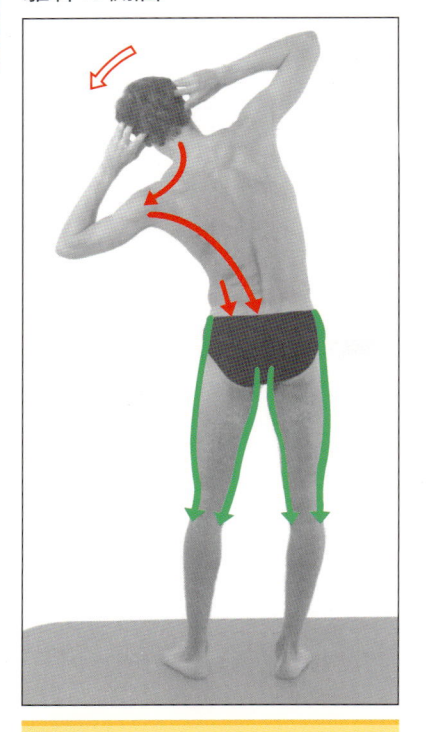

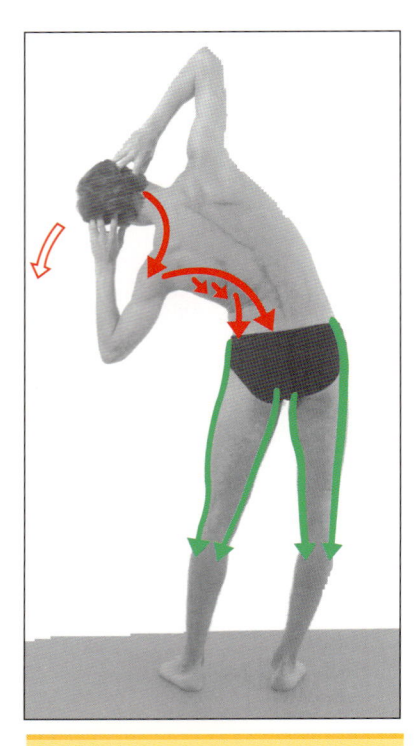

図 1.62

図 1.63

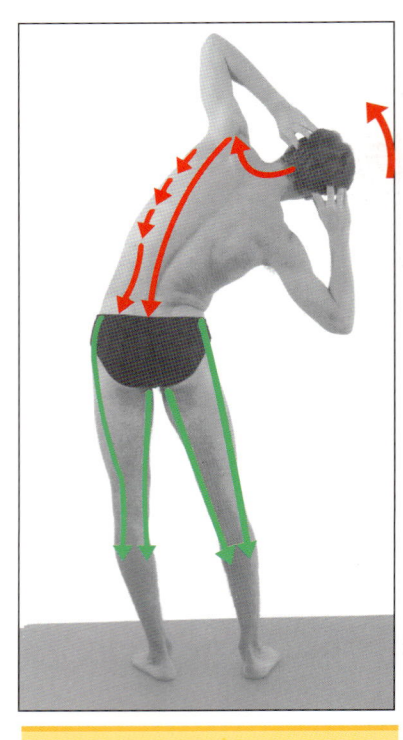

図 1.64

　脊柱の単一で小さな分節を持つ筋群は横断面が小さく，神経支配も単一または小さな分節性となっている。これらの筋群は脊柱を分節性・局所性に正確に調節していて，脊柱の運動学に対して責任を担っている。また，これらの筋群は各分節を調節すると同時に，躯幹の四肢筋群が使われている間も必要な肢位（姿勢）で脊柱を固定している。これらの筋群は分節性・局所性に急性疼痛が出現すると防御機能に基づいて分節・局所の筋群を固定（機能を閉塞する）して，出現した侵害反応に対応する。

　このことは，第Ⅰ相と第Ⅱ相のリコンディショニング中に起こるわずかな分節性負荷でさえも単一で小さな分節性筋群の侵害反応が増強することを意味している。また，安定化治療体操の際には，位相の合った力の入れ方で，またトレーニングを行う場合に個々の筋にあった位相で行うべきである（図 1.65～1.67）。

1.2 治療方法

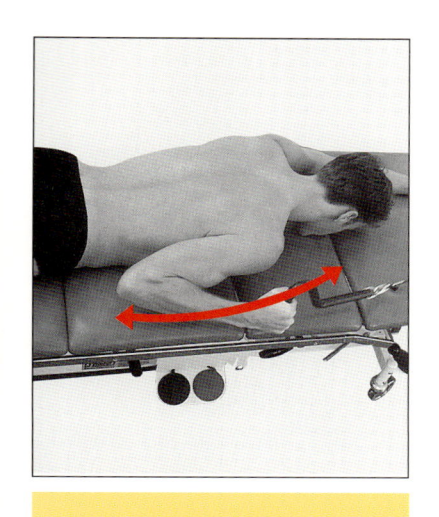

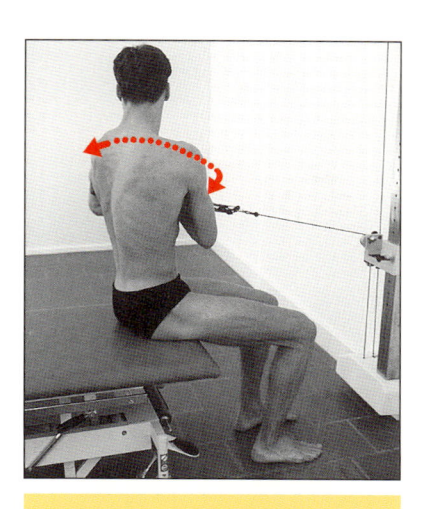

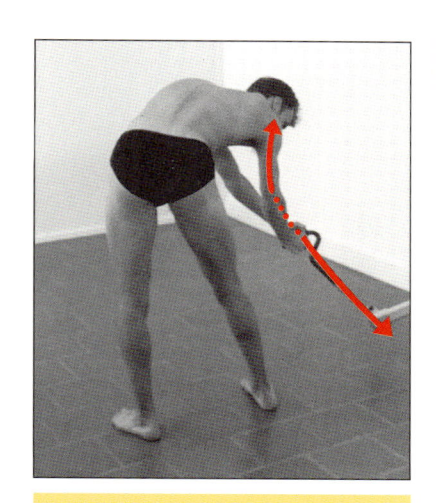

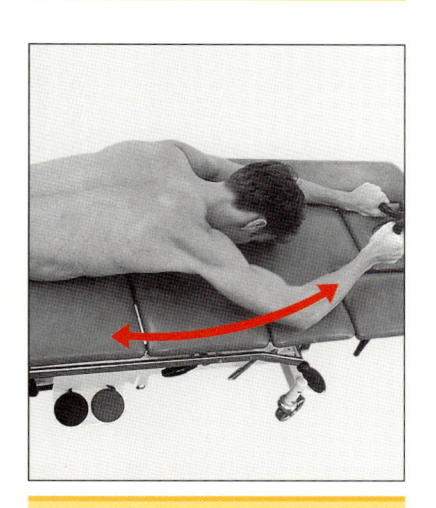

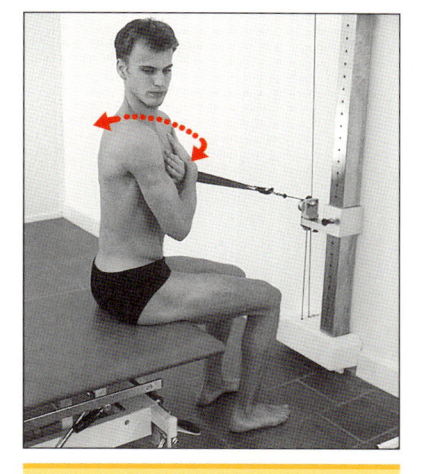

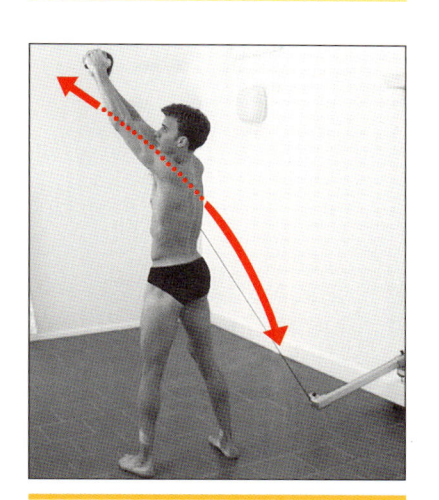

図 1.65　第 I 相
　　　　四肢筋群

図 1.66　第 II 相
　　　　四肢筋群 + 単一小分節筋群

図 1.67　第 III 相
　　　　小分節筋群 + 四肢筋群

1.2.6 物理療法

徒手療法，リコンディショニング・トレーニング治療，トリガーポイント治療法は物理療法により支えられ，効果的に補足されている。

物理療法は治療目標に関連を持ちながら侵害反応を取り除いている。また，物理療法は刺激を加えた・刺激を加えないモビリゼーションならびにトリガーポイントの治療の準備段階として役立っている。

症候	治療形式
急性の痛み	冷やす
亜急性の痛み	温める，電気治療，超音波
急性炎症	冷やす
亜急性炎症	温める，電気治療，超音波
異常な筋緊張	温める，古典的マッサージ，電気治療，トリガーポイント治療法，寒冷療法，N_2ガスによる中程度寒冷

物理療法が影響を与える症候と因子を次に示す。徒手療法の範囲内で適用となる。

1.2.6.1 温熱寒冷療法

1. 寒冷療法

局所的寒冷療法は次のような生理学的作用のため適用する。

・痛みの緩和：侵害反応への移行を前シナプスで抑制
・神経伝導速度の減少
・筋緊張の減少
・炎症過程の改善

また局所的寒冷療法の応用は，急性疼痛の状態だけでなく侵害反応を伴うものに対しても指示される。

2. 温熱療法

徒手療法の範囲内で局所的適応となり，次のような効果をもたらす。

・結合組織の柔軟性
・筋緊張の減少
・ゲートコントロール説による痛みの減少
・組織と滑液の粘着性の減少

局所的温熱療法は，慢性的な筋肉の強い緊張を減じる目的のときに使用される。

1.2.6.2 電気療法

1. 経皮的電気神経刺激（TENS）

低周波インパルスが流れる2〜4個ののり電極からなるやや小さな持ち運び可能な器具。痛みを緩和する効果は明白である。A神経線維の刺激により，脊髄髄質性痛覚抑制反射が生じると考えられている。

TENS治療は急性の構造的に制限された痛みに効果的である（たとえば急性椎間板ヘルニア，新鮮な骨粗鬆性骨折など）。慢性の炎症性病変には効果がない。

2. 低周波通電

50〜100Hzの周波数によるジアテルミーは軟部組織の痛み抑制に効果を持つ。ゲートコントロール説による効果と局所的充血効果が疼痛抑制の根拠として現在のところ受け入れられている。

1.2.6.3 超音波療法

超音波療法において利用する周波数は0.8〜8MHzである。超音波療法の適応は筋腱移行部の痛み，腱周囲炎，関節包炎である。さらに，トリガーポイントの超音波療法は徒手療法のテクニックの準備として有意義である。

治療頻度

1回の注射治療では多くとも4〜6回のトリガーポイントにしておくべきである。

1.3 臨床治療上の可能性についての概要

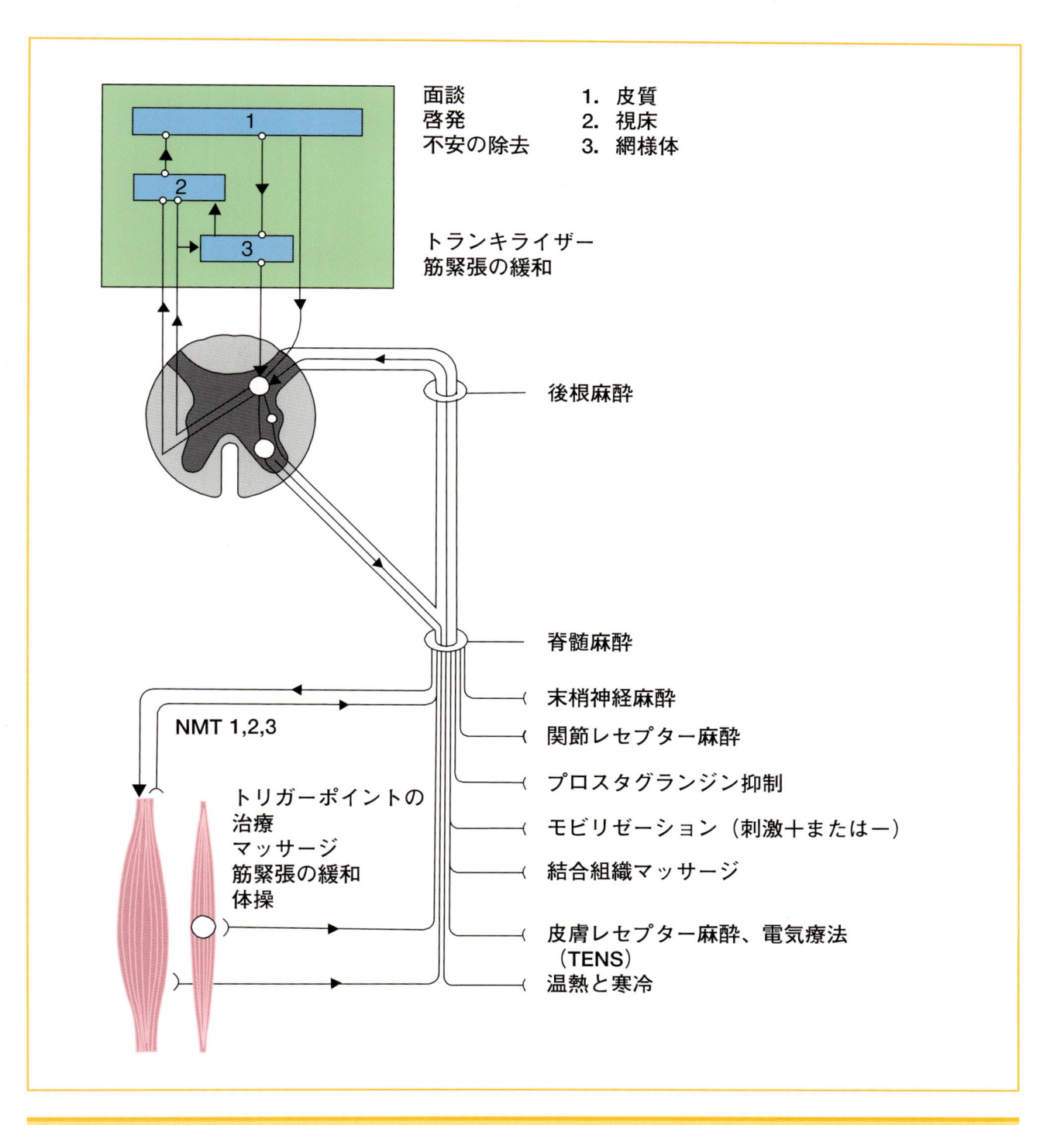

図1.68 臨床治療様式の一覧（H.D.Wold，1983を改変）

2 治療効果が見込まれ危険性の少ない治療方法の選択

2.1 はじめに：3つのレベル

多くの要因によって骨格筋系の組織の疾病は生じ，それらの要因が相互に影響しあっていることは一般に認められている。症候学と原因を究明する病理学による包括的なネットワークが作られ，世界的におおいに努力されているにもかかわらず，治療効果が見込まれる保存療法に関する学術的研究は驚くほどわずかしか発表されていないという状況にある。

筋骨格系疾病に影響を及ぼす要因が少なくなればなるほど，学術的研究はいっそうしやすくなる。したがって診断学的判断基準と治療計画をも含めて，前十字靱帯の断裂の治療の質をチェックすることは，腰部脊柱管狭窄症（たとえば変性側彎症に限られる）の場合よりもはるかに容易である。

筋骨格系疾病の場合のリハビリテーションは一般的に総合的，診断学的治療法の挑戦といえる。総合的状況は通常可能ならば，個々のパラメーターを考慮し，次にその数値を総合的に判断することによって確認される。このような理由からわれわれは3つのレベルを区別する。すなわち

組織レベル
機能レベル
疼痛レベル

これらのレベル自体がいくつかの面を持っている。

ここ数年の間に，ある種の固定的妄想にとらわれた原因解明の考え方や治療方法が宣伝されて，程度の差はあれ成功を収めて用いられるということがみられた。しばしば固有名詞がつけられて，状況の複雑さの考慮なしに治療効果を謳ったこうした治療方法では，そうした考え方と治療がしばしばあるレベルのただ1つの面に限定されているということが際立ってみられる。

その典型的な場合にはこの治療方法にやがて固有名詞がつけられる。すなわち某氏，某女による治療ということになる。

治療効果が見込まれる治療処置を選択する場合には組織レベルの分析が診断学的手段にはしばしばはるかに有効である。

まず第一に筋骨格系疾病では3つのレベルが区別されなければならない。

2.1.1 組織レベル

組織レベルでは器官の診断が行われる。たとえば骨粗鬆症，脊椎辷り症，椎間板ヘルニア，脊椎症およびその他。この組織レベルに昔ながらの大学における医学が取り組んでいる（図2.1）精密な組織レベルの診断学は効果のある治療計画を立てるための前提条件であるが，しかしまた危険要因や禁忌事項を認識するためにも必要である。

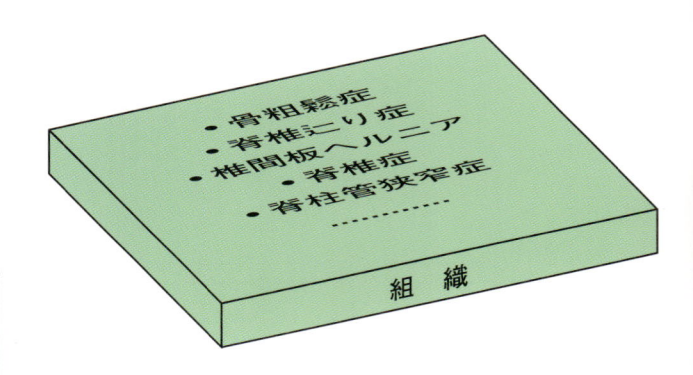

図2.1 筋骨格系疾病の組織レベル

2.1.2 機能レベル

機能レベルでは筋骨格系統の能力の状況はしかるべき検査により把握され，それをふまえて機能的治療計画により改善される。すなわち徒手治療，訓練療法による機能回復，それに類した治療形式が適切な作業能力テストを取り入れながら機能的診断に基づいて行われる。（図2.2）

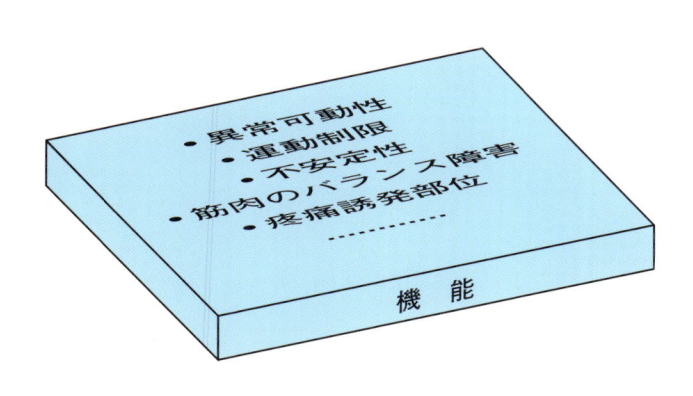

図2.2 筋骨格系疾病の機能レベル

理想的な方法は組織レベルに基づく治療方法が機能レベルに基づいた治療方法により補完されることである。しかし機能的治療計画の部分的修正には組織レベルに基づく影響が避け難いだろう。すなわち部分的修正としては治療の危険性，禁忌事項，合併症というようなキーワードが考えられる。

2.1.3 疼痛レベル

現実の問題としては，筋骨格系のすべての疾病に共通しているのは —— 作業能力を失うということでもあるが —— 疼痛レベルが中心的位置を占めている。患者の立場からはしばしば疼痛から解放されたいというのがいちばんの目標である。つまり長期間の安定した状態は機能レベルでの改善によってしか達成されないことがよくあるからである。（図2.3）

治療行為を選択する場合には個々のレベルの順位があ る。すなわち治療による危険性や禁忌事項に関しては組織レベルにより分類されている面が重きをなしている。徒手治療，訓練療法による機能回復の到達目標を適格に述べるには機能レベルに分類されている面が決定的である。

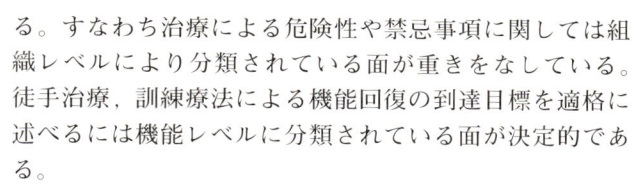

2.2 筋骨格系疾病の診断学と治療法における診察の諸段階

治療効果が見込まれ危険性の少ない治療方法の選択は個々の症例ごとに疼痛，機能，組織レベルの検査所見の分析による査定の結果行われる。次に示す図解は治療方法の選択を合理的な基盤に立って行うのに役立つことを意図したものである。3つのレベルに基づく所見は疼痛指数（pain score）によって表され，わかりやすい治療方法の勧めの「治療の窓」が開けられる。ある患者のいくつかのレベルの所見が確定されれば，いろいろな「治療の窓」の中で勧められている治療方法が選択されることになるだろう。治療の窓は「鑑別診断」のような継続的処置により —— たとえば画像診断の方法や検査所見が解明されることにより —— 狭められるだろう。しかし「経過観察」の勧めによっても狭められる。それは待って結果をみることとさらに自然的経過をチェックすることである。（図2.4）

具体的病像がある場合には1つのレベルの所見が基本になりうる，したがってこの所見に基づいて他の専門領域によるさらに新たな診断および治療処置が明らかになりうるだろう。

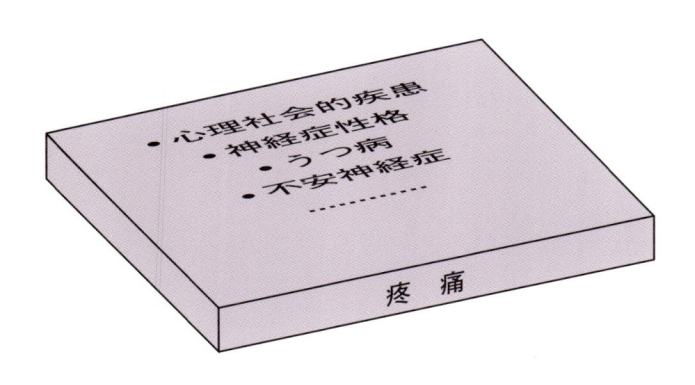

図2.3 筋骨格系疾病の疼痛レベル

2. 治療効果が見込まれ危険性の少ない治療方法の選択

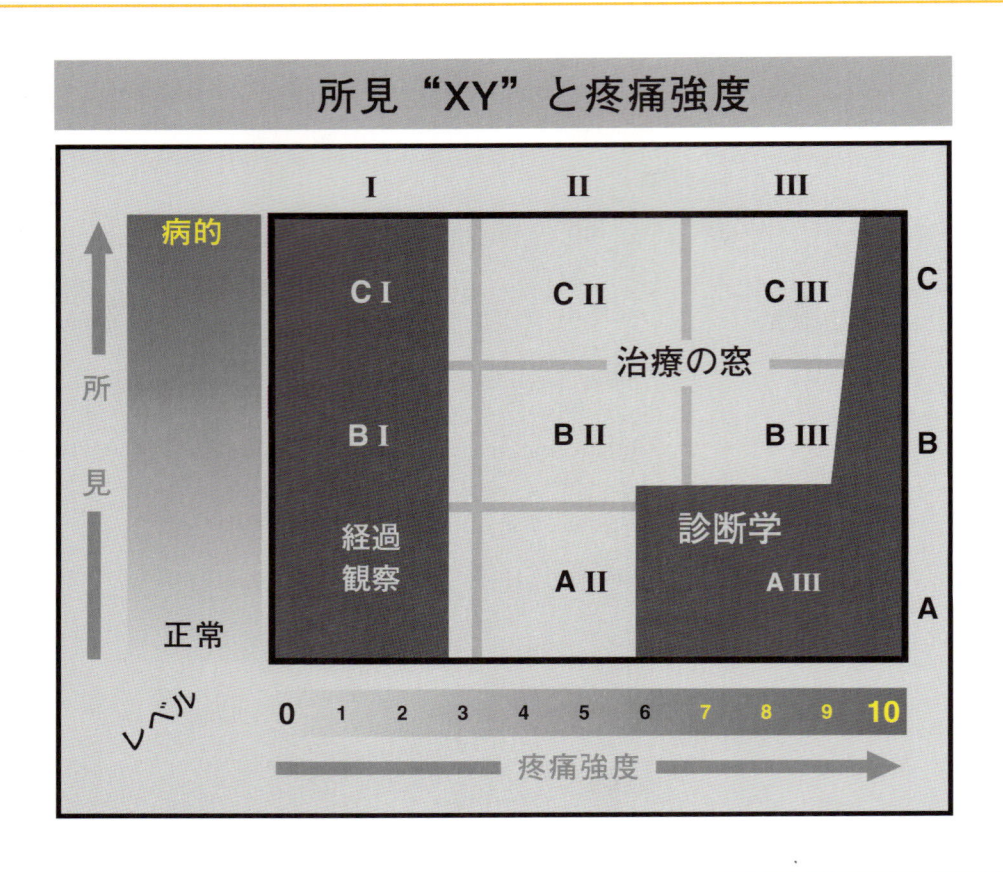

図2.4 疼痛強度と所見の評価の関係

2.2.1 徒手医学による筋骨格系疾病の治療範囲

主要な治療の専門領域	レベル	主要な治療方法
心理学 社会学 精神医学	疼 痛	治療法および考え方の部分的修正：外科治療，徒手治療，心理療法，薬物治療
徒手治療 リハビリテーション	機 能	なによりもまず第一に治療処置手技，訓練療法による機能回復療法の選択および理学療法
古典的医学	組 織	徒手医学の見地から重要なことは治療による危険性を判断する場合，禁忌事項の認識である 薬物治療，外科治療のような一般的処置の適応症

2.3 個々の臨床的パラメーターの総合的判断

疼痛の既往と疼痛強度

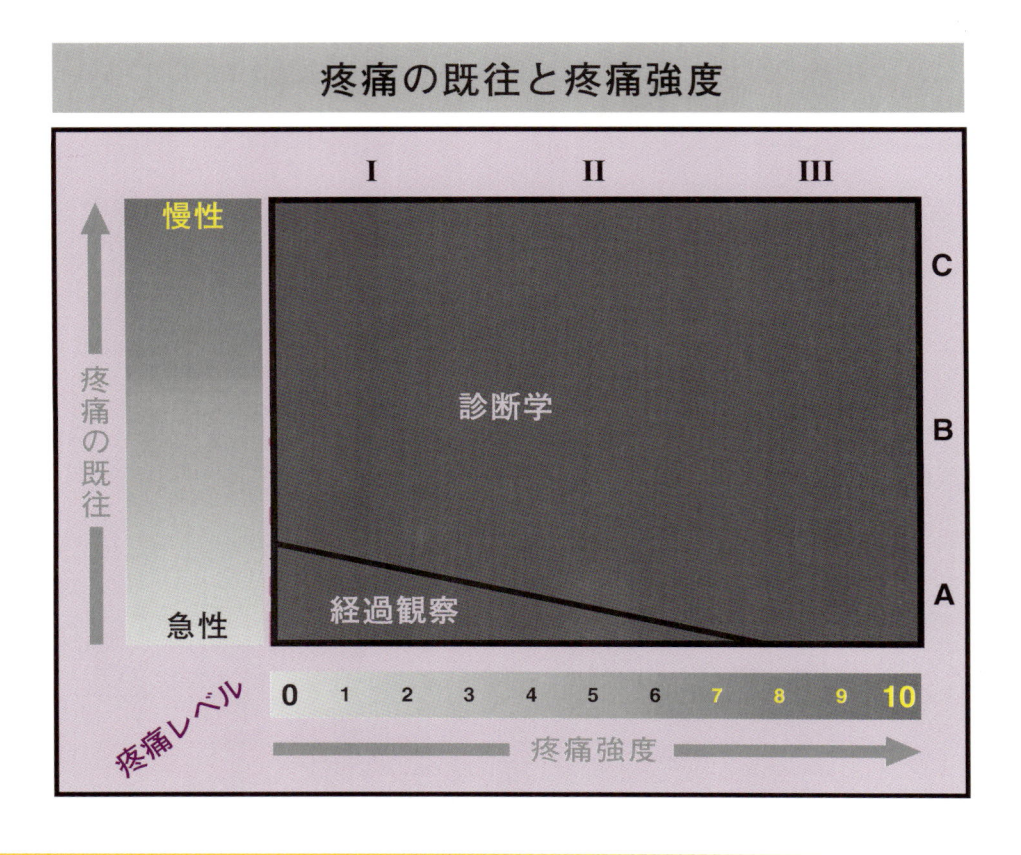

図2.5 疼痛強度との関係における疼痛の既往の評価

2.3 個々の臨床的パラメーターの総合的判断

2.3.1 疼痛既往歴と疼痛強度

注意

機能および組織レベルに異常が認められない疼痛既往歴には，なんらかの徒手治療はもちろん訓練療法による機能回復療法はいかなる場合にも考えられない（図2.5）。

実例

身体的所見がなんら見当たらず長期間しかも強度の疼痛既往歴がある場合には心療内科的疾病への慎重な対処が必要である。いわゆる授業を怠けるために起こる頭痛もちの子どもにはきまって機能レベル上の所見がみられる。たとえば頸椎部の分節性機能障害であり，刺激過敏部位の存在と触診による痛みと関連がある。このような状況には刺激を加えたモビリゼーションを若干行い——さらに必要ならば——それに引き続き訓練療法による機能回復の治療法が考えられるならば実に適切な治療法である。一般にこれに匹敵する疼痛症候のある他の子どもに頸椎部の機能障害が認められない場合には，その子どもの学校および家庭状況を分析し，できるならそのつど適切な処置によって改善をはかるのがよい。徒手医学による治療の試みは身体的所見がないこのような状況では行ってはならない。

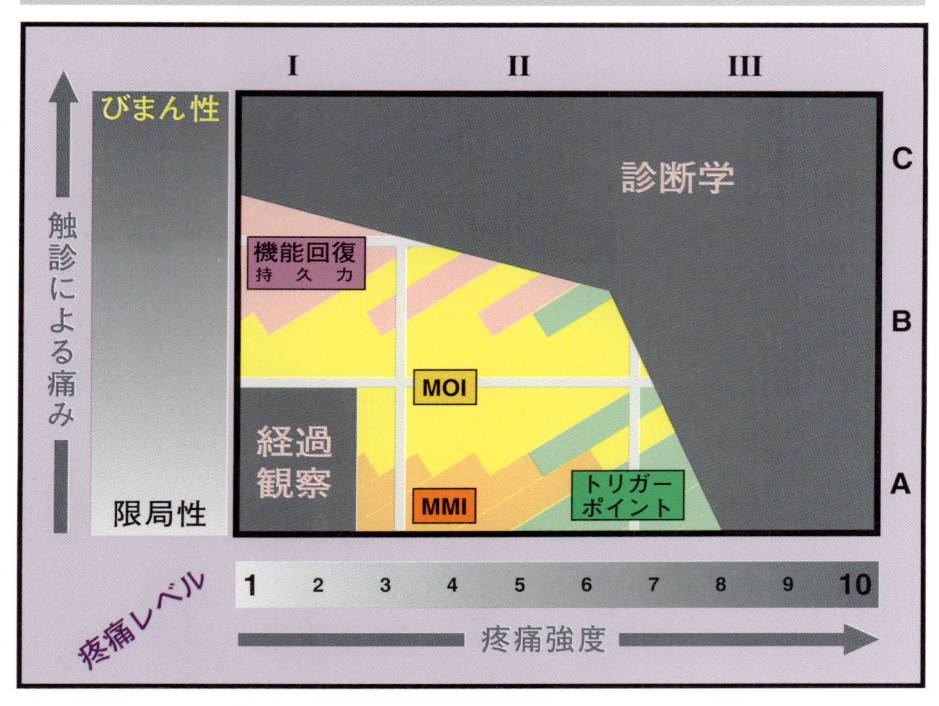

2. 治療効果が見込まれ危険性の少ない治療方法の選択

触診による痛みと疼痛強度

MMI：刺激を加えたモビリゼーション　MOI：刺激を加えないモビリゼーション

図2.6　疼痛強度と触診による痛みの評価の関係

2.3.2　触診と疼痛誘発

注意

　刺激過敏部位の触診による局部的疼痛は，一般的に刺激を加えたモビリゼーションの有効な適応症である。筋肉組織の局部的触診による痛みは，トリガーポイントの治療が有効な可能性を示している。骨格以外の軟部の触診による汎発性の痛みは，疼痛レベルによる重要な所見と関連があることが多い（心身医学；図2.6）。

実例

　治療目的で行われる圧迫により解消する疼痛は一面臨床的状況に左右される。筋骨格系疾病の場合には特に影響され，侵害反応と関連がある。
　筋骨格系疾病では，数日あるいは数週間すれば鎮静する最急性期を除いてペインスコア7あるいはそれ以上になってもきわめて短期間，一時的にしかなることはない。圧迫することにより鎮静できる刺激過敏部位のペインスコア10の痛みは，分節の機能障害によっては決して説明できない。腫瘍あるいは脊椎炎のような組織レベル以外の要因が考えられる。触診所見にみられる数年にわたって長引く耐え難い苦痛は，ほとんどの場合には疼痛レベルに基づく明らかな，あるいは隠されている心理社会的追加要因により説明され相応の評価を得ている。組織および機能レベルに基づくわずかな，しかも重要でない所見はこのような状況では過大評価されてはならない。むしろそうした状況はしかるべき専門教育を受けた精神科医，あるいはソーシャル・ケースワーカーによる鑑別診断的解明が必要である。

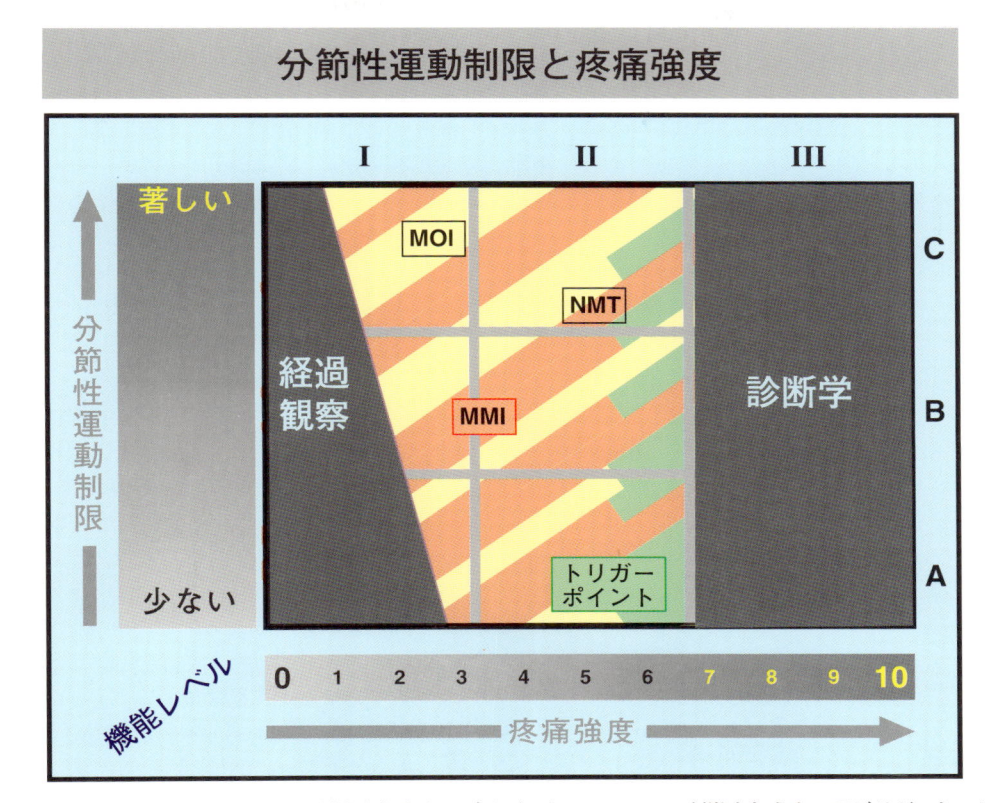

2.3 個々の臨床的パラメーターの総合的判断

分節性運動制限と疼痛強度

NMT：神経・筋の治療　MMI：刺激を加えたモビリゼーション　MOI：刺激を加えないモビリゼーション

図2.7　疼痛強度との関係における分節性運動制限の評価

2.3.3　分節性運動制限と疼痛強度

注意

分節性運動制限には，組織レベル上さらにその他の要因が含まれている可能性がある。たとえば変性しつつある変化である。

分節性運動制限はしばしば脊椎の機能的疾病にみられる主要所見である。刺激を加えた，あるいは刺激を加えないモビリゼーションにより適切な治療が可能である。

分節性運動制限のみではCI，CIIおよびCIII面の高い疼痛指数（疼痛数値）を決して説明できない，したがってさらに診断学的処置が必要である（図2.7）。

実例

分節あるいは局所的運動制限に組織，疼痛および機能レベルからみて異常がない場合には，しばしばまさに「一般的年齢相応」とする定まった所見になる。

側屈という点での頸椎部の可動性は生涯の過程で変化する。分節や身体，器官の部分の動きの限界の停止点も同じく変化する。

すなわち青少年の頸椎部側屈は約80〜90度ある。つまり耳たぶ先端との隔たりは3〜0cmである。運動の限界点での停止が柔軟であることはいうまでもない。側屈する場合，青少年が運動の限界点での停止が硬い場合には分節機能不全がみられるのはいうまでもなく，病理学上組織レベルでも明らかであるが，さらに解明する必要がある。

中年期には頸椎部の側屈力は避け難い変性による変化の結果，側面の脊椎症が次第に考えられるようになり始めるのである（鉤椎関節症，ルシカ関節症）。

だいたい，生物学上の年齢，50歳くらいから可動性は側屈約60度までに限られている。運動の限界点での停止は実際に必ず硬いグループに格づけされる。頸椎部可動性の年齢相応の制約も運動限界での停止の変化も，なんらかの継続的治療処置を行う適応症とはいえない。こうしたこと以外に他のレベルの要因が加わってくる。中年期の運動の限界点の停止が柔軟であればそれは僧帽筋の萎縮が考えられる。この萎縮はたとえ自宅で行えるトレーニングの指示を受けるという形式であるにしても治療が必要である。

高齢者の場合頸椎部側屈は急激に低下し，約20～30度になる。頸椎部の主要可動性は後頭骨～第3頸椎の領域に限定される（Dvořák, Antinnes, 1992）。組織－機能－疼痛レベルに基づく簡単な所見によりモビリゼーションの治療を始めることは，高齢期においては完全に禁忌事項である。それは刺激を用いたり，刺激を用いないモビリゼーションを行うと，関節炎により変化した椎間関節に刺激された状態が誘発される可能性があるからである。

2.3.4　神経学的欠損と疼痛強度

既往症に神経学的症状がある場合，あるいは診察により，かつて脊柱の疼痛のある機能障害による欠損がみられる場合には診断法は特に重要である。たとえ目立たない神経学的症状であっても，現在みられる症状に配慮を欠き，たとえば刺激を加えたモビリゼーションによる不適切な治療を行った場合，神経症状が急激に強まることになる。腰椎部および頸椎部にもっとも頻繁にみられる原因は椎間板の突出，椎間板の脱出である。または空間を必要とする脊柱管あるいは椎間孔に狭窄をもたらす変性しつつある変化と関連がある。

神経学的欠損が進行している場合にはこの分野の専門家の立ち会いのもと，静観するのが適切と考えられる。進行性の神経学的欠損症状を伴う神経根圧迫症候群と明確に診断される場合には，徒手技術は禁忌である。進行性でないわずかの神経学的欠損がある場合，なによりもまず急性疼痛症状が消褪し続けていれば，神経筋に行う治療手技やまた軸性牽引も，二次的に生じている硬い筋緊張に影響を及ぼすために利用できるだろう。

病変のある椎間板の病理解剖学でわかっていることより，モビリゼーションすることにより神経根の圧迫が脱出している椎間板部の変位から特記すべき影響を受けるとは考えられない。しかしさらに椎間板脱出量の増大，詳しくいえば進行性になる危険性は治療のために行う処置の可能性よりもはるかに大きい。

椎間板の突出あるいは椎間板ヘルニアでは固定されることにより，場合によっては適切に始められた訓練療法を行っているうちに総合的症状の自然発生的消褪がみられることは周知のことである。このような従来行われている治療法には，医師（一般的には専門医）および理学療法士の特殊技術を含む専門的知識が前提条件として必要である。急速に進行する神経学的欠損および日常生活上の機能に支障をきたしたり，括約筋の機能や性的能力に障害のある多くの神経学的支障のある場合には，CTあるいはMRIによる病理学的所見に基づいて手術の適応が検討される必要がある。

症例ごとにそのつど，神経放射線医学の検査方法が適切であるとする決定は，特別な専門技能を持つ脊椎担当チーム，場合によっては外科医に委ねるのが望ましい。なぜなら最終的には実行された検査記録の判断に基づいて，外科医によりどこで，どのように処置するか，万一の場合には手術が望ましいという決定が下される必要がある（図2.8）。

微妙な症状の場合，もしくは神経学的欠損がある場合に静観する正当な根拠は，繰り返し紹介されているように椎間板ヘルニアの手術の結果を長期間にわたってみると，たしかにそれほど高い治癒率を示していないという点にある。将来を展望する研究（Junge, 1995）と過去を振り返る研究（Dvořák, 1998）によって年間および2年間の追跡調査の結果，手術を受けた患者の半数しか完全に苦痛から解放されていない，25％はあまり芳しくない，その他25％はまったく改善がみられないかむしろ悪化していることが明らかになった。この治療法に慎重な姿勢がみられる研究により，椎間板ヘルニアの手術にしばしばみられる楽観論にブレーキがかかることになった。患者の苦痛のほかに直接かかる治療費と間接的出費（賃金の支払い停止，年金その他）を考慮に入れるならば，神経根圧迫の症状があり保存治療か手術かの決断が問題になる場合に包括的な経費を考えることは当然のことである。計画と実施はかかりつけの医師の意見を考慮して専門的知識のある脊椎担当チームに任されている。

椎間板ヘルニアと異なる原因が根底にある（良性の空間占拠病変，不安定性，炎症性の過程，原因不明の骨折その他）神経学的欠損症状がある場合には，特殊な診断法が行われる。神経学的欠損症状にはたとえ運動器官の痛みに明らかに変化がみられるとしても基本的に徒手治療を行うことはできない。

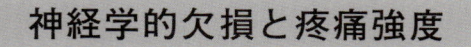

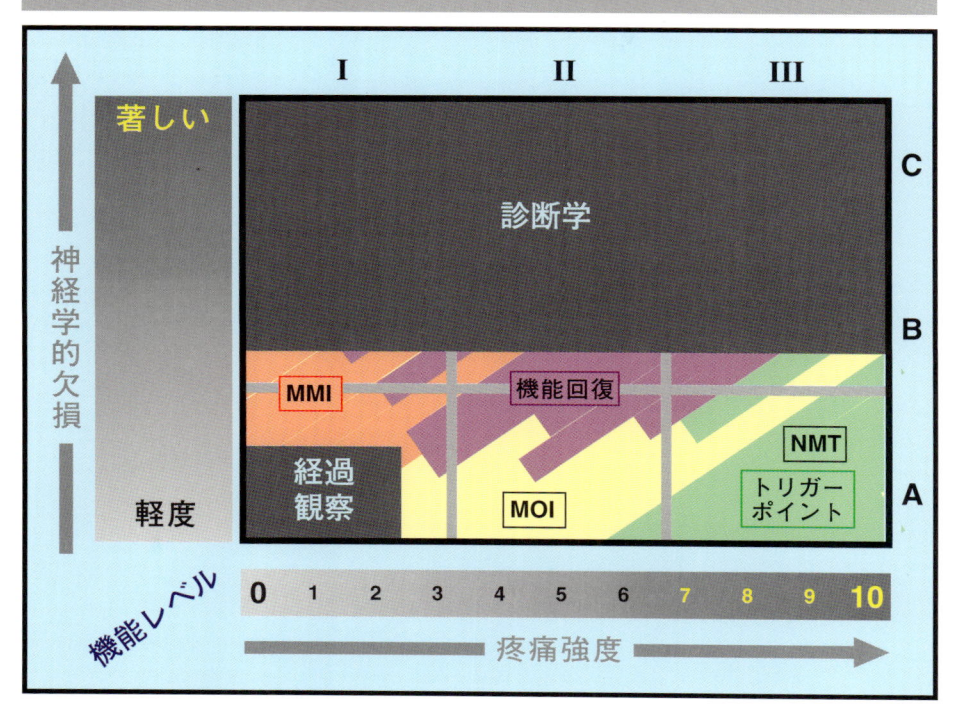

2.3 個々の臨床的パラメーターの総合的判断

図2.8 疼痛強度と神経学的欠損の評価の関係

NMT：神経・筋の治療　MMI：刺激を加えたモビリゼーション　MOI：刺激を加えないモビリゼーション

2. 治療効果が見込まれ危険性の少ない治療方法の選択

身体的能力と疼痛強度

MMI：刺激を加えたモビリゼーション　MOI：刺激を加えないモビリゼーション

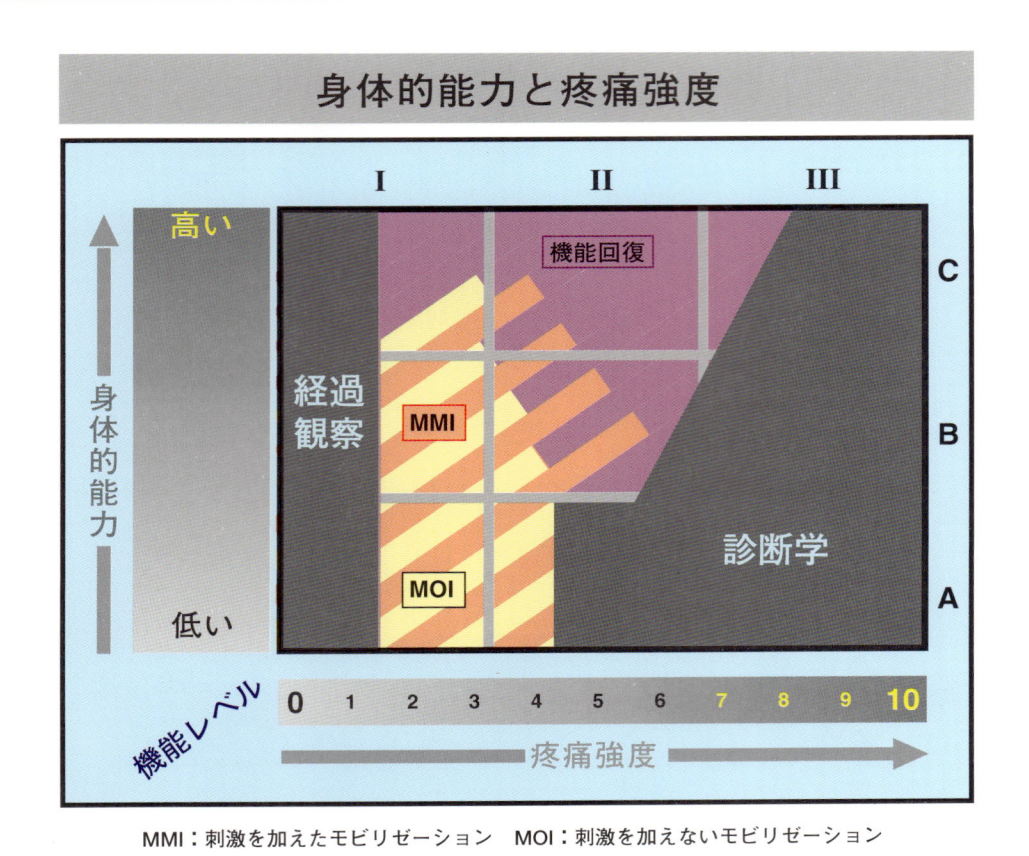

図2.9　疼痛強度と身体的能力の評価の関係

2.3.5　身体的能力と疼痛強度

注意

身体的能力の低下それ自体は，結果として疼痛を伴うことはほとんどない。したがって中程度，またかなり強い痛みの症状がある場合には機能，組織および疼痛レベルの要因を探索して見つけだす必要がある。

そのような要因が探知できない場合には，徒手治療も訓練療法による機能回復の処置も適正ではない（図 2.9）。

実例

正常な心肺能力が心筋梗塞の危険性やその他心臓血管性疾患を減少させることは一般に認められている。すべての脊椎疾患を腹部，臀部および体幹部の筋系統の機能不全によってしか説明せず，それに応じた治療しかしようとしない。このような良好なコンディションを考えて診察しようとする傾向によってはきわめて多くの複雑な状況には対処できない。

身体的能力が十分でなくてもまちがいなく高い生活の質を保ちうる。したがって身体的能力の低下は，たとえば不安定性の徴候のある脊椎こり症のような組織レベルの追加要因がある場合でも治療上中心的要因になるだろう。このような状況のときには，体幹筋系統の固定および強化をはかる体操を含む訓練療法による機能回復の考え方が高く評価されている。

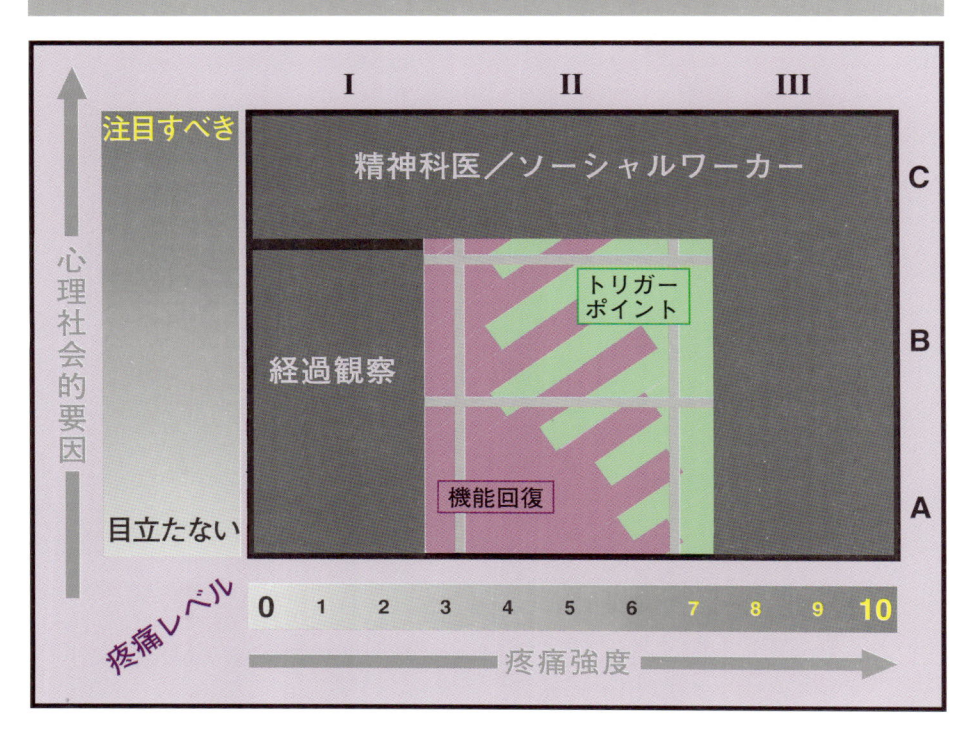

2.3 個々の臨床的パラメーターの総合的判断

図2.10 疼痛強度と心理社会的要因の評価の関係

2.3.6 心理社会的要因と疼痛強度

注意

心理社会的要因は，痛みの発生・経過においてしばしば重要な役割を演じている．心理社会的要因は組織および機能の主要レベルによる諸問題とまったく基本的に重なり，増幅させることになる．手術が適正と考えられる場合には心理社会的要因のレベルが絶対に考慮されなければならない．CⅡおよびCⅢ面のあらゆる慢性疼痛の問題では脊椎担当チームが専門的精神科医の意見を聞くことが望ましい（図2.10）．

実例

文化的背景によることが珍しくない心理社会的疾患では始めから脊椎手術の効果は疑問視されている（Junge, Ahrens, Dvořák, 1994, 1995 a, b）．しかし，長期間にわたって痛みを伴う脊椎疾患が付随して心理社会的疾患を発病させることになり，深刻な家庭的，社会的および経済的問題になりうることが認められるのは珍しくはない．他方，腰部椎間板ヘルニアの場合にみられる心理社会的に注目すべきことのすべてが前述のグループに入るとは限らない．しかし前述と同じグループに入れて考えられることも現実にはありうる．このような疾患で入院治療を要することになると，ほかでもない在独外国人労働者の場合には，もはやこれ以上手の打ちようがない複雑な病状になるだろう．それでは具体的病状を考えた場合，究極的にどのレベルで手術による治療方法の決断に踏み切るのが一般的なのかということは――組織レベルあるいは疼痛レベル――およそ解決できるレベルはないに違いない．そのうえ，こうした状況は社会保険法の領域における論争の可能性をはらんでいる．

2. 治療効果が見込まれ危険性の少ない治療方法の選択

筋肉のアンバランスと疼痛強度

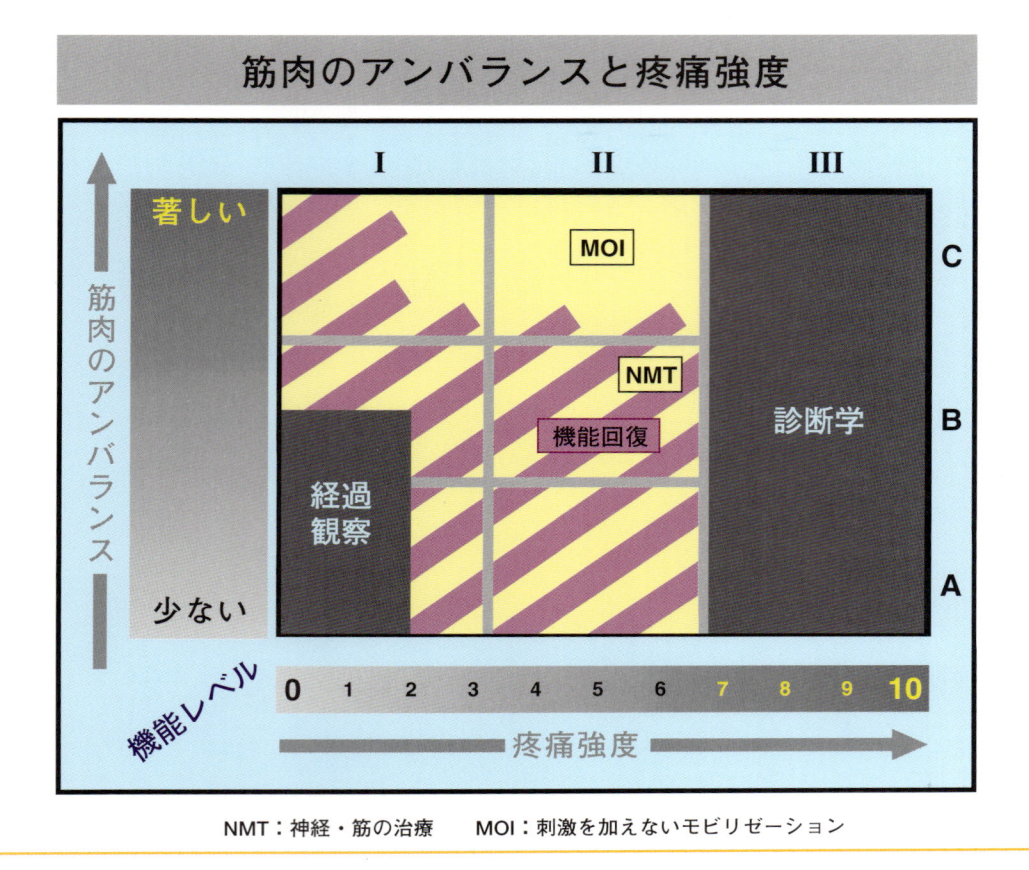

図2.11 疼痛強度と筋肉のアンバランスの評価の関係

NMT：神経・筋の治療　　MOI：刺激を加えないモビリゼーション

2.3.7　筋肉のアンバランスと疼痛強度

注意

著しい筋肉のアンバランスは，大多数の症例では組織レベルと関連がある。筋肉のアンバランスそれ自体は痛みを伴わず，あるとしてもごく弱い痛みである。

CⅢ，BⅢおよびAⅢ面の著しい疼痛の解明には有力と考えられる組織レベルおよび疼痛レベルでの探求が必要である。こうした状況では筋肉アンバランスはむしろ二義的なことに入れられる（図2.11）。

実例

胸椎の骨粗鬆症による骨折の原因は胸椎の病的脊椎後彎であり，それに応じた腰椎前彎の増強を伴っている。

骨粗鬆症による骨折直後，少なくとも3ヵ月間は痛みがある。侵害反応は正中線に肩甲骨を固定することと腹筋系統の同時筋力低下による脊柱起立筋，腰筋，僧帽筋（下行枝）の萎縮に伴う付随的筋肉のアンバランスということになる。このような筋肉のアンバランスが生じた場合には代償機能障害の考え方が報告されている。このような状況には萎縮し緊張した筋肉を伸張して弛緩させ，あわせて筋力の低下した筋肉の，筋力と耐久力の最大限の改善を考えた訓練療法による機能回復が適していることが実証されている。しかし筋力の強化はまず筋系統の疼痛によって引き起こされた障害が克服されたときにようやく効果的に開始できる。こうしたことは物理療法によって，あるいは薬物的治療によって補われる場合でも同様である。

2.3 個々の臨床的パラメーターの総合的判断

不安定性と疼痛強度

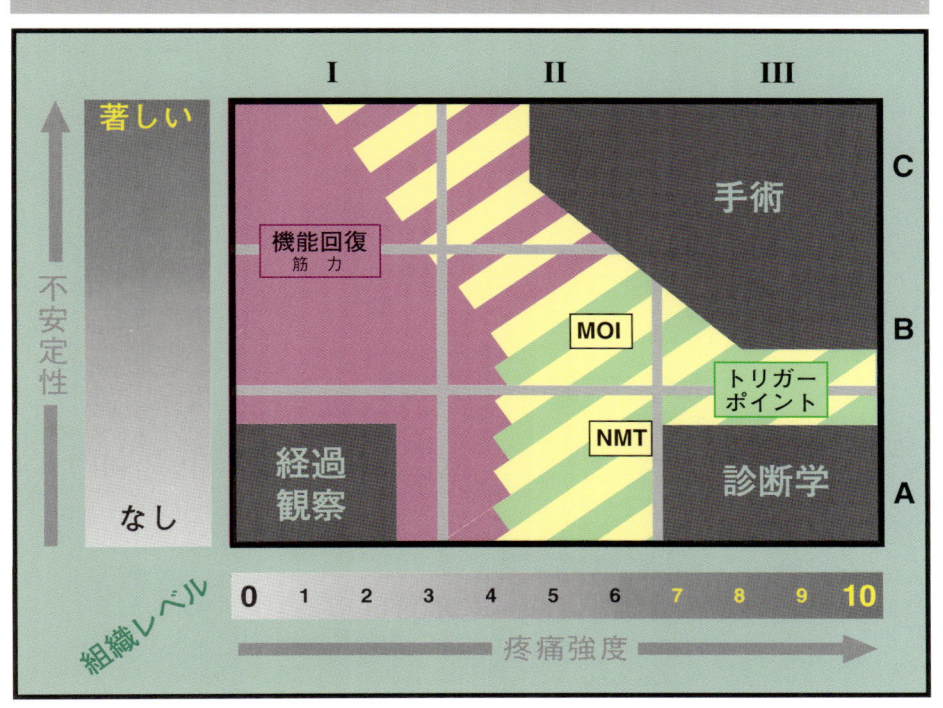

NMT：神経・筋の治療　MOI：刺激を加えないモビリゼーション

図2.12　疼痛強度と不安定性の評価の関係

2.3.8　不安定性と疼痛強度

注意

不安定性は必ずしも異常可動性と関連しているのではなく，むしろバイオメカニカルにまず過不足のない中間ゾーンの拡張により仮説的に説明されている（Panjabi, 1992；Grob, 1993；Panjabi, 1996；Dvořák, 1996）。この不安定性は分節の切片がはがれることによる疼痛と関連がある。

したがって不安定度は機能レベルのことと考えられる。不安定度は，異常可動性も可動性の低下も組織レベルで病理学によって明らかにされている。

CⅡ面では侵害受容反射作用を遮断するために，訓練療法による機能回復および疼痛誘発部位治療を行いながら刺激を加えないモビリゼーションが適切と考えられる。

CⅢおよびBⅢ面においては，脊椎担当チームによる外科的固定術を選択する場合には徒手医学の領域の深い知識と技能を持つ経験豊かな医師の指導のもとで徒手治療および訓練療法による機能回復プログラムの設定が必要となる。徒手治療および訓練療法による機能回復療法の実行は論理的に矛盾のない方法で実施することが保証される必要がある（図2.12）。

実例

脊椎椎間関節の変性変化を伴う第4腰椎，第5腰椎椎間板の脱水現象は，分節第4，5腰椎の負荷能力の機械的低下をもたらす。この低下した負荷能力は中間ゾーンが拡張すると必ず不安定の徴候が現れるだろう（Panjabi, 1994，1996）。

椎間板の変性は通常分節の可動性の低下をもたらすことになる。

2. 治療効果が見込まれ危険性の少ない治療方法の選択

異常可動性と疼痛強度

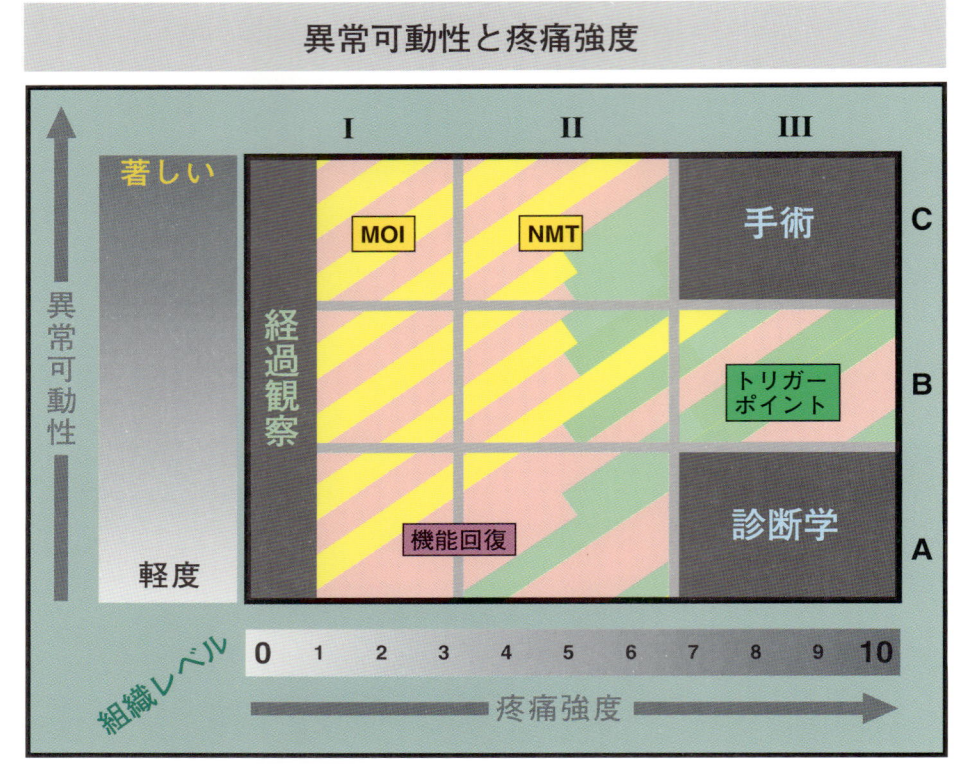

NMT：神経・筋の治療　MOI：刺激を加えないモビリゼーション

図2.13　疼痛強度と異常可動性の評価の関係

どのような治療方法がこのような状況で適切であるか決定する場合に，不安定性の徴候が臨床的に分節の可動性低下と確認される場合と比べて明らかに優位にある治療法がある。

すなわちトリガーポイントの治療が行われ，侵害受容反射作用が緩和され，訓練療法による機能回復療法によって局所的安定性が改善され，機能障害が軽減されるだろう。

すなわち状況では刺激を加えたモビリゼーションも刺激を加えないモビリゼーションも，治療に伴う高い危険性があるので試験的治療後しか適用できない。すなわち，関節の変化を促進する一方，あまり頻繁にこの治療法を用いることにより，またはモビリゼーションの力の適切さを欠いた結果，中間ゾーンの拡張が生ずるからである。

2.3.9　分節の異常可動性と疼痛強度

注意

異常可動性に該当する分節の場合，刺激を加えたモビリゼーションの技術全般が禁忌とされている。

CⅢ面では疼痛レベルでの神経症の発生，あるいはうつ病を考慮して適正と判断される場合に外科治療が適応される。CⅠ面の明らかにごく軽度の異常可動性が認められる場合には，手術による処置は適正ではない。疼痛誘発点治療，および痛覚による反射作用の整復のために行われるすべての処置はBⅢ面に入れられるだろう。しかしこれらの処置は訓練療法による機能回復療法と組み合わせてしか行えない（安定化；図2.13）。

2.3 個々の臨床的パラメーターの総合的判断

実例

　頸椎部の炎症とりわけリウマチ性関節炎による椎間板および脊椎関節間の炎症がある場合に分節の不安定さが生ずる。この分節の異常可動性は長い年月を経てごく弱い疼痛を引き起こす原因となる。力学的な異常負荷，そのうえリウマチ性関節炎の病状悪化は痛みを伴う代償機能障害になることがある。すなわち脊椎関節間の圧痛と苦痛に悩むことになる。この状況では侵害受容反射作用は斜頸に似た様相を呈することがある。この状況になって分節の可動性を解明するために機能調書を作成しようとしても，その調書はとりたてていうほどの価値はないだろう。侵害受容反射作用は分節の筋系統をブロックするからである。侵害受容反射作用がなくなるや否や，分節の異常可動性の症状が現れるだろう。多発性関節炎，また頸椎部障害患者の異常可動性の解明は上述した要因を慎重に考慮に入れながら行う必要がある。異常可動性であることが確認された場合の激しい疼痛は同時に不安定性の徴候でもある。

　頸椎部の場合には，フォームプラスチックでクッションをつけて十分固定する補助具（いわゆる頸椎固定装具）による脊椎固定術をする前に，頸椎部を試験的に2～4週間，できれば終日，24時間動かさないようにギプス包帯で固定して疼痛経過を観察することは実施してみるに値する。

　次のような経過から異常可動性あるいは不安定性があると判断する。すなわち，分節の運動制限，および明らかに分節の刺激過敏部位と関連するかなり著しい分節の疼痛が続いている場合である。刺激を加えたあるいは加えないモビリゼーションが行われると即座に痛みの軽減がみられる。その後このモビリゼーションによる治療後1～3日経過すると疼痛が再発し，一般的には同様の治療処置をすることになる。

　新たにモビリゼーション治療を行った後に改善がみられる状態はわずか数時間～半日しか続かず，やがてまた再発する。

　このような病状の場合には分節の異常可動性と不安定性の疑いがある。

　刺激を加えた場合も加えない場合もモビリゼーションは反射作用により侵害受容反射作用を一時的に鎮静させるが，同時にあまり強いモビリゼーションによって可塑性ゾーンにまで中間ゾーンを拡張してしまい，結局不安定性を悪化させてしまっている。こうした実例は試験的治療の重要性と専門的知識に基づく経過観察がきわめて重要であることを示している。

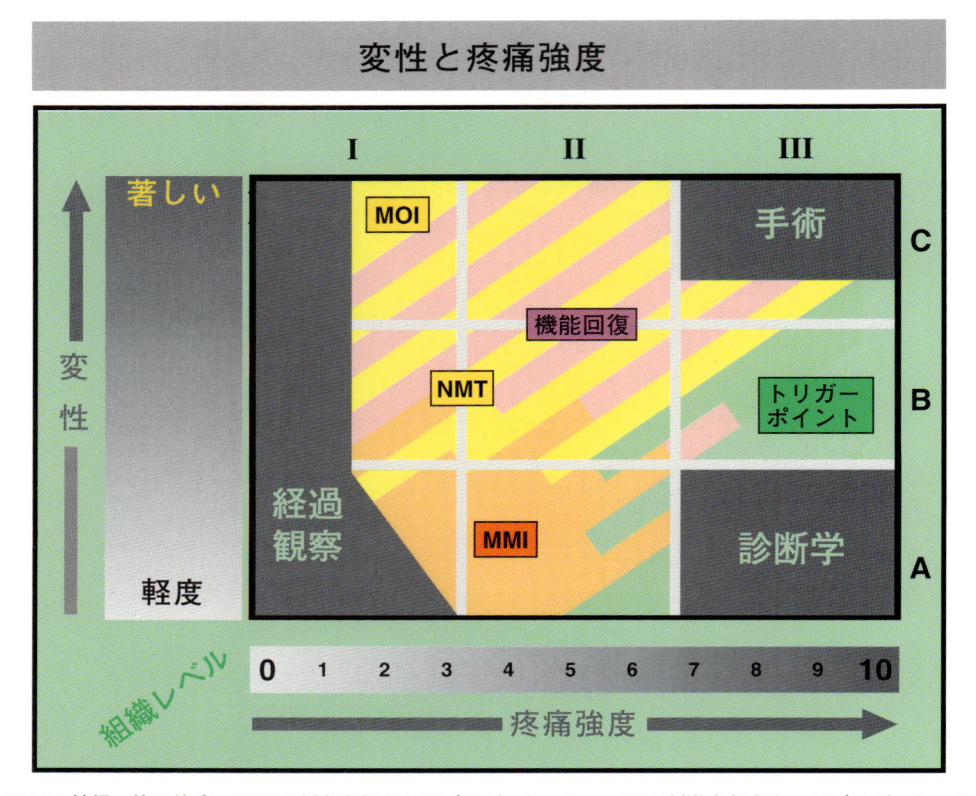

2. 治療効果が見込まれ危険性の少ない治療方法の選択

変性と疼痛強度

NMT：神経・筋の治療　MMI：刺激を加えたモビリゼーション　MOI：刺激を加えないモビリゼーション

図2.14　疼痛強度と変性性変化の評価の関係

2.3.10　変性性の変化と疼痛強度

注意

たとえば骨増殖性脊椎症あるいは椎間関節の関節症が考えられる脊椎部の激しい変性性変化は，数年後にはどのような治療処置をしたかとは無関係に —— 運動能力の低下を除く —— 発生する可能性がある。椎間関節の刺激が進んだ状態，あるいはその周囲組織の炎症性の刺激がある場合には一方では分節の疼痛が，他方侵害受容反射作用が生ずることがある。

AⅠ，BⅠおよびCⅠ面のペインスコア0〜1の変性性変化は通常治療の必要はない。これ以外の場合には機能レベルに重大な障害が認められる。

組織上影響を受けにくい疼痛を伴う椎間板ヘルニア，脊柱管狭窄症，脊椎こり症のようなCⅢ面の激しい組織上の変化に対しては，機能レベルに基づく神経欠損が改善されない場合には外科的処置が考えられる。医師が組織上の診断結果を過大評価することによって —— とりわけ放射線医学者による —— 患者は不必要な不安を抱き，疼痛レベルであまりにも深刻な好ましくない展開をみることがよくある。

組織レベルで異常なしのAⅢ面における激しい疼痛は，しばしば疼痛レベルにおける知識によって説明できる。このような症例の場合には徒手治療および訓練療法による機能回復療法は適正ではない。それにもかかわらずこうした治療法を長期間にわたって適応すると，精神病への過程が定着し，あるいはむしろ増強するために，しばしば無駄である（図2.14）。

実例

頸椎部の変性性の変化は数年にわたって苦痛の様相を呈さずに経過することがある。頸椎加速性外傷がたとえ軽度であっても変性性変化による痛みを伴った代償機能障害になることがある。椎間関節の炎症調節機構がおそらく関節周囲の被膜にもあり，多くの場合そのような病気の悪化の原因になっているとみなされている。このような場合に保存療法を拒むときには，高濃度のステロイド製剤を混合した局所麻酔の関節内への注射が治療法としてまた診断学的にもしばしば有効である。

2.3 個々の臨床的パラメーターの総合的判断

筋持久力と疼痛強度

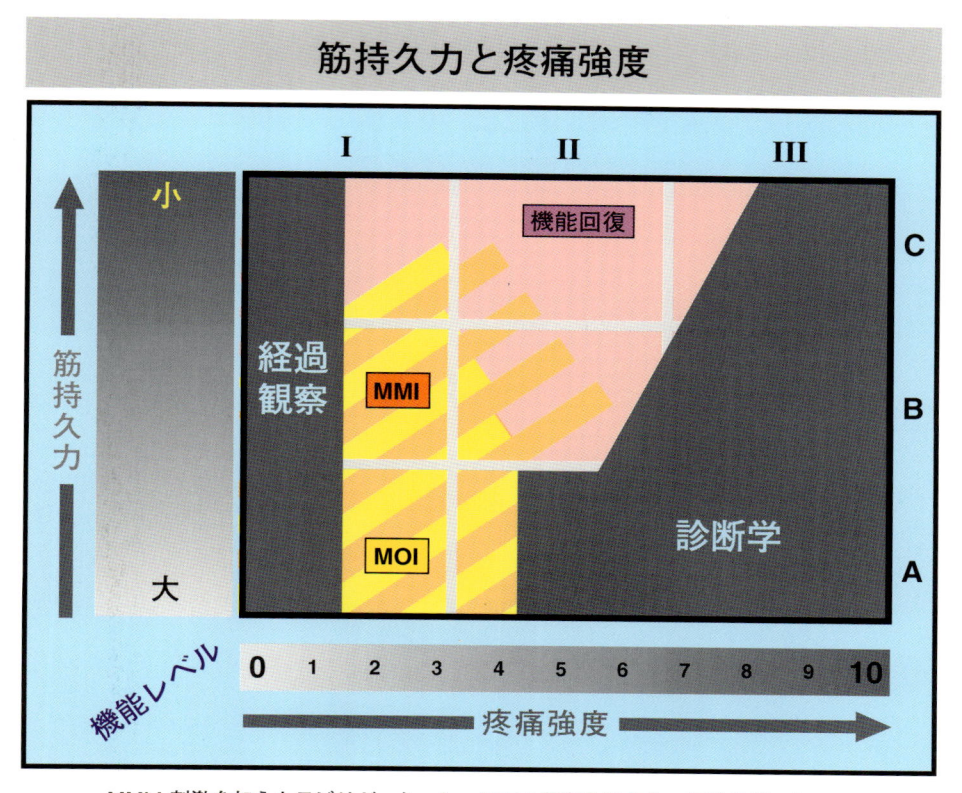

（図）縦軸：筋持久力（小→大）、横軸：疼痛強度 0〜10、機能レベル。領域区分：I・II・III、C・B・A。「経過観察」「機能回復」「MMI」「MOI」「診断学」。

MMI：刺激を加えたモビリゼーション　　MOI：刺激を加えないモビリゼーション

図2.15　疼痛強度と筋持久力の評価の関係

2.3.11　筋持久力と疼痛強度

注意

身体的持久作業能力の低下は，一面ではトレーニング不足症候群により，他方慢性的侵害受容障害が原因とされる（**図2.15**）。

AI面では患者は痛みはないか，あるいは弱いがあまり作業能力はよくない。訓練療法による機能回復療法による治療を行う必要性はない。予防法としてフィットネス・スポーツ領域の定期的トレーニングを助言するのが望ましい。

AIII面（疼痛は強く，身体的作業能力は高い）では，訓練療法による機能回復療法を取り入れることはまちがいなく意味がある。その場合には疼痛レベル，組織レベル，あるいは機能レベルの補足的な面から考えられる要因が揃っていなければならない。身体的持久力の不振のみでは非常に強度の疼痛（ペインスコア6以上）は説明できないからである。訓練療法による機能回復療法はしたがって二義的役割である。

患者がCIII面（強い疼痛，低い身体的持久作業能力）の状態にある場合にはもちろん他のレベル，あるいは機能レベルの他の面に疼痛を解明するための要因を見いだす必要がある。

3 徒手療法の適応と禁忌：治療により危険を高める疾患

3.1 診断：腰椎椎間板ヘルニア

刺激を加えたモビリゼーション	刺激を加えないモビリゼーション	NMTタイプ1	NMTタイプ2	NMTタイプ3
問題となっている分節は一般に禁忌であるが，試験的に治療を行う場合には次のような基準を満たしているべきである。 ・痛みのない肢位がとれる。 ・試験的な治療（刺激を加えないモビリゼーション）が有効な場合。 ・他の治療方法がうまくいかない場合。 ・患者への啓蒙：徒手療法によるリスクが高いことならびに神経根欠損症状が出現する場合には手術が必要である。	刺激を加えないモビリゼーションは次のようなときに可能である。 ・痛みのない肢位がとれる。 ・症状（愁訴）を悪化させないようなモビリゼーション。	しばしば痛みを増悪させるのでこのタイプの治療は不利である。 痛みのために，病的な運動限界点を超えての等尺性筋緊張はたいてい無理である。	緊張して短縮した筋群の伸張はしばしば有利に働く。伸張手技は神経根を牽引しないように注意せよ。	急性期にはしばしば徒手療法のみが可能性がある。 正確な固定が特に重要になってくる。

急性・亜急性腰椎椎間板ヘルニアの保存的治療には硬膜外ステロイド注入（Bush, 1991, P 103）を含めた薬物療法や徒手療法と同じように価値ある物理療法がある。手術やカイモパパイン注入療法の適応についてはふさわしい文献を参照してほしい。

3.2 診断：腰部脊柱管狭窄症

刺激を加えたモビリゼーション 刺激を加えないモビリゼーション	NMTタイプ1	NMTタイプ2	NMTタイプ3
腰部の脊柱管狭窄のような構造上の変化を伴う場合には，モビリゼーションの治療によって馬尾神経性間欠性跛行がよくなるという期待は少ない。治療の目標は分節性・局所性機能障害に影響を及ぼすことにあるので，加齢的な骨粗鬆症を含めた一般的な禁忌を条件としてこの治療が適用となる。 馬尾神経性間欠性跛行を伴う脊柱管狭窄症でも保存的には硬膜外ステロイド注入を行うが，診断が確定していれば除圧術が行われる。		二次的に筋肉の変化が起こればNMT2の治療は姿勢を良くする（腰椎前彎を減少させる）効果がある。	

3. 徒手療法の適応と禁忌：治療により危険を高める疾患

3.3 診断：頸椎椎間板ヘルニア

刺激を加えたモビリゼーション	刺激を加えないモビリゼーション	NMT タイプ 1	NMT タイプ 2	NMT タイプ 3
問題となっている頸椎領域に対しては，大量脱出による脊髄への圧迫のリスクが大きいので絶対に禁忌である。	問題となっている頸椎領域では禁忌である。慢性期では次のような場合に限って治療が試みられる。 ・痛みのない肢位がとれる。 ・痛みを増強させないモビリゼーション	多くの場合，不利である。これは痛みのために至適等尺性筋緊張が運動の限界点を超えてできないからである。	短縮した後頭下筋群の伸張はしばしば有利に働く。伸張手技は神経根を牽引しないように注意せよ。	急性期には，しばしば徒手療法のみが可能性がある。正確な固定と至適等尺性筋緊張が特別な意味を持つようになる。この治療の際に，傍脊柱筋が反射性に固く張りつめると影響を受ける。

急性の頸椎椎間板ヘルニアの保存的治療には，硬膜外ステロイド注入を含めた薬物療法や徒手療法と同じように価値ある物理療法がある。原則的に治療は NMT タイプ 3 から始めるべきである。刺激を加えないモビリゼーションでは注意深く熟練を積む必要があり，特に力の入れ方は十分に加減する。手術適応についてはふさわしい文献を参照してほしい。

3.4 診断：頸部脊柱管狭窄症

頸部脊柱管狭窄症は，先天性に脊柱管が狭い場合と後天性に加齢的変化によって狭くなることが前提となっている。この場合頸部ミエロパチー（脊髄症）の症候としての所見をきたしてくる。モビリゼーションの適用は，脊髄を傷害するリスクがあるため禁忌である。NMT タイプ 3 あるいは軸性牽引は，一般的注意の対策を考慮すれば適用となる。この治療の目標は二次的に発生する筋緊張を制御することにある。

3.5 診断：頸椎の新鮮軟部損傷

X線検査で不安定性が証明できない場合・神経学的欠損がない場合

刺激を加えたモビリゼーション 刺激を加えないモビリゼーション	NMTタイプ1	NMTタイプ2	NMTタイプ3
事故の際に比較的粗大な物理的作用（外力）が加わった場合には最初の4〜6週はモビリゼーションを行うべきではない。	急性期（4〜6週）が経過し，次にあてはまれば，NMTタイプ1は頸椎の軟部組織損傷に対する良い適応となる。 ・分節性の不安定性がない場合。 ・治療後，数時間以内に再発しない場合。	急性期にはNMTタイプ2の治療は，問題となっている領域では禁忌である。しかし，問題となっている頸椎領域をもっとも適した位置で固定すれば例外となる。	外傷後まもない時期でも正確な固定を行えばNMTタイプ3の治療は行ってよい。

粗大な力が作用して引き起こされた頸椎損傷の場合には，最初の4〜6週間は，薬物療法と物理療法にならんで明らかに安静肢位を保つことが中心となっている。

3.6 診断：頸椎の慢性期軟部損傷

分節性の不安定性がない場合・神経学的欠損がない場合

刺激を加えたモビリゼーション 刺激を加えないモビリゼーション	NMTタイプ1	NMTタイプ2	NMTタイプ3
次の場合には，モビリゼーションの治療がしばしば有効に作用する。 ・NMTタイプ1による治療を試みると効果がある。 ・所見が明らかに分節性・局所性の場合。 ・重大な問題を含まない肢位であれば可能である。	刺激を加えた・加えないモビリゼーションの入門編として有効である（家庭での訓練の準備として）。	NMTタイプ2の治療手技は筋バランスが著しく悪いときに意味がある。	慢性期において急性の痛みが再発した場合に限って必要となる。

有効なモビリゼーションの治療を行って，すぐに再発すれば治療した方向に不安定性が証明される。X線機能撮影では筋起始部の病的運動限界点を時に正常と誤って判断し，不安定性が隠されてしまうことがある。頸椎の軟部組織損傷に続いて軟部組織リウマチに属するような所見や障害に発展することはまれである。この状態の場合には，用心深く徒手療法の適応を決めて行うべきである。なぜなら，徒手療法によって神経学的欠損を生じる危険性が強いからである。

3. 徒手療法の適応と禁忌：治療により危険を高める疾患

3.7　診断：頸椎由来のめまい（頸椎性片頭痛を含む）

刺激を加えたモビリゼーション 刺激を加えないモビリゼーション	NMT タイプ1	NMT タイプ2	NMT タイプ3
刺激を加えた，ならびに加えないモビリゼーションの治療は次の場合に適応となる。 ・分節性・局所性の所見が明白に存在する場合。 ・誘発テストによって神経症候が出現しない場合。 ・NMT タイプ1の治療による試験的治療が有効である場合。	試験的治療としてならびに家庭での訓練の入門として有効である。	慢性の症例で筋バランスが明らかに悪い場合には，この治療手技が重要である。	肢位（姿勢）によってめまいが増悪する症例では，相互抑制を徹底的に利用する治療手技が可能性がある。その際にしっかりした固定が絶対に必要な条件となる。

めまいの状態を評価することはしばしば困難である。専門医による解明がしばしば適切で，その際，神経学，耳鼻科学の専門知識に加えて頸椎柱の機能病理学の知識も求められる。

めまいの状態が椎骨動脈や脳底動脈領域の出血による場合には，NMT タイプ1とタイプ2の手技は絶対禁忌である。

3.8　診断：腰椎分離・辷り症

刺激を加えたモビリゼーション 刺激を加えないモビリゼーション	NMT タイプ1	NMT タイプ2	NMT タイプ3
問題となっている分節のモビリゼーションは禁忌である。しかしその隣の分節（脊椎）または，仙腸関節のモビリゼーションは行うべきである。	隣接する脊椎分節ならびに仙腸関節の治療は，しばしば有効である。その際分離・辷り部の正確な固定が必要不可欠である。	筋の伸張は脊椎辷り症の治療の際にしばしば大きな価値を持つことになる。	問題となっている分節が急性期の場合運動テストで柔らかい停止が存在する場合などに有効である。

徒手治療は脊椎分離辷り症の隣りの分節ならびに仙腸関節にしばしば集中するが，脊椎安定（固定）化手術のような治療方法も補足する。われわれは，これにふさわしい整形外科の文献を参照するよう指示している。

3.9　診断：脊柱の骨性奇形と脊髄の奇形

脊柱と脊髄の奇型についての評価は整形外科学・神経学的知識を必要とするので，機能的に病的な所見は個別に徒手的治療手技の適応と禁忌を取り扱われることになる。したがって，原則として頸椎などのモビリゼーションは特に用心深く控えめに行うべきである。

3. 徒手療法の適応と禁忌：治療により危険を高める疾患

3.10　診断：骨粗鬆症または，その他の代謝性骨障害（脊椎の病的骨折を伴うもの）

刺激を加えたモビリゼーション 刺激を加えないモビリゼーション	NMTタイプ1	NMTタイプ2	NMTタイプ3
薬物療法で骨組織の電解質濃度が明らかに正常化するまでは絶対的禁忌である。 刺激を加えたモビリゼーションは次のようなときにあえて行われる。 ・骨の電解質濃度が十分である場合。 ・刺激を加えないモビリゼーションを行って効果がある場合。 ・脊椎や肋骨々折の高いリスクについて患者を啓蒙した場合。	急性期では問題の脊柱領域に対しては禁忌である。刺激を加えないモビリゼーション前の試みに治療を行うのは有利である。	短縮して緊張した筋群の伸張は，姿勢の体操を行う前提条件として時に重要である。	新鮮な骨折においては問題となっている脊柱に対する唯一の積極的な治療法となる。

骨折の急性期では，薬物療法は物理療法とならんで重要な意義を持っている。慢性期に入れば徒手治療は姿勢の体操によって補充することが絶対に必要となってくる。

3.11　診断：強直性脊椎炎（急性炎症期）

刺激を加えたモビリゼーション	刺激を加えないモビリゼーションならびにNMTタイプ1	NMTタイプ2	NMTタイプ3
絶対的禁忌は急性炎症所見を示す脊柱の部位，仙腸関節ならびに胸郭領域。	痛みのない肢位がとれる場合には，痛みがすぐに強くなったり長引いたりしないような刺激を加えないモビリゼーションならびにNMTタイプ1の治療手技は良好な運動促進方法となる。	機能的に病的な所見が明らかであれば急性炎症期でもNMTタイプ2による筋のアンバランス治療を行うべきである。これは悪い姿勢に固定されるのを防ぐためである。	NMTタイプ3は相互に抑制することを徹底的に利用して筋緊張を緩和するので有効である。

頸椎に炎症がある場合には徒手治療の適応はきわめて用心深く考えるべきである。分節性・局所性不安定性が後頭骨／第1頸椎関節にある場合にも危険を冒すべきでない。同じような考えが乾癬，潰瘍性大腸炎に伴う脊椎症の場合にも適用される。

3. 徒手療法の適応と禁忌：治療により危険を高める疾患

3.12 診断：強直性脊椎炎（急性炎症症候を伴わない場合）

刺激を加えた モビリゼーション	刺激を加えない モビリゼーション	NMT タイプ 1	NMT タイプ 2	NMT タイプ 3
刺激を加えたモビリゼーションの治療は，刺激を加えないモビリゼーションを試みて効果があれば行うべきである。	NMT タイプ 1 の治療で効果があることを前提条件とする。	もっとも効果的で目的に合ったモビリゼーション手技で，家庭での訓練の入門としても適している。	頸椎から肩甲帯の筋群が緊張して筋のアンバランスを生じている際に重要である。特に胸郭が固い場合。	意義は少ない。

骨性の癒合がある場合には脊柱の分節ならびに仙腸関節に対する徒手治療は絶対的禁忌である。このことは，Forestier（骨増殖性脊椎症）や乾癬による脊椎症でも同様である。

3.13 診断：関節リウマチの脊柱への波及

慢性多発性関節炎の場合，脊柱への徒手治療の適応はほとんどない。頸椎が問題になっているときには，モビリゼーション手技はもっとも用心深くしなければならない。不安定性が臨床的に，X 線学的に疑われたり認められたりした場合には，この頸椎領域の徒手治療手技すべてが禁忌である。

3.14 診断：全脊柱の分節性・局在性の異常動揺性（先天性ならびに後天性）

刺激を加えたモビリゼーション，刺激を加えないモビリゼーション NMT タイプ 1	NMT タイプ 2	NMT タイプ 3
モビリゼーションの治療と NMT タイプ 1 の治療手技は禁忌である。急性発症した分節性・局所性運動制限の際には一時的にモビリゼーションは適切であるが，その応用する力についても治療回数についても用心深く行うべきである。	NMT タイプ 2 の治療手技による筋アンバランスの治療は，治療体操の安定化のための前提条件となる。	NMT タイプ 3 の治療手技は，相互抑制を徹底的に利用することによって局所の筋緊張緩和に役立つ。この治療は常に安定化治療体操により補足される。

3.15 診断：抗凝固性（易出血性）

刺激を加えたモビリゼーション：出血による硬膜外・硬膜下血腫の形成が高いために，全脊柱の領域にわたって禁忌である。

刺激を加えないモビリゼーション：少ない力でモビリゼーションを行うことは許される。
NMT タイプ 1, 2, 3：これら 3 タイプの治療手技は分節性・局所性機能障害の場合，抗凝固性（易出血性）患者でも適用可能である。

4 背部痛の治療における徒手療法の有効性

　脊柱だけでなく四肢の関節も治療対象した徒手療法または治療手技は長い歴史を持っている。

　古代中国においても特殊な治療手技が背部痛の治療に適用されてきた。中世ならびに18世紀後半にも接骨師が整復を行って背部痛を治療していた。

　19世紀の終わりにAndrew Taylor-Still（1826～1916）は骨症（骨障害）に由来する医学の基礎として，また，David D. Palmer（1845～1913）はカイロプラクティックのためにこの徒手的治療手技を利用してきた。スイスの医師Otto Nägeliは徒手的治療手技を頭痛や頸部痛に対して有効に使用し，さらに自律神経障害たとえば嚥下障害やしゃっくりの治療に使用してきた。

　しかし，医師団は長い間この治療法に対して非科学的だとして抵抗し，一部で激しい論争となっていた。世界的な規模で非常に感情的な論争が医師，カイロプラクター，整骨師の間で繰り広げられたという記録がある。

　正反対の立場をとっていた現役の医師達が，この急速に発展してきた治療手技の医学的根拠を追求してきたこともあって，この明らかに有効な方法に対する関心が50～60歳代の医師にも徐々に広がってきた。

　1958年，スイスのリウマチ医Jean-Claude Terrierは国際徒手医学協会（FIMM）を創設し，世界の21ヵ国から5,000名以上の会員が同盟を結んだ。

　この徒手療法の治療が幅広く良い結果を得るように，多くの医師が卒後研修システムの範囲で訓練を終了するように配慮されている。

　ドイツ，スイス，オーストリアにおいては1970～1980年代にかけて研修講座への参加人数が急速に増大している（図4.1, 4.2）。

　現在では，徒手医学の供給はスイスで住民6,500人に対して1人の医師，ドイツでは5,000人に対して1人の医師となっている。アメリカでは整骨師とカイロプラクターを合計して3,500人の住民に対して1人くらいと見積もられている。

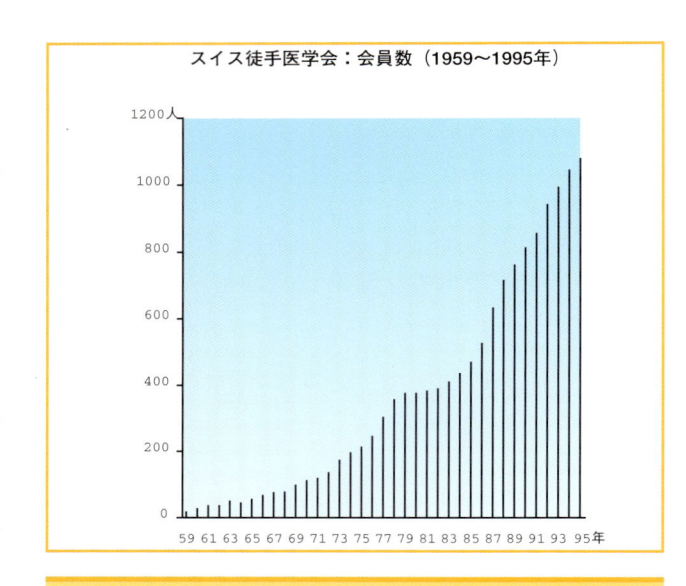

図4.1　スイス徒手医学会の発展
（訓練を終了した会員数）

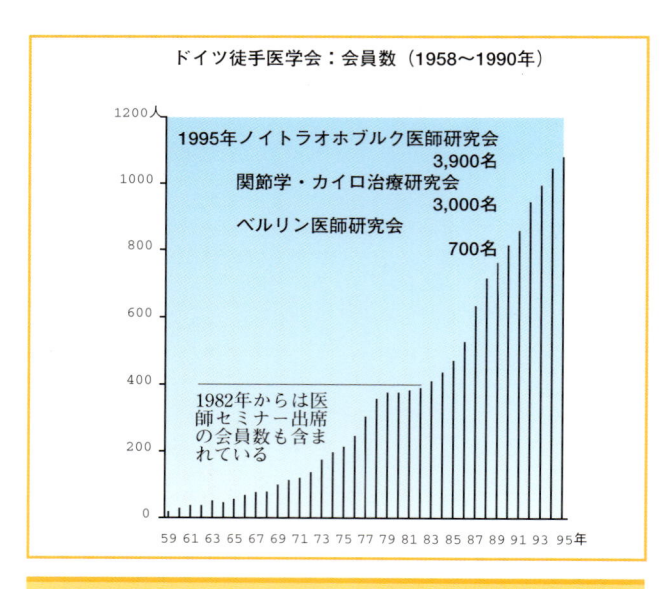

図4.2　ドイツ徒手医学会の発展
（卒後継続訓練を終了した会員数）

4.1 治療費と有効性

ヨーロッパの多くの国々，すなわち，チェコ，フランス，ドイツならびにオーストリアでは徒手医学が医学研究の構成要素になっている。伝統的な医学校の消極的で徒手医学を認めない態度は80年代の中頃以来ほとんど消えてしまった。1992年以来，徒手医学の診断に関する選択講座が臨床学期の学生のために公募されたが関心は大きかった。同じ年に，ニュージーランドのクライストチャーチ市のOtago医学部で免許制の徒手医学の養成講座が開設された。同様の養成講座創設の動きが1993年オーストラリアでもあった。

最近行われたアンケートでは，スイス徒手医学会会員は腰椎部の治療に年間805回，頸椎部の治療に年間350回も徒手療法を適用した。

スイスでは医師による徒手療法が64万回，ドイツではおおよそ500万回，オーストリアでは34万回それぞれ1年間に行われた。

医師の代表的な業務を正確に観察してみると，徒手療法を適用した医師は全業務の20〜50％が徒手療法であることが明らかとなった。症例ごとの徒手治療数は，臨床各科によってまた患者によって変化していた。一般医は各症例に1.4回，専門医はこれに対して4〜5回の治療を行っている。

専門医に治療回数が多いのは慢性疾患に対して行っているためであり，一般医では急性疾患に行っているからである。

4.1 治療費と有効性

徒手療法の治療費と有効性についての重要な質問に関して意義のある2つの研究がある。2つともニュージーランドのEindhovenの徒手医学財団によって行われた（Pataijn, 1991, 1992）。

従来の理学療法と医師が直接処方して行った理学療法の治療費の比較が1,700人の患者で行われ，財政上の観点から調査された。この報告（Pataijn, 1992）では，徒手医学では従来の理学療法と比較して67％節約することができたと見積もっている。背部痛患者の症例に対して，従来の理学療法が24回必要であったのと対照的に，徒手医学では平均3.4回の治療であった。

また，同じグループの634症例について就業不能（間接的な治療費）の要因を調査し，もっぱら徒手医学を行った場合と，一般医が行った場合を比較している。12ヵ月の経過観察で，就業不能者の総数は徒手医学の治療を行った患者のほうが有意に少なかった。この2つの研究から徒手医学が直接・間接に治療費を有意に抑制していると推定される。

4.2 徒手療法の有効性

いずれの徒手療法も治療結果の評価について二重盲検試験を行うことはできないけれども，治療者はその治療が目ざしているものか見せかけのものなのかいつも目のあたりにする。

けれども徒手療法の脊柱障害に対する治療についてその他の治療方法と比較することは重要なことである。

Koes（1992）は1966〜1990年の間に出版された徒手医学の有効性に関する研究論文について二次的（副次的）分析を行っている（MacDonald, 1990；Hadler, 1987；Ongley, 1987；Bergquist-Ullman, 1977；Meade, 1990；Gibson, 1985；Sims-Williams, 1978；Sims-Williams, 1979；Helliwell, 1987；Doran, 1975；Mathews, 1987；Evans, 1978；Glover, 1974；Coxhead, 1981；Waagen, 1986；Hoehler, 1981；Zylbergold, 1981；Postacchini, 1988, Rasmussen, 1979；Farrell, 1982；Nwuga, 1982；Waterworth, 1985；Arkuszewski, 1986；Buerger, 1980；Tobis, 1983；Bronfort, 1989；Kinalski, 1989；Godfrey, 1984；Siehl, 1971；Rupert, 1985；Sloop, 1982；Nordemar, 1980；Brodin, 1983；Howe, 1983；Mealy, 1986）。

Koesが臨床研究の方法論理的評価の基準を設けて，無作為に抽出した研究を評価したところ，上記の36の研究について，方法論的に十分ではないと結論した。

このようなKoesの条件下では，患者の愁訴に対して徒手療法が有効に作用したと考えられる研究は約半数であることが究明された。

徒手医学で有効な結果が明らかにされた研究は，koesの方法論的一覧表のスコアは低値を示した。これに対して方法論的に好ましい研究では，むしろ他の治療法と比べてマニピュレーション（徒手操作）の効果が乏しかった。

Koesはこれと同じように脊柱障害の治療として利用する理学療法（運動療法）の効果判定のときにも経験している（Koes, 1991）。

将来を見越した研究として徒手療法の有効性についてKoesが1992年に256名の患者を4グループ（マニピュレーション，理学療法，プラセボ，一般医の治療の4群）に区分して調査している。

この研究では深部の慢性腰痛で苦しんでいる患者は入院させている。

調整後の12週間において，マニピュレーション群と理学療法（運動療法）群はプラセボ群，一般医師群と比較して有意に治療成績が良好であった。

この場合，治療回数はマニピュレーションが5.4回，理学療法が14.7回で徒手療法の治療回数が少なかった。

治療の受け入れについても徒手療法グループが著しく勝っていた。

数年間という長期経過においても徒手療法は理学療法グループと比較して良好な経過を示した（Koes, 1992年）。

Koesは腰椎ならびに頸椎領域の機能障害の場合に，徒手療法と理学療法と徒手医学を行わない一般医師の治療を検討したところ，徒手療法を行ったグループの長期経過が理学療法と比べて良好であることを示した。

マニピュレーションのグループは理学療法のグループより治療回数が著しく少ないという事実は，治療費の分析にも重要な因子となるだろう。

この観察は1991年と1992年のPataijnの，過去の研究の考察とも一致している。

Triano（1994）は慢性背部痛患者145名を無作為に3つのグループに分けて将来を見越した研究を行っている。

この3つは，目的を持ったマニピュレーション，見せかけのマニピュレーション，もっぱら背部痛に対する訓練だけを行っていたグループである。

2週間の調整後，目的を持ったマニピュレーションのグループは視覚的疼痛スコアが低値を示した。また，治療の際にみずから進んで行動を起こすリハビリテーションへの期待も低いことが示された。

これは方法論的にも非常によい研究であるが，残念なことに経過観察期間が短すぎるので，普遍的な結論とするには無理がある。

4.3　徒手療法を効果的にする前提条件

徒手医学の治療に対する適切な適応判断は，治療を成功させて危険を少なくするための決定的な前提条件となる。

徒手医学を行う医師は治療法の限界をよく知り，また必要不可欠な治療手技を持っていることが大切である。

徒手医学は，診断面でも治療面でも全体の構想（計画）の中で柔軟に取り組む必要がある。

規律性のないやり方は，患者の治療費が不必要に高くし危険を伴う。また徒手医学の信用を失うことになる。

4.4　機能的な脊椎疾患における治療費と有効性

概要
1. 徒手療法は，形式的な従来の理学療法よりも効果的と思われる。

2. 徒手療法は，従来の理学療法と比較して治療費が安価である。

3. 徒手療法で治療を受けた患者は，理学療法を受けた患者または徒手医学の治療を受けない患者と比較して仕事の欠勤日が少ない。

徒手療法の合併症

徒手療法の利用がいろいろな職種のグループ（医師，カイロプラクター，オステオパテン，理学療法士）によって増加してきたという事実を考慮に入れると，どのような危険因子が隠されているのかを知ることが重要となってくる。治療する際に正しい肢位で対応しているかといった情報は，治療をする人の資格を判断するためにたいへん重要である。

不十分な病歴，不十分な臨床検査，経験不足によるX線像の誤った解読などが誤診となって，その結果徒手療法の不適切な適応へと導くことになる（Dvořák, 1990, 1988；Schmitt, 1979；Wolff, 1980）。

高いレベルの技術力や熟達した力をもって治療したとしても，徒手的な検査が求められるのは明らかなことである（Dvořák, 1983；Lewit, 1987；Schneider, 1988）。

脊柱のマニピュレーションの合併症がたとえどのようにまれであっても，刺激を加えたまたは刺激を加えないモビリゼーションならびに神経筋の治療など，治療法の選択を十分に考慮に入れなければならない（Janda, 1979；Lewit, 1987；Schneider, 1988）。

徒手療法の治療手技による合併症は，文献的にほとんどつまらない個人的な詮索または症例研究についての報告ばかりである（Dvořák, 1985；Krueger, 1980；Ladermann, 1981；Schmitt, 1976）。

罹患率，死亡率ならびに適用した治療手技に応じた合併症の比率についての明らかなデータは今まで提出されたことがない。

われわれは，以前，スイス徒手医学の医師会が行った過去の考察に基づく，頸椎の徒手療法における合併症の頻度を提出している（Dvořák, 1985）。

4万回のマニピュレーションで1回の軽い神経障害の合併症が，また，40万回の頸椎マニピュレーションで1回の重大な神経障害の合併症が確認されている。このような結果を基にまた神経障害の合併症をさらに減少させることを目的として，スイス徒手医学の医師会（SAMM）は，特に頸椎領域で危険の少ない基礎のしっかりした治療手技を訓練プログラムに導入した。

椎骨動脈の損傷を誘発するような治療手技は訓練プログラムから除外された。刺激を加えないモビリゼーションならびに神経筋の治療は，訓練プログラムと日常診療における初歩である。

この治療手技はおそらく古典的な刺激を加えたモビリゼーションと同じ効果があり，頸椎領域での治療の危険性を著しく低下させている。

この治療手技は頸椎の回旋，後屈ならびに伸展を無理に同時に行うことを避けている。

5.1 頸椎のマニピュレーションにおける合併症

マニピュレーションにおける筋骨格系と脳血管系の合併症に関する概説がDvořákらによって最近出版されている（Dvořák, 1992；Terret, 1992）。Terretは血管性に限定した126例の合併症を総説のうえから分析したところ，そのうち29例が致死的結果を招いていた。残りの97例もさまざまな神経学的障害を残していた。

この年齢分布は，カイロプラクター現場での患者人口の年齢分布に相当している。

30〜45歳の女性患者グループがしばしば合併症を起こす傾向がみられるが，公表された研究をもっと子細に観察すると，この年代に特に高い危険性があるということではないことを心にとどめておくべきである（図5.1）。

脳血管系の合併症の病態は，多くは動脈壁の外傷性変化に帰するが，一方では，血管の攣縮，悪くすると血管損傷に至る。

5. 徒手療法の合併症

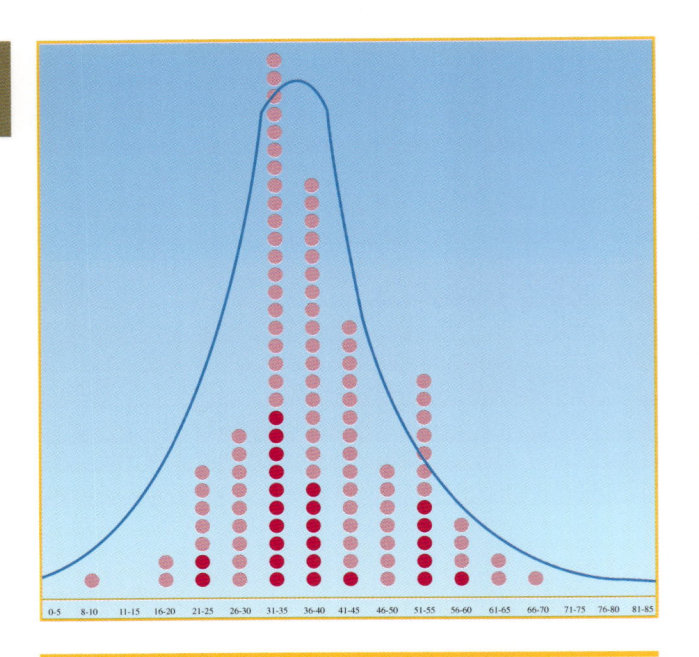

図 5.1　マニピュレーション後に起こった血管系合併症 113 症例の年齢分布

4例は死亡，6例は生存，3例は経過が不詳であった。図の曲線はカイロプラクターが行った 6,187 名の患者の年齢分布を示している（Terret, 1992）。

こうした症候は，マニピュレーションを行った直後に発生することがほとんどである。

しばしば起こった症候ならびに所見は次のように要約される（Terret, 1992）。

- めまい：系統的，非系統的
- 意識障害，意識喪失（失神から昏睡まで）
- 視力障害（複視，一時性黒内障）
- 嘔気，嘔吐
- 歩行障害，運動失調（片側への転倒傾向）
- 知覚障害
- 耳鳴
- 言語障害，構音障害
- 眼球振とう

このような症候と所見は数分後ないし数時間後には完全に回復する。一方，このような症候が数日後に引き起こされた場合には片麻痺，Wallenberg 症候群あるいは"封じ込め"症候などの神経障害に発展することがある。

明らかな危険因子は既往歴にめまいがあることや TIA 虚血発作，動脈硬化などである。

脊柱の徒手療法による疾病率と死亡率に関するアンケート調査が最近スイス徒手医学会の医師会員 680 名に行われた。

会員の大部分が一般医，リウマチ専門医であった。スイス徒手医学会による訓練カリキュラムがすべて終了してから次のような質問事項が設定された。

- 1日，1週間，1ヵ月，1年に行われたマニピュレーションの平均回数（頸椎，胸椎，腰椎の部位別に）
- 1年間に観察された頸椎，胸椎，腰椎に関連した治療の合併症の総数
- 神経系，筋骨格系の合併症についての詳細な症例の記載（著者の1人が個人的インタビューで詳しく論評している）

425 人（63％）からアンケート用紙が回収された。

マニピュレーションの総数は 34万2125回で，そのうち頸椎は 15万450回であった。医師1人の平均では胸椎・腰椎が 805 回，頸椎が 354 回であった。これは平日（仕事日）5回（胸椎・腰椎に 3.6 回，頸椎に 1.4 回）のマニピュレーションを行ったことになる。

頸椎のマニピュレーションでしばしば起こる副作用は数秒から数分の間，一時的なめまいであった。236 名の患者（637 回のマニピュレーションで1回の割合）がこのような一過性のめまいを報告している。14 名の患者（1万637 回のマニピュレーションで1回の割合）は一時的な意識障害を起こし，また，意識喪失の絶望的にみえた2名の患者は，10～30秒の間に意識は完全に回復した。

6 名の患者（2万5075回のマニピュレーションで1回の割合）は第6～7頸髄領域の一時的な知覚障害をきたし，1名は数時間の間，右腕の脱力を報告している（図5.2）。

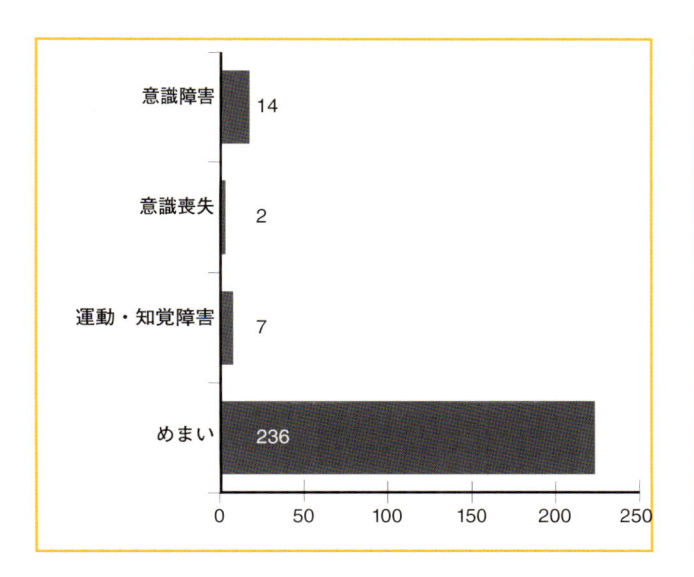

5. 徒手療法の合併症

図5.2　頸椎における徒手療法の合併症
（15万450回の治療のうち）

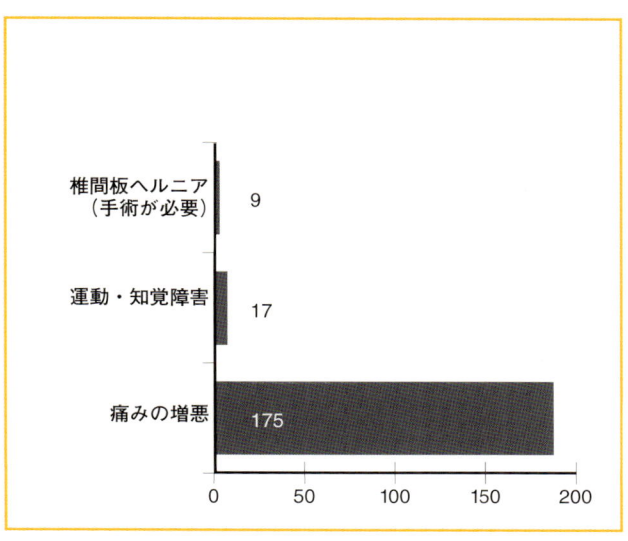

- 意識障害　14
- 意識喪失　2
- 運動・知覚障害　7
- めまい　236

図5.2　腰椎における徒手療法の合併症
（34万2125回の治療のうち）

- 椎間板ヘルニア（手術が必要）　9
- 運動・知覚障害　17
- 痛みの増悪　175

マニピュレーション後に運動・知覚障害をきたした患者の平均年齢は38（30～46）歳であった。

頸椎の一時的な神経系の合併症の罹患率は，1万6716回の治療で1回の割合であった。合併症を引き起こした治療手技は，すべての症例で頸椎に刺激を加えたモビリゼーションであった。

幸いなことに，調査した年には神経系の重大な合併症は観察されなかった。

5.2　胸椎・腰椎の治療における合併症

腰椎の領域でマニピュレーション後に痛みが増悪したという報告は175名の患者（1/1955回）からなされた。

17名の患者は明らかな根症状を伴った運動知覚神経障害の増悪を示した（1/2万125回）。この患者の平均年齢は44.6（32～58）歳であった。

この17名中9名の患者は進行性の神経根欠損へ発展し，X線上でも椎間板ヘルニアを認め，手術に至った（1/3万8013回）。

頸椎の場合では，すべての症例で刺激を加えたモビリゼーションが適用された（図5.3）。

5.3　討論

脊柱の患者に対して多くの医師がマニピュレーションを適用した結果，有効性が明らかとなっている（Hadler, 1987；Koes, 1992；Patijn, 1991）。

アメリカでは，徒手医学を実行しているオステオパテン，カイロプラクター，医師の人口密度は1：3500であった（Dvořák, 1983；Dvořák, 1991）。スイスでは徒手医学を行う医師の人口密度は1：6500であった。医師だけではスイスで1年間に64万回のマニピュレーションが，オーストリアでは年間34万回，ドイツでは1100万回のマニピュレーションが行われている。

この数は，脊椎疾患の治療方法として特別な意義を持っている一方で，合併症や副作用についての綿密な評価も重要であることも浮き彫りにしている。国際徒手医学協会（FIMM）は合併症を減少させるため勧告リストを発行している（Dvořák, 1991）。

マニピュレーションの罹患率と死亡率に関する将来に対する研究は，今日まで行われていなかった。

スイスの医師が徒手療法の評価について過去を検索したところ，調査した年の15万回のマニピュレーションの分析では幸いにも重大な神経学的合併症は確認されなかった。

頸椎のマニピュレーション1万6761回に1度の割合で軽度の神経学的合併症が出現している。このような合併症はすべて刺激を加えたモビリゼーションの後に起こっているので，頸椎の回旋，伸展ならびに牽引を同時に行う頸椎には治療手技を断念するように勧告している。できれば，刺激を加えないモビリゼーションならびに神経・筋の治療を優先するべきである（Dvořák, 1991 ; Schneider, 1988）。

腰椎のマニピュレーションに関する合併症の分析は別の観点から吟味しなければならない。マニピュレーション後に進行性の根性脱落症候を示した患者の多くは慢性再発性の背部痛を伴っており，こうした症例の圧倒的多数で年間のマニピュレーションが有効であった。このマニピュレーションの治療が，椎間板ヘルニアを起こしかけていた状態にただ触媒的作用をしただけなのか，または，マニピュレーションによって実際にヘルニアが誘発されたのかについての確定的な答えは出されていない。このような患者の多くがマニピュレーションを行わなくても手術の必要な根性症候に進展していったかどうかは断言できない。こうした過去を振り返ってみた研究では，腫瘍，骨粗鬆症，奇形ならびに血液凝固障害のような不適切な適応によって引き起こされた合併症は観察されなかった。これは医師に脊柱のマニピュレーションを行う前に禁忌疾患を除外するため常にX線検査をする教育を勧めているからであろう。背部痛患者の治療ならびに合併症の危険性の評価を含めた綿密な臨床検査が，マニピュレーションを行う前に実施されなければならない。これは理学療法士からは期待できないことである。

技が適応とされるのかは，理論的な診断基準に基づいて，また，生体力学，機能解剖，神経生理ならびに徒手治療の熟達した能力に基づいて決定されるべきである。

5.4　要約

スイスにおける発生件数に基づいて書きとどめれば，頸椎と腰椎のモビリゼーションの際に起こる副作用はまれであると要約することができる。

スイスにおけるマニピュレーションの予測と合併症の算出からは，前述した頻度で徒手医学を実践した医師が47年間で頸椎のマニピュレーションの際に起こった合併症ならびに38年間で腰椎のマニピュレーションの際に起こった合併症について論争していることが明らかになった。不適切な適応が原因で起こる合併症を完全に除外するためには，X線検査と血液検査などの綿密な臨床検査を優先させることがなおさら重要となってくる。

同様に，脊柱の機能障害の治療に対してどのような手

徒手療法：治療手技

6 6.1 検査所見の記録

筋骨格系の機能的検査によって検査所見の多くが検証できる。

このような検査所見は，一方で治療の質を監査する基礎になり，他方で賠償義務の法律上の根拠から記録される。

検査用プロトコールに従って検査所見を記録すると，時に労力が大きく，プロトコールを仕上げるのに問題となるばかりでなく，後で行う治療と検査の要点を述べる際にも問題となる。

そこで検査所見を図式化することが多くのクリニックで行われてきた。

角度計を用いた関節運動の測定ならびに四肢長や周径の測定はどこでも行われており，H.U. Debrunnerによる0度肢位（関節角度のスタート）を基準にした共同研究の体系はよく知られている。

問題となる病的所見は次のとおりである。
— 運動の方向性
— 運動制限
— 筋肉の短縮
— 筋力低下
— 疼痛

Ik：前屈（前傾）	IR：内旋
Rk：後屈（後傾）	AR：外旋
F：屈曲	El：挙上
E：伸展	Ab：外転
LF：側屈	Ad：内転
R：回旋	
r：右へ	
li：左へ	
N：うなずき運動	UD：尺屈
f：屈曲方向へ	RD：橈屈
e：伸展方向へ	S：回外
	P：回内

6.1.1 脊柱

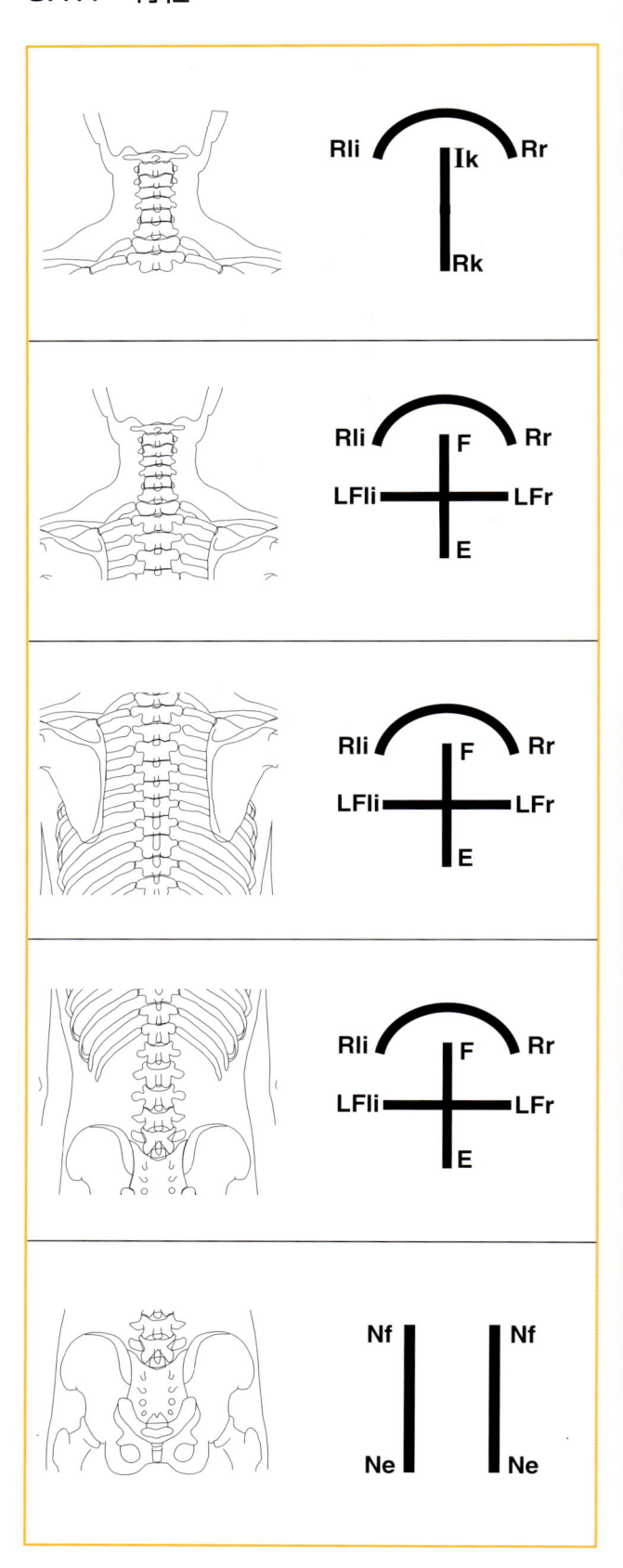

6.1 検査所見の記録

6.1.2 上肢

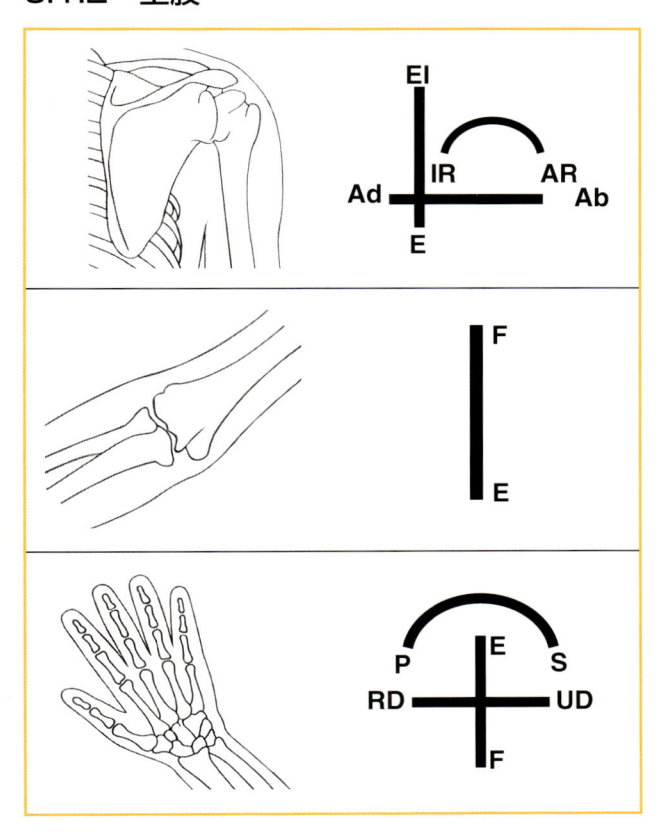

6.1.3 下肢

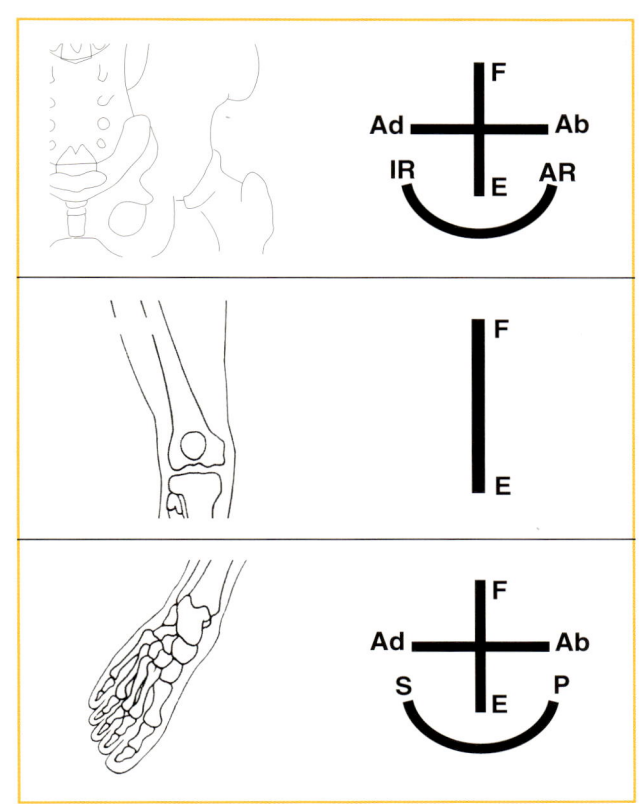

6.1.4 可動域制限，筋力低下ならびに疼痛部位の徴候

正常な可動域	
可動域制限	
高度な可動域制限	
非常に強い可動域制限（強直）	
運動終了時の疼痛	

筋肉の短縮	
筋力低下	
局在性の痛み	
持続性の痛み	
刺激過敏部位／トリガーポイント	

6. 徒手療法：治療手技

6.2 治療手段の記録

刺激を加えないモビリゼーション ＝ MOI • モビリゼーションの方向	
刺激を加えたモビリゼーション ＝ MMI • モビリゼーションの方向	
神経筋の治療 1 ＝ NMT 1 • モビリゼーションの方向	
神経筋の治療 2 ＝ NMT 2 • モビリゼーションの方向 • 伸張する方向	
神経筋の治療 3 ＝ NMT 3 • モビリゼーションの方向	
神経筋の治療 2, 3 ＝ NMT 2, 3 • 等尺性筋緊張	
トリガーポイントの治療	

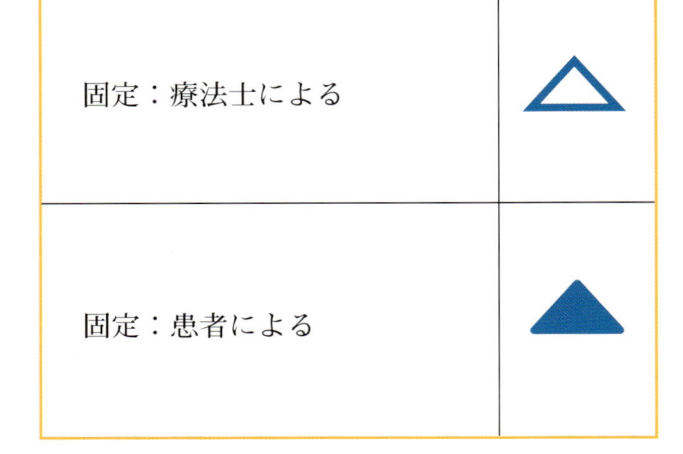

固定：療法士による	△
固定：患者による	▲

6.3 脊柱，骨盤，肋骨の治療

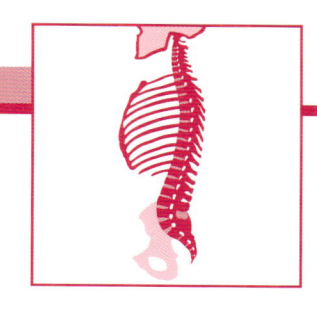

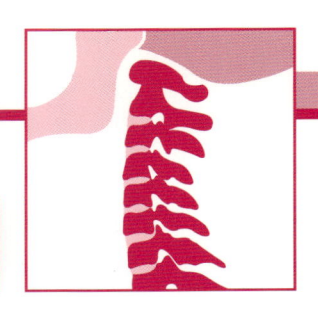

6. 徒手療法：治療手技

後頭骨／第1頸椎
刺激を加えないモビリゼーション：前傾と後傾

適応

刺激過敏部位：後頭骨／第1頸椎。
運動テスト：前傾と後傾の動きが減少して最終域は硬い。
疼痛：急性または慢性。後頭下おそらく後頭部への放散痛。
筋テスト：後頭下筋群の短縮。
自律神経の症候：不定のめまい，これは圧迫による誘発で強められる（**a**）。

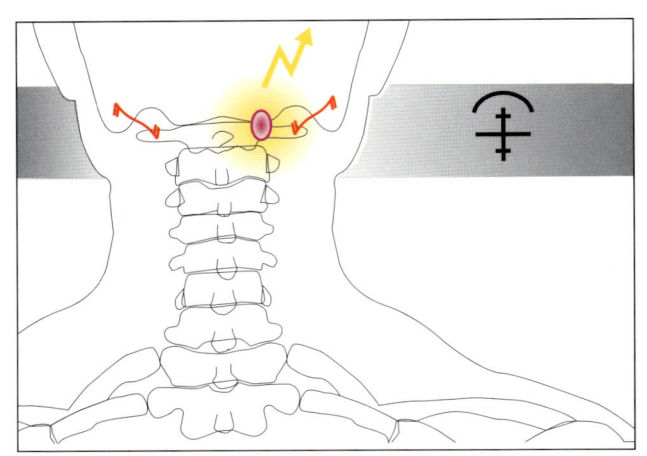

肢位

・患者は坐位。
・頸椎を中間位あるいは実際の安静肢位に合わせる。
・病的運動の限界点で問題の分節に合わせる。
・柔らかくフォーク状に握り，第2頸椎関節突起を固定する。
・療法士は手を平らにし胸部との間で患者の側頭部を固定する（**b**）。

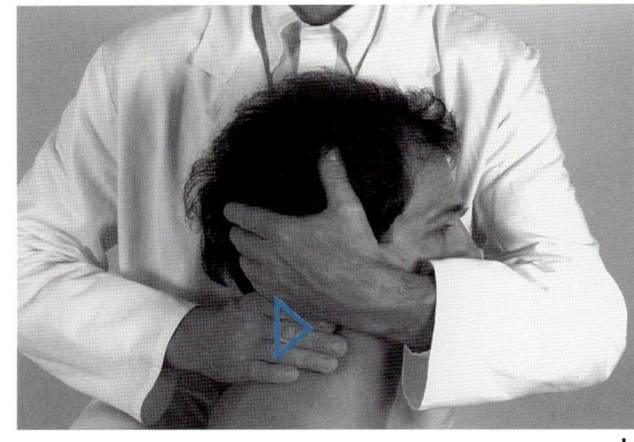

治療方法

・前傾（**c**）ならびに後傾（**d**）に対して他動的モビリゼーションを行う。

注意点：後傾の際には腹側への滑り運動を，前傾では背側への滑り運動を行う。

注意事項

　このモビリゼーションテクニックは，神経筋の治療に適し，ならびに自主的モビリゼーションの指導として前傾と後傾の運動経路の目印として役立つ。モビリゼーションの途中，またはその後でめまいが出現するならば考えられる次の原因を除外する必要がある。
・モビリゼーションが強すぎる。
・刺激過敏部位への圧迫が強すぎる。
・環軸関節の不安定性（慢性多発性関節炎，外傷後）。

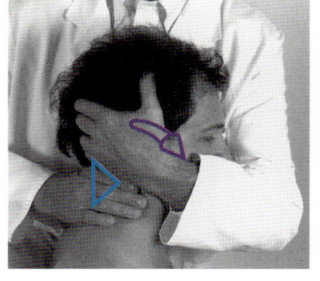

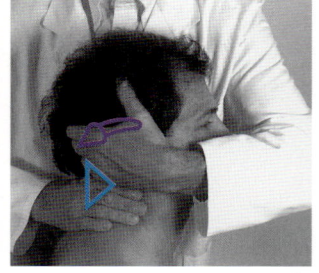

6.3 脊柱，骨盤，肋骨の治療

第1頸椎／第2頸椎
刺激を加えないモビリゼーション：回旋

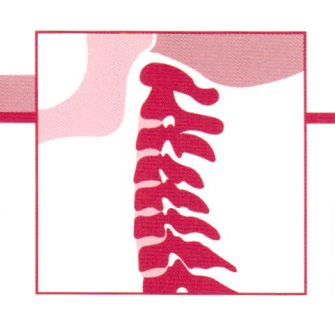

6

適応

刺激過敏部位：第1頸椎／第2頸椎。
運動テスト：第1頸椎／第2頸椎の回旋あるいは前傾・後傾の運動が減少し，最終域は柔らかい。
疼痛：急性または慢性。項部あるいは側頭部への放散痛。
筋テスト：肩甲挙筋または僧帽筋下部の短縮（a）。

肢位

・患者は坐位。
・柔らかくフォーク状に握り，第2頸椎の関節突起を固定する（b）。
・小指と第5中手骨深部で後頭部と第1頸椎をとらえて，患者の頭部をペンチ状につかむ（c）。
・頸椎を中間位あるいはその時の安静肢位に合わせる。
・病的運動の限界点で問題の分節に合わせる。

治療方法

・回旋に対する他動的モビリゼーション，その際，患者の目は回旋方向へ向ける（d）。

注意事項

それぞれのモビリゼーションの行程は小さい。モビリゼーションしている間，頸椎を少し牽引しておくとよい。椎骨動脈を圧迫しないように無理な操作は行うべきでない。
めまいが出現したら治療を直ちに中止する。めまいが出現する肢位では，肩甲挙筋か僧帽筋下部の神経筋の治療2（NMT2）を開始する。これは適応と禁忌を吟味するのに役立つ。

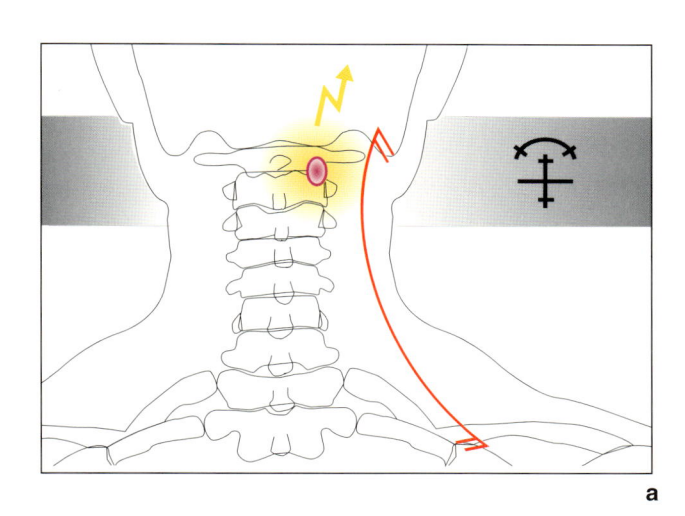

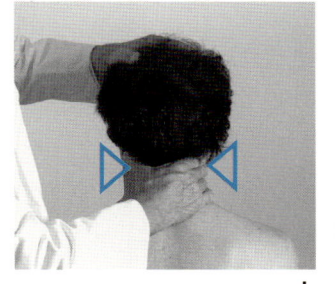

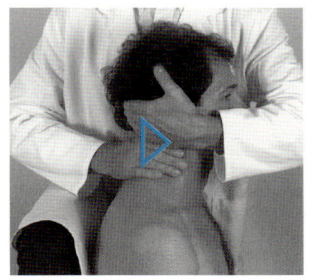

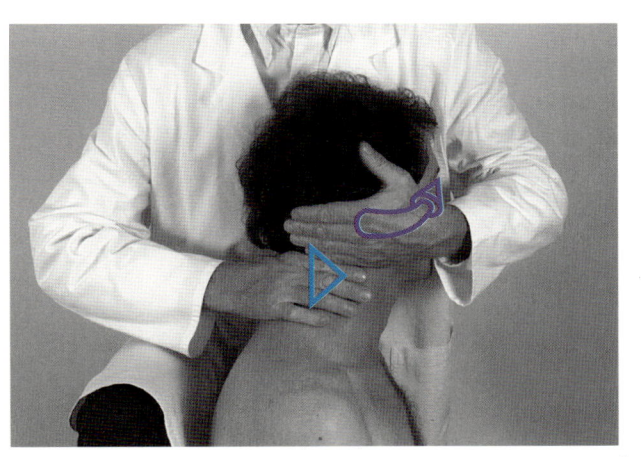

6. 徒手療法：治療手技

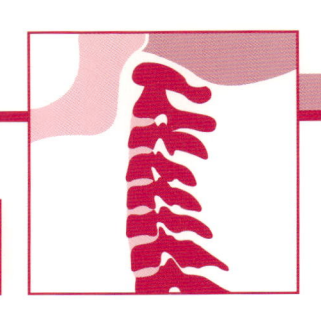

後頭骨／第1頸椎
NMT 1：前傾と後傾

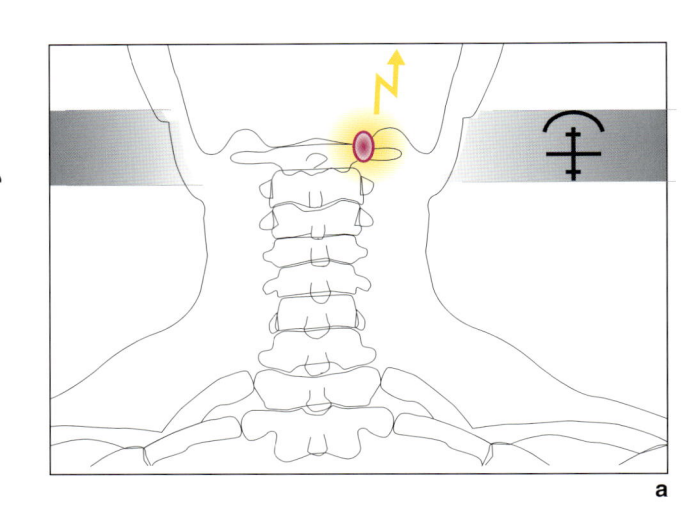

適応

刺激過敏部位：後頭骨／第1頸椎。
運動テスト：前傾と後傾の運動が減少して最終域は硬いもしくは柔らかい。
疼痛：慢性。後頭部と側頭部への放散痛（a）。

肢位

・患者は坐位。
・頸椎を中間位あるいはその時の安静肢位に合わせる。
・柔らかくフォーク状に握り、環椎椎弓を固定する（b）。

治療方法

・前傾（c）と後傾（d）に対する自動的モビリゼーションを行う。
・前傾は呼気にあわせて行い、目は床へ向けさせる。後傾は吸気にあわせて行い、目は天井へ向けさせる。

注意事項

モビリゼーション中またはその後でめまいが出現したら、考えられる次の原因を除外する必要がある。
・刺激過敏部位への圧迫が強すぎる。
・固定する際に腹側方向への圧迫が強すぎる。
・治療行為が性急すぎる（過換気？）。
・環軸関節の不安定性（外傷後）。

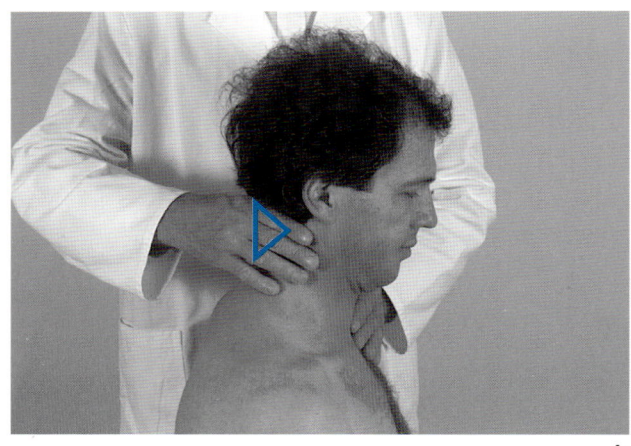

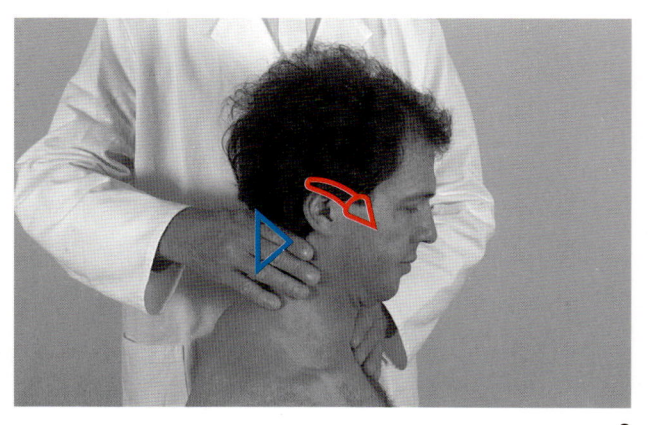

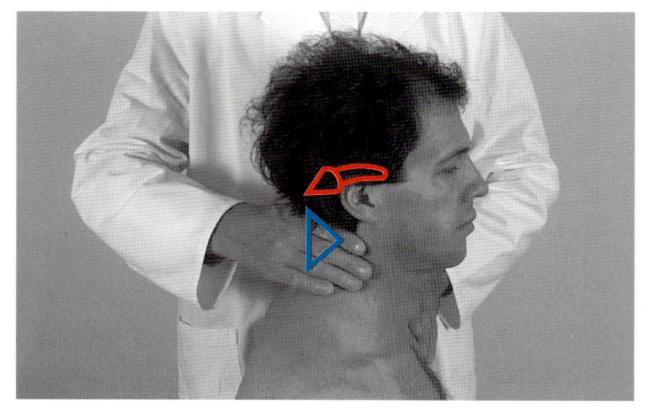

6.3 脊柱，骨盤，肋骨の治療

後頭骨／第1頸椎
自己モビリゼーション：前傾と後傾

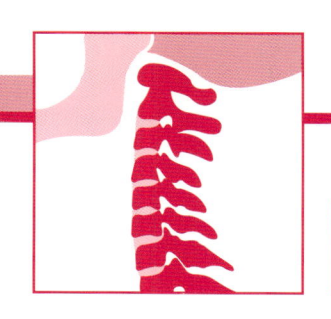

適応

刺激過敏部位：後頭骨／第1頸椎。
運動テスト：前傾と後傾の運動が減少して，最終域は硬いか柔らかい。
疼痛：慢性。後頭部と側頭部への放散痛（a）。

肢位

・患者は坐位。
・頸椎を中間位あるいはその時の安静肢位に合わせる。
・小指と小指球で第1頸椎を固定する。第2頸椎以下は第1〜4指を平らにして固定する。頸椎の腹側への過度な牽引を避けるために，頸椎部の指は組み合わせずただ重ねるだけにする（b）。
・病的運動の限界点に問題の分節を合わせる。

注意点：固定は柔らかく行うべきである。自主的に固定する場合，ごく軽く腹側方向へ牽引をする程度とする。

治療方法

74頁の図c，dを参照せよ。

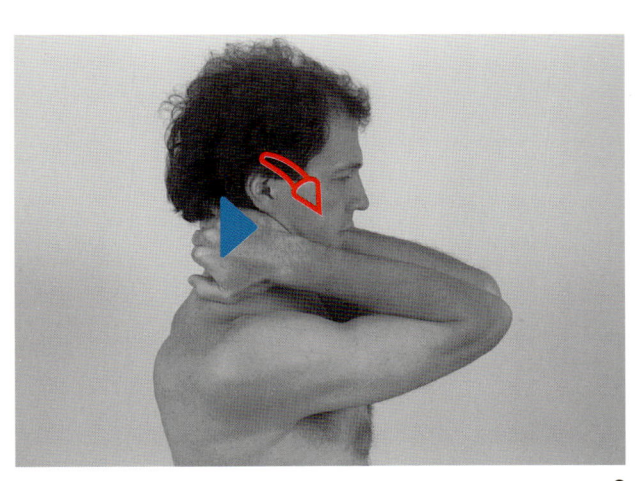

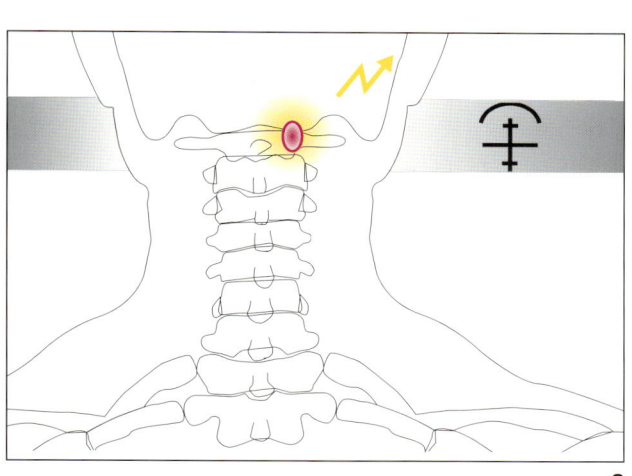

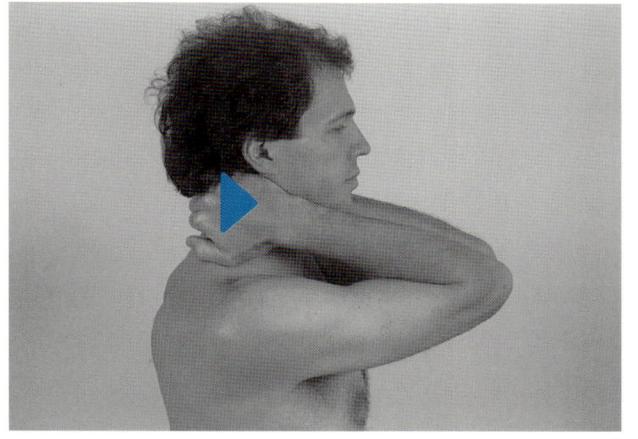

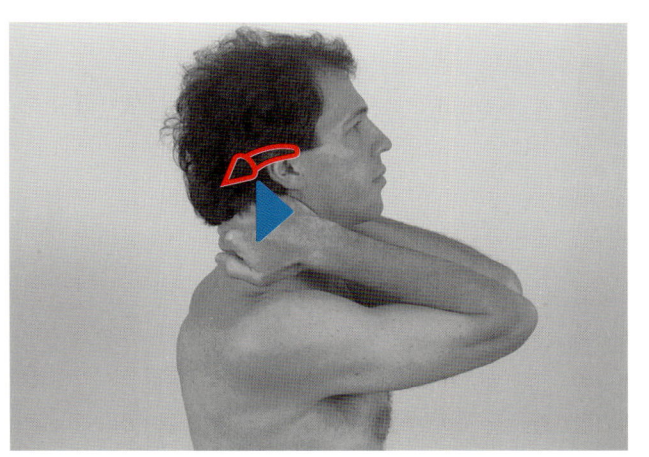

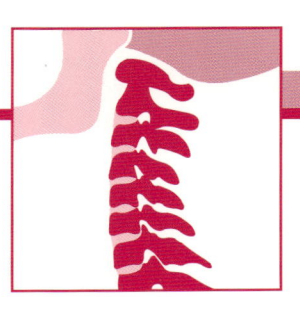

第1頸椎／第2頸椎
NMT 1：回旋

適応
刺激過敏部位：第1頸椎／第2頸椎。
運動テスト：回旋運動が減少して最終域は硬い，もしくは柔らかい。
疼痛：急性または慢性。後頭部と側頭部への放散痛。
筋テスト：後頭下筋群の短縮（a）。

肢位
・患者を坐位にする。
・頸椎を中間位あるいはその時の安静肢位に合わせる。
・柔らかくフォーク状に握り，第2頸椎の関節突起を固定する（b）。
　その際，母指は回旋運動が過度にならないよう制限させる意義がある。
・病的な運動の限界点に分節を合わせる。

注意点：めまいや疼痛を避けるために柔らかに把持する。

治療方法
・回旋に対して自動的モビリゼーションを行う。
・回旋方向へ目を向けながら徐々に病的運動の限界点を乗り越える（c）。
　速くてリズミックな衝撃的な動きは避けるべきである。

注意事項
　個々のモビリゼーションの治療行程はわずかである。モビリゼーションの途中でめまいが出現したら神経筋の治療3（NMT 3）に変えるべきである。
　めまいが出現した際は一般に考えられる次の原因を除外する必要がある。
・モビリゼーションの操作が強すぎる。
・不安定性がある場合。
・刺激過敏部位への圧迫が強すぎる。
　この手技に問題があれば，刺激を加えたモビリゼーションが広く推奨される。
　この場合には正確な適応姿勢（肢位）に留意すべきである。

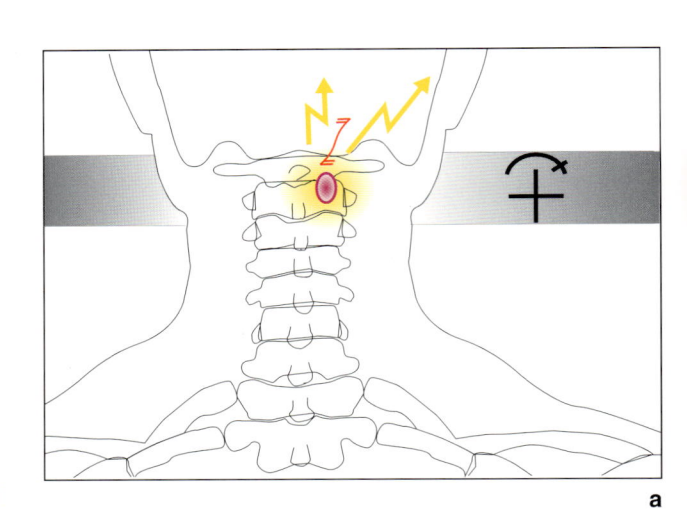

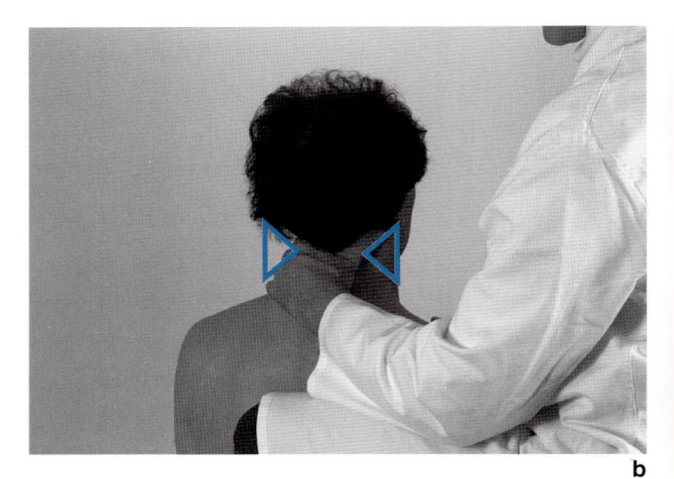

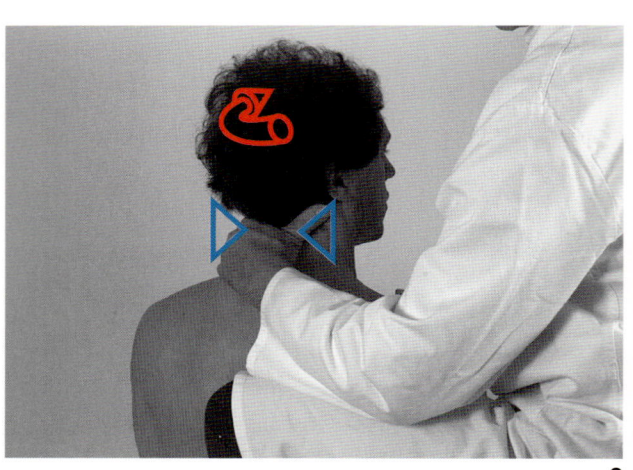

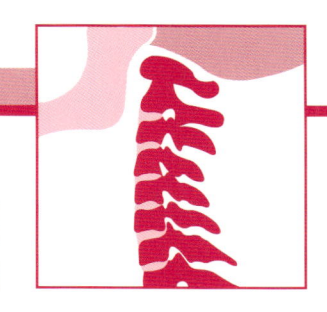

6.3 脊柱，骨盤，肋骨の治療

第1頸椎／第2頸椎
自己モビリゼーション：回旋

適応

刺激過敏部位：第1頸椎／第2頸椎。
運動テスト：回旋運動が減少して最終域は硬いもしくは柔らかい。
疼痛：急性または慢性。後頭部と側頭部への放散痛。
筋テスト：後頭下筋群の短縮（**a**）。

肢位

・患者は坐位。
・小指と小指球とで第2頸椎を固定する。その他の頸椎を第1～4指を平らにして固定する。
・頸椎を中間位あるいはその時の安静肢位に合わせる（**b**）。

注意点：めまいと痛みを避けるために柔らかに把持する。

治療方法

・回旋に対して自動的モビリゼーションを行う。
・回旋方向へ目を向けながら徐々に病的運動の限界点を乗り越える（**c**）。

注意点：速くてリズミックで衝撃的な動きは避けるべきである。

注意事項

　個々のモビリゼーションの治療行程はわずかである。モビリゼーションの途中でめまいが出現したら，神経筋の治療2（NMT2）に変えるべきである。
　めまいが出現した際は一般に考えられる次の原因を除外する必要がある。
・モビリゼーションの操作が強すぎる。
・不安定性がある場合。
・刺激過敏部位への圧迫が強すぎる。

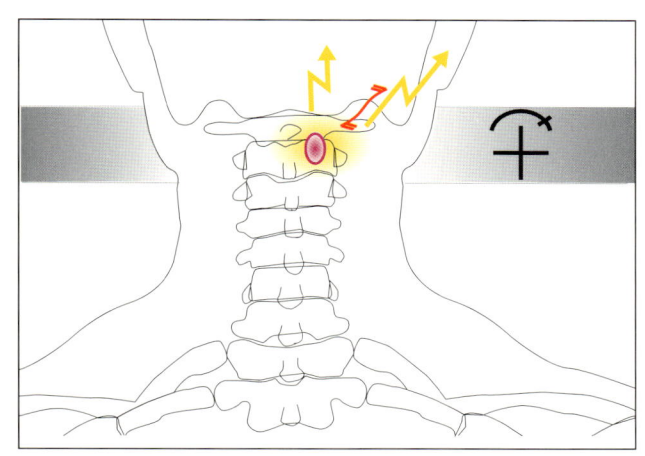

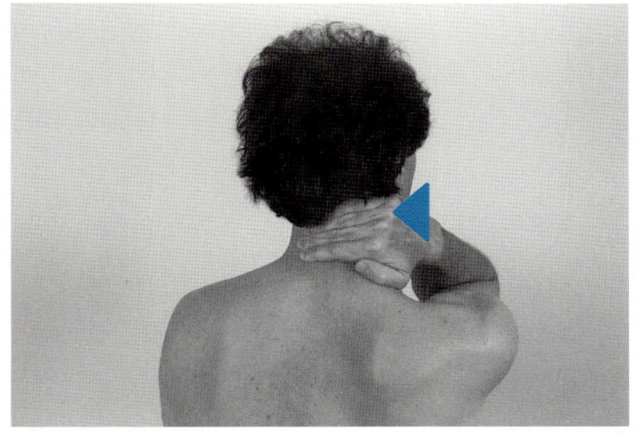

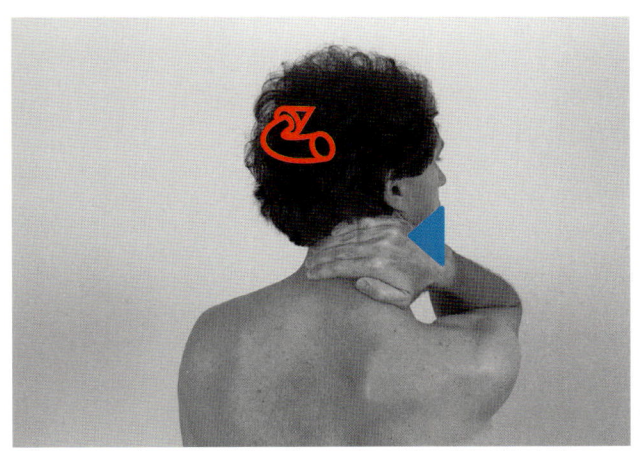

6. 徒手療法：治療手技

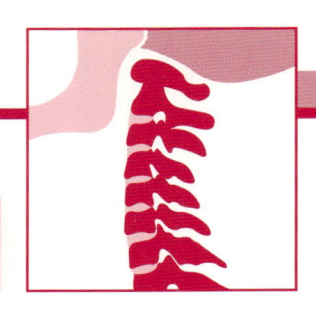

第1頸椎／第2頸椎
NMT 2：回旋

適応

刺激過敏部位：第1頸椎／第2頸椎。
運動テスト：回旋運動が減少して最終域は硬い。
疼痛：急性または慢性。頸椎か後頭部，側頭部，肩甲間部への放散痛。
筋テスト：後頭下筋群の短縮。
自律神経の症候：不定のめまい，これは圧迫による誘発で強められる（a）。

肢位

・患者は坐位になる。頸椎を中間位あるいはその時の安静肢位に合わせる。
・柔らかくフォーク状に握り，第2頸椎の関節突起を固定する（b）。
・患者の頭部をペンチ状につかむ。その際，療法士はモビリゼーションする側に立つ（d）。
・頸椎柱の圧迫と側屈は避けるべきである。
・病的運動の限界点に分節を合わせる（c）。

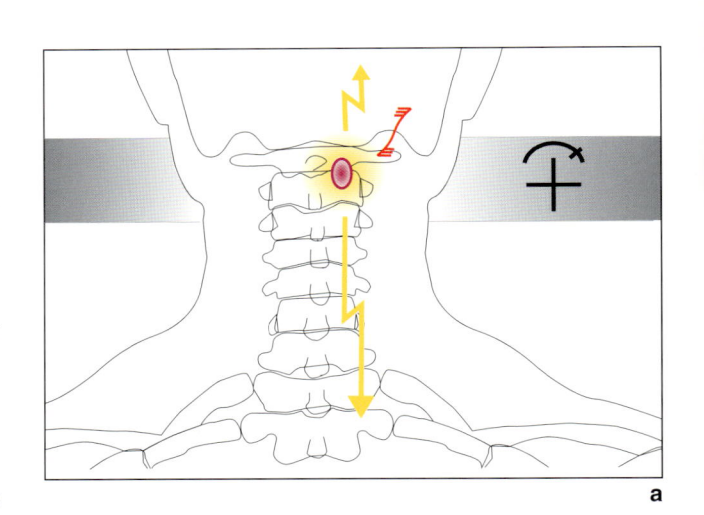

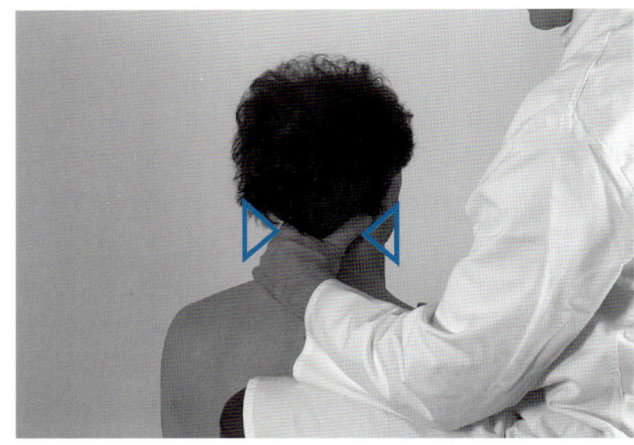

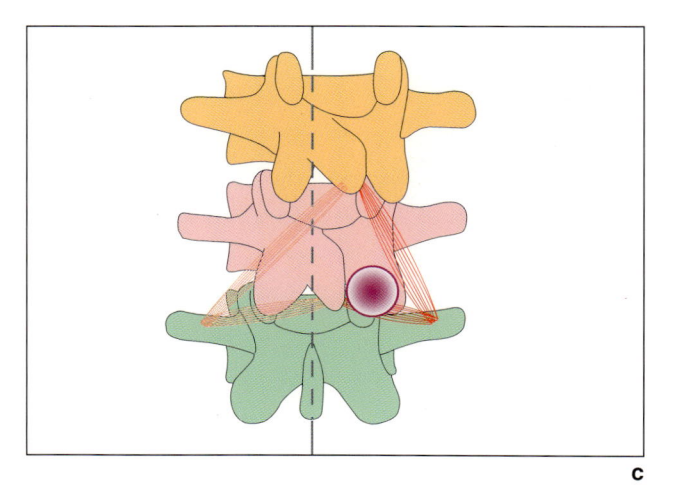

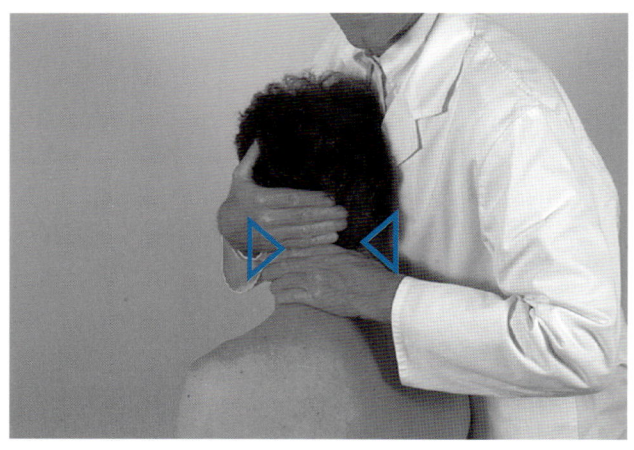

6.3 脊柱，骨盤，肋骨の治療

第1頸椎／第2頸椎
NMT 2：回旋

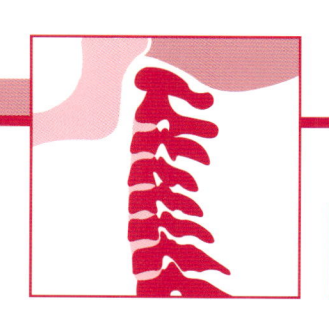

治療方法

・吸気に合わせて病的運動の限界点から最適の自動的等尺性筋収縮を行う（e, f）。
・等尺性筋収縮後のリラクセーション相では，病的運動の限界点を超える注意深い他動的回旋を行う。この場合，フォーク状の握りを緩めないでいると短縮した回旋筋群を伸張することができる（g, h）。

注意点：めまいを起こさないように柔らかく把持すること。

注意事項

　個々の伸張行程は小さい。この治療手技は運動テストで柔らかな最終域（停止）の症例に適している。
　治療中またはその後でめまいが出現したら考えられる次の原因を除外するべきである。
・刺激過敏部位での圧迫が強すぎる。
・等尺性筋収縮後のリラクセーション相の中で行うモビリゼーションが強すぎる。

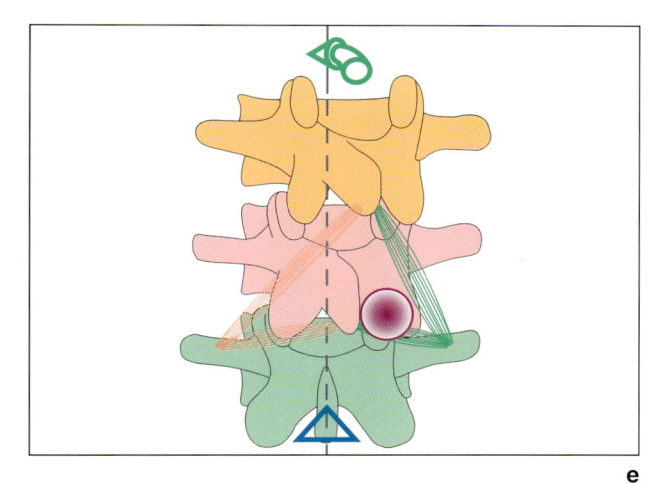

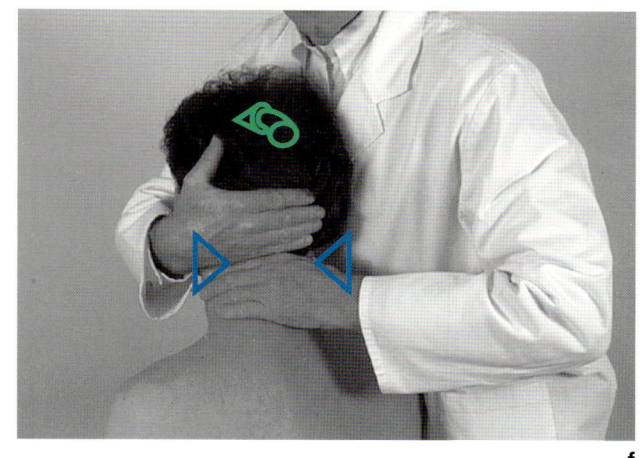

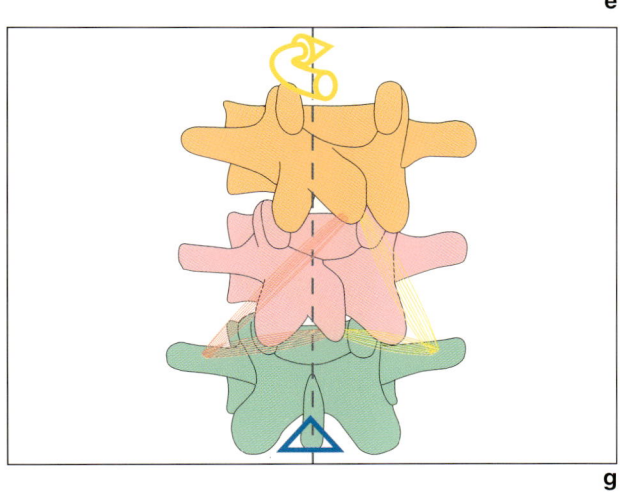

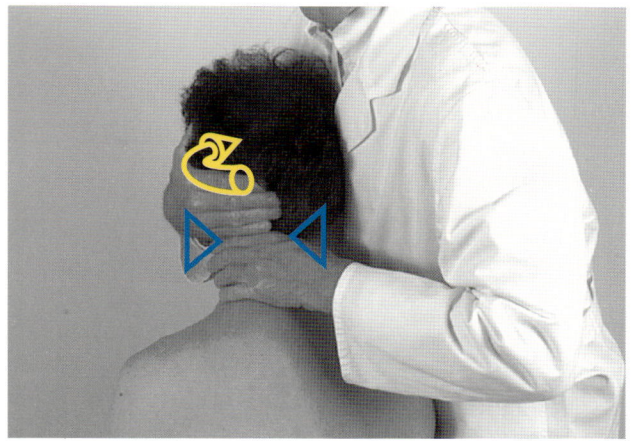

e

f

g

h

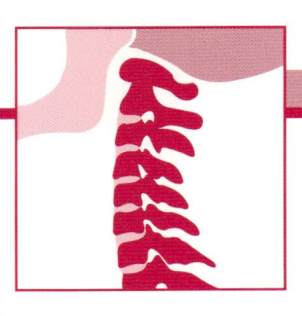

第1頸椎／第2頸椎
NMT 3：回旋

適応

刺激過敏部位：第1頸椎／第2頸椎。
運動テスト：回旋運動が減少して最終域は柔らかい。
疼痛：急性または慢性。頸椎部または後頭部，側頭部，肩甲間部への放散痛。
筋テスト：後頭下筋群の短縮。
自律神経の症候：不定のめまい。これは圧迫による誘発で強められる（a）。

肢位

・患者は坐位。頸椎を中間位あるいはその時の安静肢位に合わせる。
・柔らかくフォーク状に握り，第2頸椎の関節突起を固定する（b）。
・頭部をペンチ状につかむ。その際，療法士はモビリゼーションする側に立つ（d）。
・頸椎柱の圧迫と側屈は避けるべきである。
・病的な運動の限界点に，問題となっている分節を合わせる（c）。

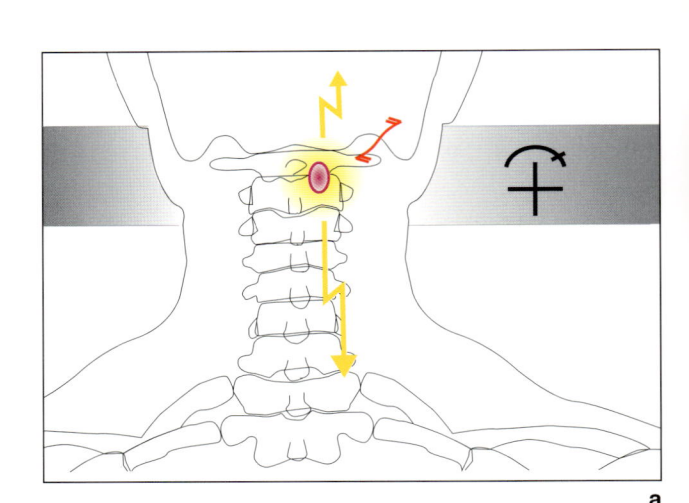

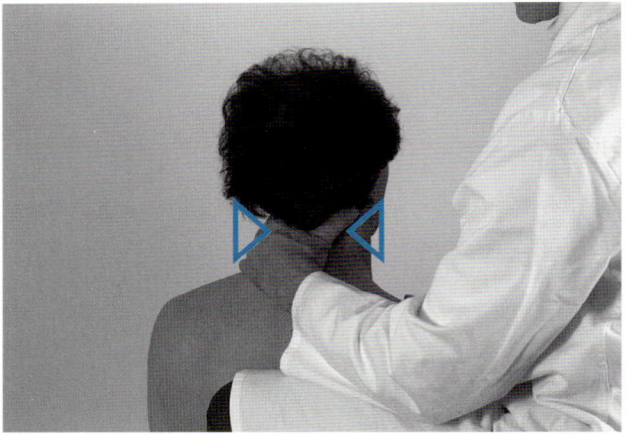

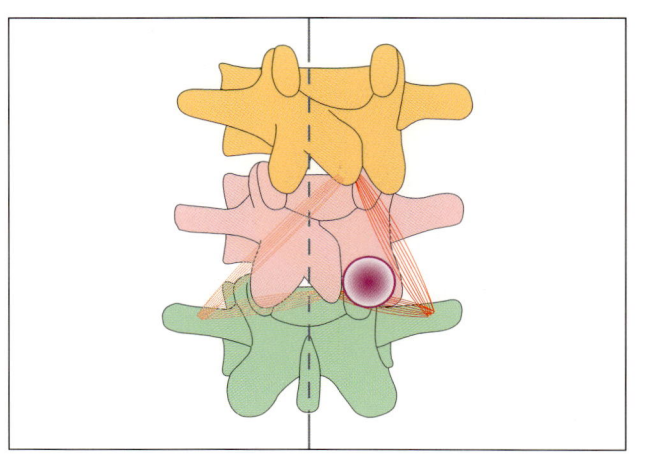

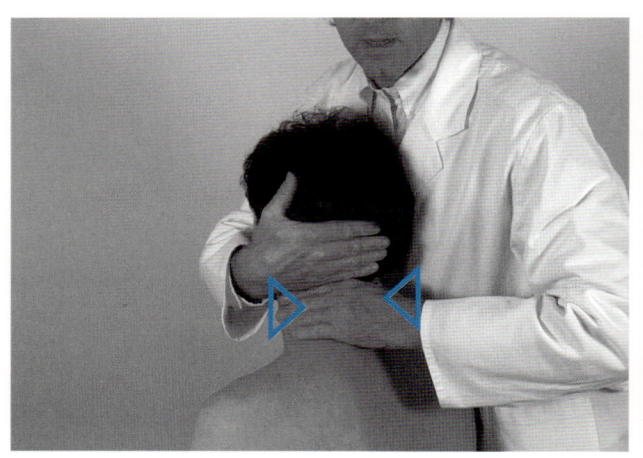

6.3 脊柱，骨盤，肋骨の治療

第1頸椎／第2頸椎
NMT 3：回旋

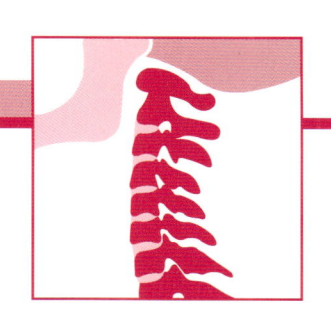

治療方法

・吸気に合わせて運動の限界点で最適な自動的等尺性筋収縮を行う（e, f）。
・呼気時には他動的モビリゼーションを行い，運動の限界点で新しい肢位に合わせる（g, h）。

注意点：痛みが増強しないように柔らかく把持する。

注意事項

　個々の伸張行程は小さい。この治療手技は運動テストで柔らかな最終域（停止）の症例に適している。治療中またはその後でめまいが出現したら，考えられる次の原因を除外するべきである。
・刺激過敏部位での圧迫が強すぎる。
・等尺性筋収縮後のリラクセーション相の中で行うモビリゼーションが強すぎる。

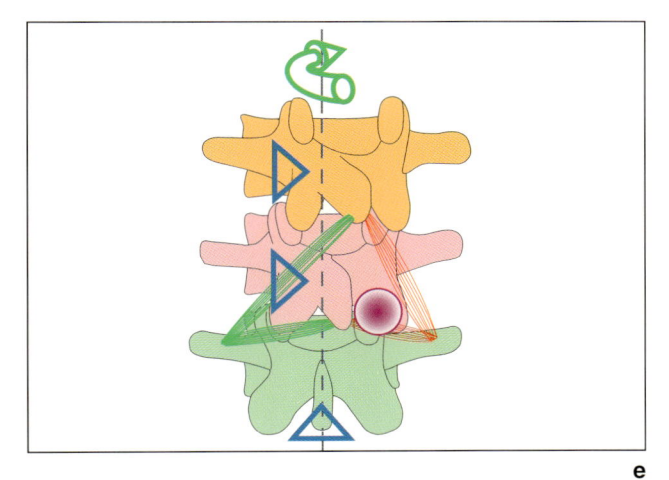

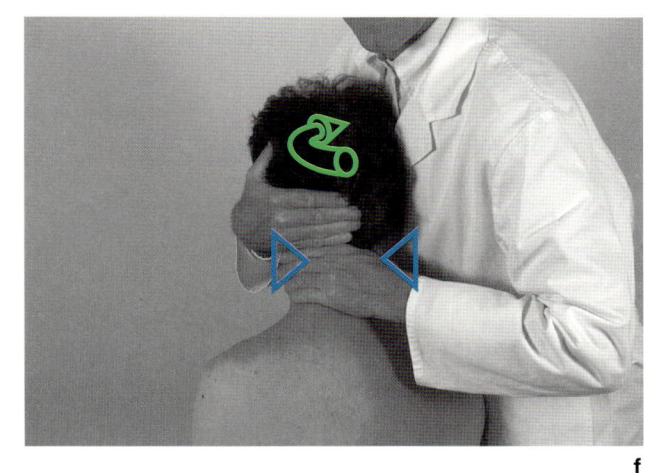

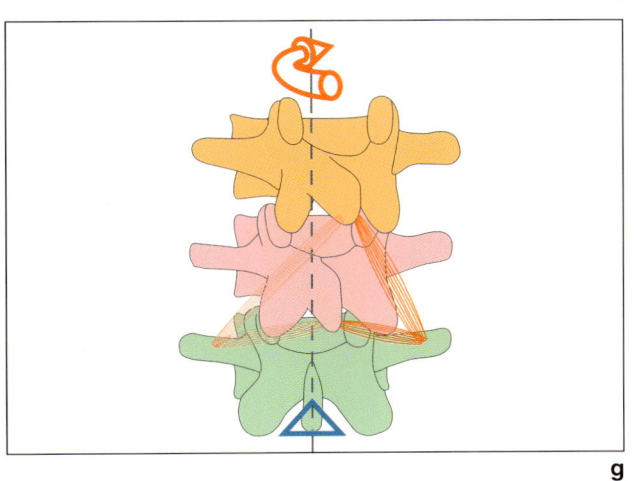

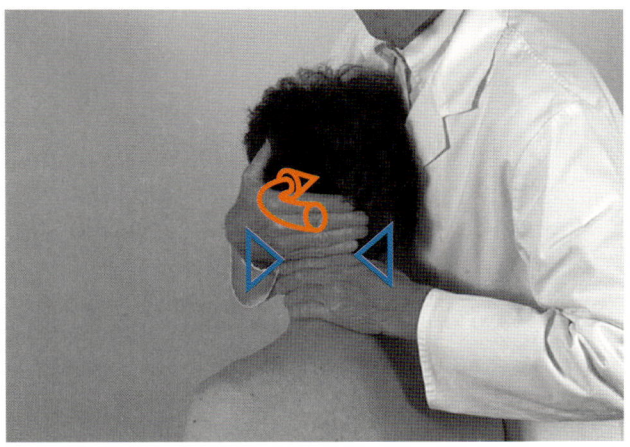

e

f

g

h

81

6. 徒手療法：治療手技

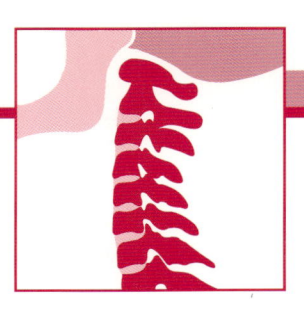

第1頸椎／第2頸椎
NMT 2：回旋

適応

刺激過敏部位：第1頸椎／第2頸椎。
運動テスト：回旋運動が減少して最終域は柔らかい（停止）。
疼痛：急性または慢性。頸椎部または後頭部，側頭部，肩甲間部への放散痛。
筋テスト：後頭下筋群の短縮。
自律神経の症候：不定のめまい，これは圧迫による誘発で強められる（a）。

肢位

・患者は坐位。
・最大屈曲させた病的運動の限界点に上位頸椎を合わせる。
・固定した手で軽く側屈を加えながら末梢の分節を反対方向へ固定する。
・もう一方の手は顎をつかむ。

治療方法

・吸気時に目を反対方向へ向けると，病的運動の限界点からもっとも適した等尺性筋収縮が得られる（b, d）。
・等尺性筋収縮後のリラクセーション相の中で患者を治療する方向に向けさせる。
・病的運動の限界点を超えての回旋は，頭部を注意深く他動的に側方へ行う。この際，固定した握りは緩めないでおく（c, e）。

注意事項

この柔軟な治療手技は高齢者にも役に立つ。等尺性筋収縮で痛みが出現すれば，神経筋の治療3（NMT 3）を試みる。
指導を受けた他動的回旋時にも痛みが出現するならば治療は中止する。

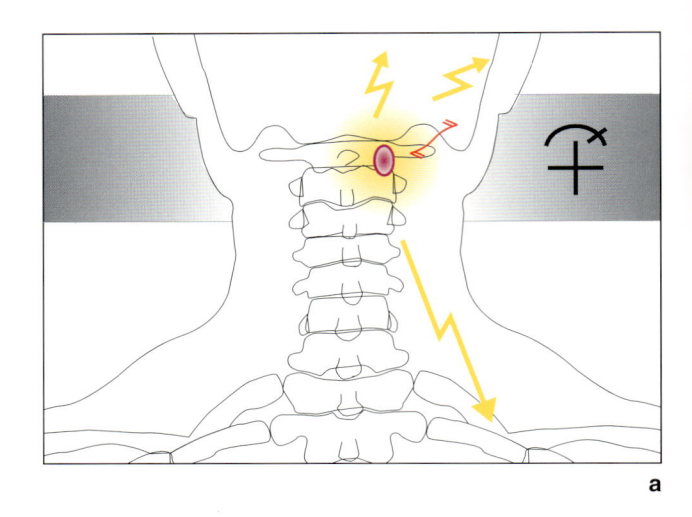

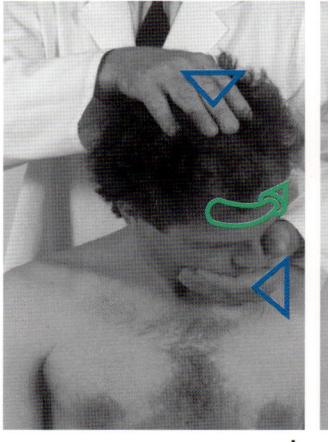

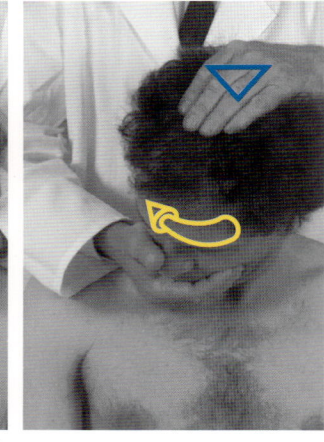

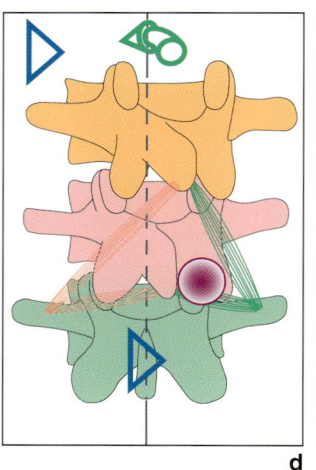

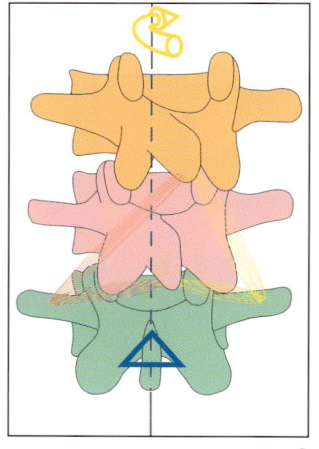

6.3 脊柱，骨盤，肋骨の治療

第1頸椎／第2頸椎
NMT 3：回旋

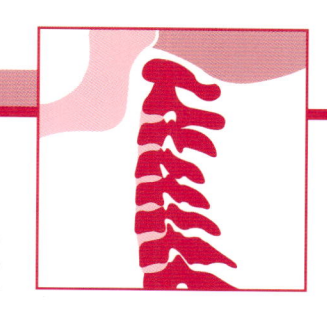

適応

刺激過敏部位：第1頸椎／第2頸椎。
運動テスト：回旋運動が減少して最終域は柔らかい。
疼痛：急性または慢性。頸部または後頭部，側頭部，肩甲間部への放散痛。
筋テスト：後頭下筋群の短縮。
自律神経の症候：不定のめまい。これは圧迫による誘発で強められる（a）。

肢位

・患者は坐位。上位頸椎を最大屈曲位で病的運動の限界点に合わせる。
・固定した手で軽く側屈を加えながら，末梢の分節を反対方向へ固定する。
・もう一方の手は顎をつかむ。

治療方法

・吸気時に病的運動の限界点の方向で最適な自動的等尺性筋収縮を行う（b, d）。
・等尺性筋収縮後のリラクセーション相では呼気時に患者の目を治療する方向へ向けさせる。
・病的運動の限界点を超えての回旋は，頭部を注意深く他動的に側方へ行う。この際，固定した握りは緩めないでおく（c, e）。

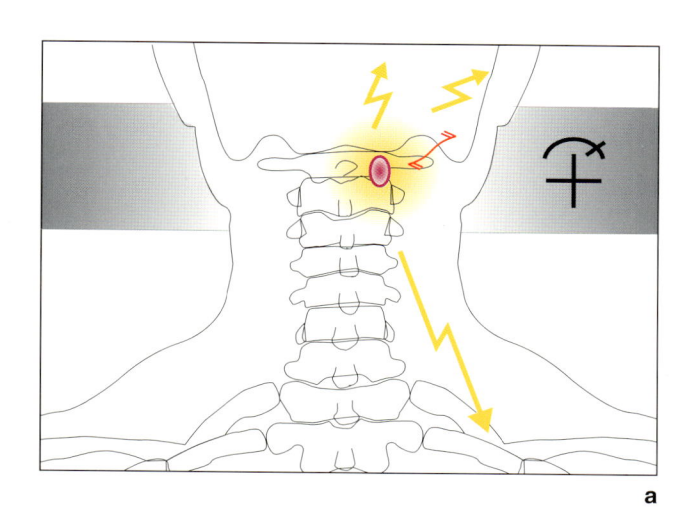

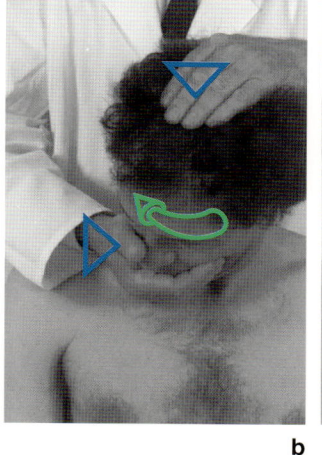

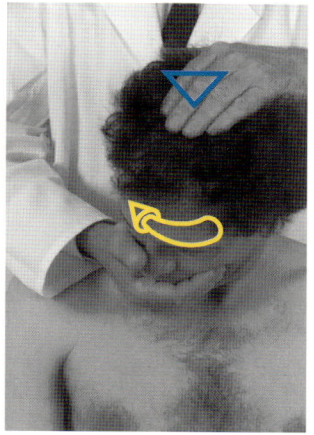

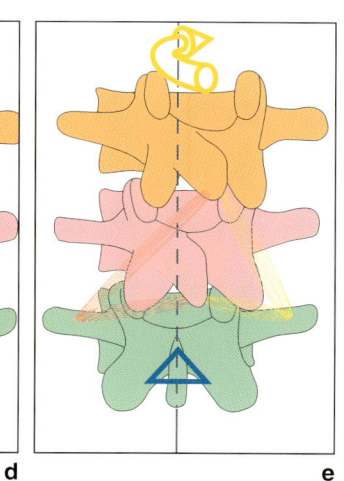

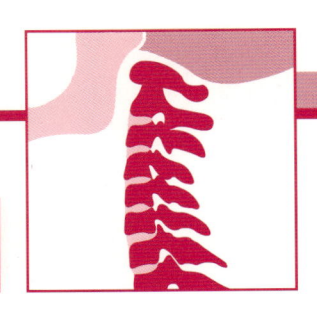

第2頸椎／第3頸椎
NMT 2：回旋

適応

刺激過敏部位：第2頸椎／第3頸椎。
運動テスト：最大前傾位からの回旋運動が減少して、最終域は柔らかい。
疼痛：急性または慢性。項部か下顎、舌骨および前頸部への放散痛。
筋テスト：舌骨筋の短縮（a）。

肢位

・患者は坐位になる。
・上部頸椎をできるだけ前傾にする。
・軽度側屈させて、末梢成分の動きを止める。
・顎を注意深く把持する。

治療方法

・吸気時に反対方向に目を向けて、病的な動きの限界点を超えて最適な等尺性筋収縮に合わせる（b, d）。
・呼気時に病的な動きのある方向に目を向けて、等尺性筋収縮後にみられるリラクセーションの中で回旋を他動的に注意深く行う。（c, e）

注意事項

　この治療法は穏やかで、患者が高齢でも効果がある。NMT 2で等尺性筋収縮または伸張運動したときに、痛みやめまいが出現するならば、NMT 3に変更すべきである。
　この療法で疼痛がなくなれば、治療は中止する。

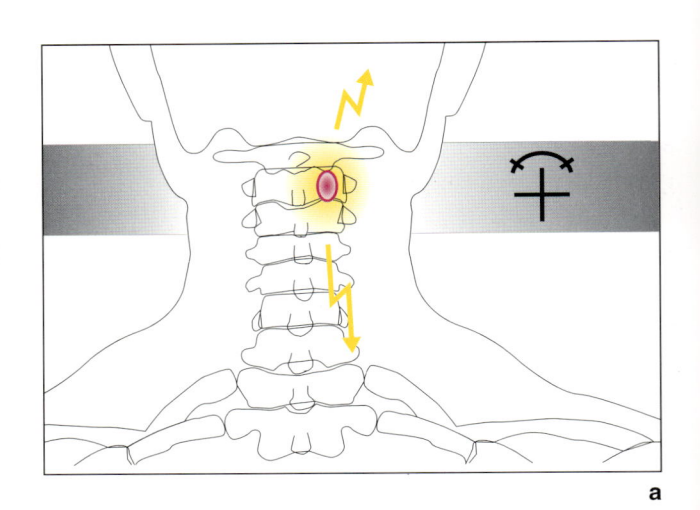

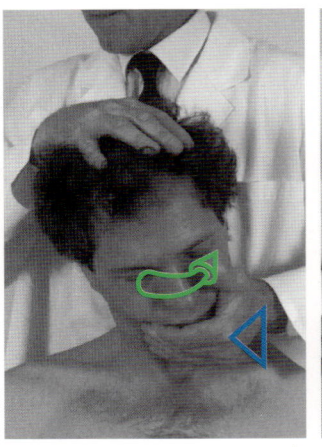

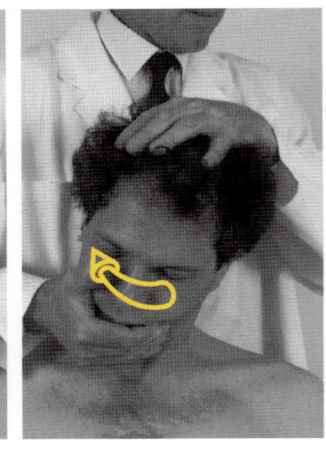

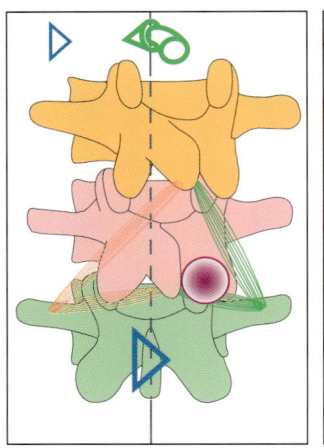

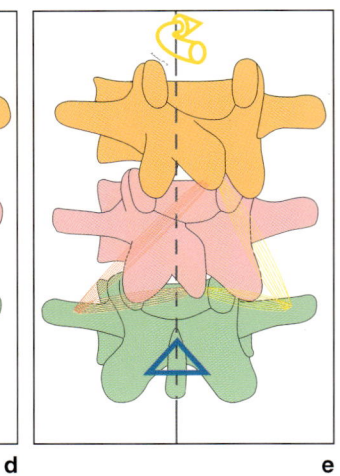

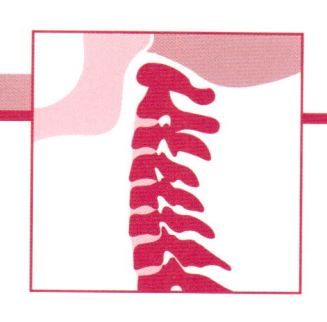

6.3 脊柱，骨盤，肋骨の治療

第2頸椎／第3頸椎
NMT 3：回旋

適応

刺激過敏部位：第2頸椎／第3頸椎。
運動テスト：最大前傾位からの回旋運動が減少して，最終域は柔らかい。
疼痛：急性または慢性。項部か下顎，舌骨および前頸部への放散痛。
筋テスト：舌骨筋の短縮（a）。

肢位

・患者を坐位にする。
・病的な動きの中で頸椎をできるだけ前傾にする。
・軽度側屈させて，末梢成分の動きを止める。
・顎を注意深く把持する。

治療方法

・吸気時に動きの限界方向に目を向けて，最適な自動的等尺性筋収縮に合わせる（b，d）。
・呼気時に治療する方向に目を向けて，頭部の回旋を他動的に注意深く行う（c，e）。

注意事項

この治療法は穏やかで，患者が高齢でもたいへん効果がある。等尺性筋収縮か伸張運動したときに，疼痛かめまいが出現するならば，治療を中止する。

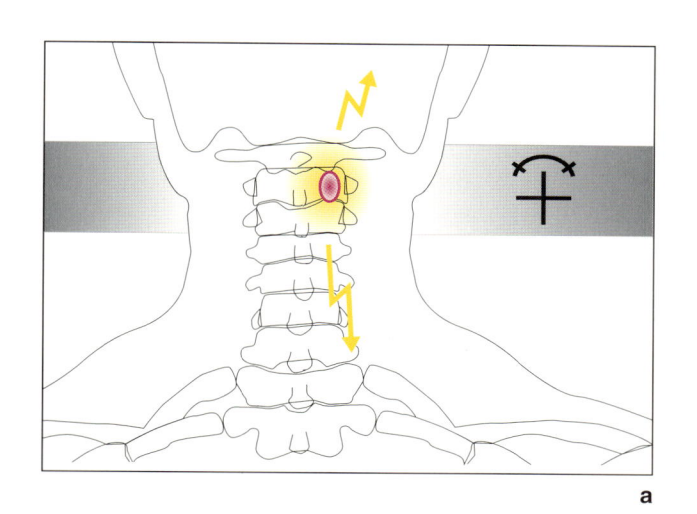

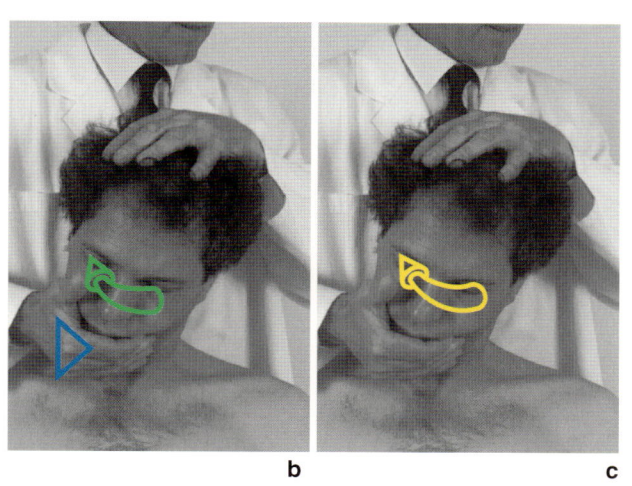

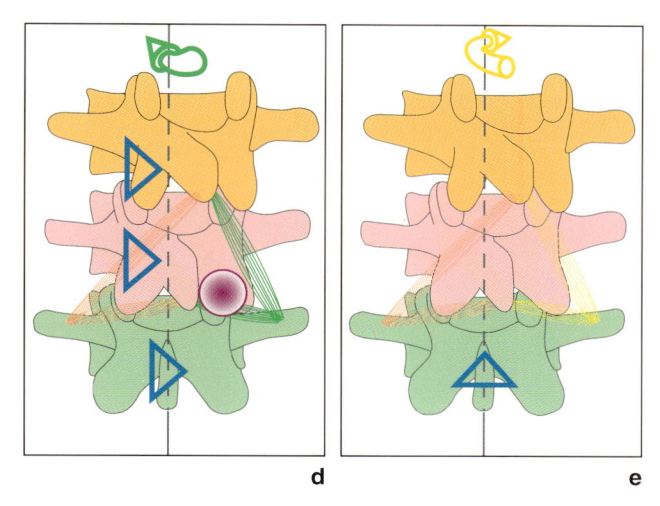

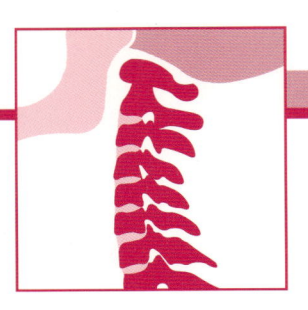

6. 徒手療法：治療手技

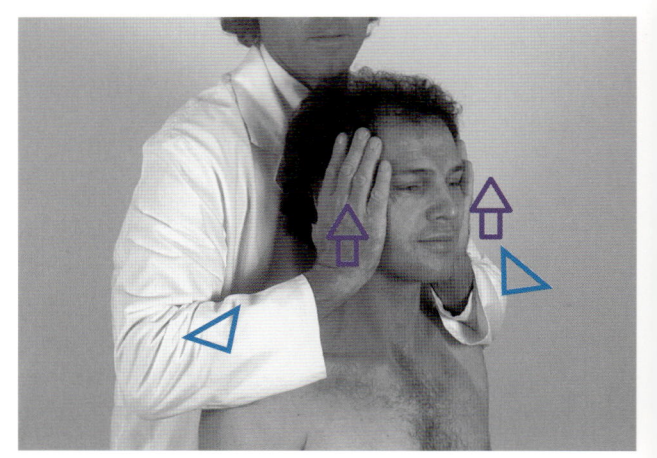

後頭骨から第3頸椎まで
刺激を加えないモビリゼーション：軸性牽引

適応

刺激過敏部位：後頭骨／第1頸椎，第1頸椎／第2頸椎，第2頸椎／第3頸椎。
運動テスト：疼痛による運動制限，前傾と回旋運動が減少して，最終域は強い反射性の停止。
疼痛：急性で，頸部の著明な運動痛。
筋テスト：後頭下筋群の短縮（a）。

肢位

・患者を坐位にする。
・両手で頭部を平らにつかみ，両肘は患者の肩に置く。
・その時の安静位で後頭骨から第3頸椎まで正確に合わせる（b）。

治療方法

・他動的牽引。
・牽引は深い呼気を始めたときに行う。
・患者が安静にして深呼吸をしている間に，牽引はゆっくりと強めていく（c）。
・牽引は注意深く緩める。

注意点：圧迫呼吸は避ける。

注意事項

　正しい適応と実行により，治療中や治療後に疼痛は著明に軽減する。
　牽引療法は非常に危険性がある。

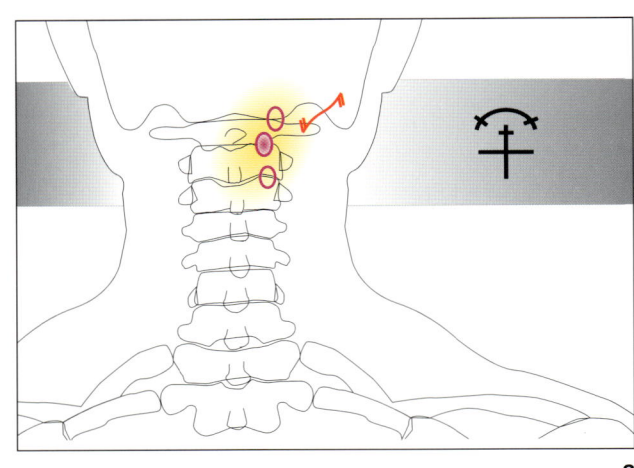

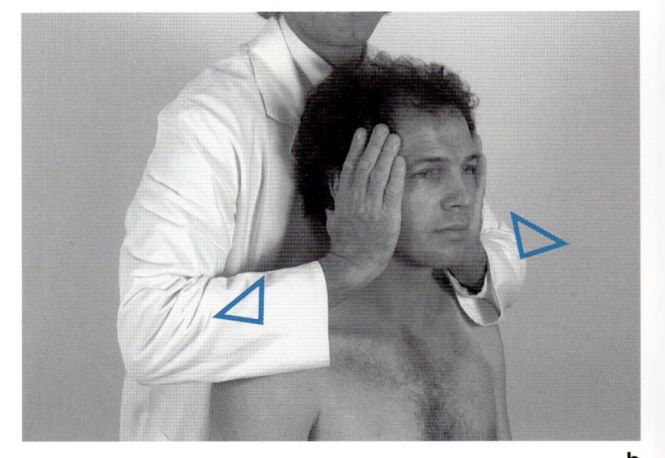

6.3 脊柱，骨盤，肋骨の治療

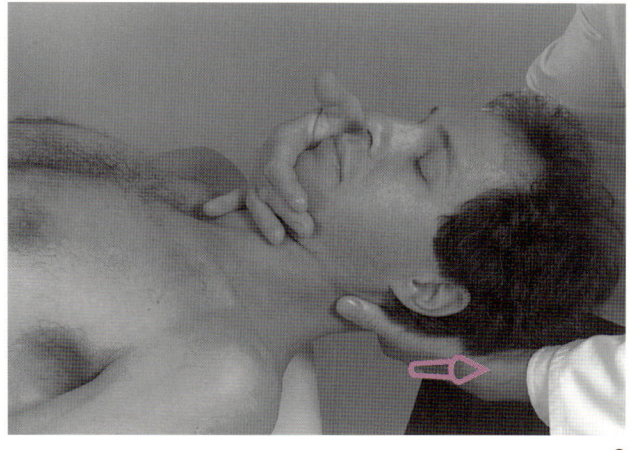

後頭骨から第3頸椎まで
刺激を加えたならびに加えないモビリゼーション：牽引

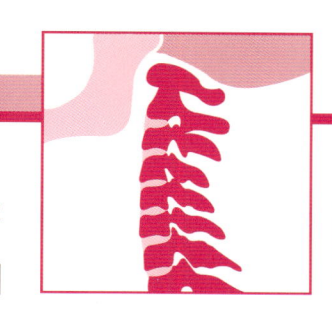

適応

刺激過敏部位：後頭骨／第1頸椎，第1頸椎／第2頸椎，第2頸椎／第3頸椎。
運動テスト：前傾と回旋運動が限局性になり，最終域は硬くなる。
疼痛：急性，限局性の後頭骨への放散痛。
筋テスト：後頭下筋群の短縮（a）。

肢位

・患者を仰臥位にする。
・頭部はその時の安静位で，座っている療法士の大腿部に置く。
・母指と示指で後頭部をクリップ状に把持し，他の手で顎をつかむ。
・他動的前傾位は後頭骨から第2頸椎まで（b）。

治療方法

・軸性牽引（b）。
・この肢位から，患者がリラックスしているときに，頭側の方向に刺激を加えることが可能になる（c）。

注意事項

牽引は特に後頭骨から第3頸椎まで行われ，下部の頸椎でもなされる。

この治療法は特に神経質な患者に有効で，また急性の頸部痛にも適する。

斜頸の場合，安静位で正確に合わせることが重要な意味を持っている。

頸椎牽引はどの症例においても控えるべきである。

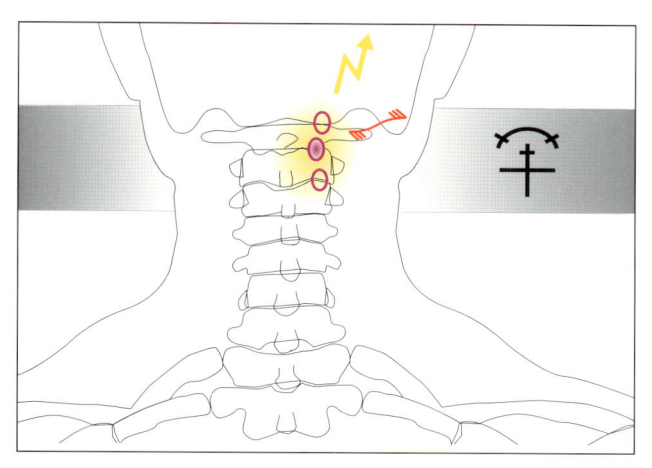

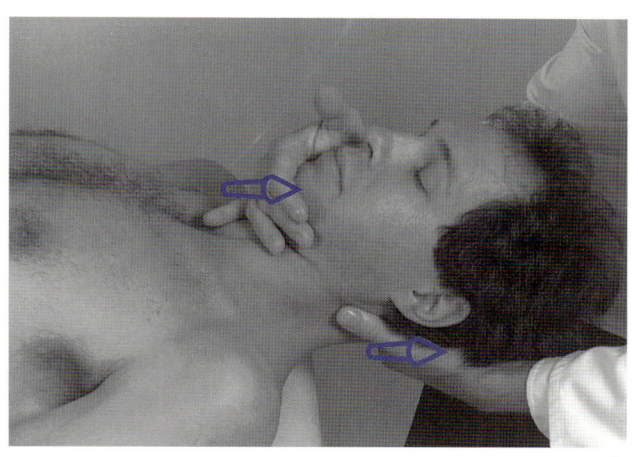

6. 徒手療法：治療手技

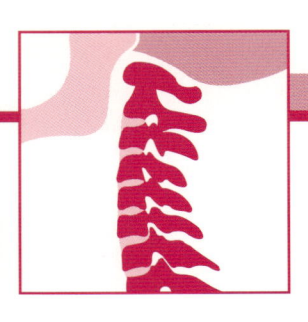

後頭骨から第3頸椎まで
刺激を加えたモビリゼーション：牽引

適応

刺激過敏部位：後頭骨／第1頸椎，第1頸椎／第2頸椎，第2頸椎／第3頸椎。

運動テスト：前傾，後傾，回旋運動が減少して，最終域は硬いまたは柔らかい。

疼痛：限局性，後頭部への放散痛，場合によっては頸胸移行部の疼痛（**a**）。

肢位

・座っている患者の後方に療法士が立ち，後頭部に母指を置く（**b**）。
・もう一方の手で，ペンチ型に頭をつかむ。その際に患者の鼻と顎，さらに療法士の肘は肘関節屈曲位で線上になるようにする（**c**）。
・続いて行う頸椎の他動的回旋運動は，頸椎全体の動きの約30％で，軽度の軸性牽引を加える。

治療方法

・ペンチ型につかんだ腕で，頭蓋方向へ刺激を加える。その際，頸椎の牽引とそれ以上強い回旋は避けるべきである（**d**）。

注意事項

頭蓋頸椎移行部の最大回旋運動は，椎骨動脈に危険を及ぼすので注意しなければならない。
・患者の気持ちをリラックスさせなければならない。
・強い頭部固定は避けなければならない。

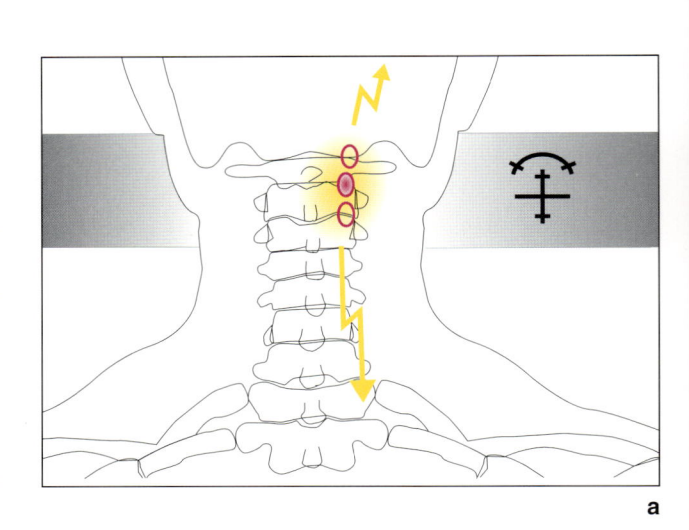

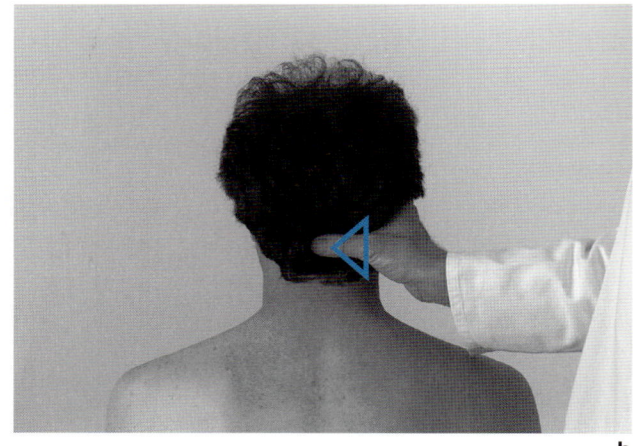

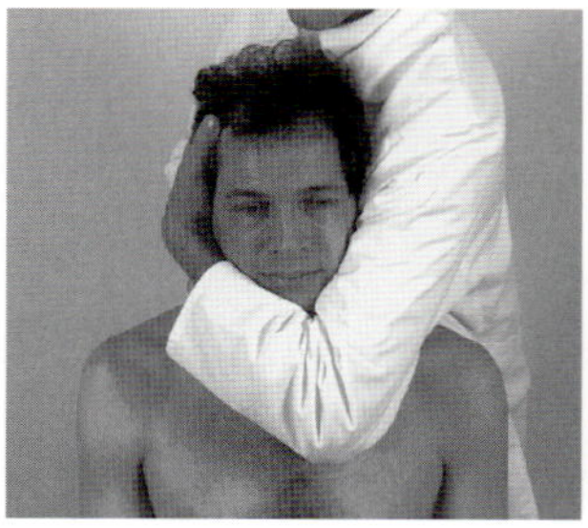

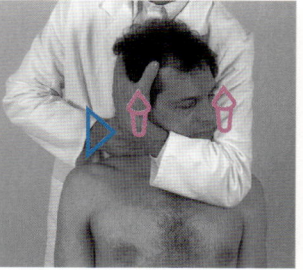

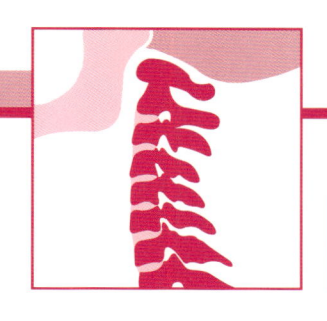

6.3 脊柱，骨盤，肋骨の治療

後頭骨から第3頸椎まで
刺激を加えたモビリゼーション：牽引

適応

刺激過敏部位：後頭骨／第1頸椎，第1頸椎／第2頸椎，第2頸椎／第3頸椎。

運動テスト：前傾と回旋運動は限局性になり，最終域は硬くなる。

疼痛：急性，ほとんどが限局性であるが後頭部への放散痛もありうる（a）。

肢位

・座っている患者の後ろに療法士が立ち，後頭部と乳突筋の部位で頭蓋骨を十分に把握し，平らに固定する。
・療法士は前腕を患者の肩の上で支える（b）。
・他動的前傾は後頭骨から第2頸椎まで。

治療方法

・軸性牽引
・患者がリラックスすれば，この肢位から頭蓋方向へ刺激を加えることが可能になる（c）。

注意事項

刺激を加えたモビリゼーションの項を参照：寝たときの牽引（87頁）。

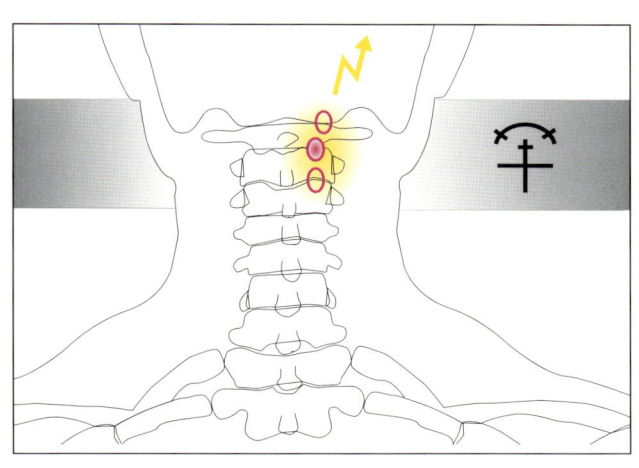

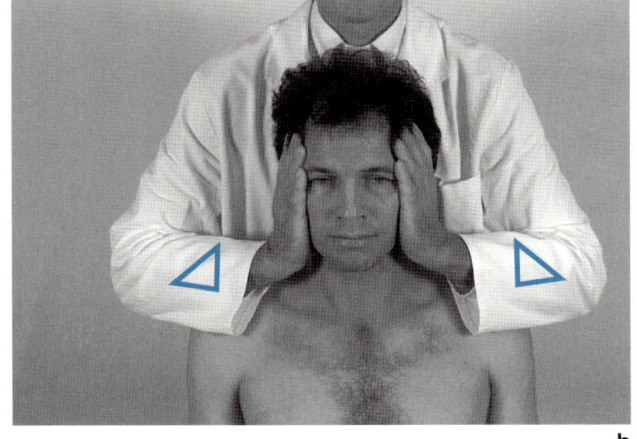

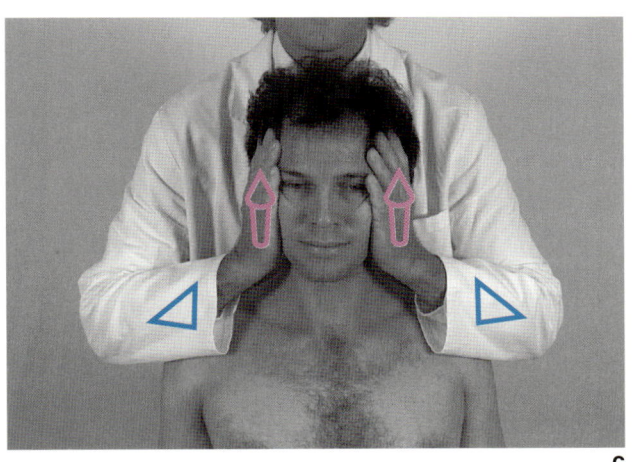

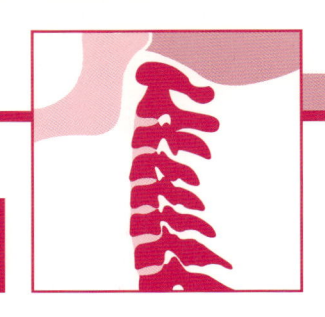

後頭骨から第2頸椎まで
刺激を加えたモビリゼーション：牽引

適応

刺激過敏部位：後頭骨／第1頸椎，第1頸椎／第2頸椎。
運動テスト：前傾運動が減少して，最終域は硬くなる。
疼痛：後頭下あるいは後頭部への放散痛（**a**）。

肢位

・患者に仰臥位をとらせる。
・療法士は示指基節骨をモビリゼーション側の乳様突起と後頭隆起に置く（**b**）。
・もう一方の手で顎を平らにつかむ．その際に前腕はこめかみに置く。
・頸椎は軽く前傾させる。

治療方法

他動的モビリゼーションは頭蓋内側方向の刺激によって，矢状面の関節軸角度に適合する（**c**）。

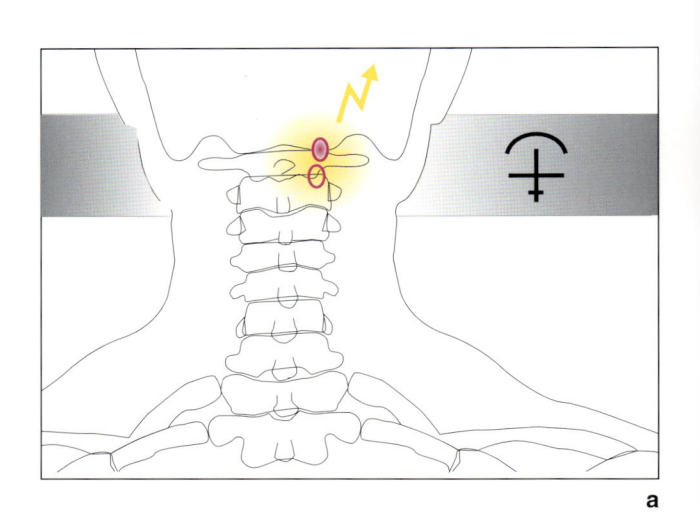

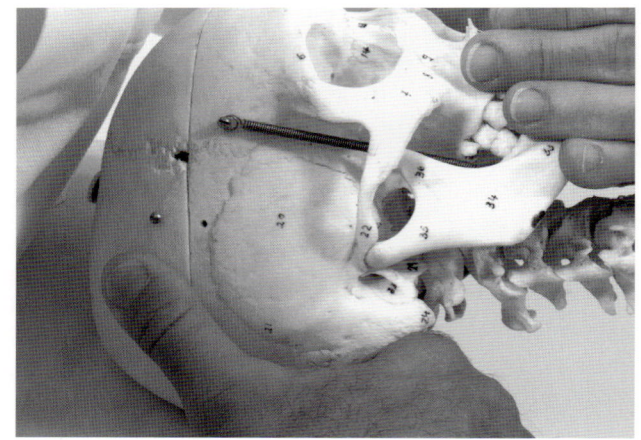

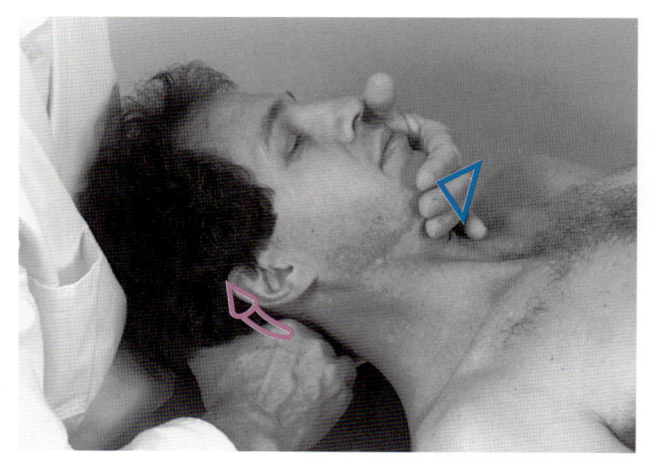

6.3 脊柱，骨盤，肋骨の治療

第1頸椎から第3頸椎まで
刺激を加えたモビリゼーション：回旋

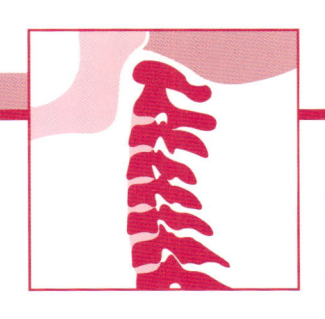

適応

刺激過敏部位：第1頸椎／第2頸椎，第2頸椎／第3頸椎。
運動テスト：回旋運動が減少して，最終域は硬くなる。
疼痛：後頭下あるいは後頭部への放散痛，しかし頸胸移行部への放散痛もありうる（a）。

肢位

・患者を仰臥位にして，頭部は座っている療法士の大腿部の上に置く。
・療法士はモビリゼーションする示指基節骨を，環椎横突起，環椎後弓，モビリゼーションする第2頸椎横突起上へ置く。
・もう一方の手で反対側の患者の後頭部を固定する（b）。
・わずかな他動的回旋と側屈を加えながら，刺激過敏部位と前傾位の方向へ病的運動の限界点を合わせる。

治療方法

・回旋を行った方向の横突起上に刺激を加える（c）。

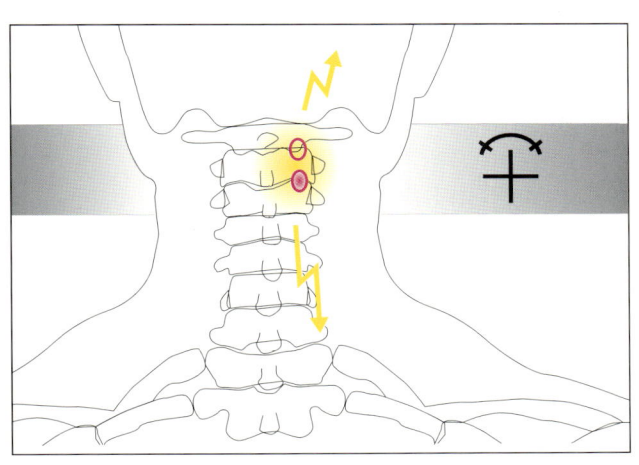

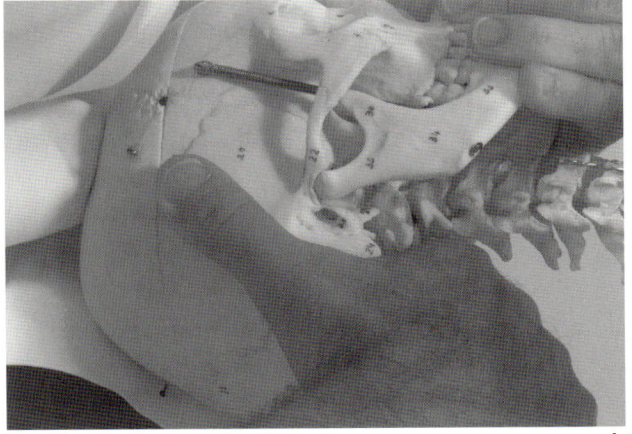

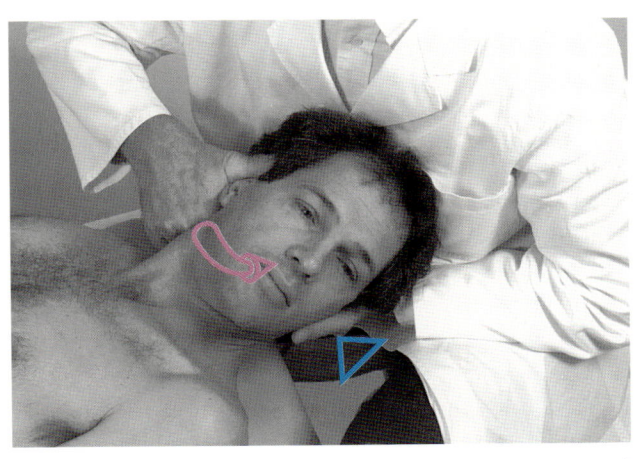

後頭骨から第3頸椎まで
NMT 2 と NMT 3：前傾

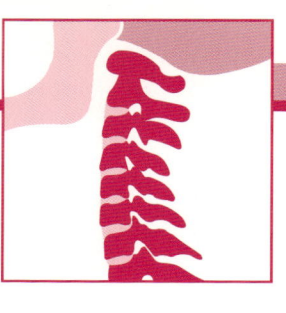

適応

刺激過敏部位：後頭骨／第1頸椎，第1頸椎／第2頸椎，第2頸椎／第3頸椎。
運動テスト：前傾運動が減少して，最終域は柔らかくなる。
疼痛：慢性，後頭部への放散痛，肩甲間部への放散痛。
筋テスト：頭直筋，頭斜筋および頭半棘筋の短縮，肩甲帯の固定筋の筋力低下ならびに僧帽筋上部，肩甲挙筋の短縮を合併する（a）。

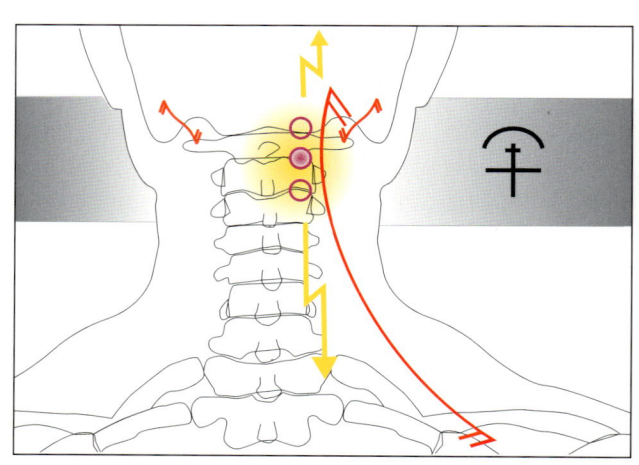

肢位

・患者を仰臥位にする。
・肩甲帯は台で支える。
・第3頸椎棘突起と同様に関節突起を柔らかくフォーク状に握り固定する。
・頭部は鉗子型につかむ。療法士の外側の胸筋は患者の額と密着させる。
・後頭部に平らな手のひらをはめる（b）。
・病的運動の限界点で後頭骨から第3頸椎まで合わせる（b）。

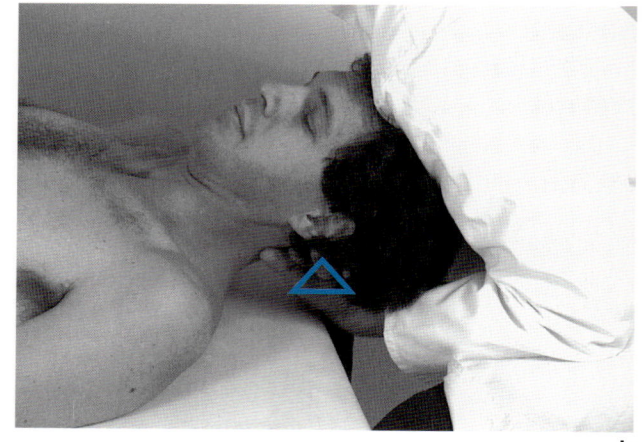

治療方法

NMT 2
・深い吸気時に上方へ眼を向けている間に等尺性前傾を行う（c）。
・呼気時に下方へ目を向けている間に，療法士の手と肩を使って他動的前傾を行う（d）。

NMT 3
・運動の限界点への等尺性筋緊張。
・運動の限界点に新たに合わせる。

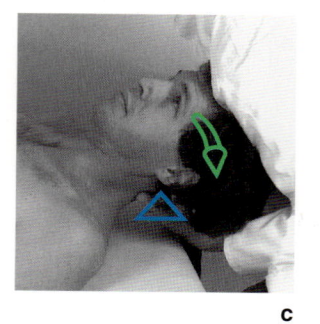

注意事項

　注意することは正確に呼吸させることである。
　前傾が制限されて，最終域が硬い場合には，この治療手技は有効でない。

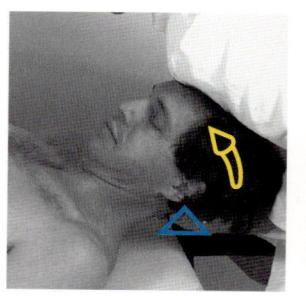

6.3 脊柱，骨盤，肋骨の治療

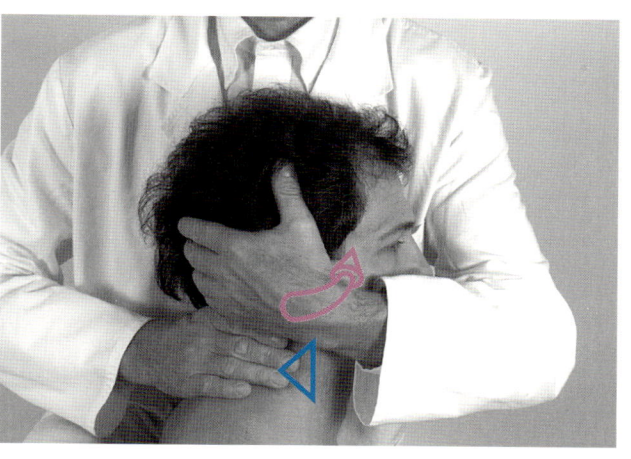

第2頸椎から第7頸椎まで
刺激を加えないモビリゼーション：回旋

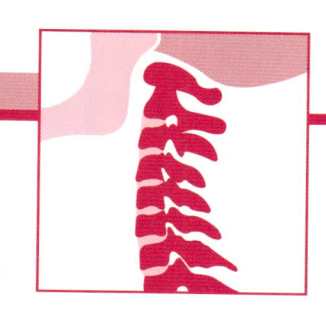

6

適応

刺激過敏部位：第2頸椎／第3頸椎，第3頸椎／第4頸椎，第4頸椎／第5頸椎，第5頸椎／第6頸椎，第6頸椎／第7頸椎。
運動テスト：回旋か側屈運動が限局性になり，最終域は硬くなる。
疼痛：頸部で慢性。場合によっては，後頭部と肩甲間部と同様に肩と腕への放散痛。
筋テスト：肩甲帯の固定力の低下ならびに僧帽筋上部，肩甲挙筋の短縮（a）。

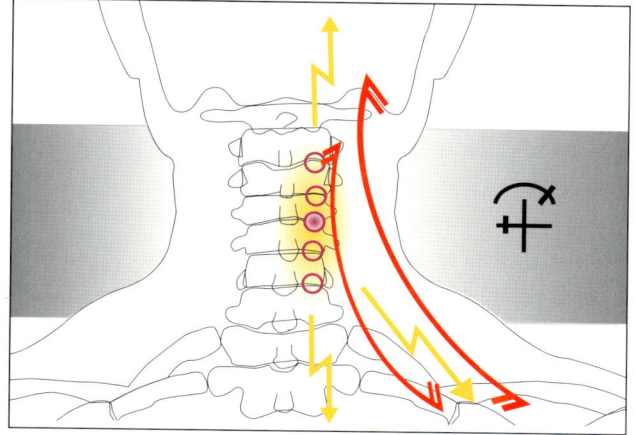

肢位

・患者を坐位にさせる。
・頸椎を中間位あるいはその時の安静位で合わせる。
・治療を受ける尾側の脊椎は，柔らかくフォーク状に握り，関節突起で固定する（b）。
・病的運動の限界点で治療する分節に合わせる。

治療方法

・回旋方向の頭側脊椎の関節突起において小指の牽引による他動的モビリゼーションを行う。これは頭側の頸椎断面に続いている。
・モビリゼーションを行う手で同時に軽い牽引を行う（c）。
・モビリゼーションの行程はわずかである。

注意事項

　神経根による頸椎性症候の場合，この手技は慎重に行われる。その際頭側への構成要素は牽引によって強められるべきである。
　モビリゼーション中に神経根の疼痛を強めないようにすべきである。治療中に限局性の疼痛が出現すれば，以下の考えうる原因を取り除くべきである。
・強いモビリゼーション。
・刺激過敏部位での強い圧迫。

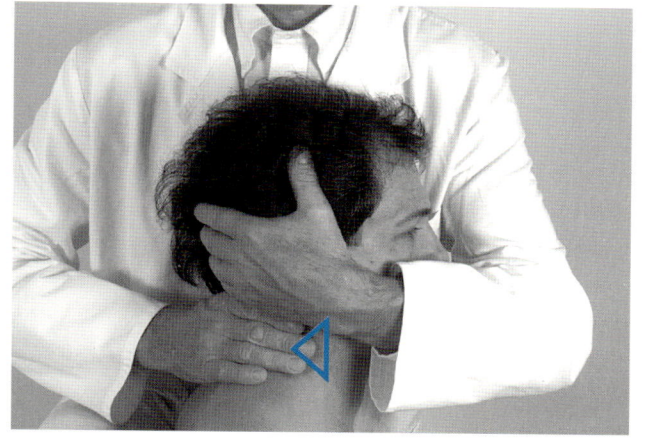

a

b

c

93

6. 徒手療法：治療手技

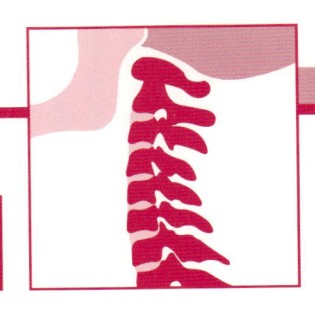

第2頸椎から第7頸椎まで
刺激を加えたモビリゼーション：回旋

適応
刺激過敏部位：第2頸椎／第3頸椎，第3頸椎／第4頸椎，第4頸椎／第5頸椎，第5頸椎／第6頸椎，第6頸椎／第7頸椎。

運動テスト：回旋運動が限局性になり，最終域は硬くなる。

疼痛：頸部に分散した疼痛，あるいは腕と肩甲間部への偽性根性放散痛（a）。

肢位
・患者を仰臥位にさせる。
・療法士は刺激を与える示指基節部で尾側の脊椎の関節突起を十分につかむ。
・もう一方の手で反対側の後頭部をつかむ。
・病的な運動の限界点に分節を合わせるが，他動的に刺激過敏部位の方向へ側屈を加えて回旋はわずかとする（b）。

治療方法
・頸椎全体に軽い牽引を加える（b）。
・回旋方向への刺激（c）。

注意事項
　モビリゼーションによる刺激は頭側から尾側の頸椎へ移動する。その際に強さは減少させる。この手技は椎骨動脈に負担が大きいので，用心深く行うべきである。

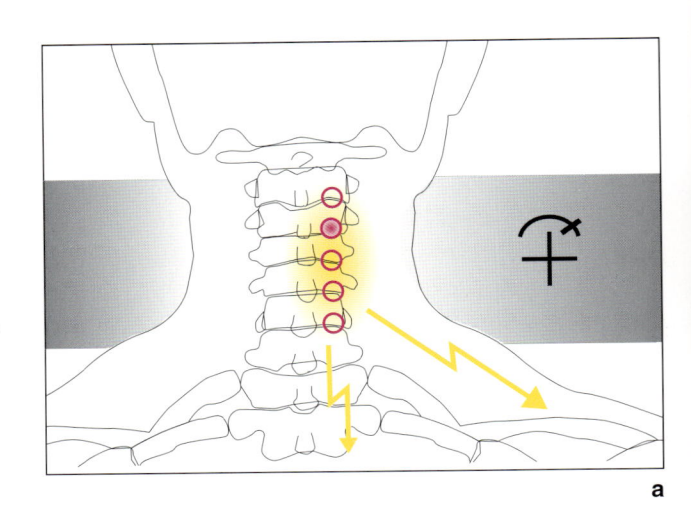

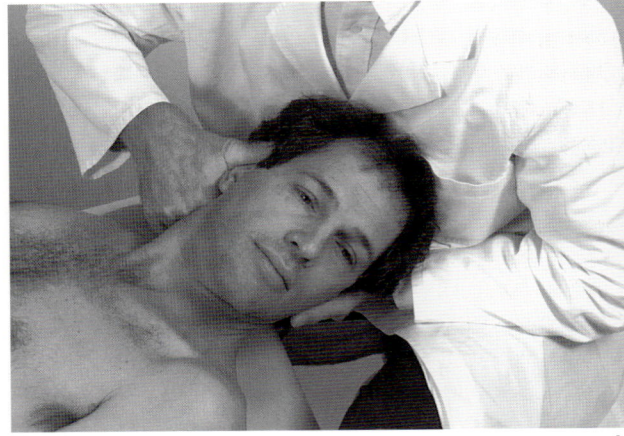

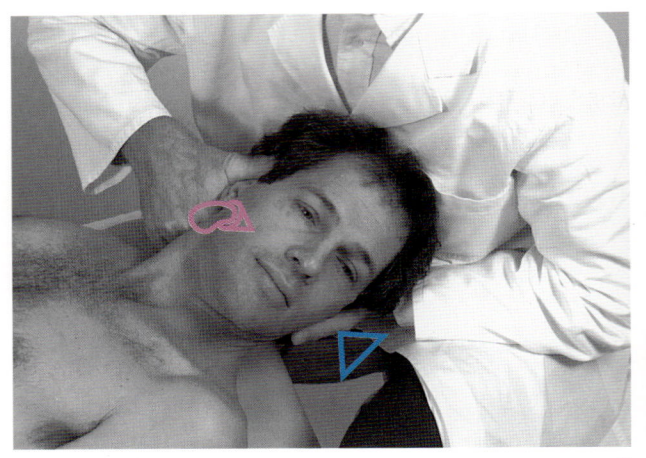

6.3 脊柱，骨盤，肋骨の治療

第1頸椎から第6頸椎まで
刺激を加えたモビリゼーション：回旋

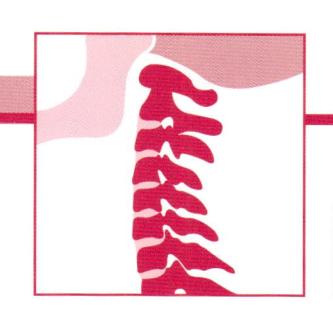

適応

刺激過敏部位：第1頸椎／第2頸椎，第2頸椎／第3頸椎，第3頸椎／第4頸椎，第4頸椎／第5頸椎，第5頸椎／第6頸椎。

運動テスト：回旋ならびに側屈の運動が減少して，最終域は硬くなる。

疼痛：限局性あるいは腕と肩甲間部への脊椎症性の放散痛（a）。

肢位

・患者を坐位にさせ，療法士は脇に立つ。
・療法士は片方の手で患者のこめかみを固定し（b），一方の手は中指を（示指で支え）モビリゼーションを行う下部の関節突起の深部へ差し入れる（c, d）。
・軽い牽引と同時に，他動的側屈と回旋によって病的運動の限界点の分節に合わせる（c）。

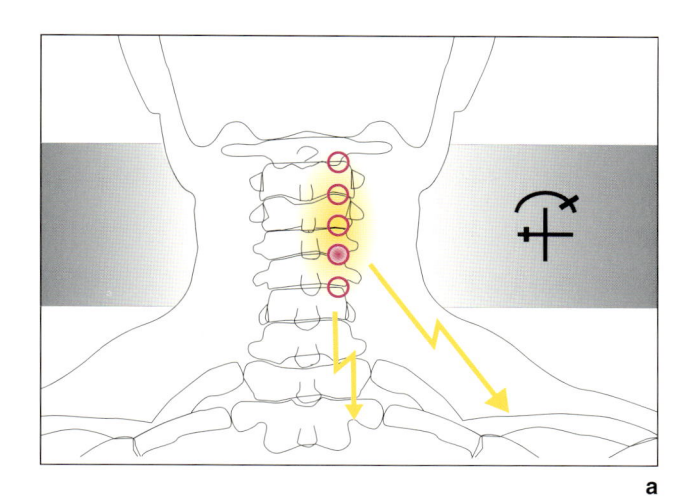

治療方法

・関節面への方向を考慮して，腹側頭側方向で尾側関節突起における刺激（e）。
　固定した手による刺激はどの症例にも避けなければならない。

注意事項

　頸椎に対して愛護的に行う治療手技は，不安のある患者または緊張している患者の場合に有効である。

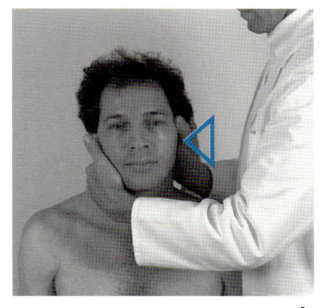

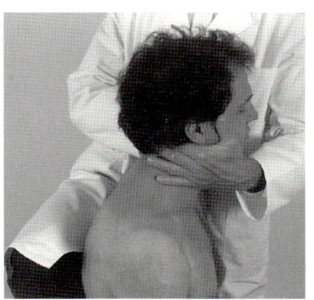

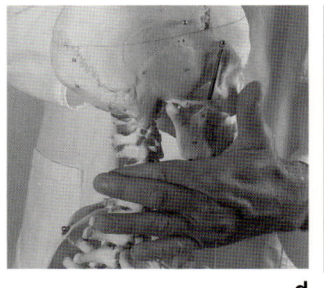

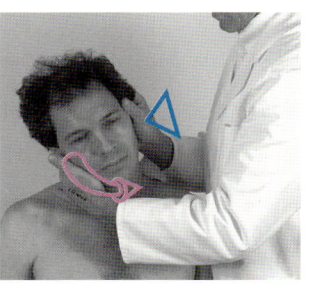

6. 徒手療法：治療手技

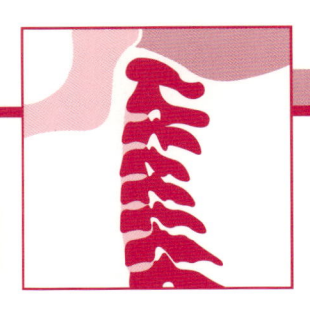

第2頸椎から第6頸椎まで
刺激を加えたモビリゼーション：回旋

適応

刺激過敏部位：第2頸椎／第3頸椎，第3頸椎／第4頸椎，第4頸椎／第5頸椎，第5頸椎／第6頸椎，第6頸椎／第7頸椎。
運動テスト：側屈ならびに回旋運動が減少して，最終域は硬くなる。
疼痛：限局性あるいは腕と肩甲間部への放散痛（a）。

肢位

・患者を坐位にさせる。
・療法士は第2中手骨をモビリゼーションする脊柱の尾側の関節突起の深部に差し入れる。
・もう一方の腕で頭頂後頭部をつかみ，その際小指球と小指をモビリゼーションを行う脊柱分節の頭側深部に差し入れる（b）。
・頭側から他動的回旋によって病的運動の限界点に分節を合わせる。

治療方法

・回旋方向で刺激を加える。すなわちモビリゼーションを行う脊柱分節の尾側から頭側への15度の回旋（c）。
・モビリゼーションは呼気時に行う。

注意事項

　頸椎の中央部ではこの手技は有効な方法である。
・患者は緊張がほぐれる。

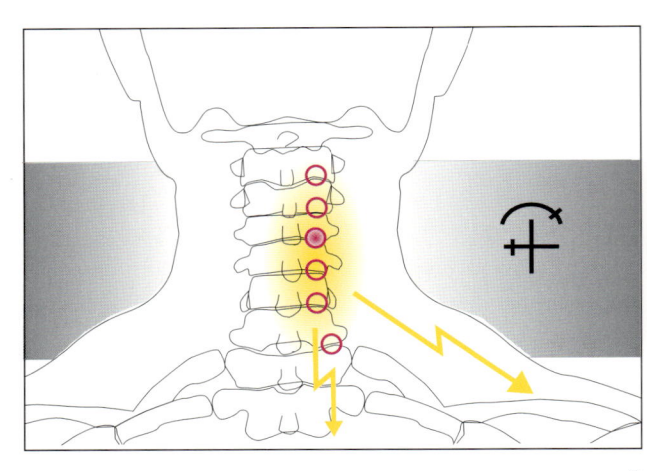

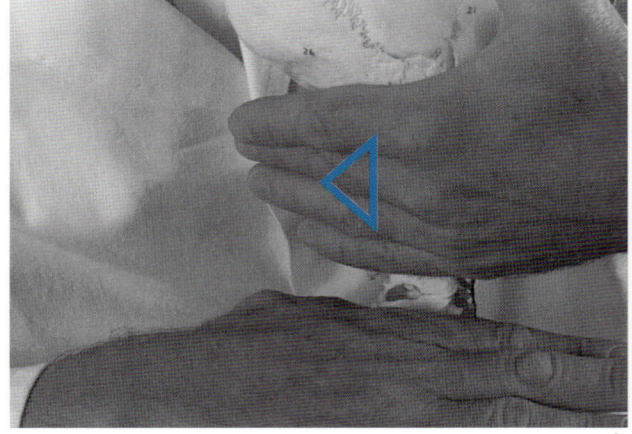

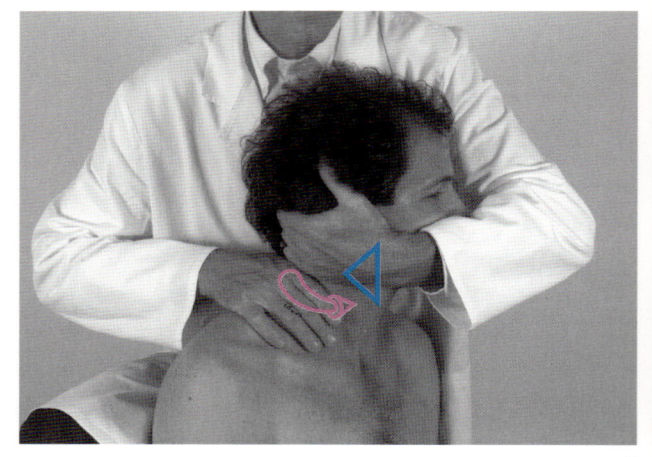

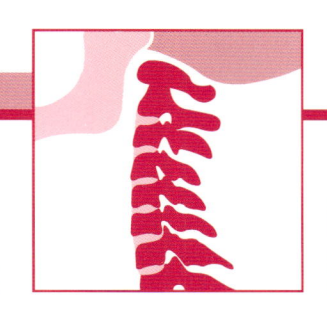

6.3 脊柱，骨盤，肋骨の治療

第2頸椎から第7頸椎まで
刺激を加えたモビリゼーション：回旋

適応

刺激過敏部位：第2頸椎／第3頸椎，第3頸椎／第4頸椎，第4頸椎／第5頸椎，第5頸椎／第6頸椎，第6頸椎／第7頸椎。
運動テスト：回旋運動が減少して，最終域は硬くなる。
疼痛：限局性あるいは腕と肩甲間部への放散痛（a）。

肢位

・患者を坐位にさせる。
・療法士は手と前腕で患者の頭部をつかむ。その際，小指球と小指をモビリゼーションを行う脊柱の頭側の関節突起の深部に差し入れる。
・もう一方の第2中手骨と母指を，モビリゼーションを行う脊柱の尾側の関節突起の深部へ差し入れる（b）。
・頸椎の他動的回旋によって，病的運動の限界点に合わせる。

治療方法

・回旋方向での軽い牽引による刺激，呼気時の頭側への脊柱のモビリゼーション（c）。

注意事項

　この方法は頸椎の中央部で有効な治療手技の1つである。これは療法士が両手のみで行う方法であり，モビリゼーションを行う力は操作を加える面が大きい関係で測定するのは困難である。

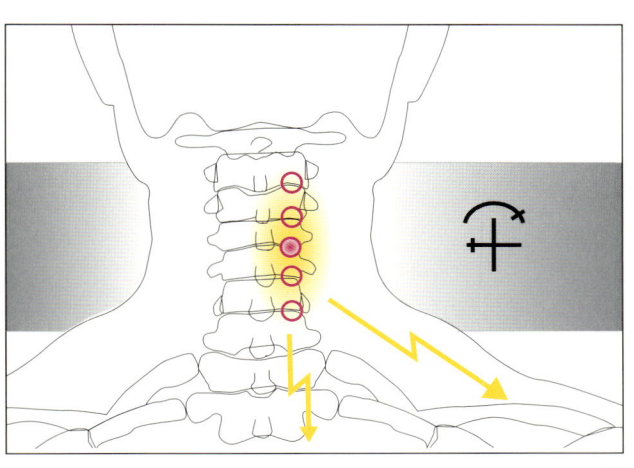

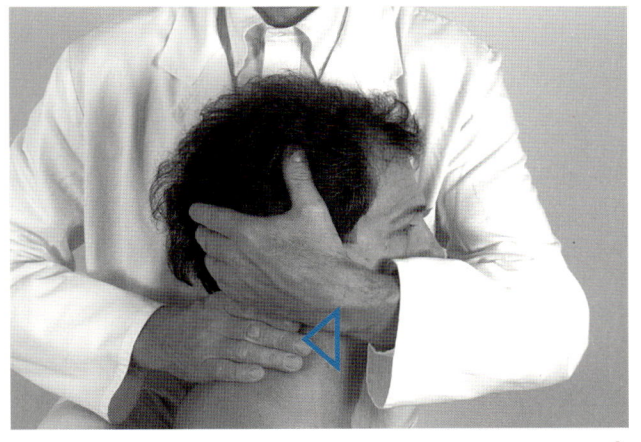

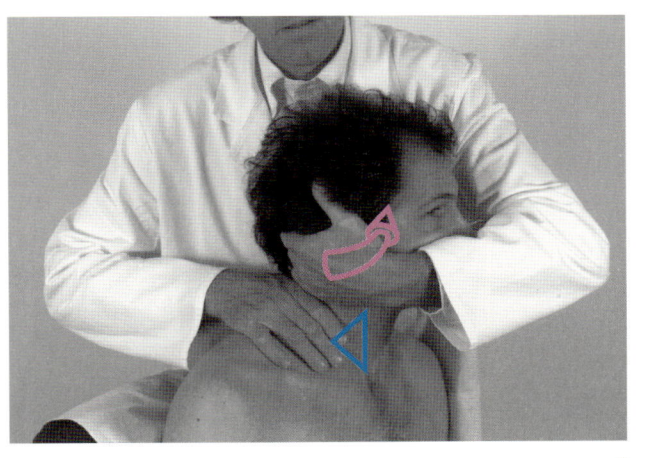

97

6. 徒手療法：治療手技

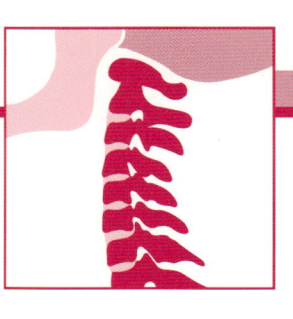

第2頸椎から第7頸椎まで
NMT 1：回旋

適応

刺激過敏部位：第2頸椎／第3頸椎，第3頸椎／第4頸椎，第4頸椎／第5頸椎，第5頸椎／第6頸椎，第6頸椎／第7頸椎。
運動テスト：回旋と側屈運動が限局性になり，最終域は柔らかいまたは硬くなる。
疼痛：頸部の慢性，あるいは肩と腕への放散痛，あるいは後頭部と肩甲間部への放散痛。
筋テスト：肩甲帯を固定する筋力の低下ならびに僧帽筋下部と肩甲挙筋の短縮を認める（a）。

肢位

・患者を坐位にさせる。
・治療を行う尾側の脊柱の柔らかくフォーク状に握って関節突起は固定し，尾側の頸椎は手を平坦にして添える（b）。
・頭側の頸椎分節を治療する分節まで合わせる。
・頭側の頸椎に合わせて疼痛が出現したら，後頭骨から第3頸椎までを診察し，まずこれらを治療すべきである。

治療方法

・回旋による自動的モビリゼーション，その際視線は運動方向に従う（c）。

注意事項

　モビリゼーション中に疼痛が出現したら，できるだけ原因を除外する。
・刺激過敏部位における強い握り。短期間で良くなり，引き続いて悪くなるのは（外傷後の）不安定性を示唆する。
・頭側の頸椎に合わせる際に疼痛が出現したら，後頭骨から第3頸椎までを診察してまず治療すべきである。

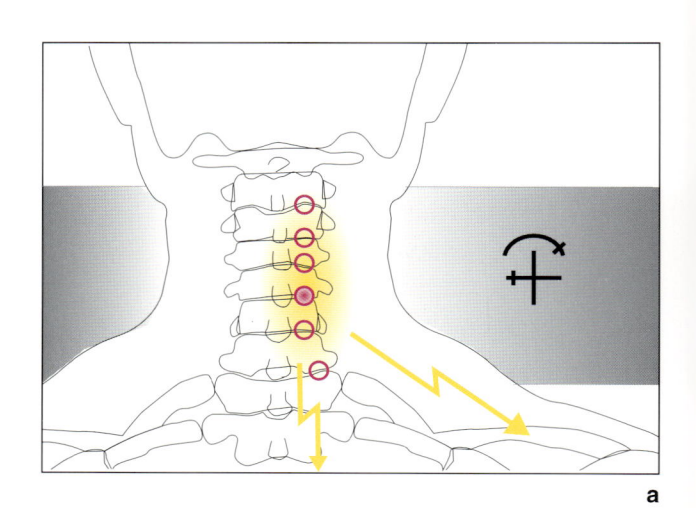

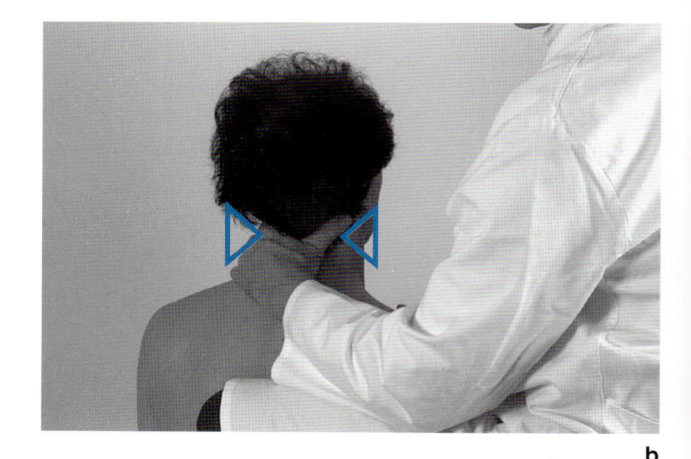

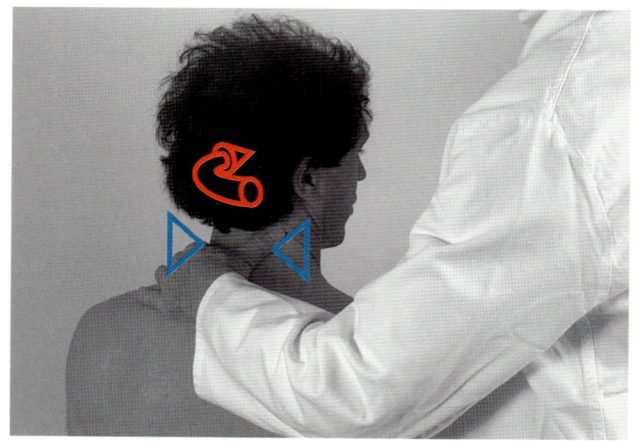

6.3 脊柱，骨盤，肋骨の治療

第2頸椎から第7頸椎まで
自己モビリゼーション：回旋

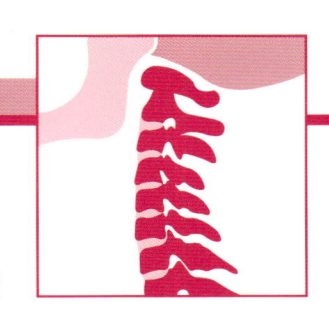

適応

刺激過敏部位：第2頸椎／第3頸椎，第3頸椎／第4頸椎，第4頸椎／第5頸椎，第5頸椎／第6頸椎，第6頸椎／第7頸椎，第7頸椎／第1胸椎。

運動テスト：回旋と側屈運動が減少して，最終域は柔らかいまたは硬くなる。

疼痛：慢性の頸部痛または肩および腕への放散痛，あるいは後頭部ならびに肩甲間部への放散痛。

筋テスト：僧帽筋下部と肩甲挙筋の短縮ならびに肩甲帯の固定力低下を認める（a）。

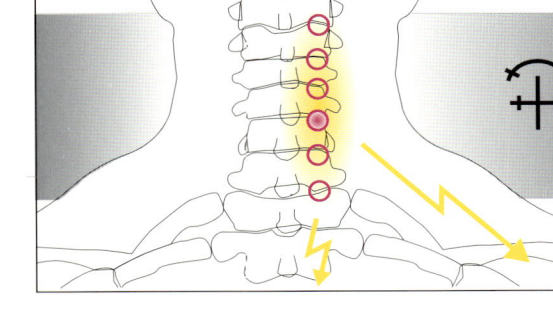

肢位

・患者を坐位にさせる。
・小指でモビリゼーションを行う尾側の脊柱を固定する。残りの頸椎部分は平らに置かれた1指から4指で固定する。
・病的運動の限界点で分節を合わせる（b）。

治療方法

自己モビリゼーション

・治療を行う尾側の脊柱は関節突起で小指により固定する。
　固定は側面で行い，モビリゼーションの方向もこれに従って行うべきである。治療を行った分節に頭側頸椎を合わせる（c）。

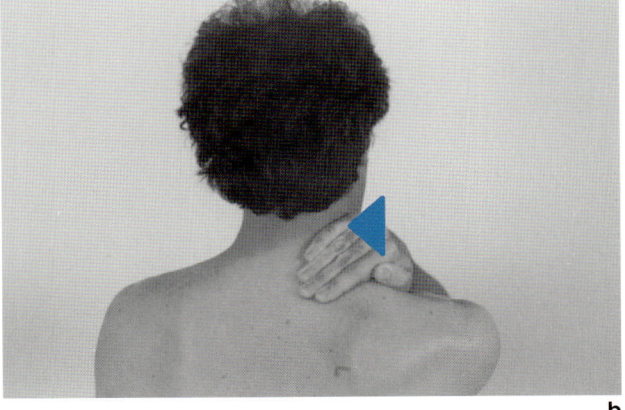

注意事項

・タイピストのような型にはまった負荷によって起こる機能障害や疼痛の場合には，自己モビリゼーションが良い効果がある。
　多くの場合モビリゼーションは僧帽筋を伸張する前に行うべきである。

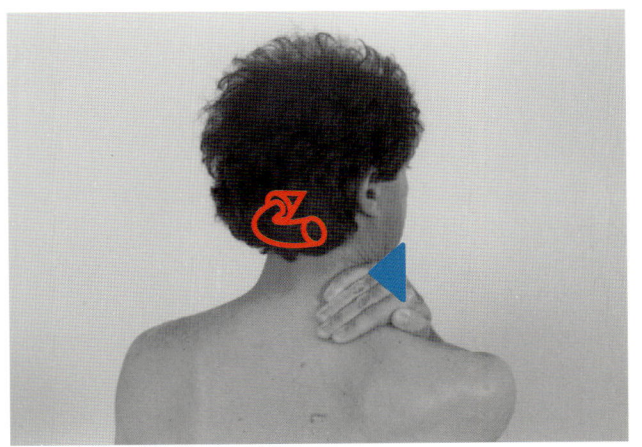

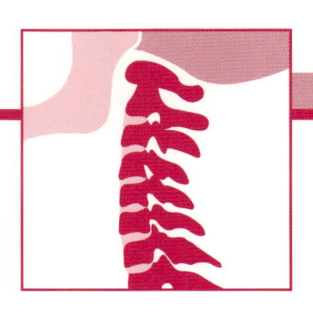

6. 徒手療法：治療手技

第2頸椎から第6頸椎まで
NMT 2：回旋

適応

刺激過敏部位：第2頸椎／第3頸椎，第3頸椎／第4頸椎，第4頸椎／第5頸椎，第5頸椎／第6頸椎，第6頸椎／第7頸椎，第7頸椎／第1胸椎。

運動テスト：回旋運動が減少して，最終域は柔らかくなる。

疼痛：慢性頸部痛あるいは腕への放散痛。

筋テスト：下部僧帽筋，肩甲挙筋，横突筋群の短縮，ならびに内側肩甲帯固定筋力と中部胸椎の脊柱起立筋力の低下（**a**）。

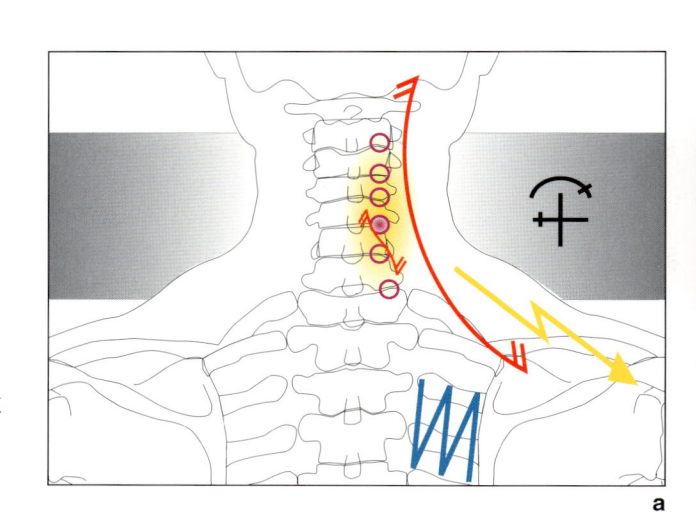

肢位

- 患者を坐位にさせる。
- 柔らかくフォーク状に手を握り，治療を行う尾側の脊柱の関節突起を固定する。
- 頭部と頭側の頸椎はペンチ状に把持する。同時に小指はモビリゼーションを行う頭側の関節突起をしっかりととらえる（**b**）。
- 病的な運動の限界点の分節に合わせる。

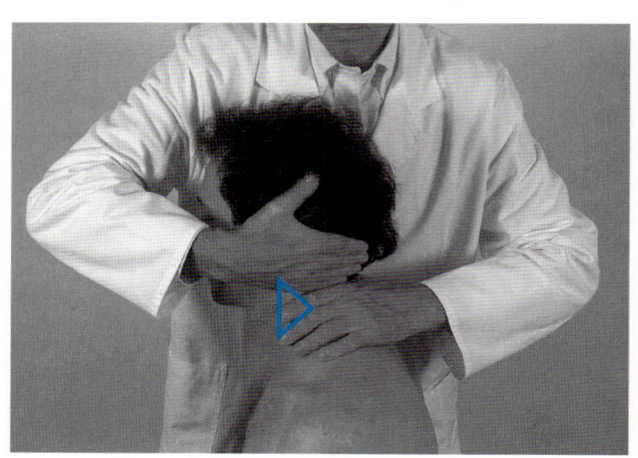

治療方法

- 病的な運動の限界点の等尺性，自動的筋緊張（**c**）。
- 等尺性筋収縮後のリラクセーション相の中で，病的運動域を超えた軸性方向への牽引と同時に他動的モビリゼーションを行う（**d**）。

注意事項

個々の伸張行程は小さい。

モビリゼーションを行う分節が多ければ，際立った刺激過敏部位があるところから始める。

根性の放散痛があれば，モビリゼーションはすぐに止める。この手技の適応を再検討して牽引に変える。

刺激過敏部位における強い圧迫は限局性の激痛を引き起こす。

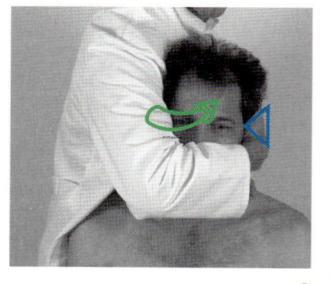

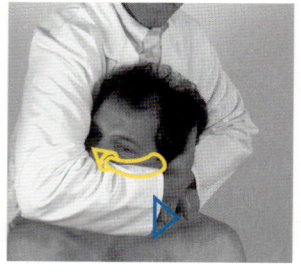

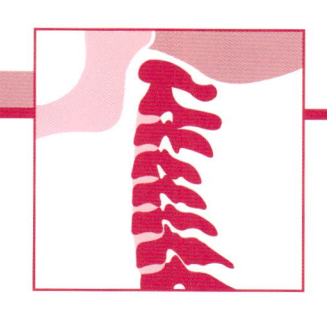

6.3 脊柱，骨盤，肋骨の治療

第2頸椎から第6頸椎まで
NMT 3：回旋

適応

刺激過敏部位：第2頸椎／第3頸椎，第3頸椎／第4頸椎，第4頸椎／第5頸椎，第5頸椎／第6頸椎，第6頸椎／第7頸椎。
運動テスト：回旋運動が減少して，最終域は柔らかくなる。
疼痛：慢性頸部痛，あるいは腕への放散痛。
筋テスト：下部僧帽筋，肩甲挙筋，横突筋群の短縮，ならびに内側肩甲帯固定筋と中部胸椎の脊柱起立筋の筋力低下（a）。

肢位

・患者を坐位にさせる。
・柔らかくフォーク状に握った手で治療を行う尾側の脊柱の関節突起を固定する。
・頭部と頭側の頸椎はペンチ状に把持する。同時に小指でモビリゼーションする頭側の関節突起をしっかりと固定する（b）。
・病的な運動の限界点の分節に合わせる。

治療方法

・病的な運動の限界点の方向に等尺性，自動的筋緊張を与える（c）。
・運動の限界点に新たに合わせる（d）。

注意事項

個々の伸張行程は小さい。
モビリゼーションを行う分節がいくつかにわたっている場合は，際立った刺激過敏部位から始める。
根性の放散痛があれば，モビリゼーションはすぐに止め，以下の安全な手技に変更する。
・刺激を加えないモビリゼーション。
・NMT 1。
刺激過敏部位を強く圧迫すると限局性の激痛を引き起こす。

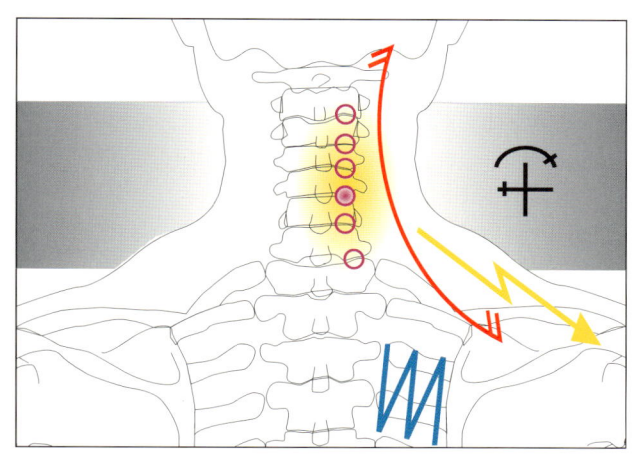

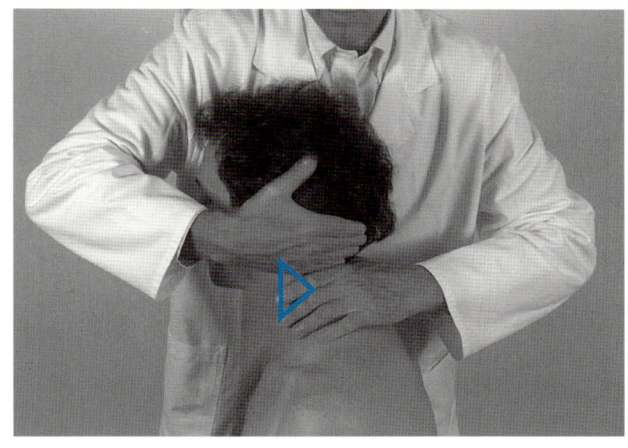

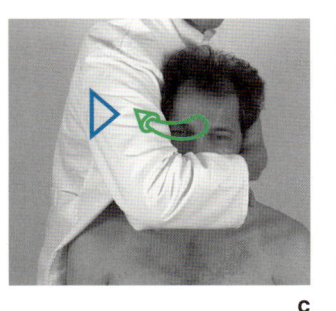

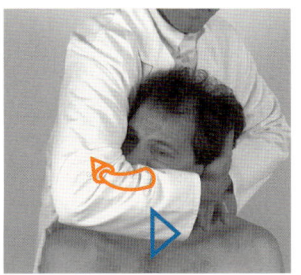

6. 徒手療法：治療手技

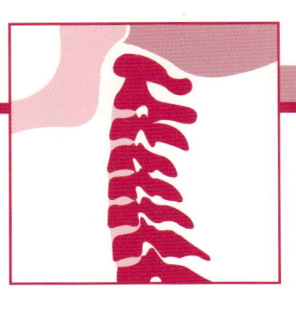

第2頸椎から第6頸椎まで
NMT2：側屈

適応

- **刺激過敏部位**：第2頸椎／第3頸椎，第3頸椎／第4頸椎，第4頸椎／第5頸椎，第5頸椎／第6頸椎．
- **運動テスト**：限局性の側屈運動が減少して，最終域は柔らかい．
- **疼痛**：限局性，または腕への放散痛．
- **自律神経の徴候**：姿勢の変化によって引き起こされる非系統的なめまい．夜間の腕のしびれ感．
- **筋テスト**：肩甲挙筋と同様に下部僧帽筋の短縮．
- **注意点**：側屈の制限は脊柱外側の変形性の辺縁骨棘形成を示唆する．
  椎骨動脈と脊髄神経の隣接による，局所の機械的因子が重要な役割を演じている（a）．

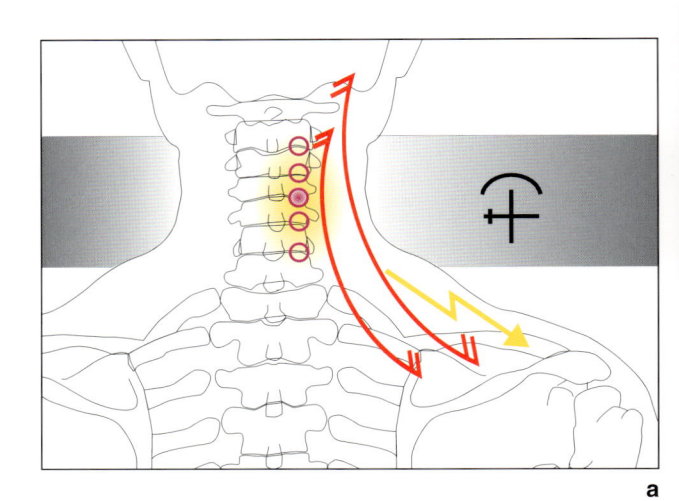

肢位

- 患者を坐位にさせる．
- 治療部位の尾側の脊柱の関節突起を柔らかくフォーク状に握り，固定する．
- 療法士は頭部と頸椎部をペンチ状に把持する．同時に小指でモビリゼーションを行う脊柱の頭側の関節突起をしっかりと固定する（b）．
- 病的な運動の限界点の分節に合わせる．

治療方法

- 病的な運動の限界点から離れて等尺性，自動的筋緊張を与える（c）．
- 等尺性筋収縮後のリラクセーション相の中で他動的側屈を行う．側屈は胸郭と頭部に置いた手で緩やかな牽引を加えながら行う（d）．

注意事項

治療中にめまいが起きたら，モビリゼーションは中止すべきである．

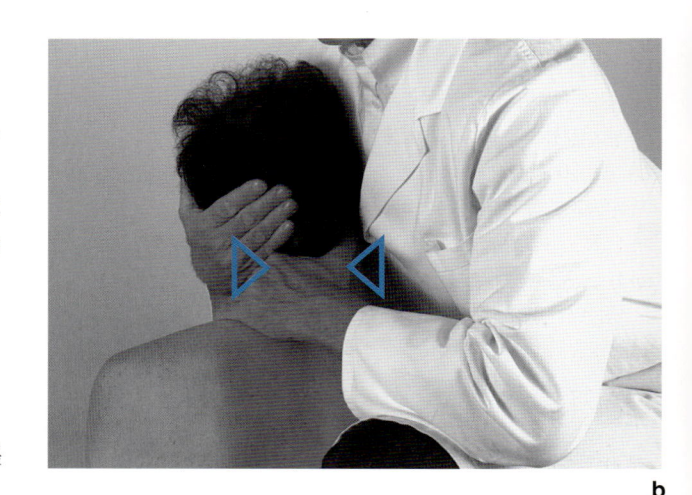

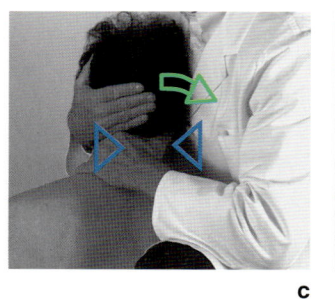

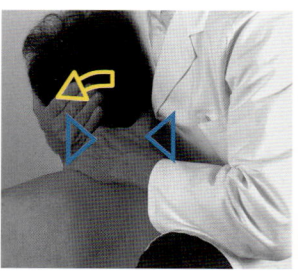

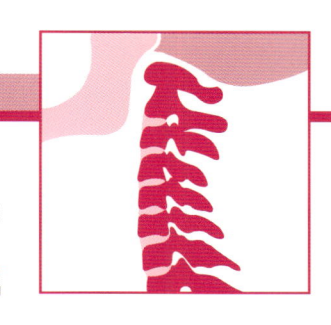

6.3 脊柱，骨盤，肋骨の治療

第2頚椎から第6頚椎まで
NMT 3：側屈

適応

刺激過敏部位：第2頚椎／第3頚椎，第3頚椎／第4頚椎，第4頚椎／第5頚椎，第5頚椎／第6頚椎。
運動テスト：側屈運動が減少して，最終域は柔らかい。
疼痛：限局性，または腕への放散痛，あるいは頚胸移行部への放散痛。
自律神経の徴候：姿勢の変化による非系統的なめまい。夜間の腕のしびれ感。
筋テスト：肩甲挙筋と下部僧帽筋の短縮。
注意点：側屈制限は脊椎外側の変形性の骨棘形成を示唆する。
椎骨動脈と脊髄神経の直接の隣接による局所の機械的因子が重要な役割を演じている（a）。

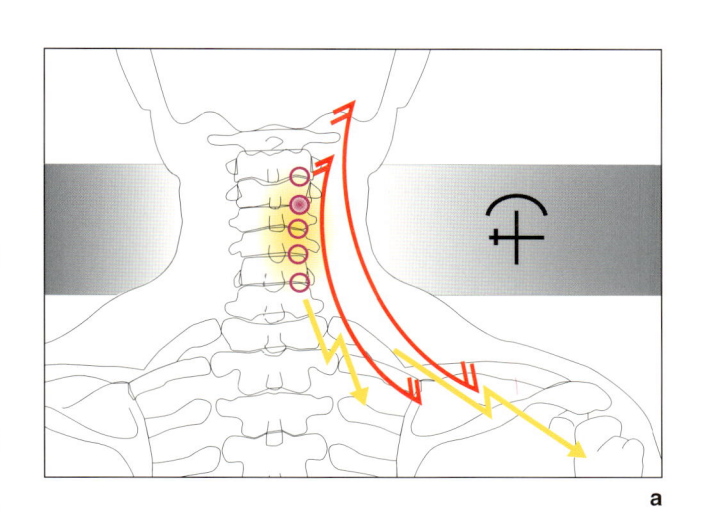

肢位

・患者を坐位にさせる。
・治療側の尾側脊椎の関節突起を柔らかくフォーク状に握って固定する。
・頭部と頚椎部はペンチ状に把持する。同時に小指で，モビリゼーションを行う側の頭側脊椎の関節突起をしっかりと固定する（b）。
・病的な運動の限界点の分節に合わせる。

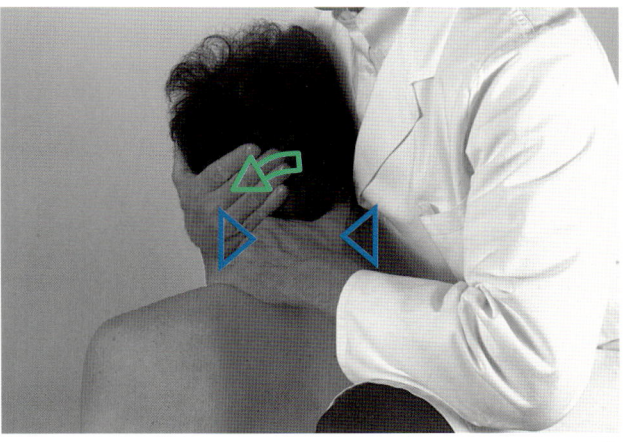

治療方法

・病的な運動の限界点の方向への等尺性，自動的筋緊張を与える（b）。
・リラクセーション相での他動的側屈（c）ならびに運動の限界点に新たに合わせる。

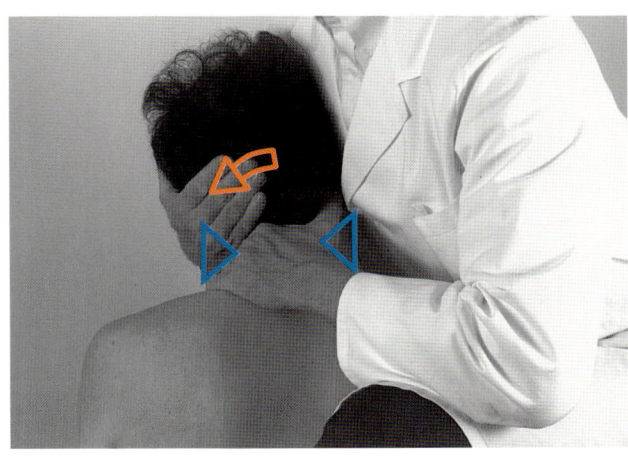

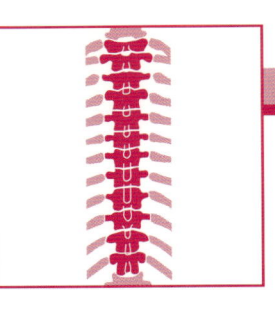

第7頸椎から第5胸椎まで
刺激を加えたモビリゼーション：伸展

適応

刺激過敏部位：第7頸椎／第1胸椎，第1胸椎／第2胸椎，第2胸椎／第3胸椎，第3胸椎／第4胸椎，第4胸椎／第5胸椎。

運動テスト：伸展と回旋運動が減少する。

疼痛：頸胸部の限局性疼痛，あるいは肩甲帯か肩甲間部への放散痛（**a**）。

肢位

・患者を仰臥位にして，脚は屈曲させる。
・療法士は手で治療を行う尾側脊椎を棘突起の上から砂袋状に固定する（**b**）。
・患者は両手を組んで頭側脊椎を支持する。

治療方法

・療法士の手で他動的伸展を行う。この際患者の肘を圧迫することによりモビリゼーションを強めることができる（**c**）。

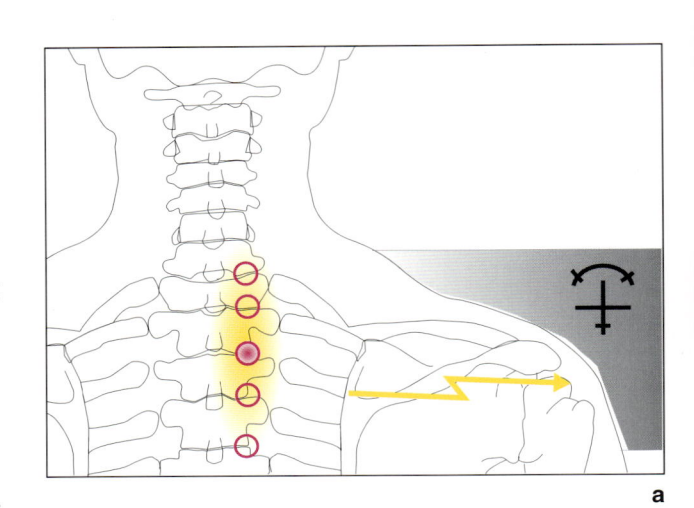

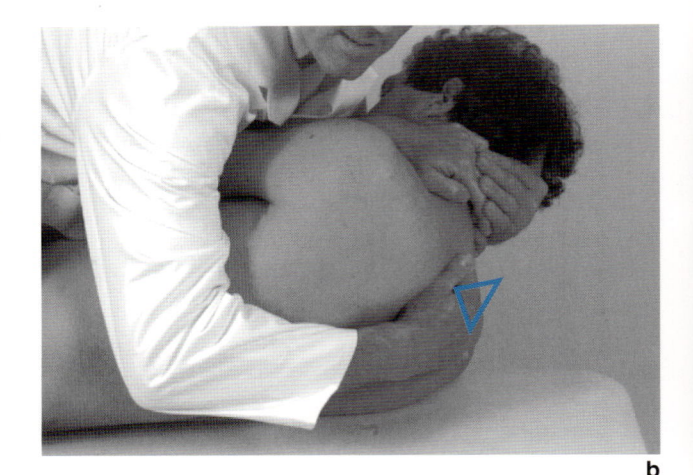

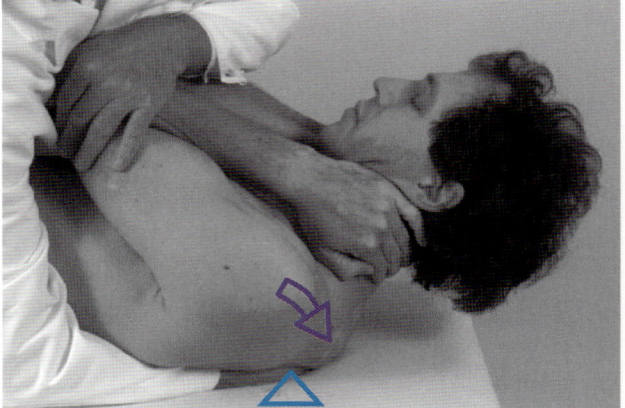

6.3 脊柱，骨盤，肋骨の治療

第7頸椎から第6胸椎まで
刺激を加えたモビリゼーション：牽引

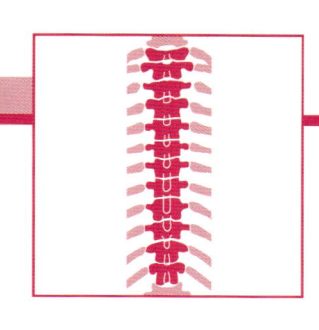

適応

刺激過敏部位：第7頸椎／第1胸椎，第1胸椎／第2胸椎，
　　　　　　　第2胸椎／第3胸椎，第3胸椎／第4胸椎，
　　　　　　　第4胸椎／第5胸椎，第5胸椎／第6胸椎。
運動テスト：運動が減少して，最終域は硬くなる。
疼痛：頸胸部ならびに肩甲間部と腕への放散痛（a）。

肢位

・患者は療法士にできるだけ近く検査側に平行に座る。患者は自分の肩関節を90度外転，外旋位に保持する。
・療法士は患者の腕を前方から水平まで移動させ，患者の母指で治療する棘突起を目標に当てる。下の腕は刺激過敏部位に置く。
・療法士は患者の項部で両手を組む（b）。
・患者は療法士の両手の上にぴったりと手を組み，療法士の胸部に楽に寄り掛かる（c）。
・療法士は軽く膝を屈曲して，開脚姿勢をとる。患者の上半身は療法士の胸部に寄り掛からせる。

治療方法

・呼気時に療法士は患者の頸胸移行部を越えて頭側へモビリゼーションを行う。
・頸椎の前彎方向への刺激は避けるべきである（d）。

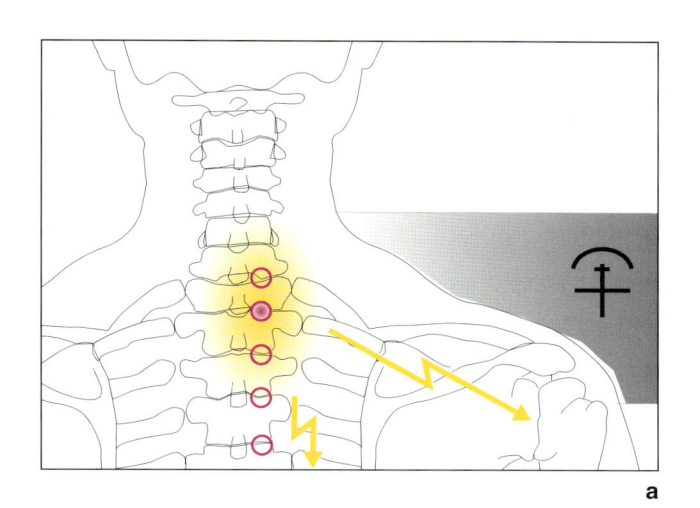

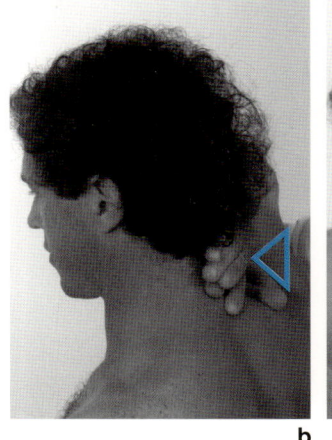

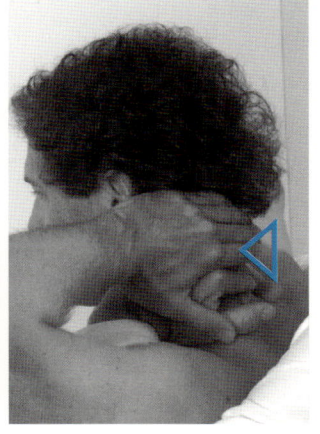

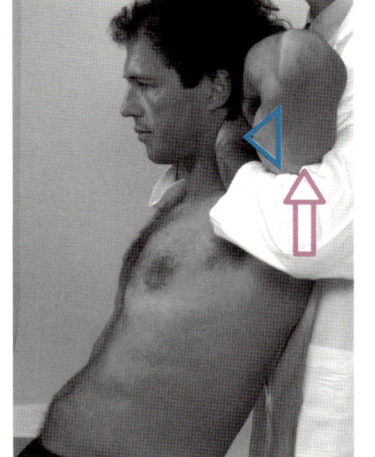

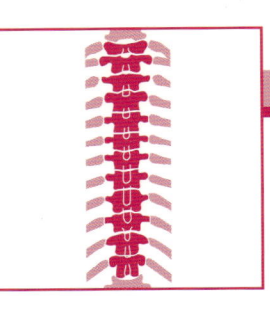

第6頸椎から第4胸椎まで
刺激を加えたモビリゼーション：回旋

適応

刺激過敏部位：第6頸椎／第7頸椎，第7頸椎／第1胸椎，第1胸椎／第2胸椎，第2胸椎／第3胸椎，第3胸椎／第4胸椎。
運動テスト：運動が減少して，最終域は硬くなる。
疼痛：頸胸部痛，肩甲間部と腕への放散痛（a）。

肢位

・患者に坐位をとらせ，頸椎部で腹側方向に牽引をしないように，項部で両手を組み合わせる。
・療法士は患者の横に立ち，患者の腕の下から片手を差し入れる（b）。
・療法士は刺激を加える手の母指を側方からモビリゼーションを行う脊柱の尾側の関節突起に置く（c）。
・他動的回旋を加えることによって病的な運動の限界点に分節を合わせる（腕の上で）。
・胸椎の後彎の増強。

治療方法

・呼気時に棘突起に刺激を与える。

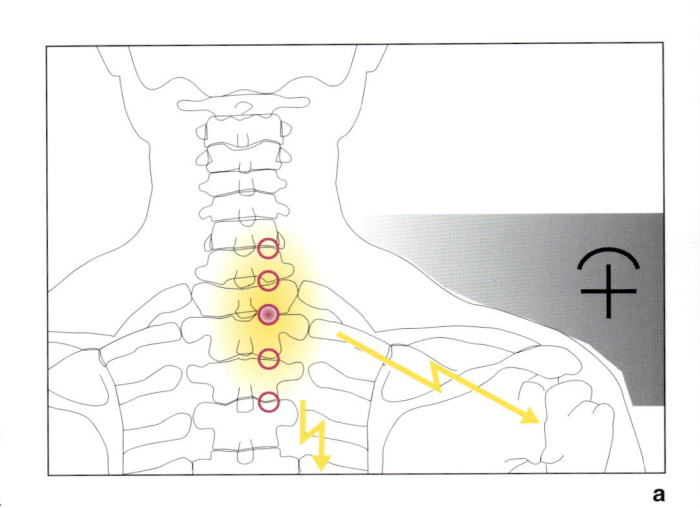

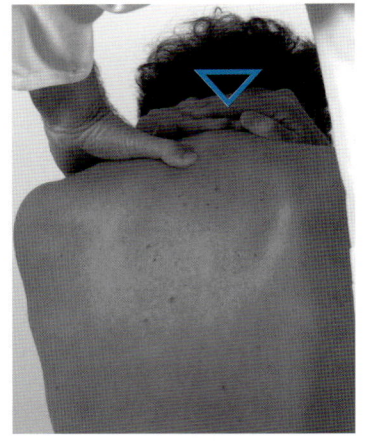

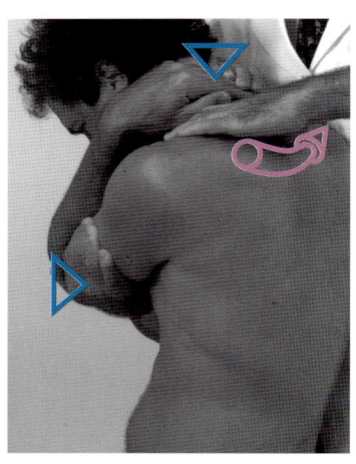

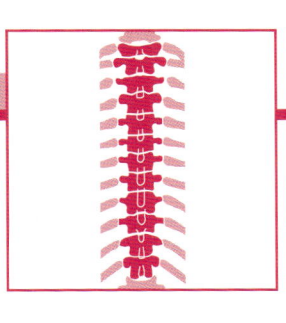

6.3 脊柱，骨盤，肋骨の治療

第5頸椎から第3胸椎まで
刺激を加えたモビリゼーション：回旋

適応
刺激過敏部位：第5頸椎／第6頸椎，第6頸椎／第7頸椎，第7頸椎／第1胸椎，第1胸椎／第2胸椎，第2胸椎／第3胸椎。
運動テスト：回旋ならびに側屈運動が減少して，最終域は硬くなる。
疼痛：頸胸部，あるいは腕，時には両手までさらに肩甲間部への放散痛（a）。

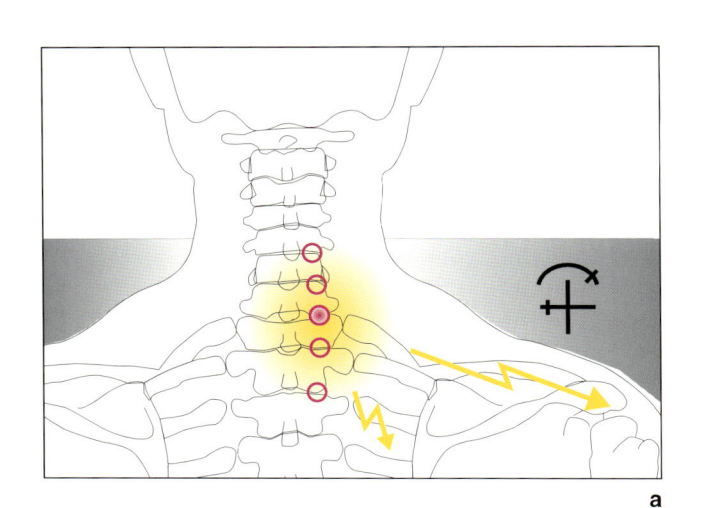

肢位
・患者はリラックスして，軽く後彎位で座り，頸椎は屈曲させる。
・療法士は患者の後ろに立ち，刺激を加える母指を外側からモビリゼーションを行う脊柱の尾側の棘突起上へ置く。残りの指は外側の頸椎三角部周辺を圧迫しない。
・療法士はもう一方の腕で頭部周辺をフォーク状に囲み，この際小指球はモビリゼーションを行う脊柱の頭側の関節突起に密着させる。
・フォーク状につかんだ腕の他動的回旋によって，病的運動の限界点の分節に合わせる（b）。

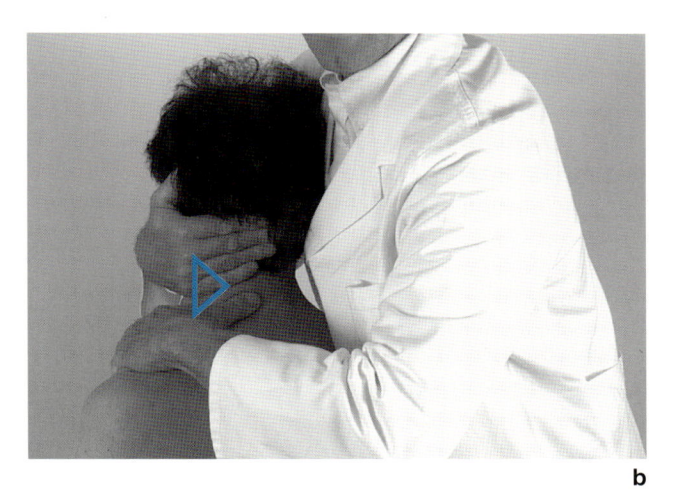

治療方法
・軽度の軸性牽引下で，呼気時に母指で尾側脊柱の棘突起に刺激を与える（c）。

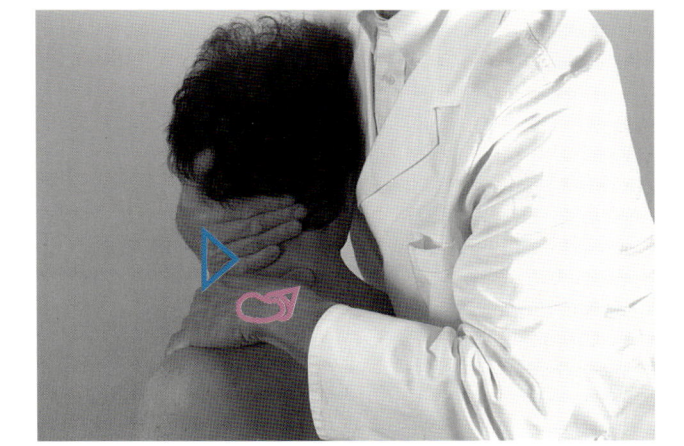

注意事項
外側の頸椎三角部の圧迫は避けるべきである。

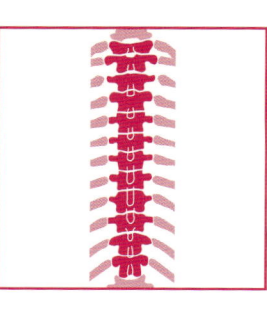

第 7 頸椎から第 3 胸椎まで
刺激を加えたモビリゼーション：回旋

適応

刺激過敏部位：第7頸椎／第1胸椎, 第1胸椎／第2胸椎, 第2胸椎／第3胸椎。
運動テスト：頸胸移行部の限局性運動が減少する。
疼痛：頸胸部での痛み, あるいは肩甲間部か肩甲帯への放散痛 (a)。

肢位

・患者に伏臥位をとらせる。胸椎と頸椎は軽く屈曲させる。
・療法士が側方に立ち, 頭部を両手で平らにつかみ, 頸椎の他動的側屈を最大限に行い (b), 引き続き反対側に回旋を行う (c)。それによって頸椎は頭側からは遮断される。
・療法士は刺激を加える手の豆状骨でモビリゼーションを行う脊柱の棘突起をしっかりとつかむ。
・もう一方の手で患者の頭部を回旋位で固定する。

治療方法

呼気時に豆状骨で外側尾側方向への刺激を尾側の脊柱に行う (d)。

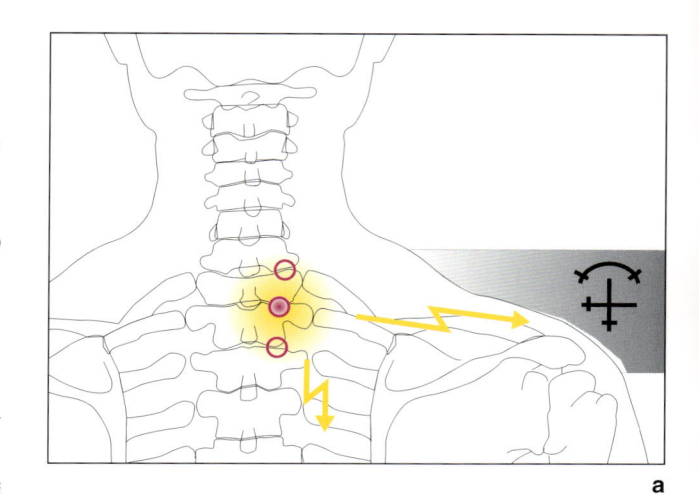

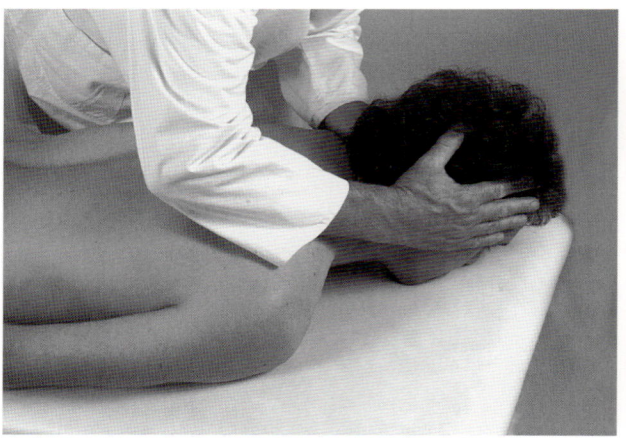

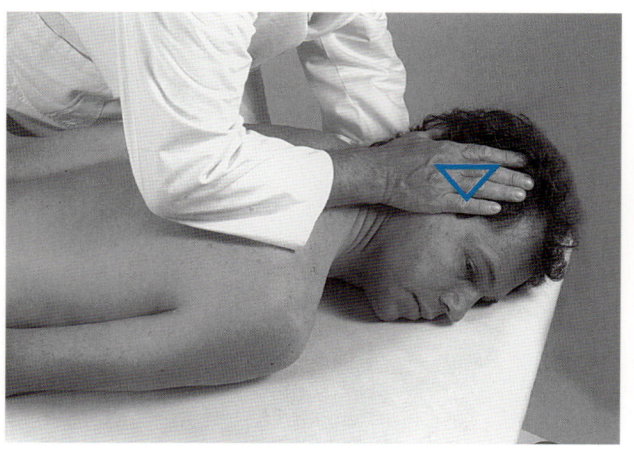

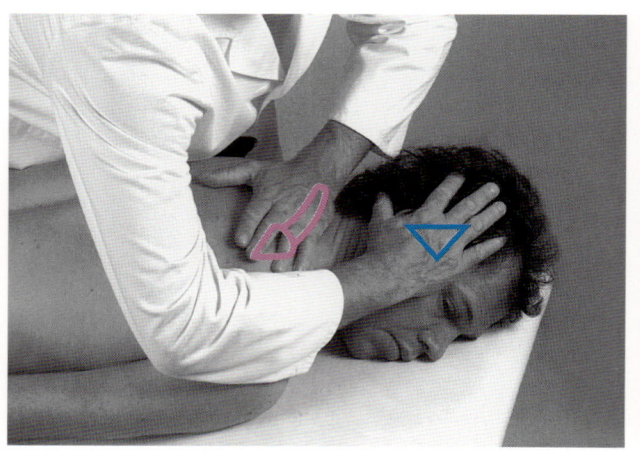

6.3 脊柱，骨盤，肋骨の治療

第7頸椎から第5胸椎まで
NMT 1，自己モビリゼーション：伸展

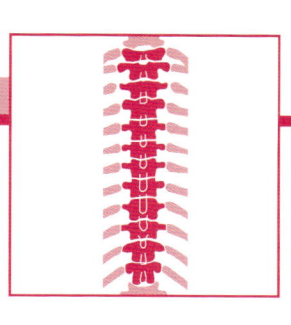

適応

刺激過敏部位：第7頸椎／第1胸椎，第1胸椎／第2胸椎，
第2胸椎／第3胸椎，第3胸椎／第4胸椎，
第4胸椎／第5胸椎。

運動テスト：伸展が減少する。

疼痛：頸胸部か肩甲間部に限局性か，あるいは肩甲帯への放散痛（a）。

肢位

・患者を仰臥位にさせ，脚は屈曲させる。
・治療を行う尾側の脊柱は棘突起上で砂袋で固定する（b）。
・頭側の脊柱は項部で組み合わせた患者の手で支える。

治療方法

・NMT 1。
・自己モビリゼーション。
呼気時に下に置いた砂袋で自動的伸展を行う（c）。

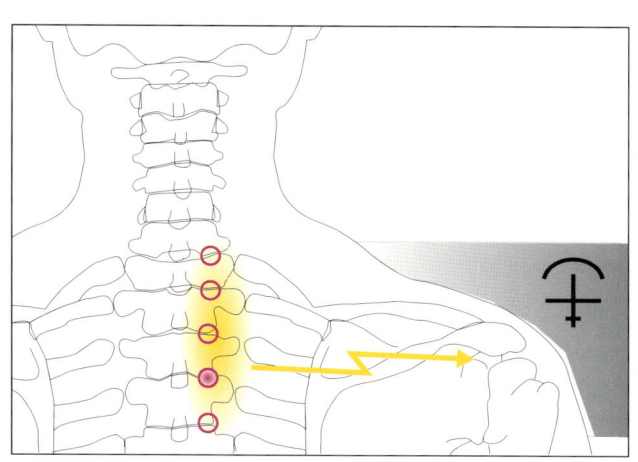

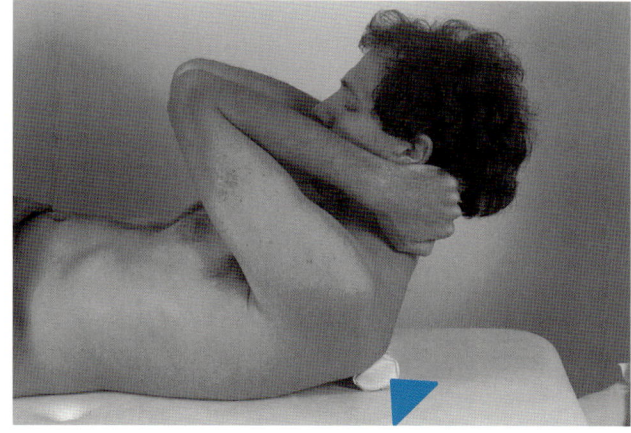

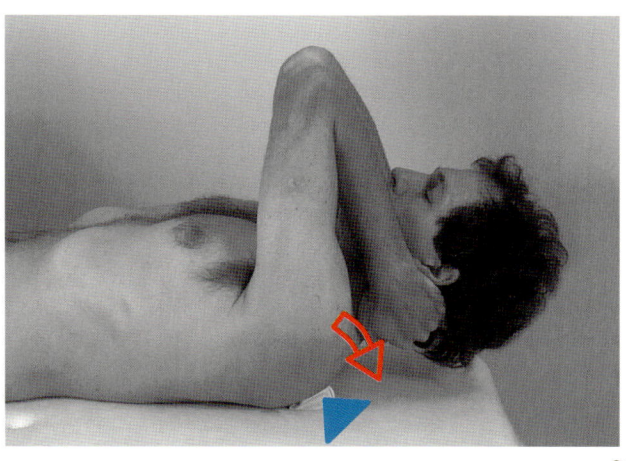

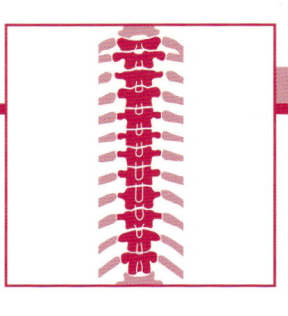

第6胸椎から第12胸椎まで
刺激を加えないモビリゼーション：回旋

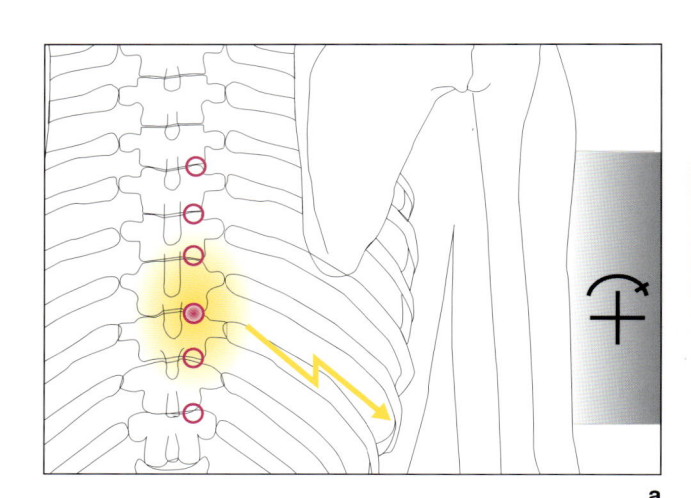

適応

刺激過敏部位：第6胸椎／第7胸椎，第7胸椎／第8胸椎，第8胸椎／第9胸椎，第9胸椎／第10胸椎，第10胸椎／第11胸椎，第11胸椎／第12胸椎。

運動テスト：回旋運動が減少する。

疼痛：限局性，時々肋骨と胸骨の外側腹側への放散痛（a）。

肢位

・患者を坐位にさせ，腕は胸部で交叉させる。
・療法士は片方の腕で前面から肩甲帯をつかむ。
・回旋と後彎によって病的運動の限界点に合わせる。
・療法士は母指でモビリゼーションを行う尾側の脊柱の棘突起を十分に押さえる（b）。

治療方法

・尾側の棘突起の圧迫は，胸椎を注意深く回旋することで強められる（c）。

注意事項

この治療手技は限局性の障害のみに適している。

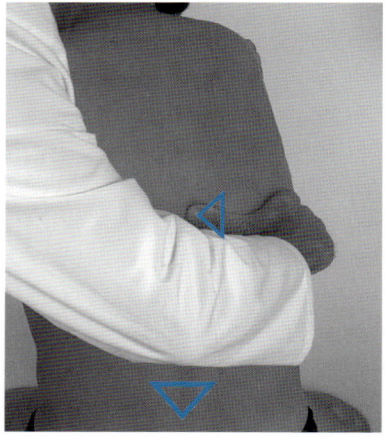

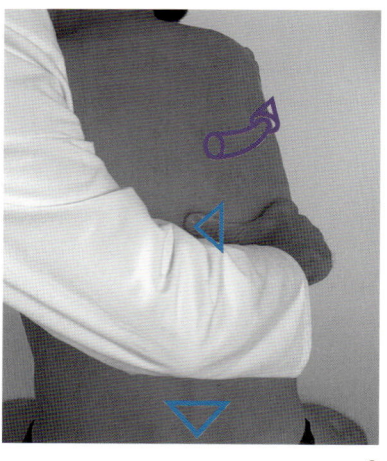

6.3 脊柱，骨盤，肋骨の治療

第3胸椎から第10胸椎まで
刺激を加えないモビリゼーション，NMT 2：伸展

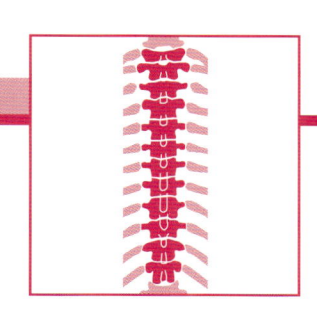

適応

刺激過敏部位：第3胸椎／第4胸椎，第4胸椎／第5胸椎，
第5胸椎／第6胸椎，第6胸椎／第7胸椎，
第7胸椎／第8胸椎，第8胸椎／第9胸椎，
第9胸椎／第10胸椎。

運動テスト：伸展あるいは側屈運動が限局性に減少する。

疼痛：急性か慢性，おそらく呼吸に関係している。限局性，時に肋骨と腹部から胸骨まで広がっていく。

筋テスト：内側肩甲帯の固定筋と，胸椎における脊柱起立筋の筋力低下（**a**）。

肢位

・患者は仰臥位。脚は屈曲させ，腕は胸部上に交叉しておく。
・療法士は患者を回旋させ，モビリゼーションを行う尾側の脊柱を母指球と中指を屈曲させて関節突起で固定する（**b**）。

治療方法

刺激を加えないモビリゼーション
・患者をひねって戻す。重力によるモビリゼーションは，伸展を行う方向で患者の肘に圧迫を加えることにより達成される（**c**）。

NMT 2
・伸展により病的な運動の限界点に合わせる。屈曲方向への最適な等尺性筋緊張。
・病的な運動の限界点において，等尺性筋収縮後のリラクセーション相の中で，伸展方向への他動的モビリゼーションを行う。

注意点：等尺性緊張は吸気時に同期させ，またモビリゼーションは呼気時に同時に行っていく。

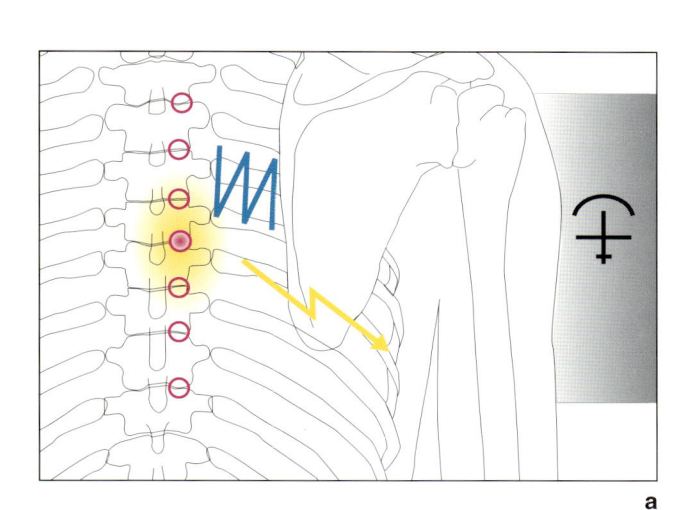

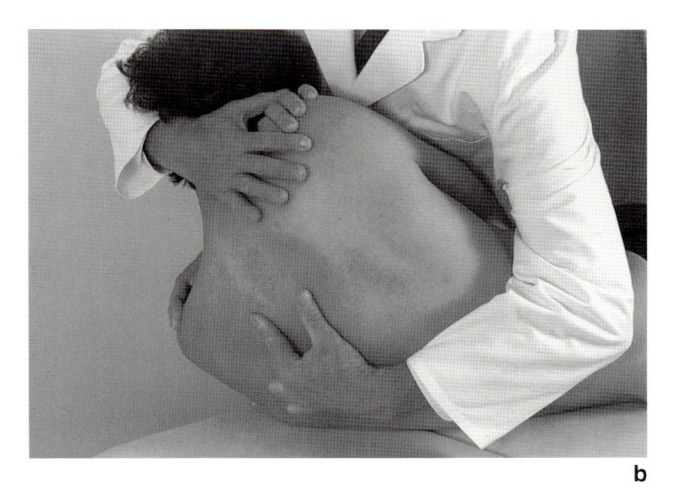

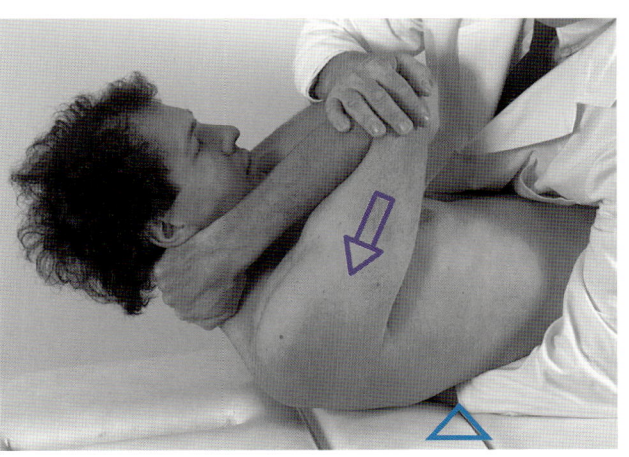

第6胸椎から第12胸椎まで
刺激を加えないモビリゼーション，NMT 2：回旋

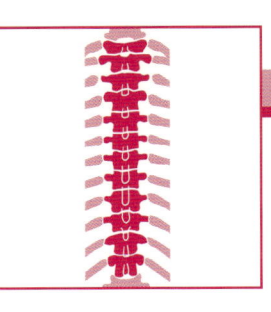

適応

刺激過敏部位：第6胸椎／第7胸椎，第7胸椎／第8胸椎，第8胸椎／第9胸椎，第9胸椎／第10胸椎，第10胸椎／第11胸椎，第11胸椎／第12胸椎。

運動テスト：回旋運動が減少する。

疼痛：急性か慢性，おそらく呼吸に関係している。時に肋間への放散痛（**a**）。

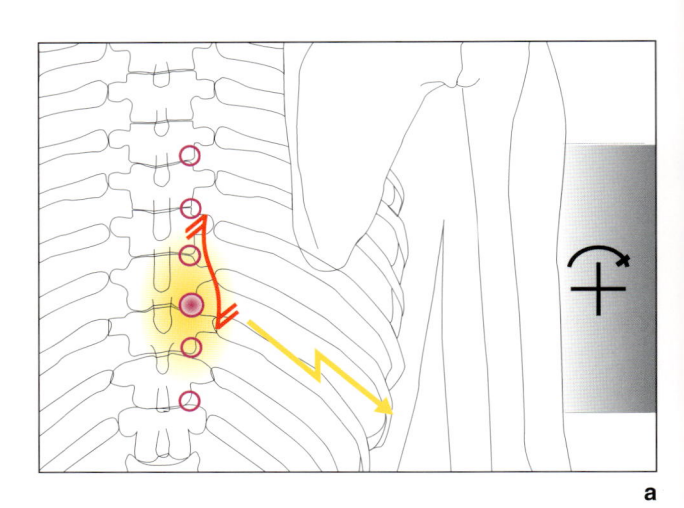

肢位

・患者を側臥位にさせる。
・第1段階で尾側脊柱，第2段階で頭側脊柱に回旋を加え，モビリゼーションする分節に合わせる。
・治療を行う頭側の脊柱の棘突起は，母指頭で台より離れた側で固定する（**b**）。
・療法士は他の手指で尾側の脊柱の棘突起を台に近い側で確実に押さえる（**b**）。
・病的運動の限界点で合わせる。

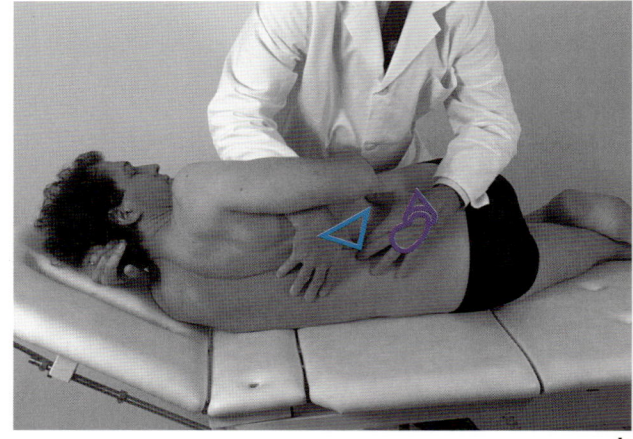

治療方法

刺激を加えないモビリゼーション
・尾側脊柱の棘突起に直接牽引を加え，分節の回旋を他動的にモビリゼーションすることで，さらに尾側に位置する脊柱の回旋が促進される（**b**）。

NMT 2
・病的運動の限界点からの等尺性回旋（吸気）。
・呼気時の終わりで等尺性筋収縮後のリラクセーション中に，病的運動の限界点を超えてモビリゼーションを行う（**c**）。

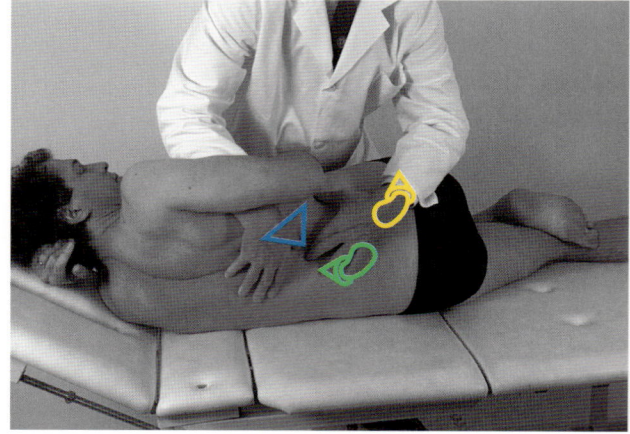

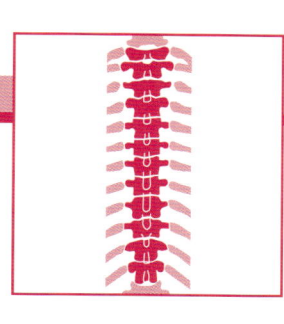

6.3 脊柱，骨盤，肋骨の治療

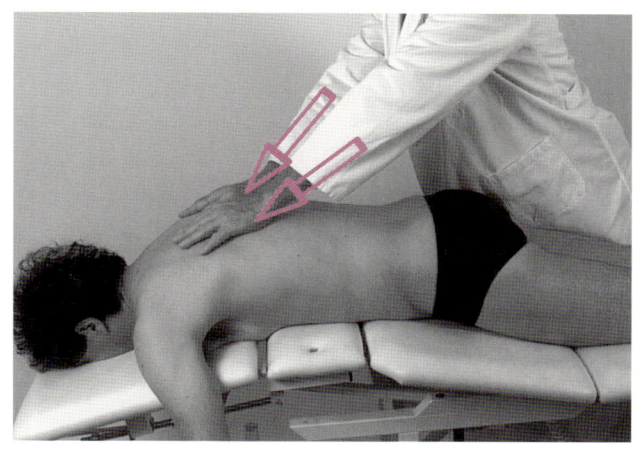

第3胸椎から第10胸椎まで
刺激を加えたモビリゼーション：牽引・屈曲

適応
刺激過敏部位：第3胸椎／第4胸椎，第4胸椎／第5胸椎，
第5胸椎／第6胸椎，第6胸椎／第7胸椎，
第7胸椎／第8胸椎，第8胸椎／第9胸椎，
第9胸椎／第10胸椎。
運動テスト：限局性の運動が減少する。
疼痛：胸椎中部ならびに下部での限局性の疼痛，あるいは肋骨間の帯状の放散痛（a）。

肢位
・患者を伏臥位にさせる。
・モビリゼーションを行う部位を胸椎後彎位に正確に合わせる。
・療法士は患者の脇に立ち，モビリゼーションを行う脊柱の横突起に母指球を密着させて置く。残りの手関節と小指球は関連する肋骨に置く。
・療法士の前腕は，相当する脊柱に対してできるだけ接線方向に置く（b）。

治療方法
・両手で頭側，ならびに軽度腹側方向への刺激を加えた他動的モビリゼーション（c）。
・呼気の終わりに刺激を加える。

注意事項
療法士が片手で当該分節の周囲を押す程度を変化させると，刺激が回旋成分にさらに加わる。

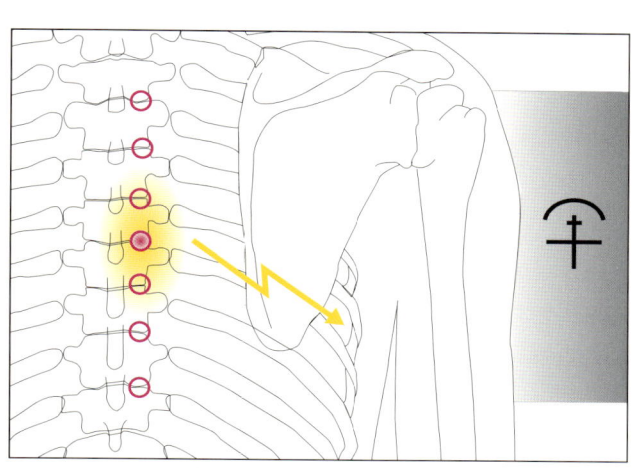

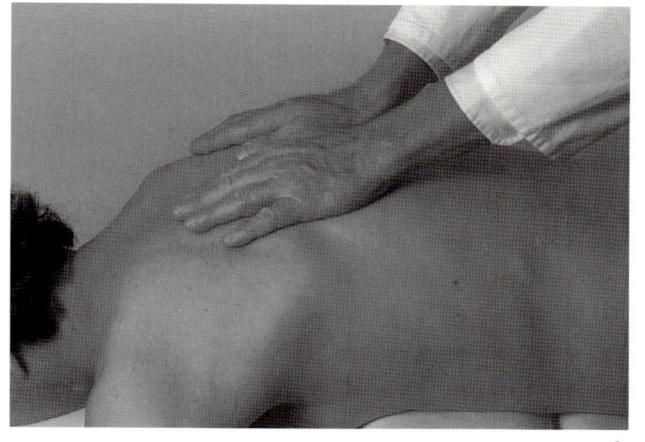

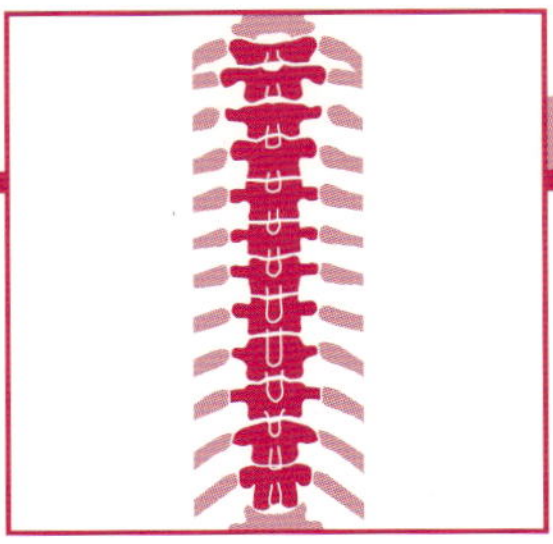

第4胸椎から第10胸椎まで
刺激を加えたモビリゼーション：回旋

適応

刺激過敏部位：第4胸椎／第5胸椎，第5胸椎／第6胸椎，第6胸椎／第7胸椎，第7胸椎／第8胸椎，第8胸椎／第9胸椎，第9胸椎／第10胸椎。

運動テスト：分節の運動が減少する。

疼痛：胸椎中部と下部における急性（または慢性）の限局性（またはびまん性）の痛み，あるいは肋骨間の外側腹側への帯状の放散痛。しばしば咳と呼吸に依存している（a）。

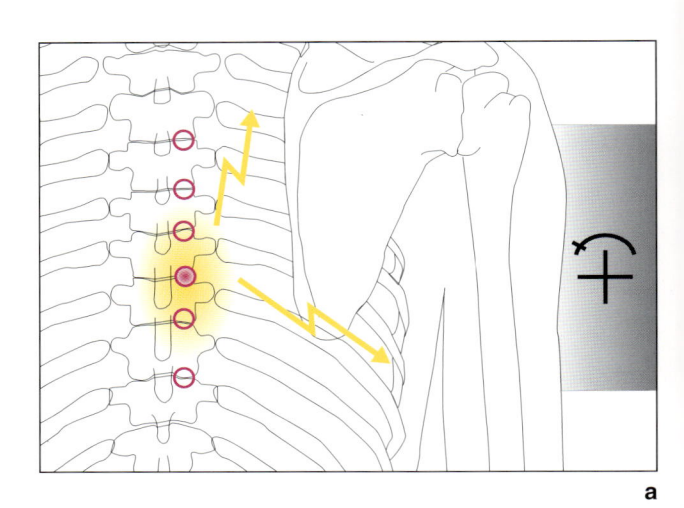

肢位

・患者を伏臥位にさせる。
・モビリゼーションを行う高位に胸椎後彎頂点を合わせる。
・療法士は脇に立ち，モビリゼーションを行う尾側頭側の脊柱のおのおのの横突起を密に手の豆状骨で押さえる。その際，腕を交叉させて，前腕は脊柱に対して約45度の角度にする（b）。

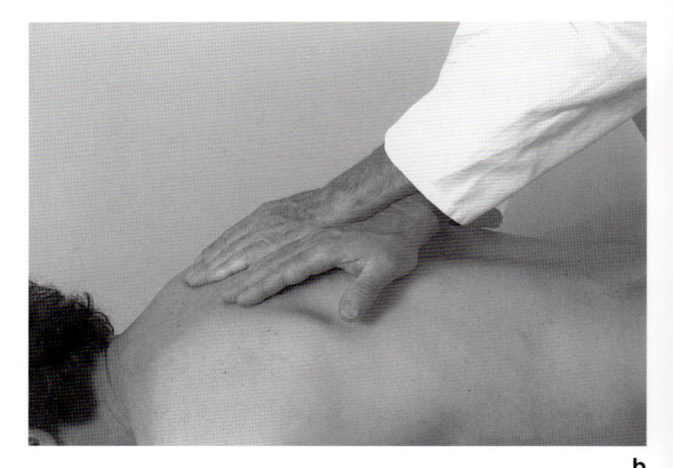

治療方法

・呼気の終わりで，障害された肢位から頭側腹側方向へ両手で刺激を加える（c）。

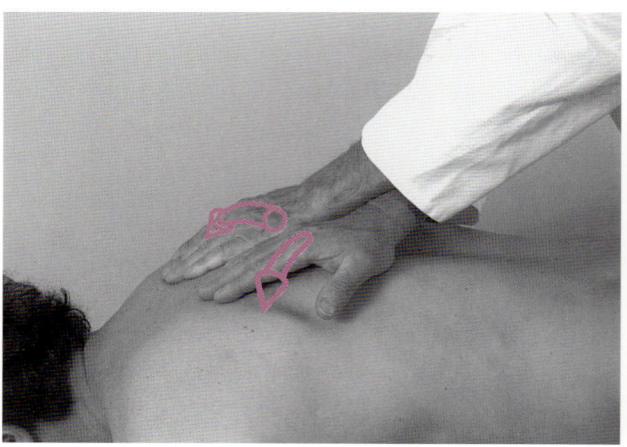

6.3 脊柱，骨盤，肋骨の治療

第3胸椎から第10胸椎まで
刺激を加えたモビリゼーション：回旋

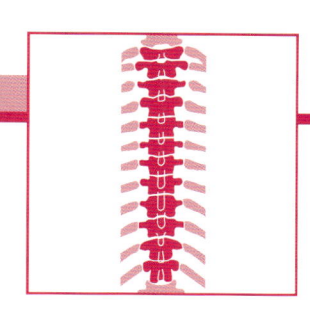

適応

刺激過敏部位：第3胸椎／第4胸椎，第4胸椎／第5胸椎，第5胸椎／第6胸椎，第6胸椎／第7胸椎，第7胸椎／第8胸椎，第8胸椎／第9胸椎，第9胸椎／第10胸椎。

運動テスト：分節の運動が減少する。

疼痛：胸椎中部または下部での限局性か帯状の放散痛（a）。

肢位

・治療する部位が胸椎後彎の頂点になるように患者を伏臥位にする。
・療法士は両手を交叉し，左手のタバコ入れ部と右の尺骨茎状突起を接するようにする。左の尺骨縁は操作する手である。この操作する手を右側から棘突起列に沿って置く（b）。指は頭側方向を示す。
・右手の豆状骨は胸椎の次の高さの横突起の反対側に置く（c）。

治療方法

・療法士の豆状骨上に刺激を加えて，肘は軽く屈曲させる。刺激は最大呼気姿勢のときに行う（c）。

注意事項

高齢者では，この刺激を加えたモビリゼーションは注意深く行うべきである。

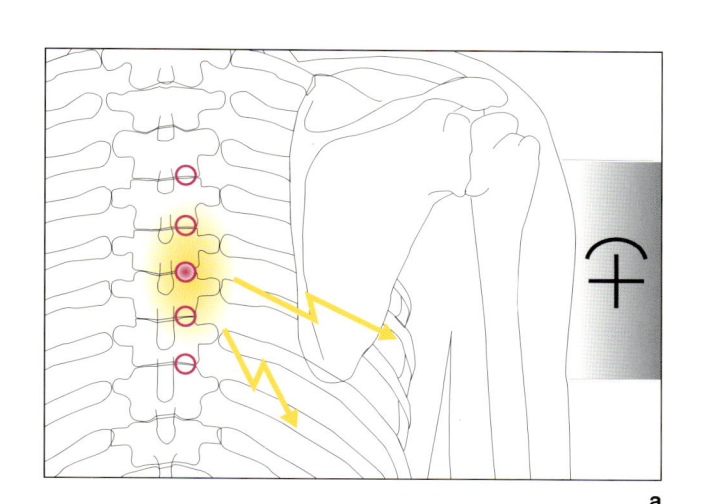

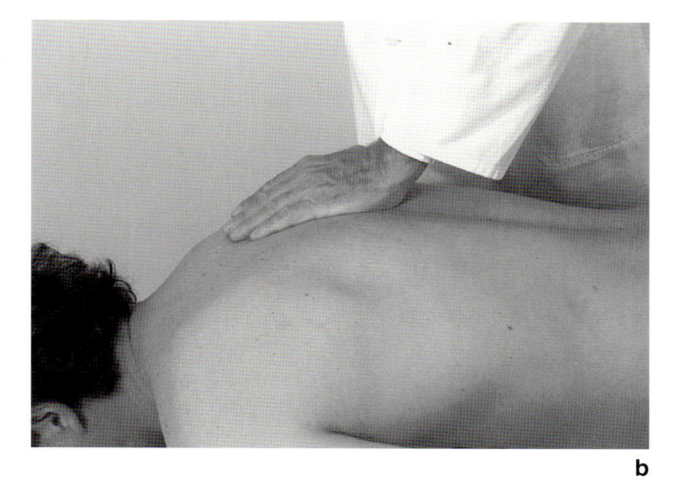

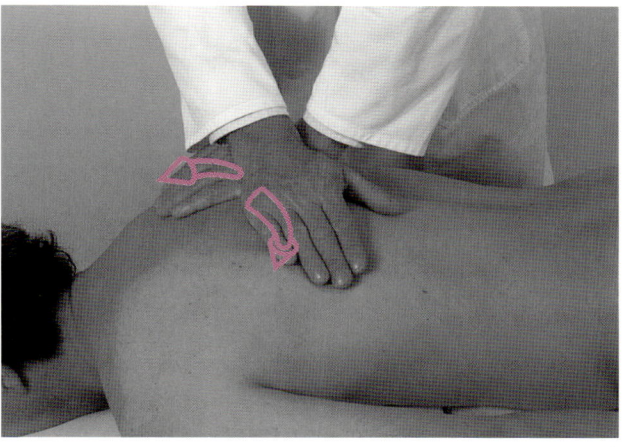

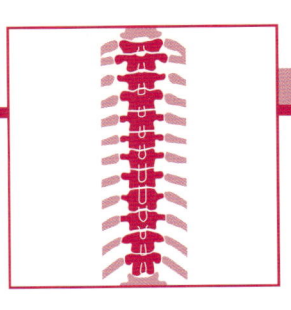

第4胸椎から第9胸椎まで
刺激を加えたモビリゼーション：回旋

適応
刺激過敏部位：第4胸椎／第5胸椎，第5胸椎／第6胸椎，第6胸椎／第7胸椎，第7胸椎／第8胸椎，第8胸椎／第9胸椎。
運動テスト：回旋ならびに側屈運動が減少して，最終域は硬くなる。
疼痛：中部胸椎部に限局性，または肋間への帯状の放散痛（**a**）。

肢位
・患者を仰臥位にして，両手を胸部で組み合わさせる。
・療法士は患者を他動的に身をくねらさせて，頸胸移行部の屈曲をコントロールするために，片手で後頭部と上部の頸椎をつかむ（**b**）。
・もう一方の手の母指と示指を伸展させ，3指から5指まで屈曲させる。
・この母指球は片側の尾側脊柱の横突起へ，屈曲した中指は頭側脊柱の横突起かモビリゼーションを行う反対側へ置く（**b**）。

治療方法
・患者を仰臥位に回転させる。
・患者の腕の上に療法士は圧迫を加え，呼気時に刺激を与える（**c**）。

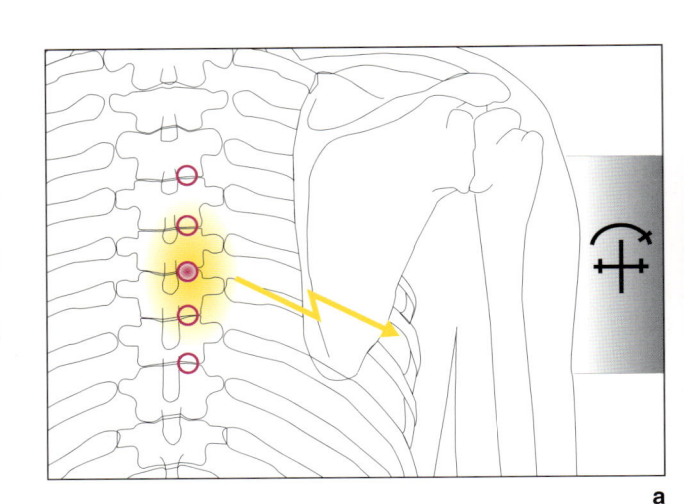

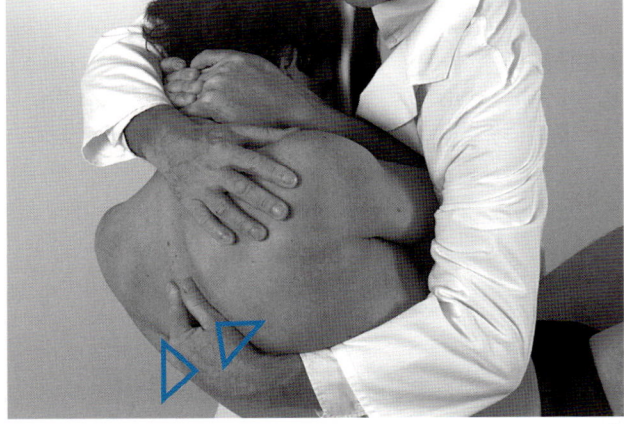

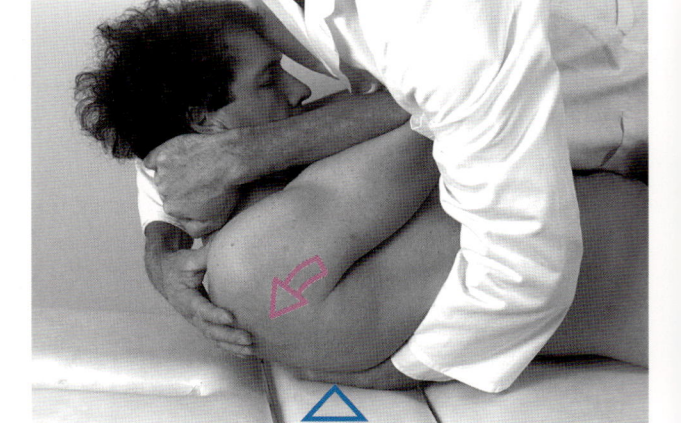

6.3 脊柱，骨盤，肋骨の治療

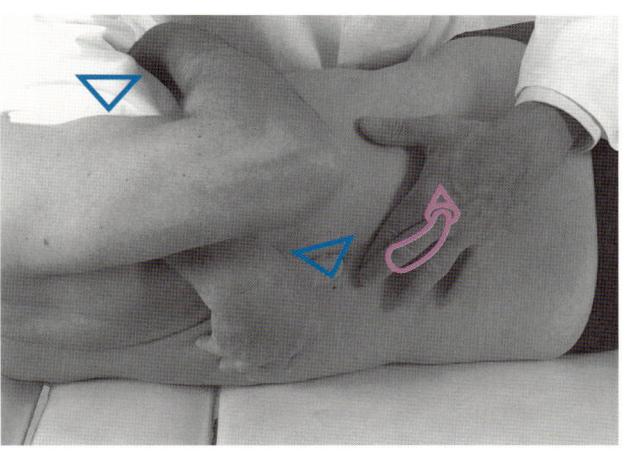

第5胸椎から第12胸椎まで
刺激を加えたモビリゼーション：回旋

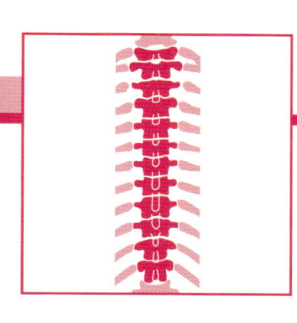

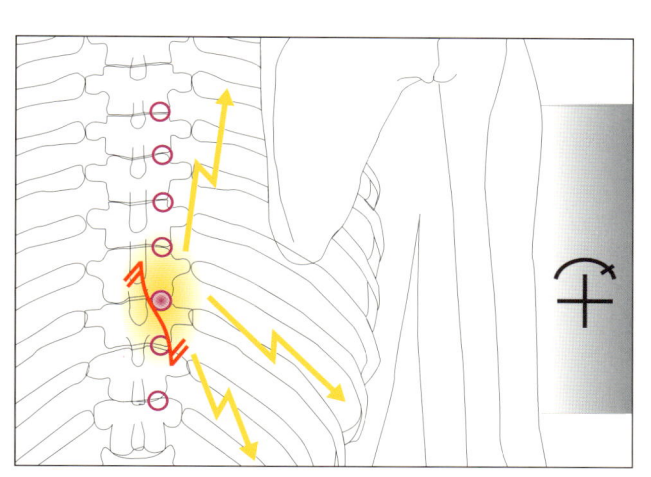

適応
刺激過敏部位：第5胸椎／第6胸椎，第6胸椎／第7胸椎，第7胸椎／第8胸椎，第8胸椎／第9胸椎，第9胸椎／第10胸椎，第10胸椎／第11胸椎，第11胸椎／第12胸椎。
運動テスト：分節での運動が減少。
疼痛：限局性，場合によっては肋骨間か肩甲間部への放散痛（a）。

肢位
・患者を側臥位にさせ，台の比較的手前に置く。
・療法士は片手で骨盤を固定する。もう一方の手で患者を腕の下から抱えて，その手を台に近い肩甲帯の方向へ向ける。同時に台から離れている肩甲帯を後方へ回転させ，胸椎の回旋を行う。
・胸椎は非常に大きく回旋するので，モビリゼーションを行う病的運動の限界点まで達する。
・脊柱は尾側に合わせる。療法士は骨盤に置いた手で台から離れた股関節を屈曲させて腰椎の屈曲に合わせる。足は台に接した膝窩部に置く。療法士は自分の膝を患者の屈曲した膝窩部側方に置く。
・療法士は頭側においた母指ならびに各指の尖端部でモビリゼーションを行う尾側の脊柱の棘突起を台に近い側でしっかりつかむ。前腕で骨盤を支える（b）。

治療方法
・尾側にある手で刺激を外側尾側へ向けて棘突起上に加える（c）。

注意事項
　注意することは，患者を正しい肢位にさせて，きちんと固定することである。治療肢位をとって疼痛が出現するのは，多くの場合，腰椎の屈曲が十分でないからである。

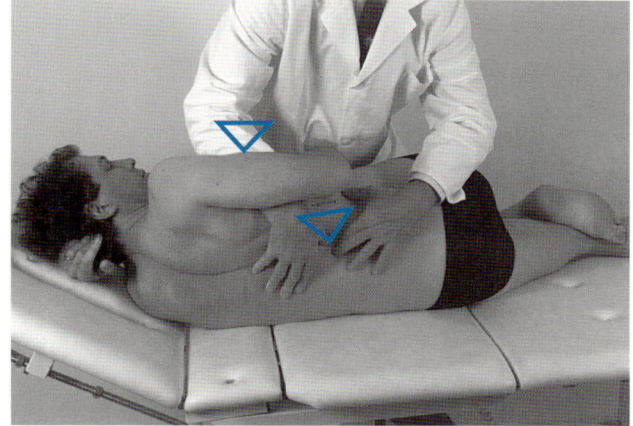

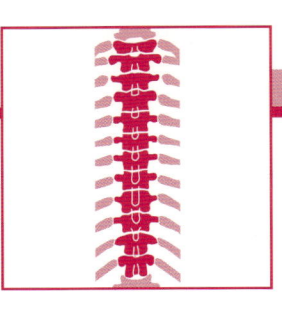

6. 徒手療法：治療手技

第6胸椎から第12胸椎まで
刺激を加えたならびに加えないモビリゼーション

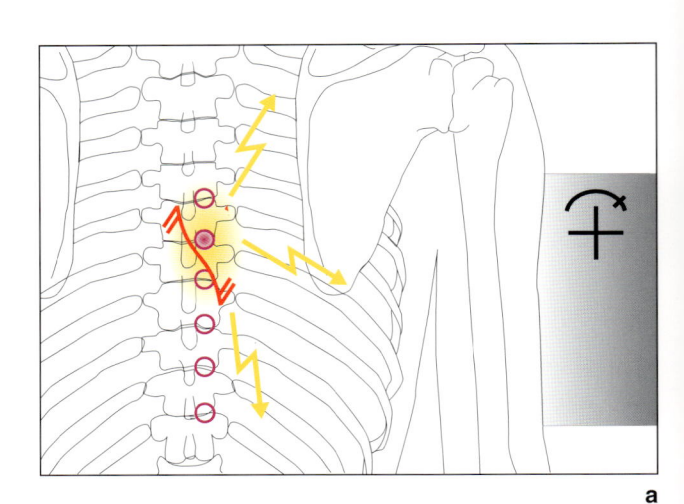

適応

刺激過敏部位：第6胸椎／第7胸椎，第7胸椎／第8胸椎，第8胸椎／第9胸椎，第9胸椎／第10胸椎，第10胸椎／第11胸椎，第11胸椎／第12胸椎．

運動テスト：限局性に運動が減少して，最終域は硬くなる．

疼痛：限局性，または肋間への放散痛，脊柱に沿って頭側か尾側への放散痛．

筋テスト：胸最長筋と横突棘筋群の短縮（**a**）．

肢位

・患者は乗馬のような座り方で，腕は胸部の上で組み合わせる．
・療法士は前から片手で患者をつかみ，胸椎を軽度屈曲位とさせて他動的回旋を行う．
・もう一方の手の豆状骨でモビリゼーションを加える頭側の脊柱の横突起を密に固定する（**b**，**c**）．
・回旋を加えて病的運動の限界点に分節を合わせる．

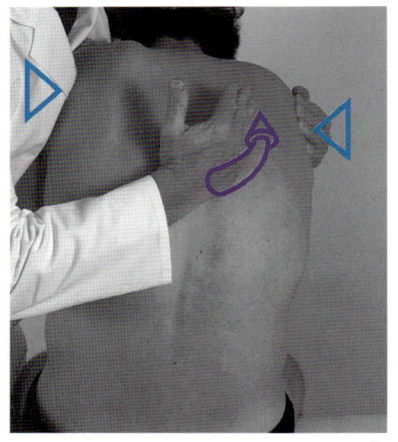

治療方法

・呼気の終わりに尾側脊柱の横突起に刺激を加えない（**b**）か，刺激を加えたモビリゼーション（**c**）を行う．回旋方向で各分節の関節面の傾斜に合わせる．

注意事項

治療変法：豆状骨で肋骨弓をしっかりと固定すると，肋骨と胸椎に属するモビリゼーションを間接的に行える．

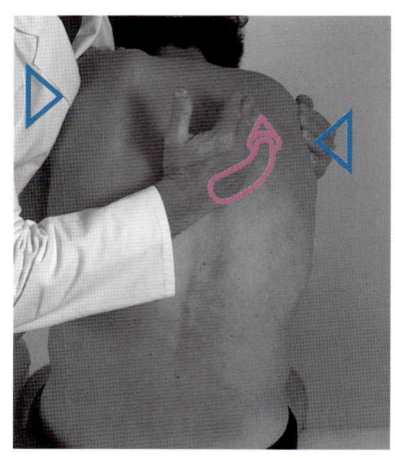

6.3 脊柱，骨盤，肋骨の治療

第 10 胸椎から第 5 腰椎まで
刺激を加えないモビリゼーション，NMT 2：腰椎・胸椎の回旋

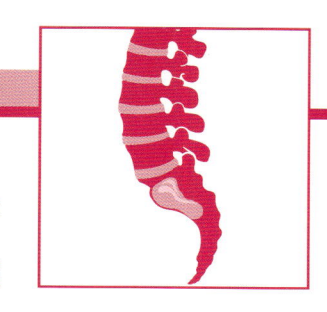

適応

刺激過敏部位：第 10 胸椎／第 11 胸椎，第 11 胸椎／第 12 胸椎，第 12 胸椎／第 1 腰椎，第 1 腰椎／第 2 腰椎，第 2 腰椎／第 3 腰椎，第 3 腰椎／第 4 腰椎，第 4 腰椎／第 5 腰椎，第 5 腰椎／仙椎。

運動テスト：回旋と側屈運動が減少して，最終域はどちらかといえば硬くなる。

疼痛：限局性または脇腹と臀部への放散痛。急性または慢性。

筋テスト：腰最長筋，横突棘筋群と腰方形筋の短縮（a）。

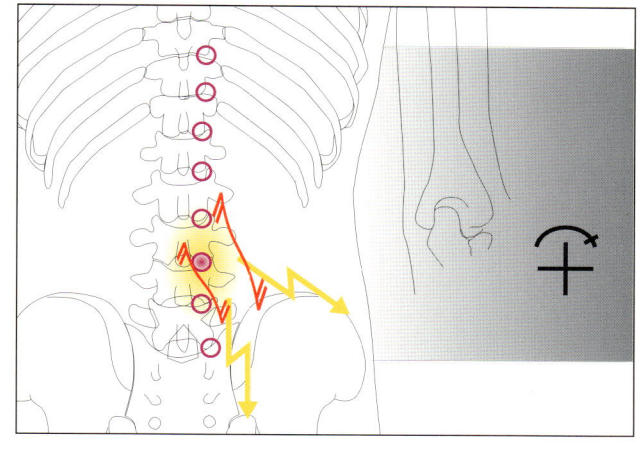

肢位

・患者は坐位で，腕を組み両手は肩甲骨に置く。
・モビリゼーションを行う分節は，病的な運動の限界点まで屈曲と回旋を行い頭側の脊柱に合わせる（b）。
・療法士は母指の尖端でモビリゼーションを行う尾側の脊柱の横突起を密に固定する。

治療方法

モビリゼーション
・肩甲帯と胸椎での回旋牽引による刺激を加えない他動的モビリゼーション（c）。

NMT 2
・吸気時に運動の限界点で等尺性回旋を行う（d）。
・等尺運動後のリラクセーション相の中で，病的な運動の限界点での短縮した筋肉のモビリゼーションと伸張を行う。モビリゼーションは呼気時に行う（e）。

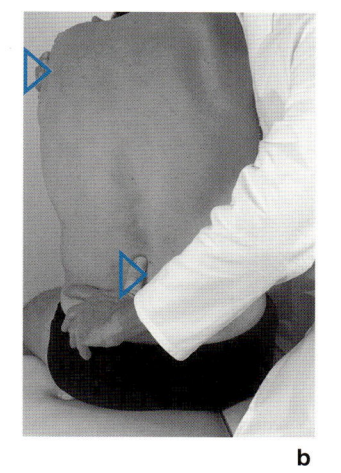

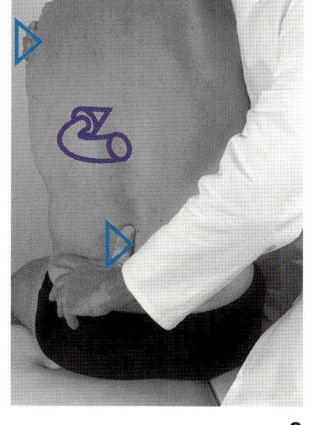

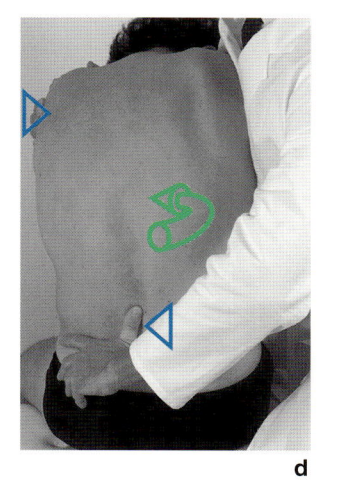

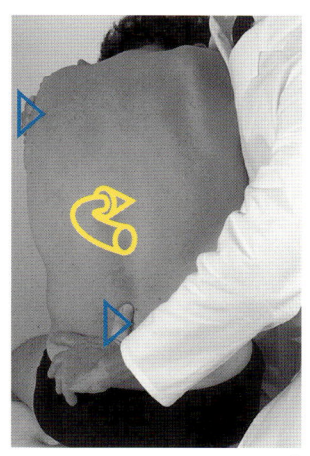

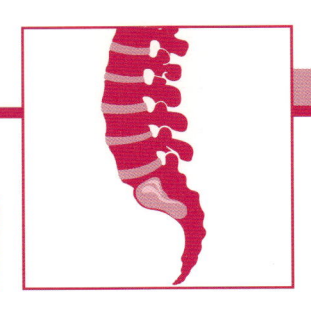

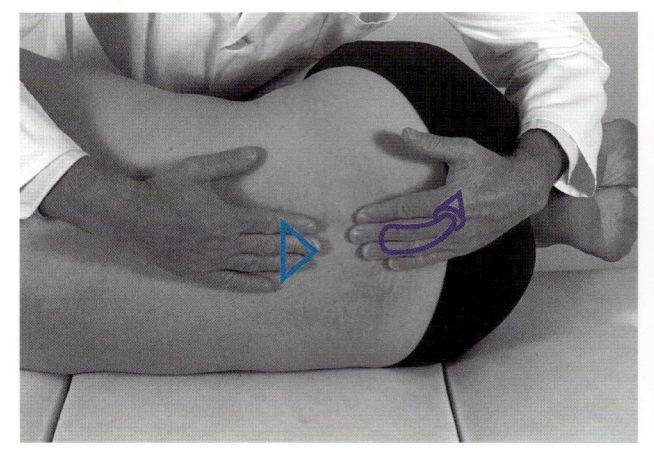

第12胸椎から仙椎まで
刺激を加えないモビリゼーション：腰椎での屈曲・牽引

適応

刺激過敏部位：第1腰椎／第2腰椎，第2腰椎／第3腰椎，第3腰椎／第4腰椎，第4腰椎／第5腰椎，第5腰椎／仙椎。

運動テスト：刺激を加えないモビリゼーションに対する他動的運動の際に第1腰椎から仙椎までの運動が減少して，最終域は硬くなる。NMT 2に対する他動的運動の際には最終域は柔らかい。

筋テスト：腰部の脊柱起立筋の短縮（a）。

疼痛：慢性で限局性，時に脇腹方向へ放散する。

肢位

・患者を側臥位にさせる。
・股関節は屈曲させ，下腿部は療法士の躯幹で支える。
・治療する腰椎の棘突起を固定する。手のひらと前腕で棘突起の深部をしっかり把持する。
・もう一方の手で療法士は第1仙椎棘突起ならび仙椎全体をしっかり把持する。
・屈曲により病的運動の限界点を腰椎に合わせる（b）。

治療方法

・屈曲，牽引による他動的モビリゼーションは，股関節の屈曲を増すことよって容易になる（c）。

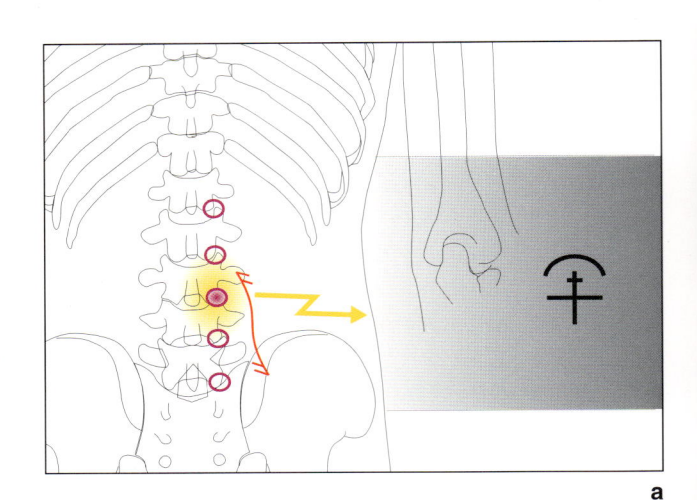

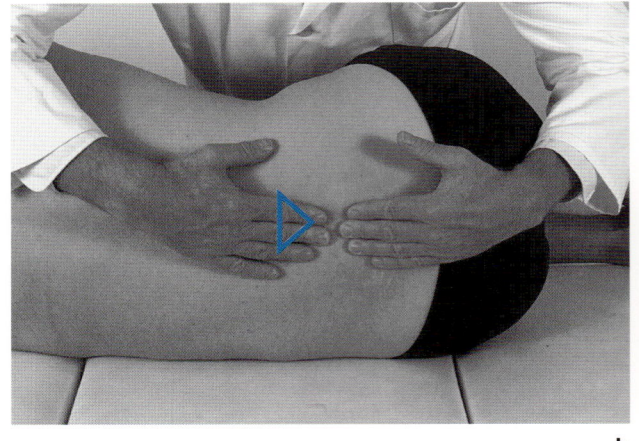

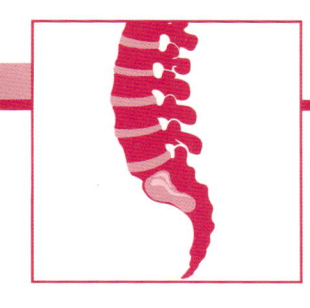

6.3 脊柱，骨盤，肋骨の治療

第12胸椎から仙椎まで
刺激を加えないモビリゼーション，NMT 2：回旋

適応

刺激過敏部位：第12胸椎／第1腰椎，第1腰椎／第2腰椎，第2腰椎／第3腰椎，第3腰椎／第4腰椎，第4腰椎／第5腰椎，第5腰椎／仙椎。

運動テスト：回旋と側屈運動が減少して，最終域は硬いもしくは柔らかい。最終域が硬い場合，刺激を加えないモビリゼーションを行い，最終域が柔らかい場合，NMT 2を行う。

疼痛：慢性か急性，ほとんどは局限性である。

筋テスト：横突棘筋系，すなわち腰部の脊柱起立筋と腰方形筋の短縮。（a）

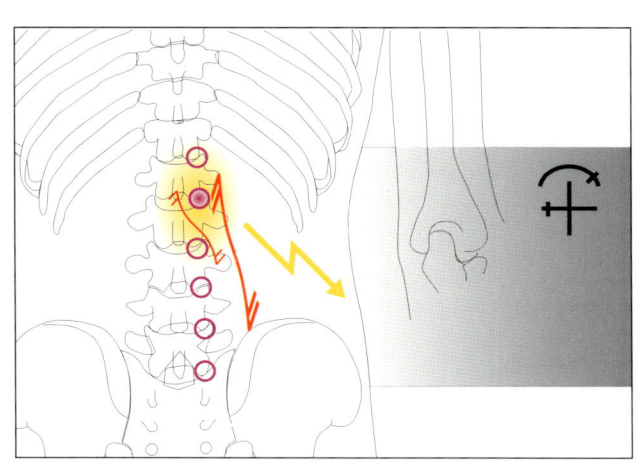

肢位

・患者を側臥位にさせる。
・回旋によって第1段階で尾側，第2段階で頭側の脊椎をモビリゼーションする分節まで合わせる。
・治療を行う分節の頭側脊椎の棘突起は台から離れたところで母指または指尖部によって固定する。
・もう一方の手の指尖部で，尾側脊椎の棘突起を台に近いところでしっかり把持する（b）。
・病的運動の限界点で分節に合わせる。

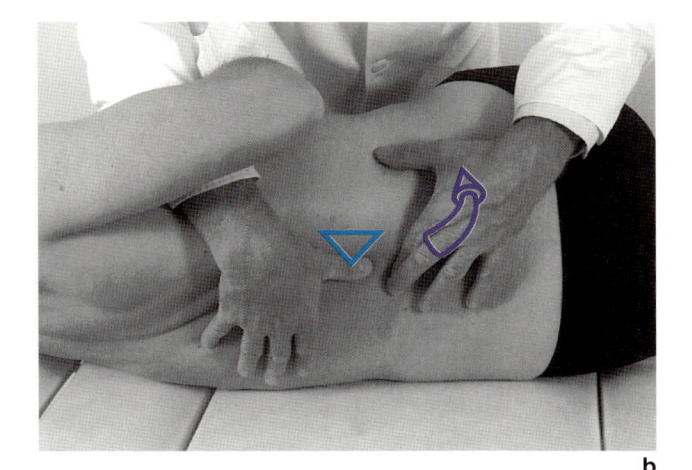

治療方法

モビリゼーション
・尾側の棘突起での直接牽引と回旋による他動的モビリゼーションは，尾側に位置する腰椎の回旋を強めることによって容易になる（b）。

NMT 2
・吸気時の運動の限界点での等尺性回旋。
等尺性収縮後のリラクセーション相の時と呼気時にはモビリゼーションを病的運動の限界点を超えて行う（c）。

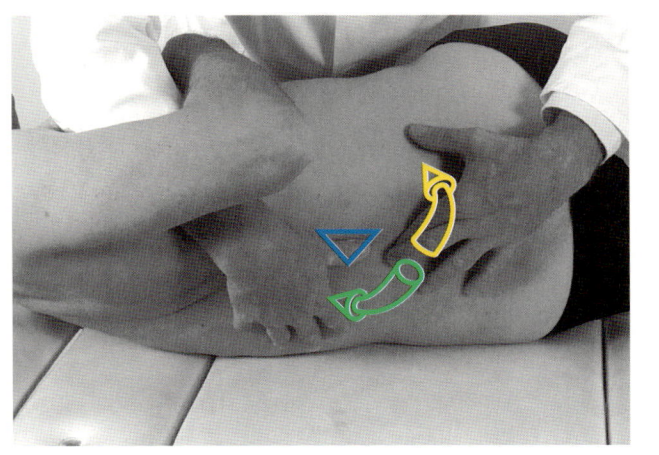

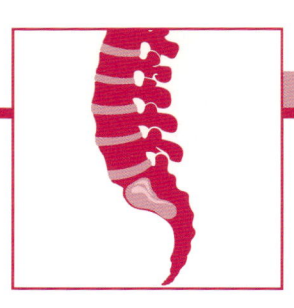

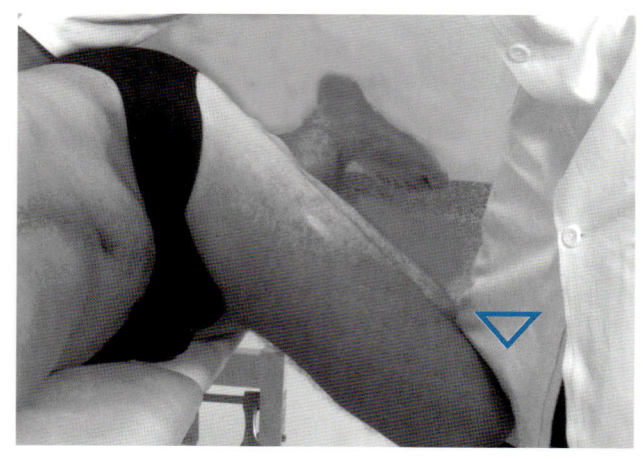

第1腰椎から仙椎まで
刺激を加えたモビリゼーション：回旋

適応

刺激過敏部位：第1腰椎／第2腰椎，第2腰椎／第3腰椎，第3腰椎／第4腰椎，第4腰椎／第5腰椎，第5腰椎／仙椎。

運動テスト：限局性に運動が減少して，最終域は硬くなる。

疼痛：限局性，または臀部と下肢への放散痛（**a**）。

肢位

・患者を台の辺縁近くで側臥位にする。療法士は一方の手で骨盤を固定する。

・もう一方の手で患者の腕をつかみ，肩甲帯を台の辺縁に引き寄せる。

・同時に肩甲帯の台から離れた側を後方へ回旋し，胸椎の回旋を行う。

・胸椎と腰椎は，モビリゼーションを行う側で病的運動の限界点に達するまで広く回旋させる。この肢位に合わせるには，療法士が肩を把持するかまたは腋窩部を肘で支えて固定する。

・患者が回旋方向へあわせて目を向けている間に背筋群は反射作用で緩解される（**b**）。

・それから脊柱を尾側から合わせていく。療法士は骨盤に置いた手で台から離れた股関節を他動的に屈曲を強めていき，腰椎を軽度に屈曲して合わせる。足は台に接している下肢の膝窩に置く。

・療法士は自分の膝を患者の屈曲した膝窩部の外側に置くが，これは姿勢を調整するためである（**c**）。

・前腸骨棘が台の上にくるためには腰椎と骨盤はさらに回旋させなければならない。これに達するために胸椎と腰椎の回旋合わせをいくらか減らすことが必要な場合がある。

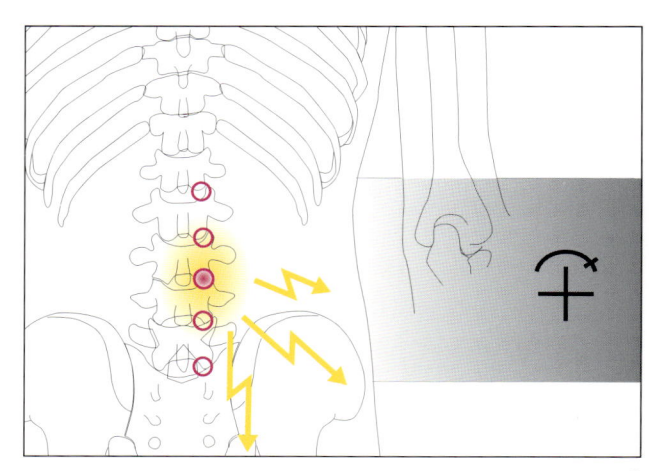

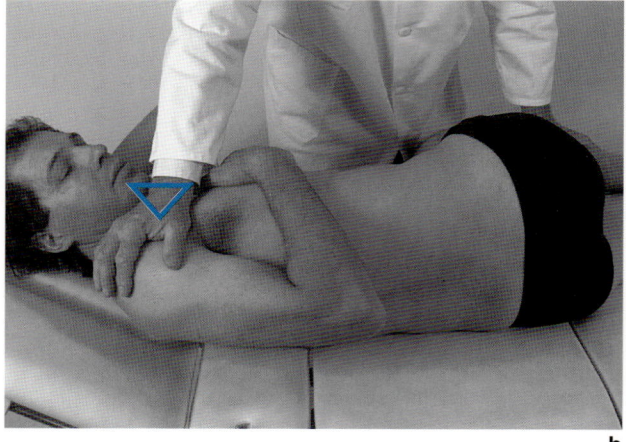

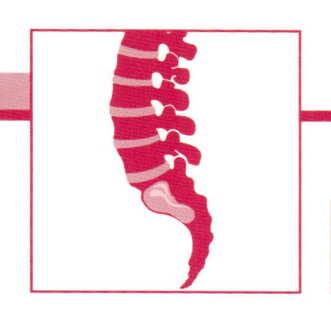

6.3 脊柱，骨盤，肋骨の治療

第1腰椎から仙椎まで
刺激を加えたモビリゼーション：回旋

・刺激を加える手根骨部は仙骨の上に置き，前腕は臀部で何もせずに置く。療法士の力点の頭側への移動によって緊張が増し，患者の固定された膝はその際にわずかに頭側へ移動する（d）。

治療方法

・問題となっている分節は病的運動の限界点に合わせる。
・固定した状態で刺激を坐骨の上から尾側と腹側へ向かって加える（e）。

注意事項

・呼気中の刺激。
・疼痛を伴う股関節症の場合，台から離れた患者の下肢は屈曲が不可能になる。

　股関節に人工骨頭などが入っている患者の場合，この治療手技は適用されない。

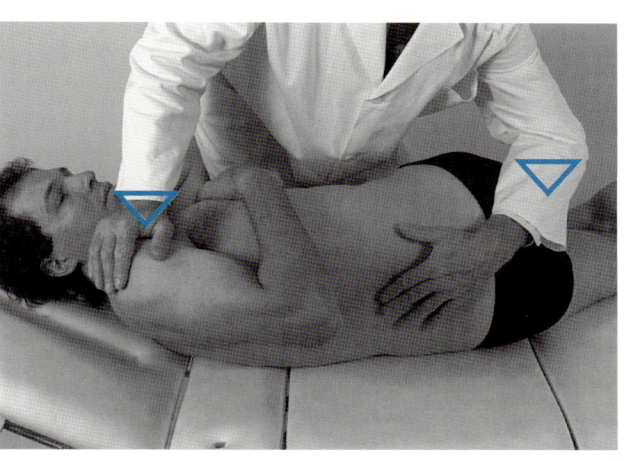

d

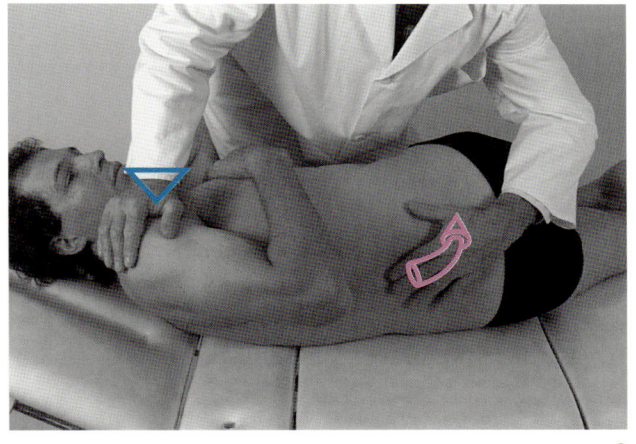

e

123

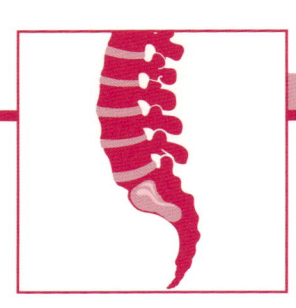

6. 徒手療法：治療手技

第1腰椎から第5腰椎まで
刺激を加えたモビリゼーション：回旋

適応

刺激過敏部位：第1腰椎／第2腰椎，第2腰椎／第3腰椎，第3腰椎／第4腰椎，第4腰椎／第5腰椎。
運動テスト：運動が減少して，最終域は硬くなる。
疼痛：限局性，または臀部と下肢への放散痛（a）。

肢位

・患者は側臥位で，比較的台の手前に置く。
・療法士は片方の手で骨盤を固定する。
・続いてもう一方の手で患者の前腕をつかみ，肩甲帯を台へ引き寄せる。
・同時に台に接していない方の肩甲帯を後方へ回旋して，胸椎の回旋を行う。
・胸椎と腰椎はモビリゼーションを行う側で他では病的運動の限界点に達するまで広く回旋する。
・この肢位の調整は療法士が肩関節を把持するかまたは肘関節を腋窩で固定して調整する（b）。
・患者が回旋した方向を向いている間に，背筋群は反射作用により緩和される。
・脊柱は尾側から合わせていく。療法士は骨盤に置いた手で台に接していない股関節を他動的に屈曲を強めていき，腰椎を軽度に屈曲して合わせる。足は台に接した下肢の膝窩部に置く。
・療法士は自分の膝を，患者の屈曲した膝窩部の外側に置く。腰椎と骨盤は，上前腸骨棘が台の上にくるためにさらに回旋させる。ここまで達するためには，胸椎の回旋合わせをいくらか減らすことが必要である（c）。
・療法士は刺激を加える手の豆状骨部で，モビリゼーションを行う分節の尾側脊椎の棘突起の台に接していないところの深部をしっかり把持する（d）。

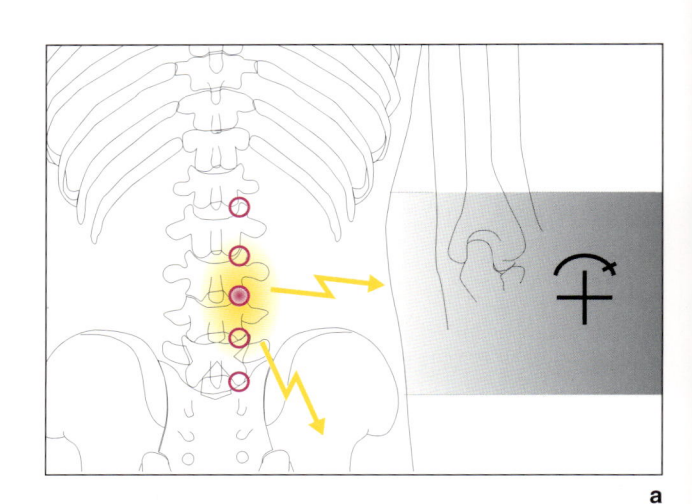

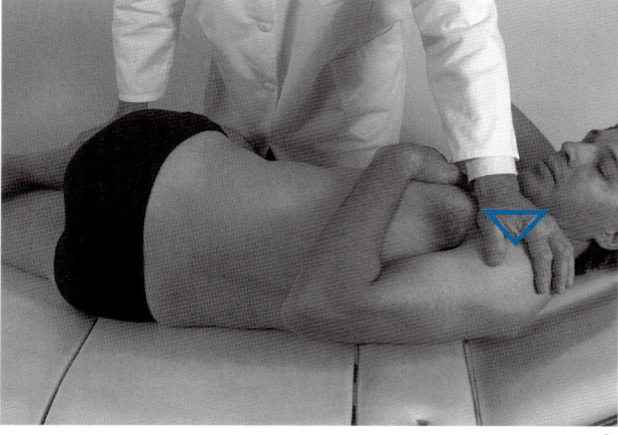

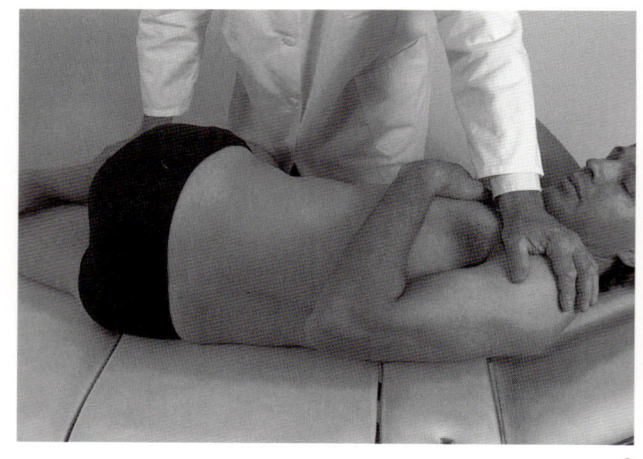

6.3 脊柱，骨盤，肋骨の治療

第 1 腰椎から第 5 腰椎まで
刺激を加えたモビリゼーション：回旋

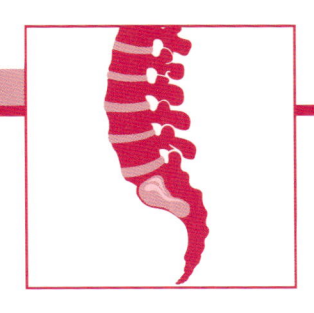

治療方法

・問題となっている分節は病的運動の限界点に合わせる。
・豆状骨による回旋刺激は呼気時に頭側の脊柱の棘突起の上で台へ向かうように加える（d）。

注意事項

疼痛を伴った股関節症では，患者の屈曲した下肢を安定した肢位に保つことはできない。

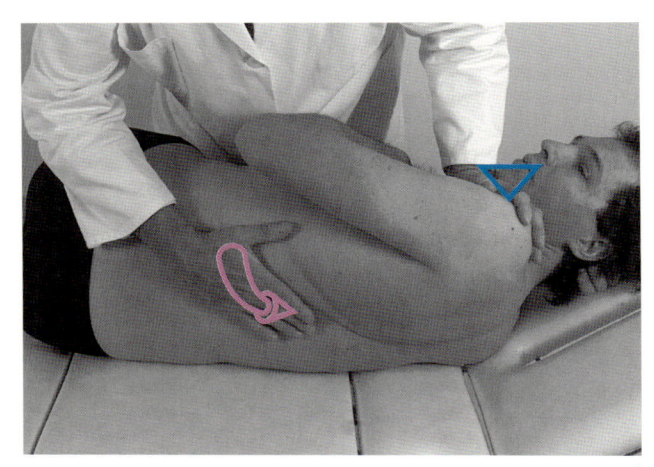

d

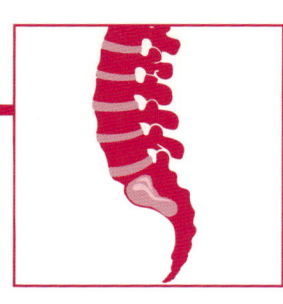

第1腰椎から第5腰椎まで
刺激を加えたモビリゼーション：回旋

適応

刺激過敏部位：第1腰椎／第2腰椎，第2腰椎／第3腰椎，第3腰椎／第4腰椎，第4腰椎／第5腰椎。

運動テスト：運動が減少して，最終域は硬くなる。

疼痛：限局性，または臀部と下肢への放散痛（a）。

肢位

- 患者は台の比較的手前で側臥位になる。療法士は片手で骨盤を固定する。
- もう一方の手で患者の前腕をつかみ，肩甲帯を台へ引き寄せる。
- 同時に台に接していないほうの肩甲帯を後方へ回旋させ，胸椎を回旋させる。
- 胸椎と腰椎はモビリゼーションを行う側で病的運動の限界点まで広範囲に回旋させる（b）。この肢位は療法士が肩を把持するかまたは肘を腋窩で固定して調整する。
- 治療する分節の頭側脊椎は，母指で台から離れている側の棘突起側で固定する（c）。
- 患者が回旋方向に目を向けることによって，背筋群は反射作用により緩和される。
- 脊柱は尾側から合わせていく。
- 療法士は骨盤に置いた手で台に接していないほうの股関節を他動的に屈曲を強めていき，腰椎を屈曲方向に合わせる。足は台に近いほうの膝窩に置く。
- 療法士は肢位を調整するために自分の膝を患者の屈曲した膝窩の外側に置く。

上前腸骨棘が台の上にくるためには，腰椎と骨盤をさらに回旋させなければならない。場合によっては胸椎と腰椎の回旋の調整を減らす必要がある。

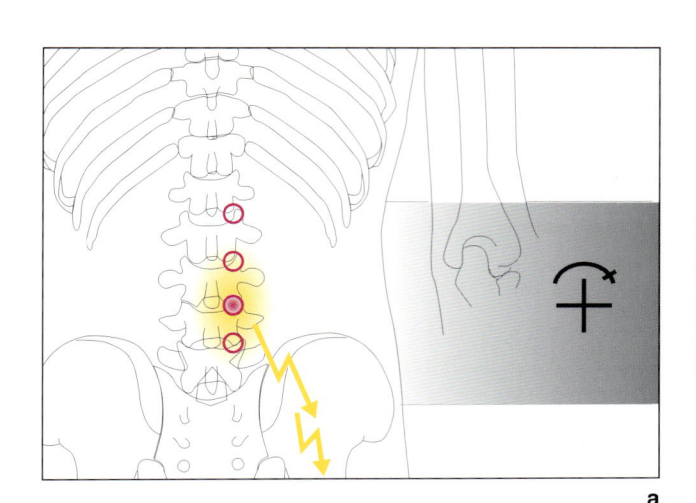

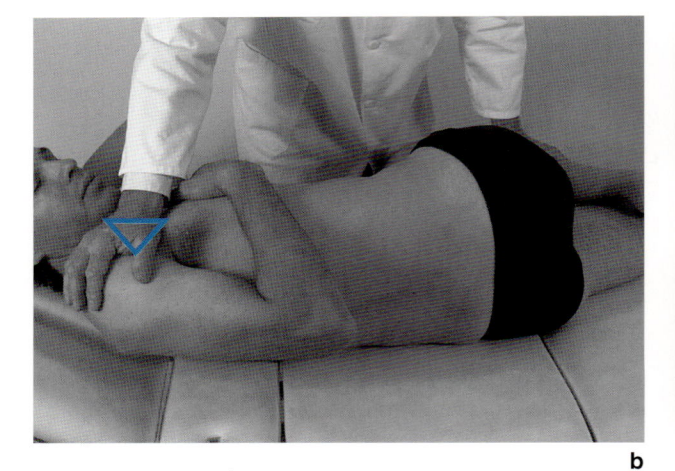

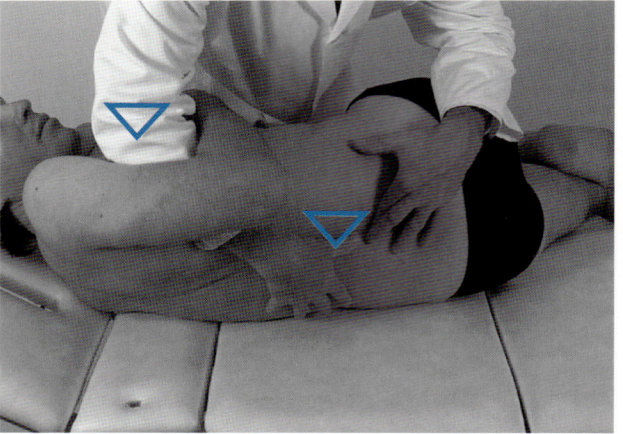

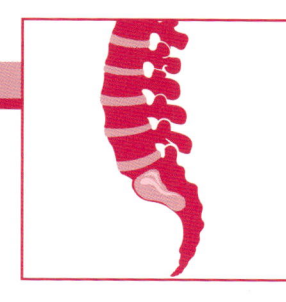

6.3 脊柱，骨盤，肋骨の治療

第 1 腰椎から第 5 腰椎まで
刺激を加えたモビリゼーション：回旋

・療法士は 1 指と 2 指で，モビリゼーションを行う尾側脊椎の棘突起の台に近い側の深部を把持する。
　療法士は前腕で患者の骨盤を支える（d）。

治療方法

・問題となっている分節は病的運動の限界点に合わせる。
　付加的手技は前腕で腸骨上に行い，指先を棘突起へ向けて続けて行う。
・尾側の脊柱の棘突起上に回旋の方向へ刺激を加える（e）。

注意事項

　この治療手技は胸椎下部で利用される。
　疼痛を伴った股関節症の場合，患者の屈曲した下肢を安定した肢位に保つことは不可能である。この場合，療法士が自分の前腕で患者の骨盤を支えることによって安定化が保証される。

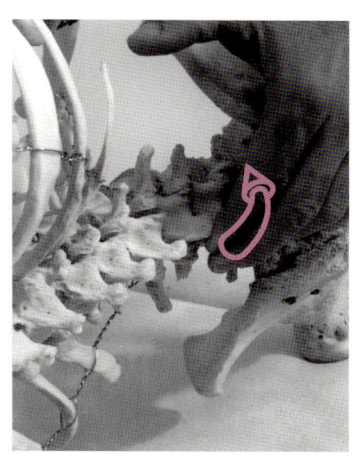

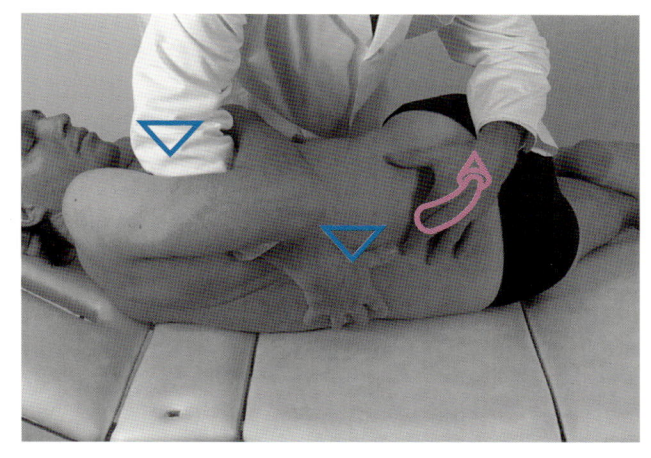

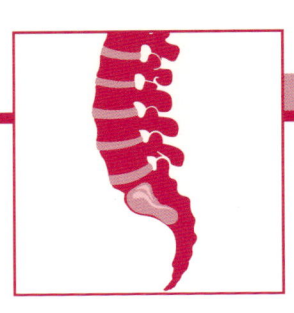

第2腰椎から第5腰椎まで
刺激を加えたモビリゼーション：回旋

適応

刺激過敏部位：第2腰椎／第3腰椎，第3腰椎／第4腰椎，第4腰椎／第5腰椎。
運動テスト：限局性に運動が減少して，最終域は硬くなる。
疼痛：限局性，または臀部，側腹部への放散痛（**a**）。

肢位

- 患者は台の縁から約10cm離して，側臥位にさせる。
- 療法士は骨盤をしっかり押さえるが，この手で後から刺激を加えることになる。患者の上半身を回旋させると両側の肩甲骨が台に接近してくることが可能になる。
- 患者の片手は頭部の下に，もう一方の手は胸部へ置く。
- 療法士ができるだけ平らにした片方の手で，肩甲帯に相当する大胸筋部を把持すると上半身が固定される。上腕骨骨頭の圧迫は避けるべきである。
- 患者の大腿部は他動的に屈曲させて，療法士は膝を患者の膝窩部に置く。
 次に，患者の膝が床面に向かうように操作すると，腰椎の最大回旋と固定が達成される（**b**）。
- このような操作をしてすぐに，肩に置いた手で肩甲帯を回旋させ，患者の下肢が床に接するように回旋して固定する。
- 刺激を加える示指に中指を添えて外側から尾側棘突起上に置く（**c**）。

治療方法

- 回旋と側屈を最大限に行って，固定した手の圧迫を強めていくと棘突起上の刺激が回旋方向に達成される（**c**）。

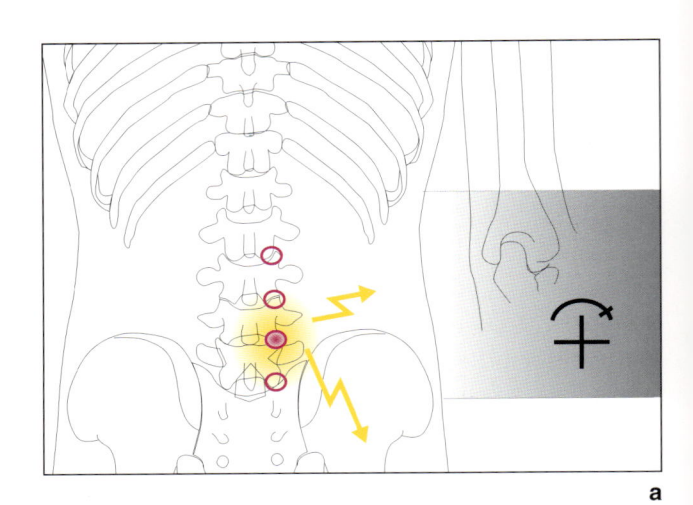

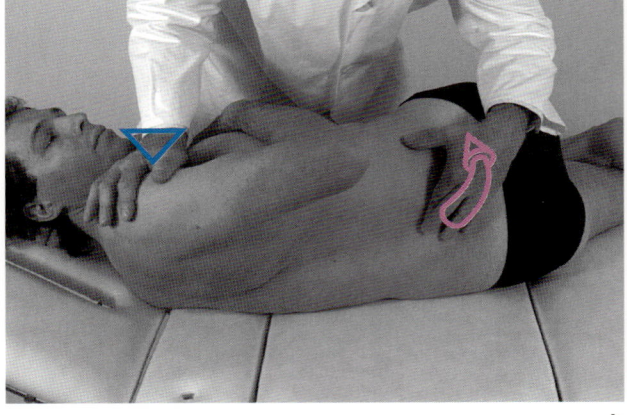

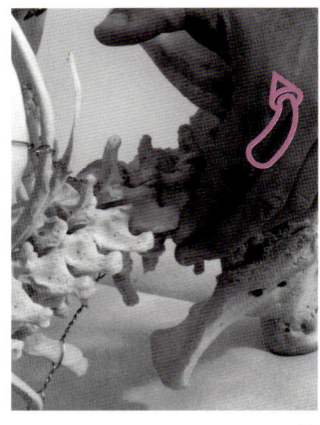

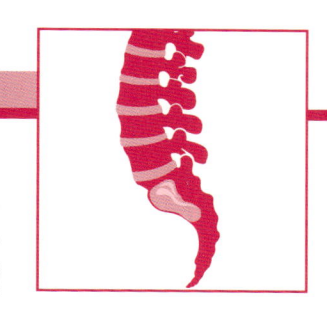

6.3 脊柱，骨盤，肋骨の治療

第10胸椎／第5腰椎
NMT 1，自己モビリゼーション：腰椎と胸椎の回旋

適応

刺激過敏部位：第10胸椎／第11胸椎，第11胸椎／第12胸椎，第12胸椎／第1腰椎，第1腰椎／第2腰椎，第2腰椎／第3腰椎，第3腰椎／第4腰椎，第4腰椎／第5腰椎，第5腰椎／仙椎．

運動テスト：回旋と側屈運動が減少する．
他動的運動の際に最終域は硬い，もしくは柔らかくなる．

疼痛：慢性，限局性．

筋テスト：腰椎部の脊柱起立筋の短縮，おそらく腰方形筋の短縮もみられる（a）．

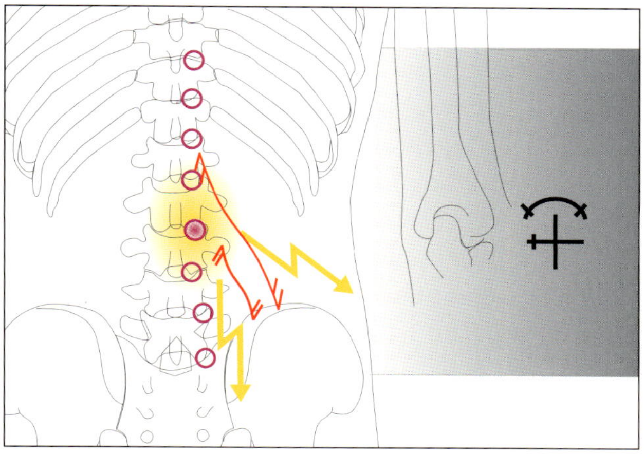

肢位

・患者を側臥位にさせる．骨盤は台に接していない下肢を屈曲することによって固定される．頭側で回旋障害を受けた脊椎からモビリゼーションする分節に至るまで固定されることになる．
・治療する分節の尾側の脊柱は母指によって棘突起で固定し，同時に前腕で骨盤と大転子の固定を介助する（b）．

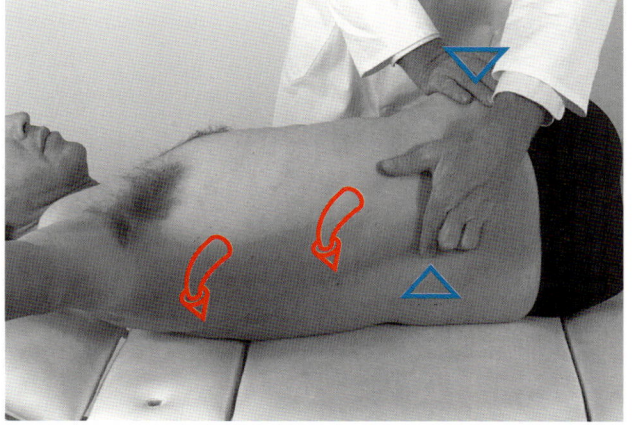

治療方法

NMT 1
・病的運動の限界点で腰椎と胸椎を合わせる．
・病的運動の限界点を超えての回旋に対する自動的モビリゼーション（c）．
・モビリゼーション中，目は回旋方向へ向けさせる．

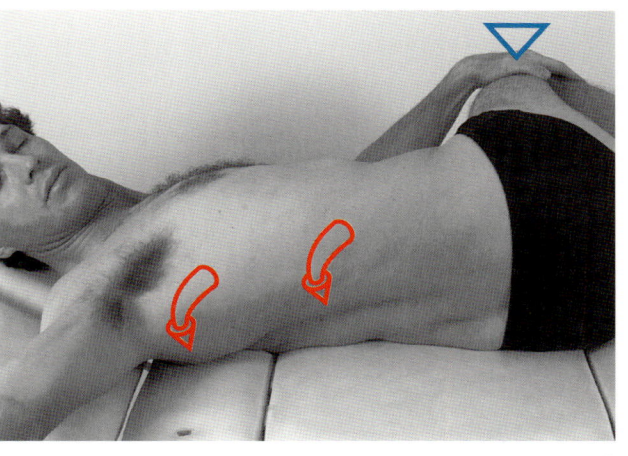

自己モビリゼーション
・病的運動の限界点を超えて自動的モビリゼーションを行う．

注意事項

肢位は，腰椎の中間位または軽度後彎位になるように配慮するべきである．腰椎前彎は避けなければならない．

6. 徒手療法：治療手技

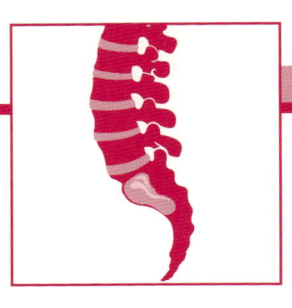

第1腰椎から仙椎まで
NMT 2

適応

刺激過敏部位：第1腰椎／第2腰椎，第2腰椎／第3腰椎，第3腰椎／第4腰椎，第4腰椎／第5腰椎，第5腰椎／仙椎．
運動テスト：第1腰椎から仙椎までの運動の減少．
刺激を加えないモビリゼーションに対して他動的運動を行う際に，最終域は硬くなる．
NMT 2に対する他動的運動を行う際に，最終域は柔らかになる．
筋テスト：腰椎部の脊柱起立筋の短縮．
疼痛：慢性，限局性．側腹部への放散痛（a）．

肢位

・患者を側臥位にさせ，腰椎は屈曲させる．
・股関節は屈曲させ，下腿部は療法士の躯幹で支持する．
・問題となる腰椎の棘突起は指先で固定する．手掌と前腕は棘突起列でしっかりとつかむ．

治療方法

・病的運動の限界点に分節を合わせる．
・吸気時に運動の限界点からの等尺性伸展（b）．
・等尺性収縮後のリラクセーションしている間に，病的な運動の限界点を超えてモビリゼーションを行う（c）．
　モビリゼーションは呼気時に行う．

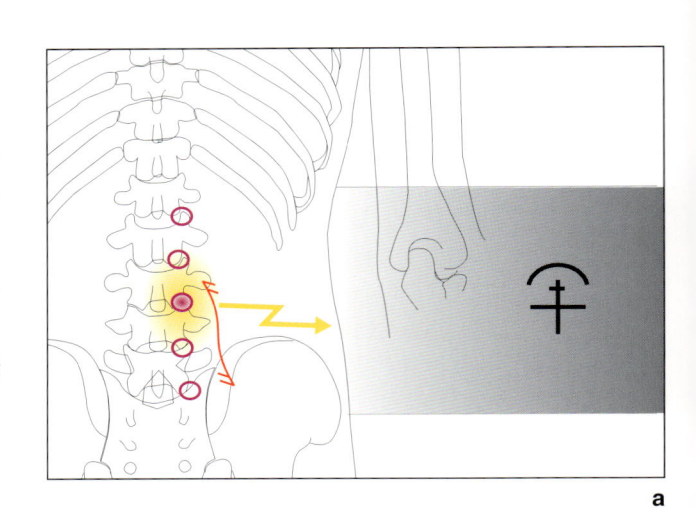

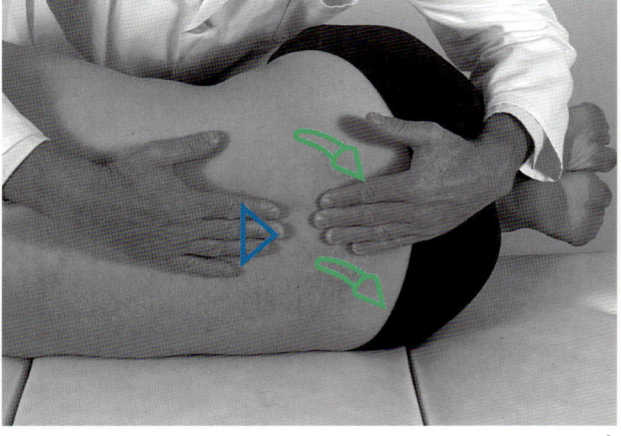

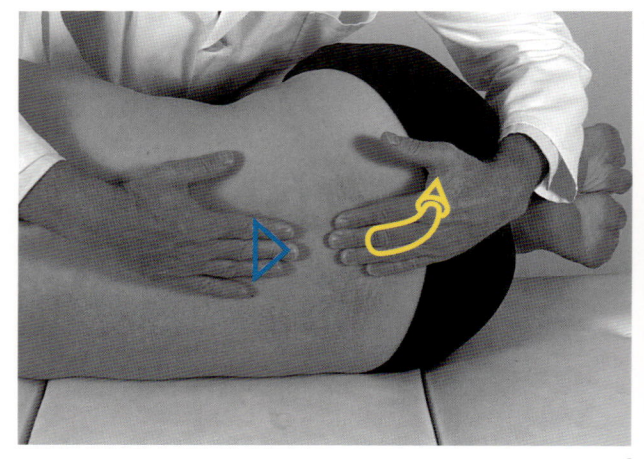

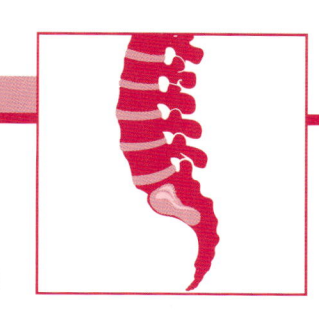

6.3 脊柱，骨盤，肋骨の治療

第1腰椎から仙椎まで
NMT 3

適応

刺激過敏部位：第1腰椎／第2腰椎，第2腰椎／第3腰椎，第3腰椎／第4腰椎，第4腰椎／第5腰椎，第5腰椎／仙椎。

運動テスト：第1腰椎から仙椎まで運動が減少する。刺激を加えないモビリゼーションに対する他動的運動の際に，最終域は硬くなる。NMT2に対する他動的運動では，最終域で柔らかい。

筋テスト：腰椎部の脊柱起立筋の短縮。

疼痛：慢性，限局性。同時に側腹部への放散痛（a）。

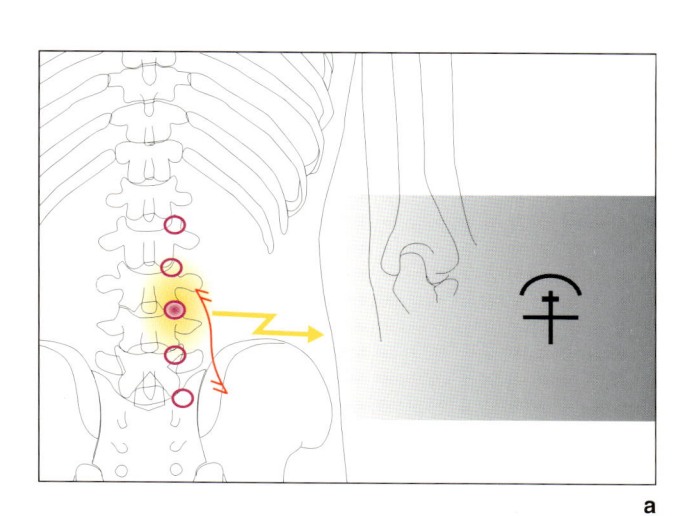

肢位

・患者を側臥位にさせ，腰椎は屈曲させる。
・股関節は屈曲させ，下腿部は療法士の躯幹で支持する。
・指先で問題となる腰椎棘突起を固定する。手掌と前腕は棘突起列を十分にとらえる。
・もう一方の手で全仙骨ならびに第1仙椎の棘突起を十分にとらえる。

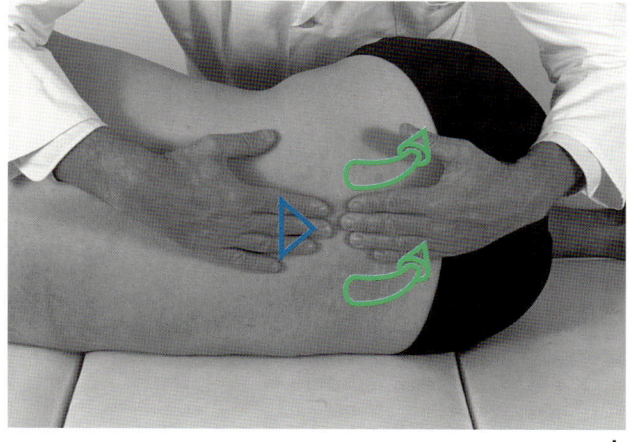

治療方法

・病的運動の限界点で分節に合わせる。
・吸気時に病的運動の限界点で等尺性筋緊張を加える（b）。
・等尺性筋収縮後のリラクセーションしている間に，病的運動の限界点を超えてモビリゼーションを行う（c）。
　モビリゼーションは呼気時に行う。

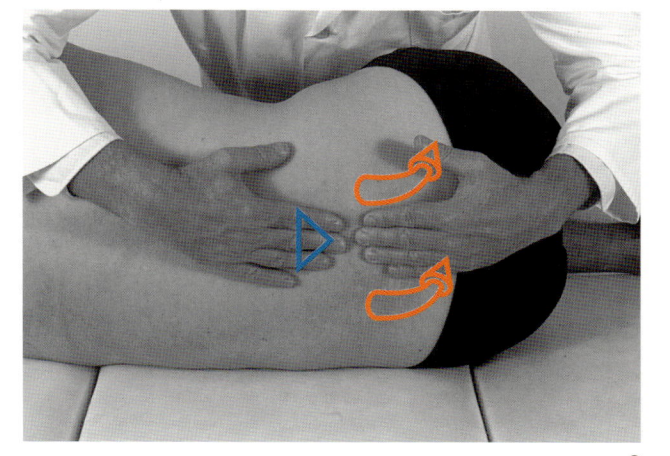

131

6. 徒手療法：治療手技

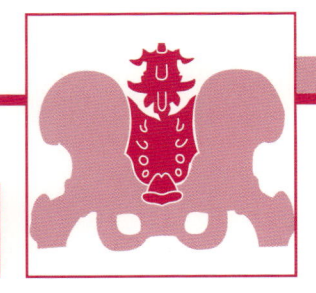

仙腸関節
刺激を加えないモビリゼーション：腸骨を背側方向へ

適応

刺激過敏部位：第1仙椎，第2仙椎，第3仙椎。
運動テスト：仙腸関節の運動が減少する。
疼痛：急性あるいは慢性。限局性，または臀部と大腿後面への放散痛。
筋テスト：おそらく梨状筋の短縮（a）。

肢位

・患者は仰臥位にさせる。
・モビリゼーションする側で股関節は屈曲し軽度内転させる。
・療法士は手を平らにして坐骨を固定する（b）。
・病的運動の限界点で分節に合わせる（c）。

治療方法

刺激を加えないモビリゼーション
・療法士は大腿骨の長軸方向に圧迫を行う。それによって仙腸関節が間接的にモビリゼーションされる（d）。

注意事項

この施術は疼痛のない股関節の場合のみ実施できる。強度に短縮した梨状筋は，モビリゼーションを行う前に伸張させるべきである。
妊娠中の仙腸関節機能不全には非常に有用である。

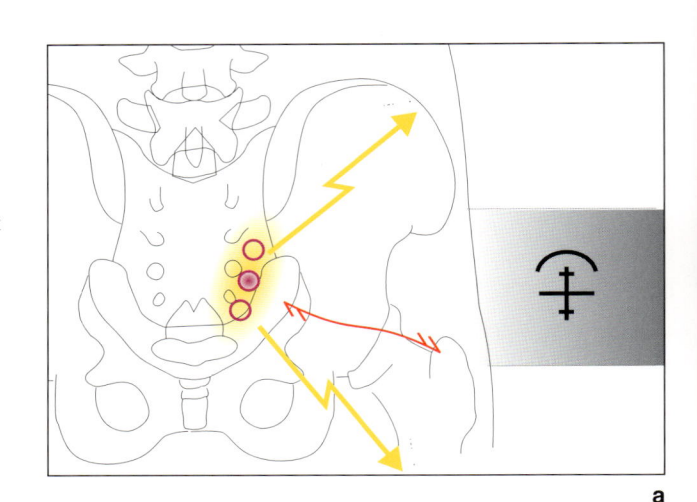

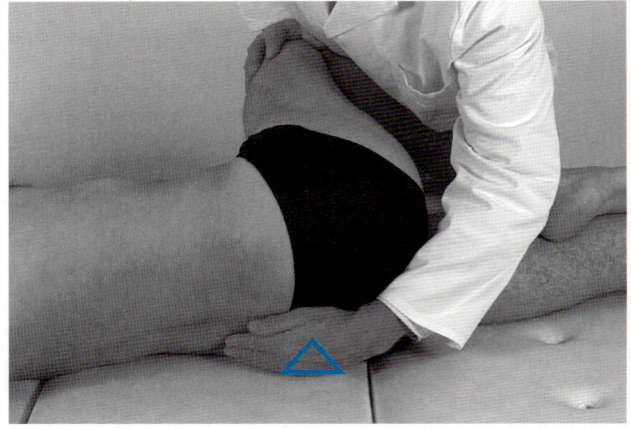

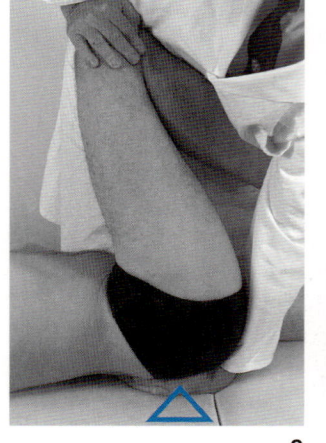

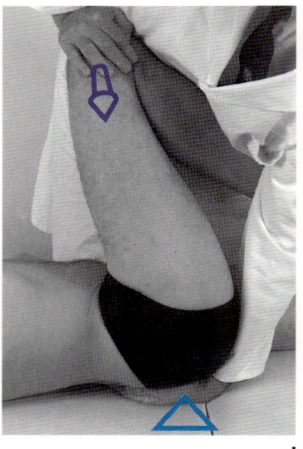

6.3 脊柱，骨盤，肋骨の治療

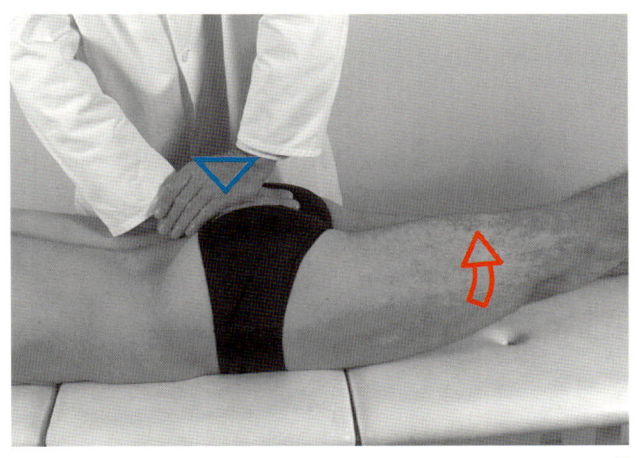

仙腸関節
刺激を加えないモビリゼーション，NMT 1：仙椎を腹側方向へ

適応
刺激過敏部位：第1仙椎，第2仙椎，第3仙椎。
運動テスト：仙腸関節の運動が減少して，最終域は硬くなる。
疼痛：慢性，局所性。時に臀部と大腿後面への放散痛。
筋テスト：おそらく梨状筋と坐骨大腿筋群の短縮（**a**）。

肢位
- 患者は伏臥位にする。
- 療法士は運動制限のある仙腸関節で仙骨翼を十分とらえる（**b**）。

治療方法
刺激を加えないモビリゼーション
- 腹側への他動的モビリゼーション（**b**）。

NMT 1
- 仙骨を固定保持中，患者はモビリゼーションを行う側で骨盤を浮かせる。
- 股関節を自動的に伸展させることによって骨盤の伸展がなされる（**c**）。

注意事項
自動的モビリゼーションの際に腰椎を強く前彎させてのモビリゼーションは避けなければならない。

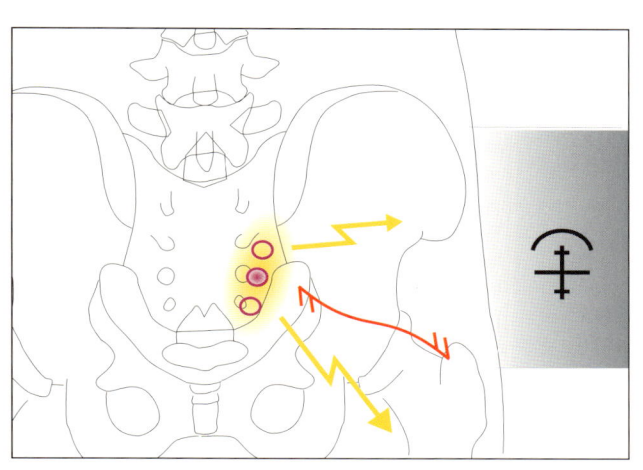

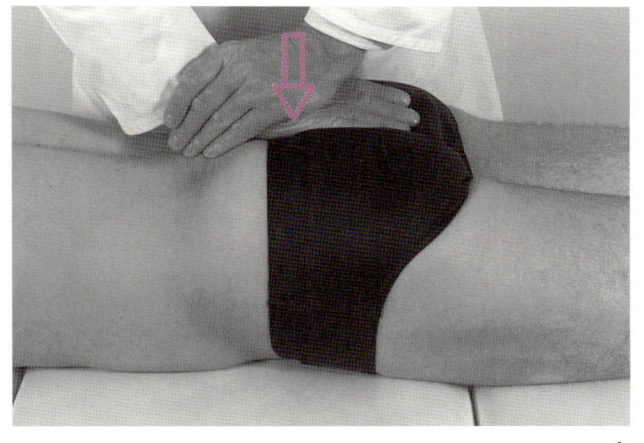

6. 徒手療法：治療手技

仙腸関節
刺激を加えないモビリゼーション：仙椎を腹側方向へ
NMT 1：腸骨を背側方向へ

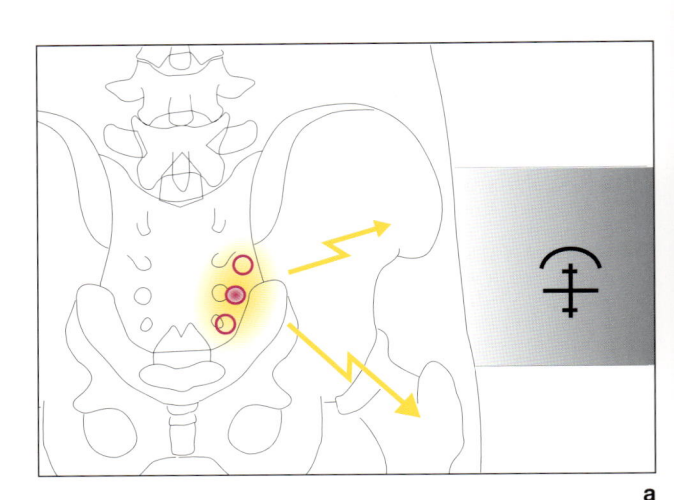

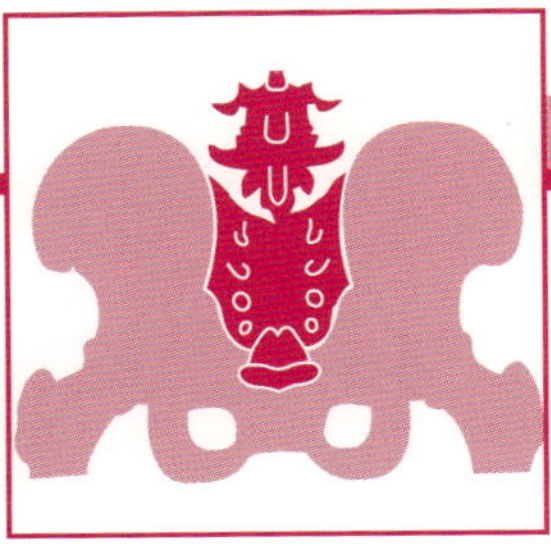

適応
刺激過敏部位：第1仙椎，第2仙椎，第3仙椎。
運動テスト：仙腸関節の運動が減少して，最終域は硬くなる。
疼痛：急性か慢性。局所性，ならびに臀部と大腿後面への放散痛。
筋テスト：おそらく梨状筋の短縮（a）。

肢位
・患者を側臥位にさせる。
・動きの少なくなった仙腸関節を台に接しないようにする。
・台から離れた下肢を他動的に，最大屈曲することによって骨盤は安定する。
・療法士は手の尺側の外側端によって仙椎を固定する。

注意点：腰椎は通常後彎位に調整されるべきである。腰椎との共同運動は排除すべきである（b）。

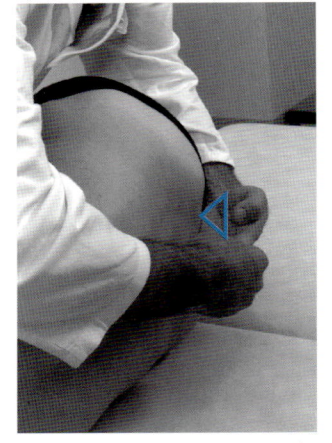

治療方法
刺激を加えないモビリゼーション
・仙椎を腹側方向へモビリゼーションする。その際，骨盤は大腿からの反対圧力によって固定される（c）。

NMT 1
・仙椎がしっかり固定された状態に対して骨盤を自動的に伸展させる（c）。

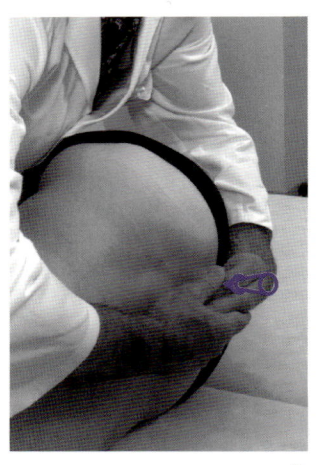

注意事項
　モビリゼーション中に腰椎での疼痛が出現したら，考えられる以下の原因を除外するべきである。
・腰椎の不十分な合わせ。
・仙椎の不十分な固定。
・著しい梨状筋の短縮（モビリゼーション前の伸張が不十分）。
　等尺性に骨盤を伸展させることは，患者の運動のセンスが相当に高度である必要がある。

6.3 脊柱，骨盤，肋骨の治療

仙腸関節
刺激を加えないモビリゼーション：仙骨を腹側方向へ，腸骨を背側方向へ

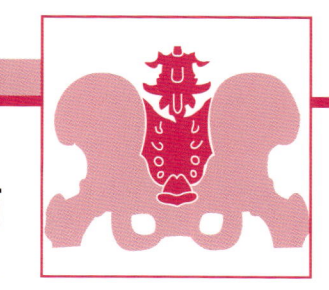

適応

刺激過敏部位：第1仙椎，第2仙椎，第3仙椎。
運動テスト：仙腸関節の運動が減少して，最終域は硬くなる。
疼痛：急性か慢性。局所性，ならびに臀部と大腿後面への放散痛。
筋テスト：おそらく梨状筋の短縮（a）。

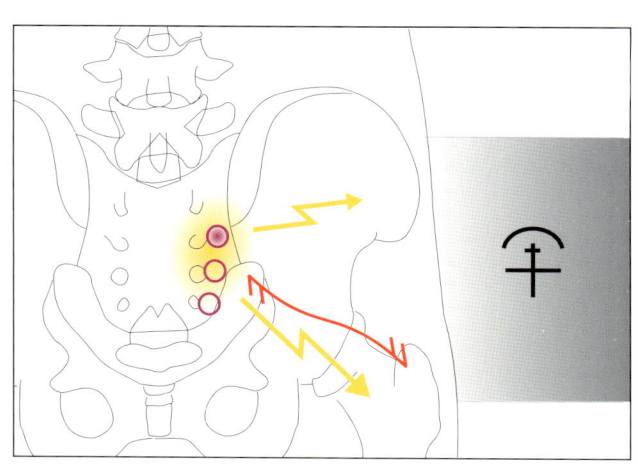

肢位

・患者を側臥位にする。
・療法士の手の豆状骨を，モビリゼーションを行う側の下部の仙骨に置く。
・腸骨はもう一方の手で尾側から前腸骨棘上の部位で固定する（b）。

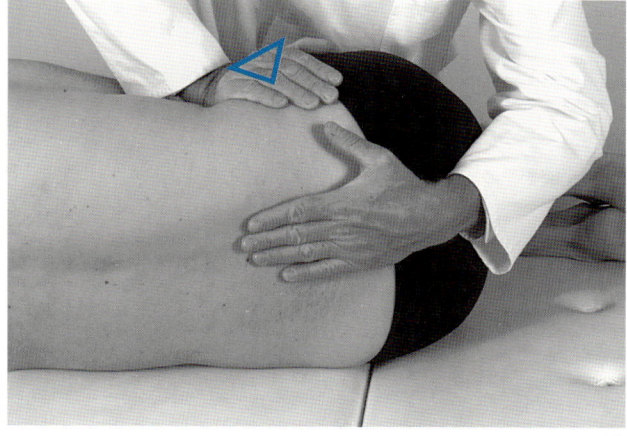

治療方法

・片方の手で末梢の仙椎に腹側尾側方向へ刺激を加えないモビリゼーションを行う。
・もう一方の手で腸骨を背側へモビリゼーションを行う（c）。

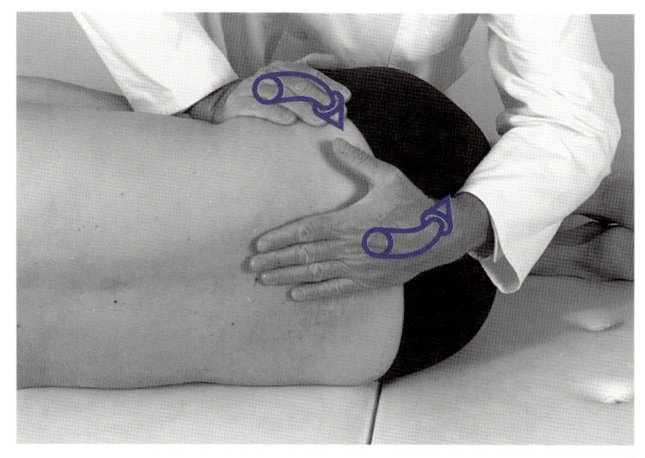

注意事項

モビリゼーション中に腰椎領域に痛みが出現したら，腰椎は軽度屈曲位にするべきである。この治療手技は第1仙椎，第2仙椎の刺激過敏部位にも利用される。仙椎のモビリゼーションは第2仙椎では中央1／3を腹側へ，第1仙椎では頭側1／3を腹側へ行う。

6. 徒手療法：治療手技

仙腸関節
刺激を加えたモビリゼーション：腸骨を腹側方向へ

適応

刺激過敏部位：第1仙椎，第2仙椎，第3仙椎。
運動テスト：仙腸関節の運動が減少して，最終域は硬くなる。
疼痛：急性か慢性。仙椎部，または臀部，また膝，踵骨への放散痛（a）。

肢位

・患者を側臥位にさせ，台の縁に置く。モビリゼーションを行う仙腸関節は台に接しないようにする。
・片方の手で療法士は骨盤を固定する。もう一方の手で患者の前腕をつかみ，肩甲帯を台に接するように引き寄せる。
・同時に肩甲帯の台に接していない側を後方へ回旋し，胸椎の回旋を行う。胸椎と腰椎は運動の限界点に達するまで広く回旋させる。
・この肢位の調整は療法士の腋窩で肩を把握，または肘関節を固定する。
・患者が目を回旋方向へ向けている間に，反射作用により背筋群の筋弛緩が得られる。
・脊柱は尾側から合わせていく。療法士は骨盤に置いた手で台に接していない股関節を他動的に屈曲を強めていき，腰椎を屈曲方向に合わせる。患者の足は台に接している膝窩部に置く（b）。
・療法士は自分の膝を，肢位を調整するために患者の屈曲した膝窩外側へ置く（b）。
・療法士は尾側に置いた腕で台に接していない腸骨稜を十分につかみ，前腕は大転子上に置く（c）。

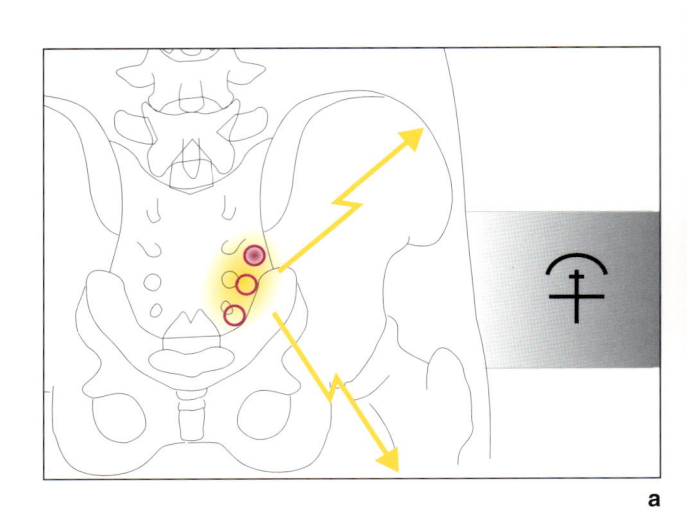

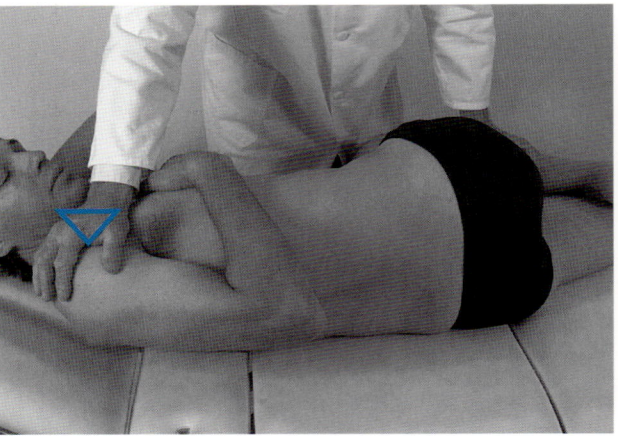

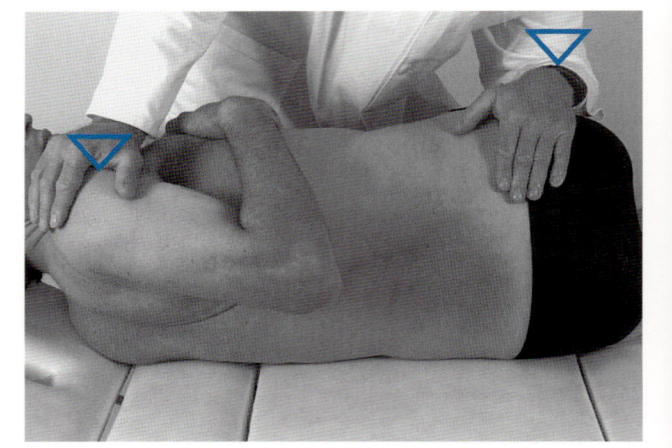

6.3 脊柱，骨盤，肋骨の治療

仙腸関節
刺激を加えたモビリゼーション：腸骨を腹側方向へ

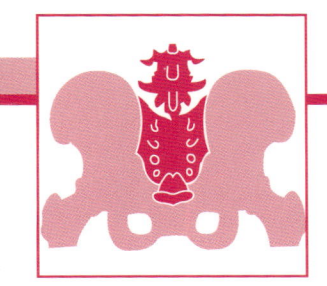

治療方法

・腸骨稜と大転子上で腹側尾側方向へモビリゼーションを行う（d）。
・治療の変法として，台に接していないほうの骨盤の半分に刺激を加える手を垂直かつ平らに置く。療法士は患者の上で屈曲姿勢をとる。刺激を加えたモビリゼーションは腹側方向に行う（e）。

注意事項

　このモビリゼーションは大きな利点を持っている。すなわち刺激過敏部位は療法士の刺激を加える手に接しない。

　痛みのある肢位を続けていると梨状筋の著しい短縮が解き放される。この場合，仙腸関節のモビリゼーションを行う前に梨状筋はNMT2で治療しておく必要がある。

　疼痛を伴った股関節症の場合，屈曲して台から離れた患者の下肢を安定した体位に保つことは不可能である。この場合，患者の足は膝窩部に置くべきではない。

　股関節に人工骨頭などが入っている患者の場合，この手技は適応すべきではない。

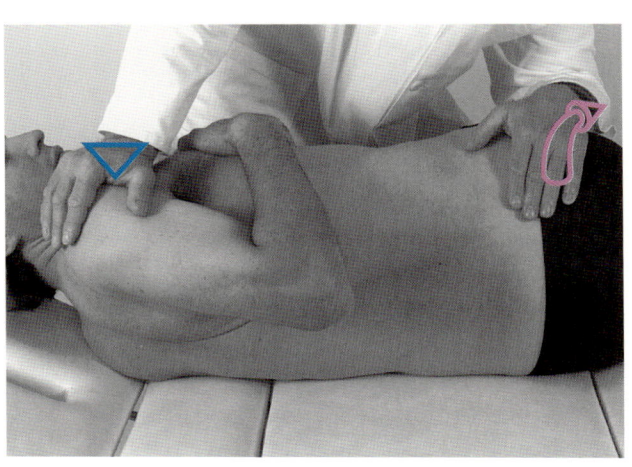

d

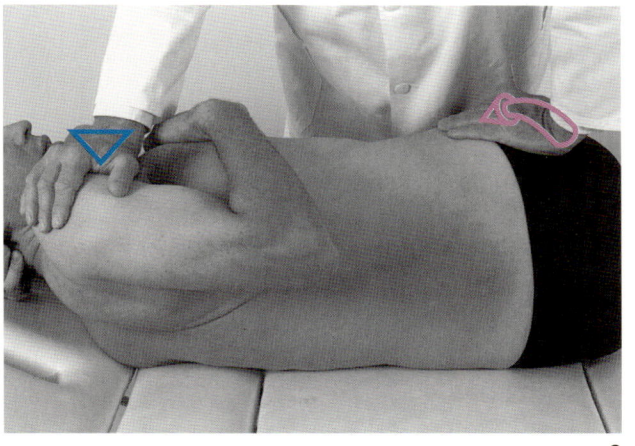

e

6. 徒手療法：治療手技

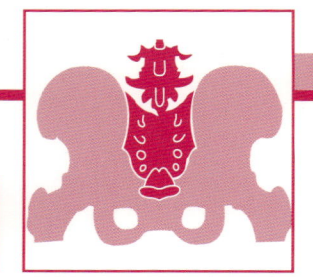

仙腸関節
刺激を加えたモビリゼーション：仙椎を腹側方向へ

適応

刺激過敏部位：第2仙椎。
運動テスト：仙腸関節の運動が減少して，最終域は硬くなる。
疼痛：急性か慢性。仙椎部，または臀部への放散痛，また膝窩部と踵骨部への放散痛（**a**）。

肢位

- 患者は比較的台の縁に近づけて側臥位にさせ，モビリゼーションを行う仙腸関節を台に接した方に位置させる。
- 片方の手で療法士は骨盤を固定する。もう一方の手で患者の前腕をつかみ，肩甲帯を台に接した方へ引き寄せる。同時に肩甲帯の台から離れた側を後方へ回旋し，胸椎の回旋を行う。胸椎と腰椎は運動の限界点に達するまで広く回旋させる。
- この肢位の調整は，療法士が肩を把握するかまたは肘を腋窩で固定する。
- 患者が回旋方向へ目を向けている間に，背筋群は反射作用により筋の緩和が達成される（**b**）。
- 脊柱は尾側から合わせていく。療法士は骨盤に置いた手で台に接していない股関節を他動的に屈曲を強めていき，腰椎を屈曲方向に合わせる。患者の足は台に接した膝窩部へ置く（**c**）。

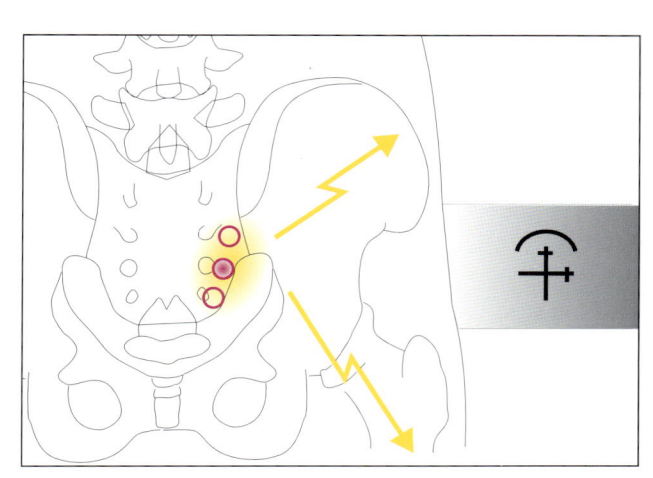

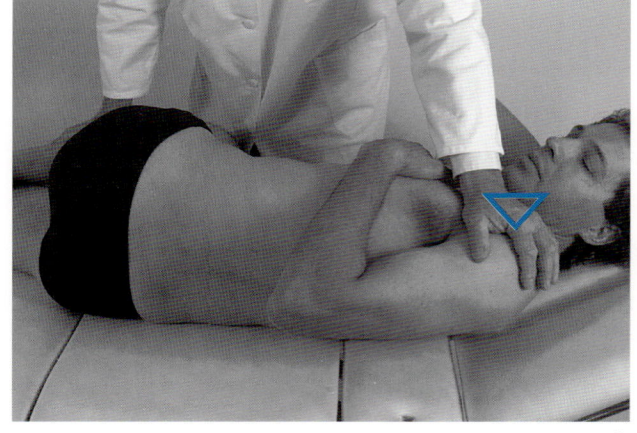

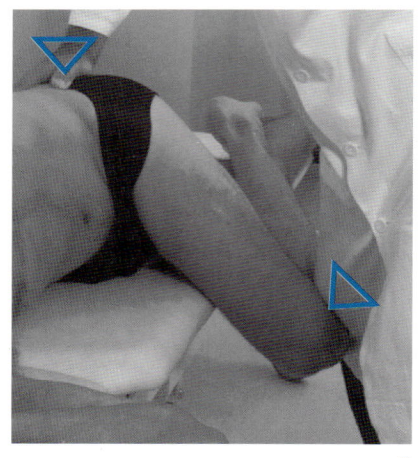

6.3 脊柱，骨盤，肋骨の治療

仙腸関節
刺激を加えたモビリゼーション：仙椎を腹側方向へ

・療法士は自分の膝を，肢位を調整するために患者の屈曲した膝窩部の外側へ置く。
・上前腸骨棘を台まで近づけるためには，腰椎と骨盤をさらに回旋させなければならない。
・これを達成するために，胸椎と腰椎の回旋をいくらか減らすことが必要である。
・療法士は尾側にある刺激を加える手の小指球で，台に接した仙骨翼の深部をとらえる。
・豆状骨は刺激過敏部位に置く。
・療法士は患者の上で屈曲姿勢をとる。刺激を加える前腕は，仙椎に対して垂直に回旋させると実際に役に立つ(d)。

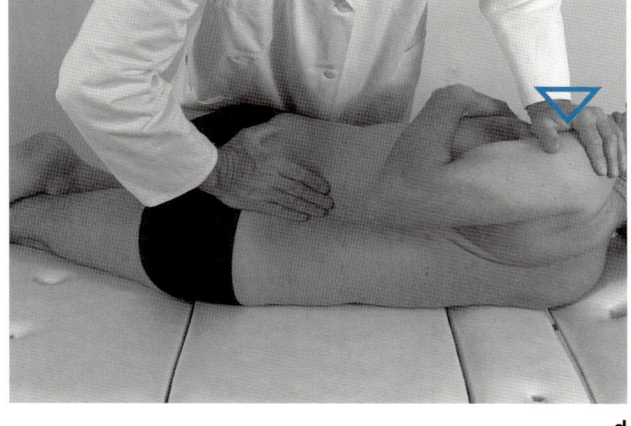

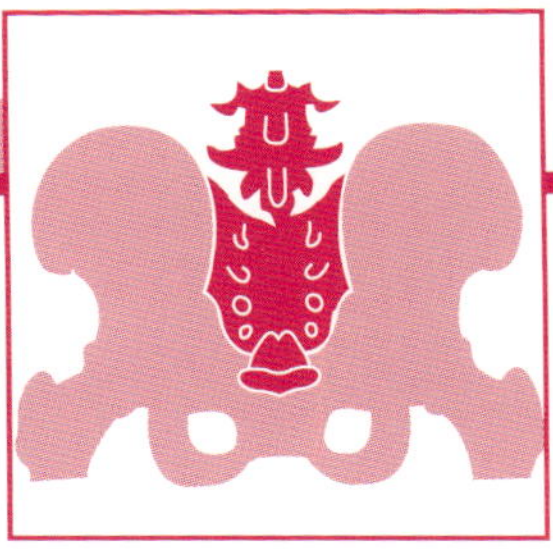

治療方法
・腹側方向への刺激（e）。

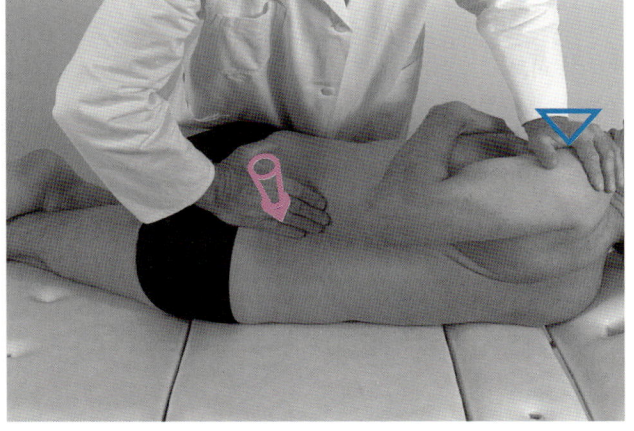

注意事項

この肢位を保っているときに疼痛が出現したら考えられる次のような原因を除くことである。
・胸椎と腰椎の回旋調整が強すぎる。
・回旋肢位の固定が強すぎる。
・梨状筋の著明な短縮。
このような症例では仙腸関節のモビリゼーションを行う前にNMT 2による梨状筋の治療を行う。

疼痛を伴った股関節症の場合，患者の台に接していない屈曲した脚を安定化させることは不可能である。

股関節に人工骨頭置換術などを行った患者の場合，この治療手技は適応ではない。

6. 徒手療法：治療手技

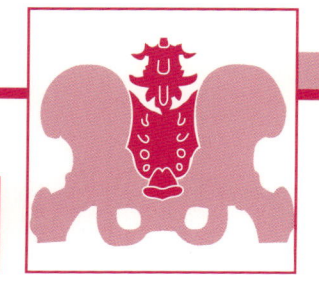

仙腸関節
刺激を加えたモビリゼーション：仙椎を腹側・頭側方向へ

適応

刺激過敏部位：第1仙椎。
運動テスト：仙腸関節の運動が減少して，最終域は硬くなる。
疼痛：急性か慢性。仙椎領域，または臀部さらに膝窩への放散痛，踵骨部への放散痛（a）。

肢位

・患者は側臥位で，台の辺縁に近づける。
・モビリゼーションを行う仙腸関節は台に接して置く。
・療法士は片方の手で骨盤を固定する。もう一方の手で患者の前腕をつかみ，台に近い肩甲帯を押す。
・同時に台に接していない肩甲帯を回旋し，胸椎の回旋を行う。胸椎と腰椎は運動の限界点に達するまで広く回旋させる。
・この肢位の調整は，療法士が肩を把握するかまたは肘を腋窩で固定する。
・患者が回旋方向へ目を向けている間に，背筋群は反射作用により筋弛緩が達成される。
・脊柱は尾側から合わせていく。骨盤に置いた手で台に接していない股関節を他動的に屈曲を強めていき，腰椎を屈曲方向に合わせる。患者の足は台に接した膝窩部に置く（b）。
・療法士は自分の膝を，肢位を調整するために患者の屈曲した膝窩外側へ置く（c）。
・上前腸骨棘を台に接するまで近づけるためには，腰椎と骨盤をさらに回旋させなければならない。
・これを達成するために，胸椎と腰椎の回旋を減らすことが必要である。

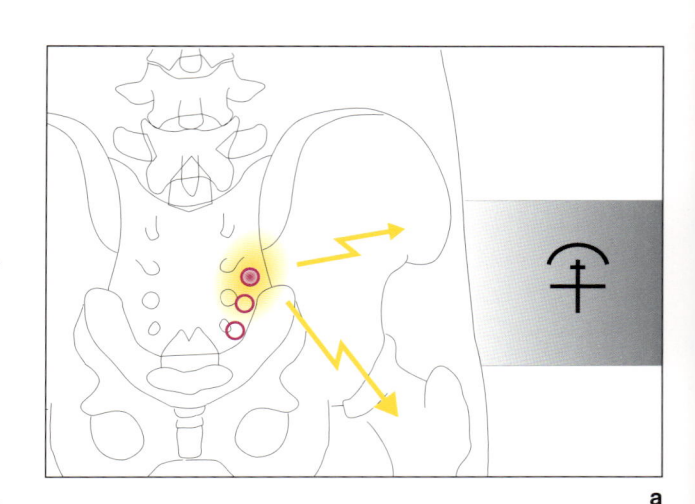

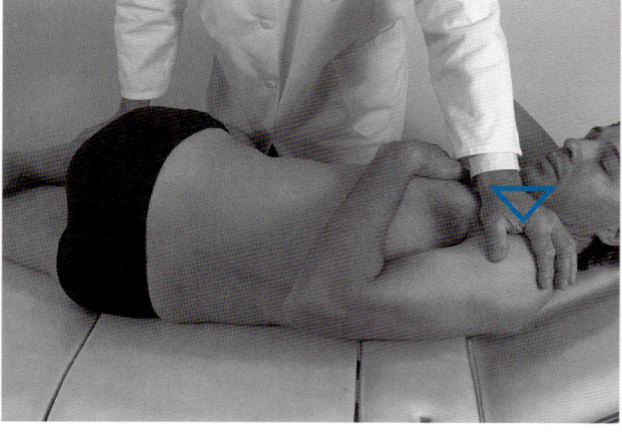

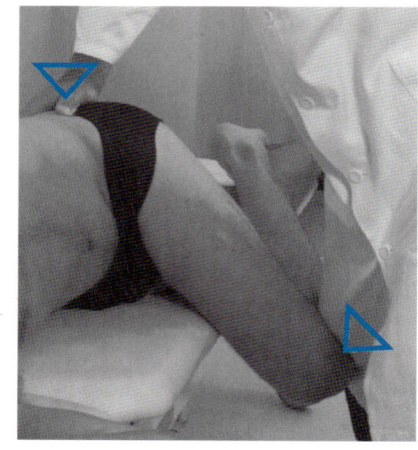

6.3 脊柱，骨盤，肋骨の治療

仙腸関節
刺激を加えたモビリゼーション：仙椎を腹側・頭側方向へ

・尾側にある手の刺激を加える小指球で療法士は台に接した仙骨翼の深部をつかむ（d）。

治療方法

・刺激はできるだけ頭側方向へ行う。その場合，腹側の臓器を考慮しなければならない（e）。

注意事項

　この肢位を保っている間，局所の疼痛が出現すれば，考えられる次の原因を除外することである。
・腰椎の不十分な調整。腰椎の屈曲は強くするべきである。
・梨状筋の著明な短縮。この場合は仙腸関節のモビリゼーションを行う前にNMT 2による梨状筋のモビリゼーションを行う。
　疼痛を伴った股関節症の場合，台に接していない患者の下肢を屈曲させて安定した肢位を保つのは不可能である。この場合，患者の足は膝窩部に置くべきでない。
　股関節に人工骨頭置換術などをした患者の場合，この治療手技は適応ではない。

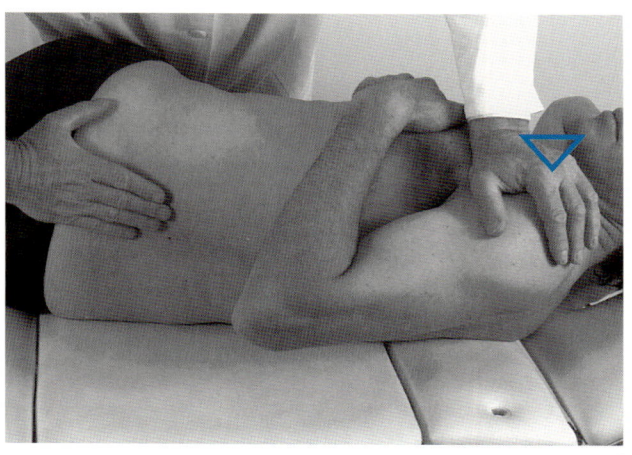

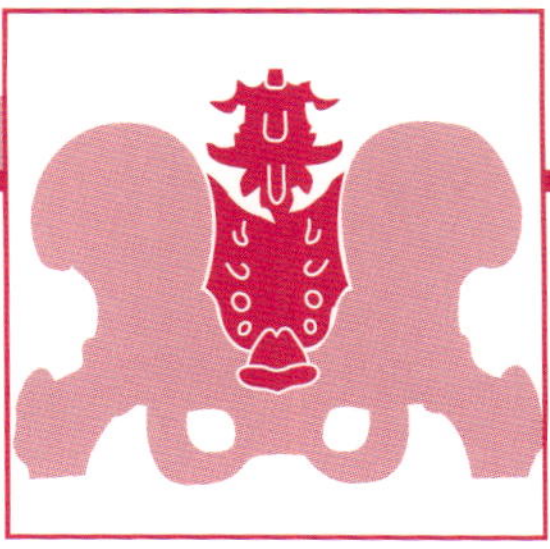

d

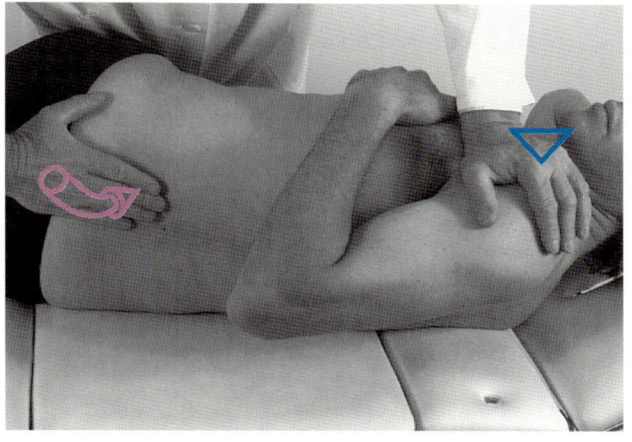

e

6. 徒手療法：治療手技

仙腸関節
刺激を加えたモビリゼーション：仙椎を腹側・尾側方向へ

適応

刺激過敏部位：第3仙椎，仙腸関節の尾側領域，誘発するとそれに対応した反応を示す。

運動テスト：仙腸関節の運動が減少して，最終域は硬くなる。

疼痛：急性か慢性。仙椎領域，または臀部，膝窩部，踵骨部への放散痛（a）。

肢位

・患者は側臥位で，台の縁から比較的近くに置く。モビリゼーションを加える仙腸関節は台に接して置く。
・療法士は片方の手で骨盤を固定する。もう一方の手で患者の前腕をつかみ，台に接した肩甲帯を押す。
・同時に台から離れた肩甲帯を後方へ回旋し，胸椎の回旋を行う。胸椎と腰椎は運動の限界点に達するまで広く回旋させる。
・この肢位の調整は，療法士が肩を把握するかまたは肘を腋窩で固定する。
・患者が回旋方向へ目を向けている間に，背筋群は反射作用により筋の緩和が達成される。
・脊柱は尾側から合わせていく。療法士は骨盤に置いた手で台に接していない股関節を他動的に屈曲を強めていき，腰椎を屈曲方向に合わせる。患者の足は台に接した膝窩部に置く（b）。
・療法士は自分の膝を，肢位を調整するために患者の屈曲した膝窩部の外側に置く（c）。
・尾側にある手の刺激を加える小指球で療法士は，腸骨稜と内側仙骨棘間で台に接した仙骨翼をしっかりつかむ（d）。

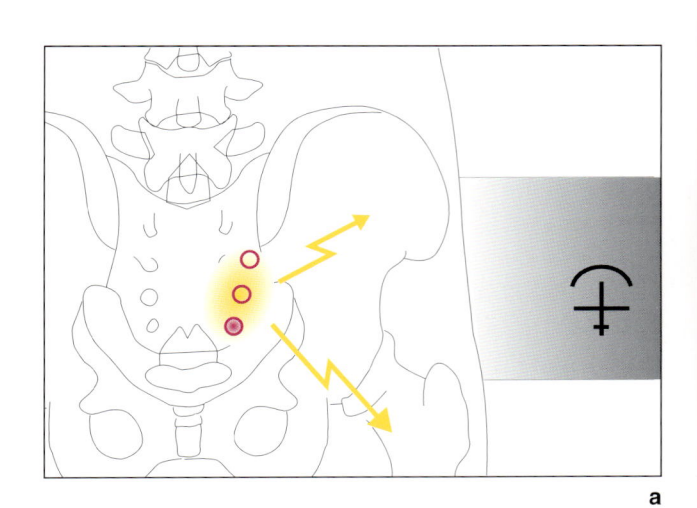

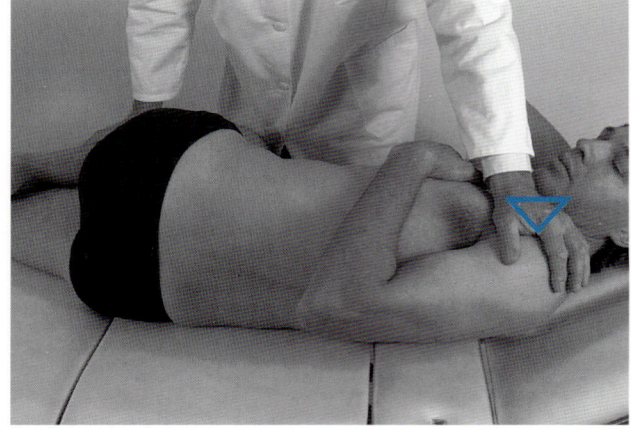

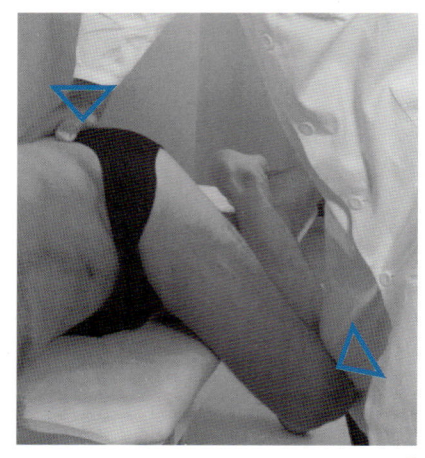

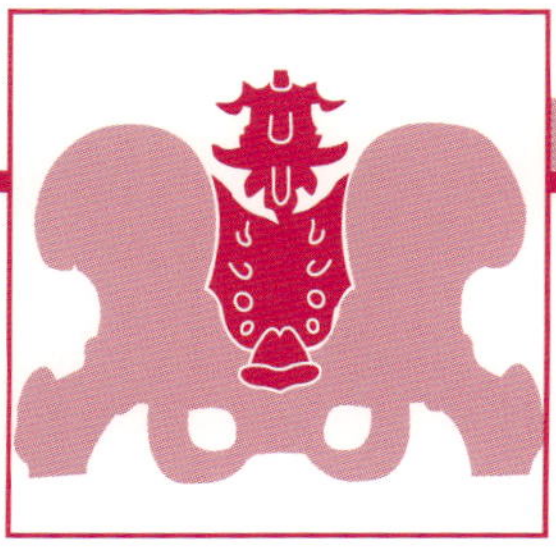

6.3 脊柱，骨盤，肋骨の治療

仙腸関節
刺激を加えたモビリゼーション：仙椎を腹側・尾側方向へ

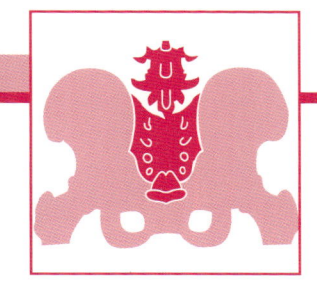

治療方法
・腹側・尾側方向への刺激（e）。

注意事項

この肢位をとっている間に局所性疼痛が出現すれば，考えられる次の原因を除外することである。
・胸腰椎の回旋位が強すぎる。回旋肢位の固定が強すぎる。
・梨状筋の著明な短縮。この場合には，仙腸関節のモビリゼーションを行う前に NMT 2 による梨状筋のモビリゼーションを行うべきである。

疼痛を伴った股関節症の場合，台に接していない患者の下肢を屈曲させて安定した肢位を保つのは不可能であるが，この治療手技は第 2 仙椎の刺激過敏部位にも利用される。

刺激の方向は仙椎上で腹側・頭側方向へ行う（仙椎の伸展）。

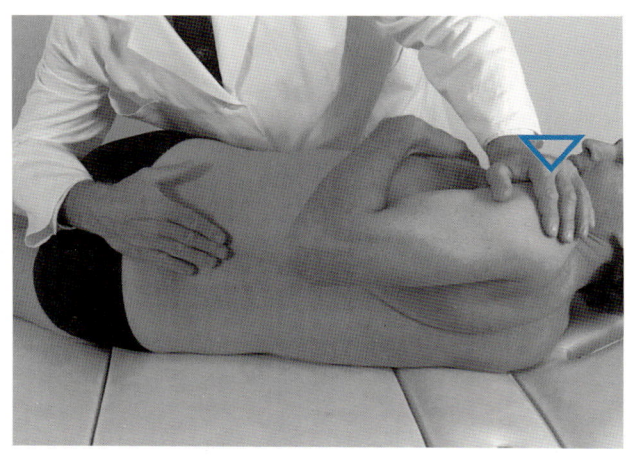

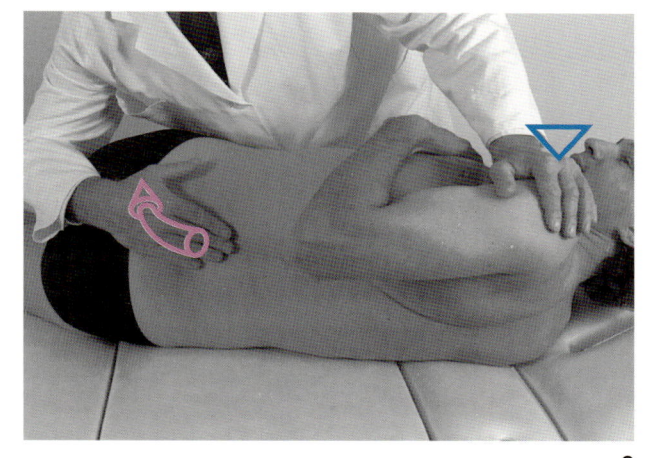

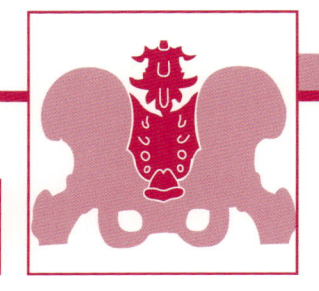

仙腸関節
NMT 1：腸骨・伸展

適応

刺激過敏部位：第1仙椎，第2仙椎，第3仙椎。
運動テスト：仙腸関節の運動が減少して，最終域は硬い。恥骨結合領域の不良肢位；恥骨の弧状部分がモビリゼーションを行う側で頭側に盛り上がっている。
疼痛：慢性限局性または臀部，大腿内側と後面への放散痛。
筋テスト：梨状筋，ならびにおそらく大腰筋と内転筋群の短縮（a）。

肢位

・患者は仰臥位，腰椎前彎は減少した状態にする。
・モビリゼーションを行わない側の股関節と膝関節を最大屈曲することによって骨盤を固定する。
・患者の股関節を伸展させてモビリゼーションを行う側を固定する（b）。

治療方法

・大腿部を屈曲と内転の方向へ伸展させて等尺性筋緊張を行う（c）。

注意事項

恥骨と前腸骨棘での筋肉の牽引は，腸骨の伸展を生じる。これは恥骨が尾側へモビリゼーションされ，同時に仙腸関節のモビリゼーションが行われることを意味している。

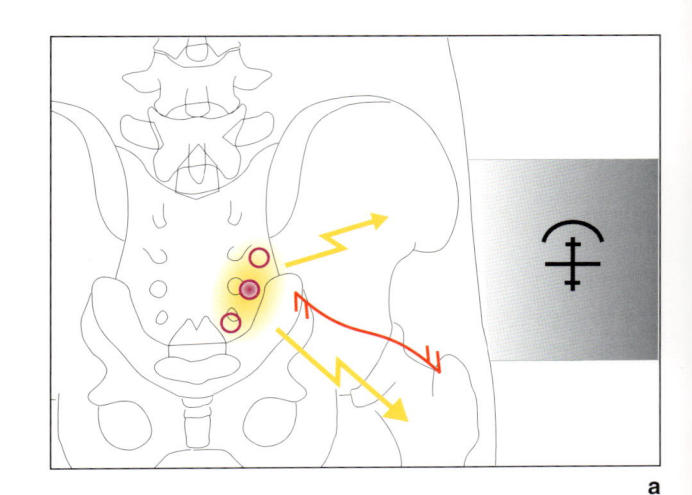

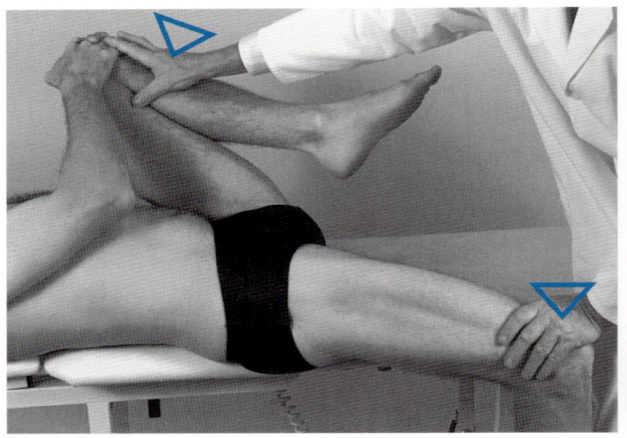

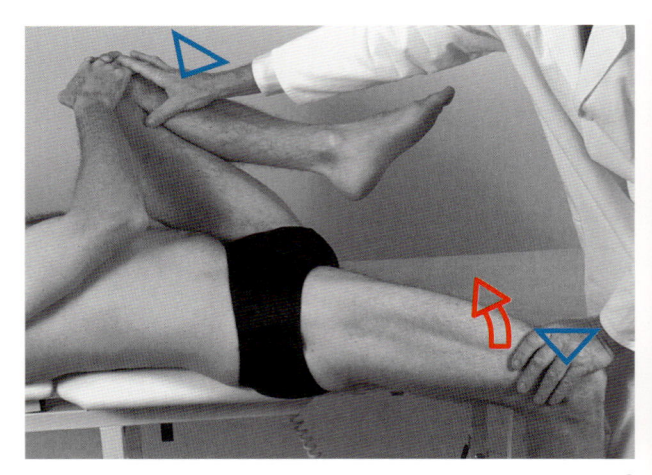

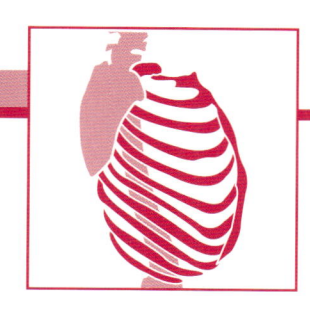

6.3 脊柱，骨盤，肋骨の治療

第1肋骨
刺激を加えないモビリゼーション：尾側へ

適応

刺激過敏部位：第1肋骨。
運動テスト：呼気時の第1肋骨の運動が減少して，最終域は硬くなる。
疼痛：急性，または慢性。鎖骨上部の痛み，時に肩への放散痛。夜間の腕の知覚障害を伴うこともある。
筋テスト：斜角筋群とおそらく僧帽筋下部の短縮（a）。

肢位

・患者は仰臥位になる。
・脚は屈曲させる。
・モビリゼーションする側の頸椎の他動的側屈。
・第1肋骨のかなり深部をモビリゼーションする側の手で柔らかくフォーク状に握る（b）。

治療方法

・尾側・内側方向へ呼気に合わせて他動的モビリゼーションする（b）。

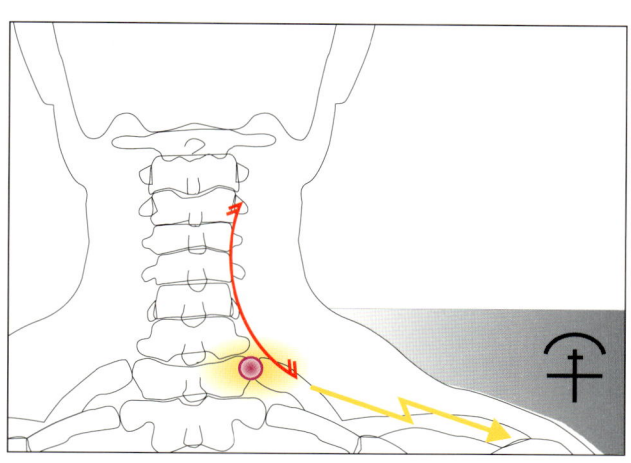

a

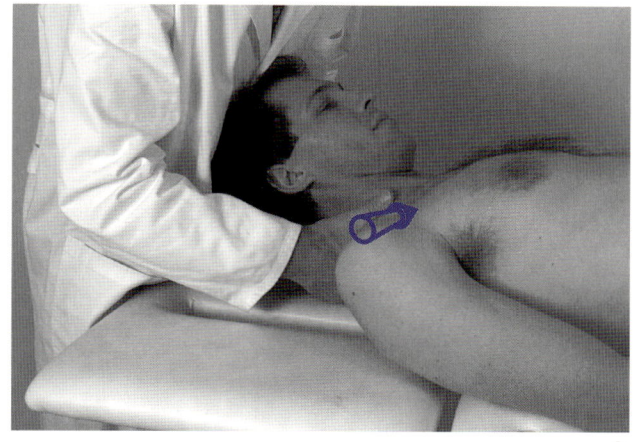

b

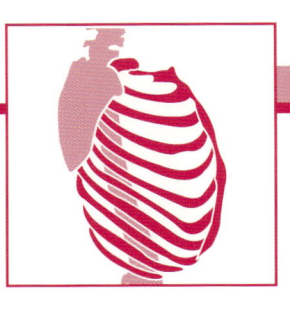

6. 徒手療法：治療手技

第1肋骨
刺激を加えないモビリゼーション：尾側へ

適応

刺激過敏部位：第1肋骨。
運動テスト：呼気時の肋骨の運動が減少して，最終域は硬くなる。
疼痛：急性，または慢性。鎖骨上部の痛み，時に肩への放散痛。夜間の腕の知覚異常を伴うことがある。
筋テスト：斜角筋群，おそらく僧帽筋下部の短縮もみられる（a）。

肢位

・患者は坐位にする。
・治療しない側の肩甲帯を療法士の大腿骨と肘で固定する。
・頭部を固定することによって，モビリゼーションする側の頸椎を側屈位に固定する。
・モビリゼーションを行う手で，できるだけ柔らかく第1肋骨の深部を把持する（b）。

治療方法

・呼気に合わせて尾側・内側方向への他動的モビリゼーションを行う（c）。

注意事項

　腕神経叢での強い握りは腕の知覚異常を引き起こすことがある。
　第1胸椎横突起と鎖骨の圧迫は避けるべきである。
　頸椎の側屈はモビリゼーションを行っている間は強めない。
・頸胸移行部の運動が刺激過敏部位を伴って減少しているなら，まず，これを治療すべきである。というのも第1肋骨部を把持するときに影響を与えるからである。

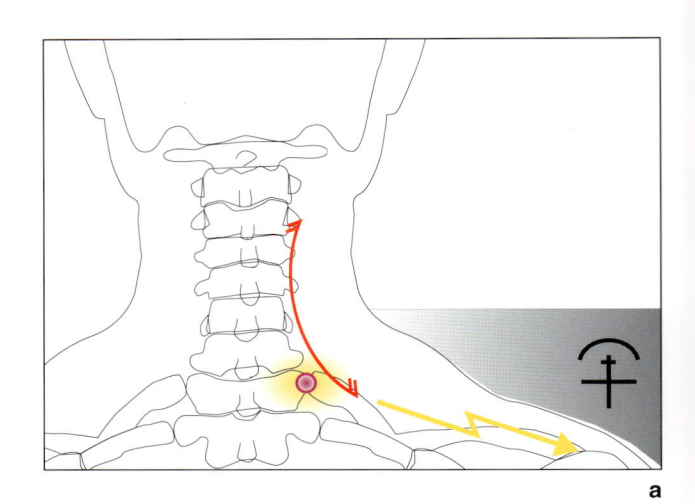

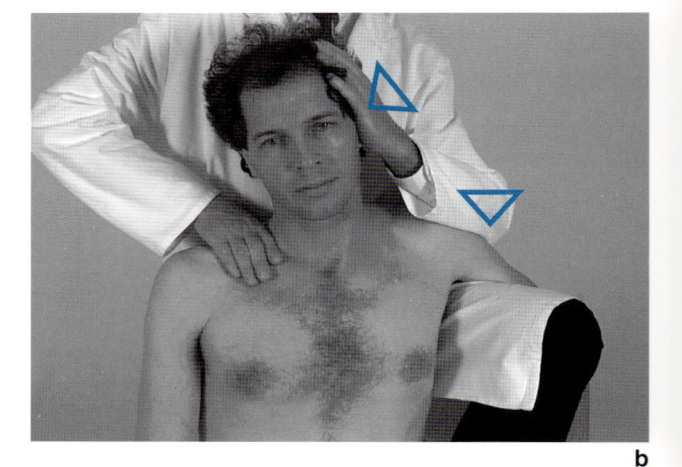

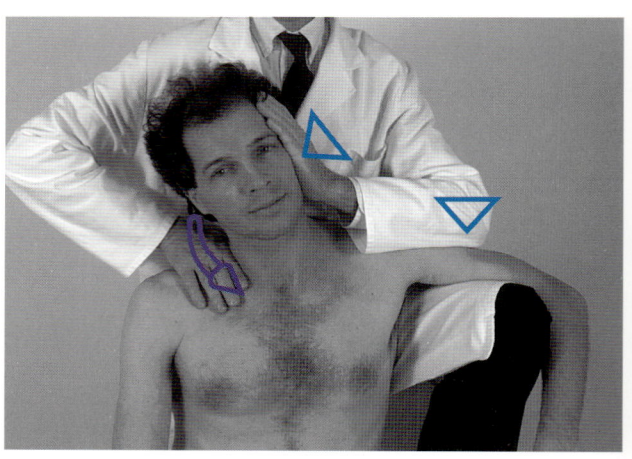

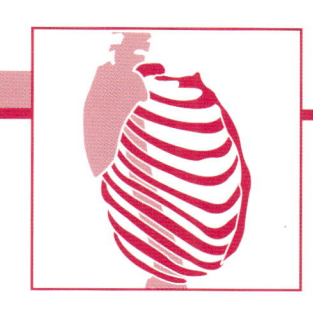

6.3 脊柱，骨盤，肋骨の治療

第1肋骨
刺激を加えたモビリゼーション：尾側へ

適応

刺激過敏部位：第1肋骨。
運動テスト：呼気時に第1肋骨の運動が減少して，最終域は硬くなる。
疼痛：局所性，または知覚異常を伴った腕への放散痛（a）。

肢位

・患者は坐位をとる。
・治療をしない側の肩甲帯を療法士は大腿骨と肘で固定する。
・頭部を固定することによって，モビリゼーションする側の頸椎が側屈位で安定する。
・刺激を加える第2中手骨で，第1肋骨の深部を密につかむ（b）。

治療方法

呼気時に，尾側・内側へ刺激を加える（c）。

注意事項

・腕神経叢での刺激を加えたあまりに強い握りは，知覚異常を引き起こす。

運動が減少した肋骨は，これに相当する胸椎部での分節の運動制限を合併していることがしばしばある。このような場合には，肋骨の前に胸椎の分節をモビリゼーションするべきである。

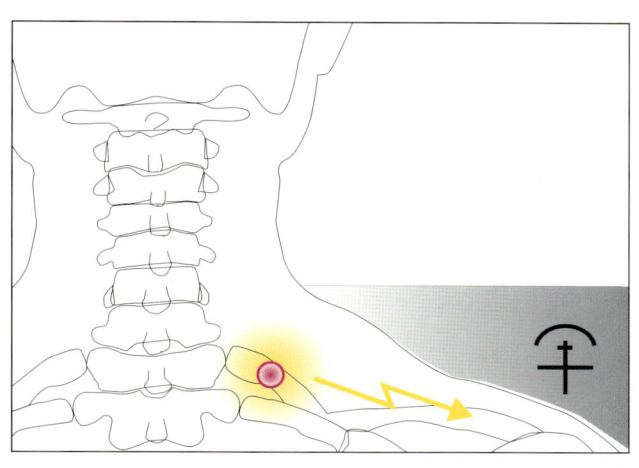

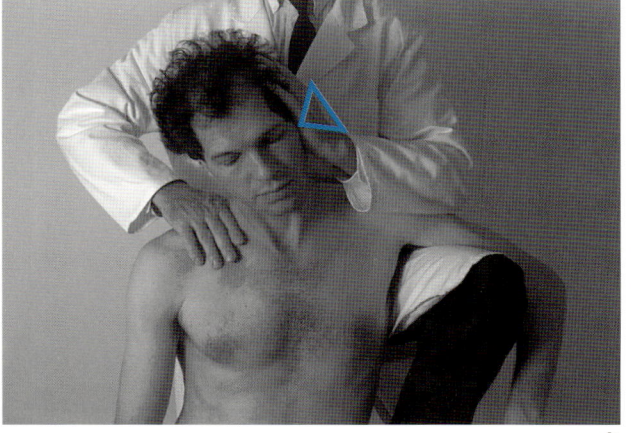

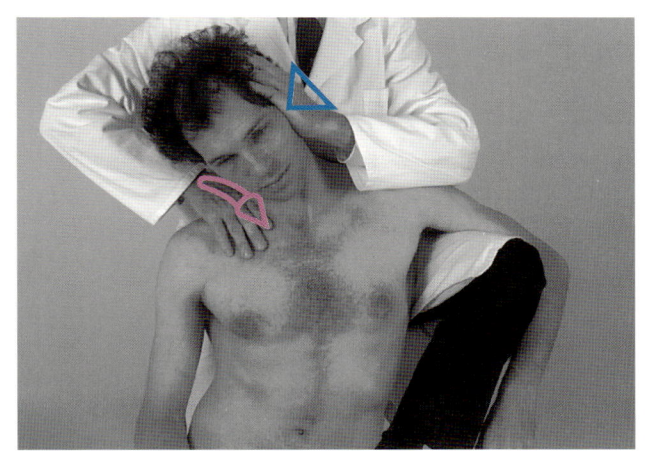

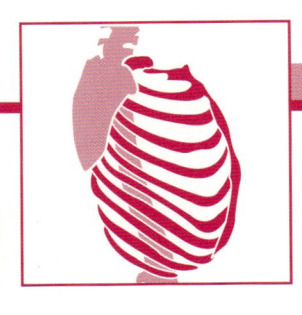

第6肋骨から第11肋骨まで
刺激を加えないモビリゼーション：外側・腹側へ

適応

刺激過敏部位：第6肋骨，第7肋骨，第8肋骨，第9肋骨，第10肋骨，第11肋骨。

運動テスト：肋骨の運動の減少。胸郭運動が限局性になる。

疼痛：急性，または慢性，しばしば呼吸運動と関係する。局所性かまたは肋骨に沿っての放散痛，時々胸骨へも広がる（a）。

肢位

・患者は伏臥位にする。
・療法士は，刺激を加える手の豆状骨でモビリゼーションを行う肋骨を肋骨角の部位に固定する。
・もう一方の手で前腸骨棘の固定を尾側で前方から行う（b）。
・モビリゼーションを行う肋骨高位まで骨盤と腰椎の他動的回旋を行う。

治療方法

・呼気時に，肋骨のモビリゼーションを外側・腹側方向へ行う（c）。

注意事項

この治療手技は，疼痛を伴う次の機能障害の場合には問題となる。
・腰椎。
・仙腸関節。
・下部の胸椎。

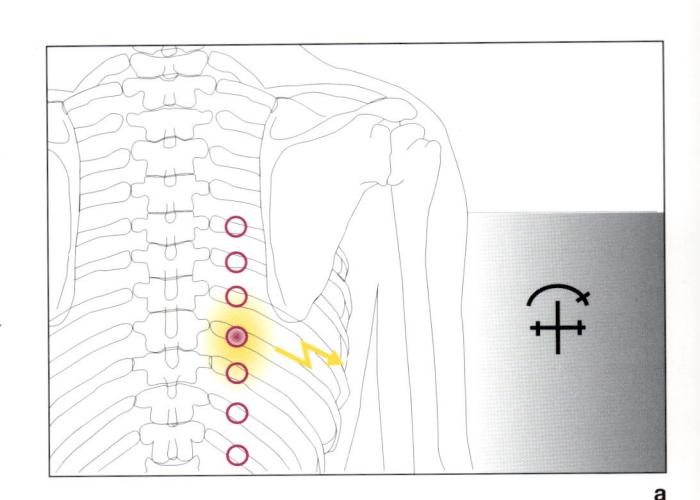

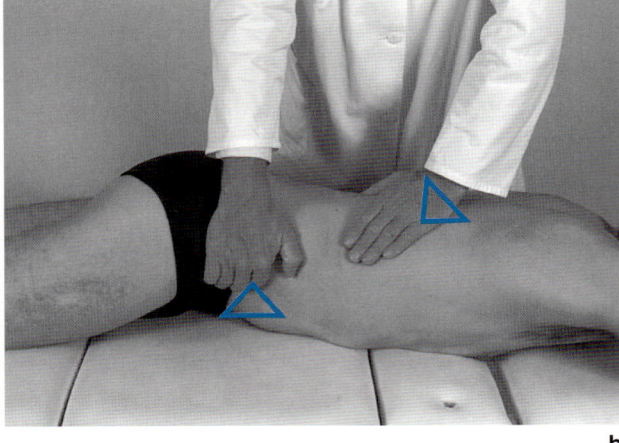

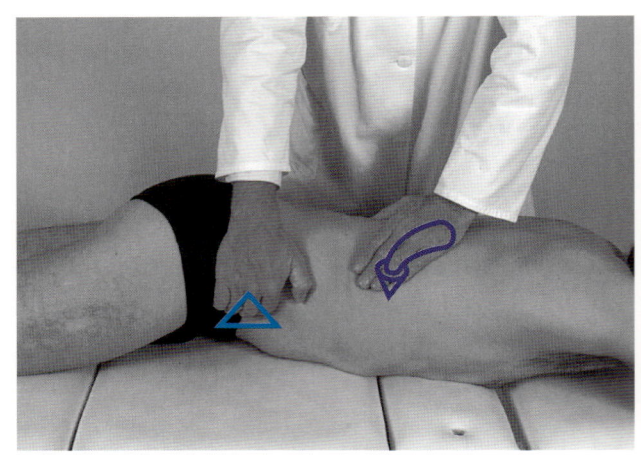

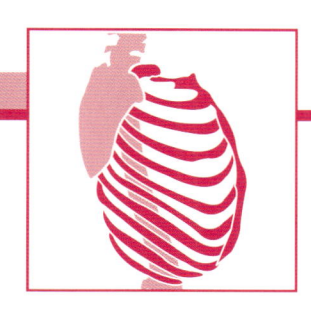

6.3 脊柱，骨盤，肋骨の治療

第4肋骨から第12肋骨まで
刺激を加えないモビリゼーション，NMT 1：外側・腹側へ

適応

刺激過敏部位：第4肋骨，第5肋骨，第6肋骨，第7肋骨，第8肋骨，第9肋骨，第10肋骨，第11肋骨，第12肋骨。

運動テスト：肋骨の運動が減少する。胸郭運動が限局性に減少する。

疼痛：急性，または慢性，しばしば呼吸運動に関係する。局所性または肋骨に沿って広がるか，あるいは胸骨への放散痛（a）。

肢位

・患者を伏臥位にさせ，上腕は肩関節にて最大内旋位，胸椎は軽度後彎位にする。
・療法士はモビリゼーションをする母指球で，モビリゼーションを加える肋骨角の深い部位をとらえる（b）。

治療方法

刺激を加えないモビリゼーション
・外側・腹側方向へ肋骨の他動的モビリゼーション。

NMT 1
・肋骨は深い吸気時に肋骨角の固定によって制止され，それによってモビリゼーションされる（c）。

注意事項

肋骨骨折を避けるために，とりわけ高齢者の場合には肋骨の圧迫固定は手加減すべきである。

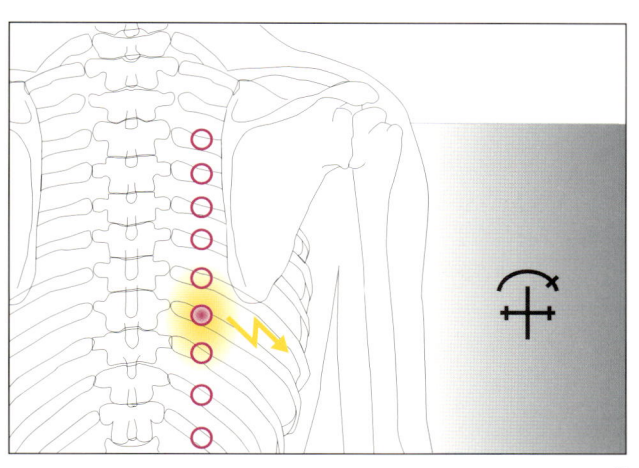

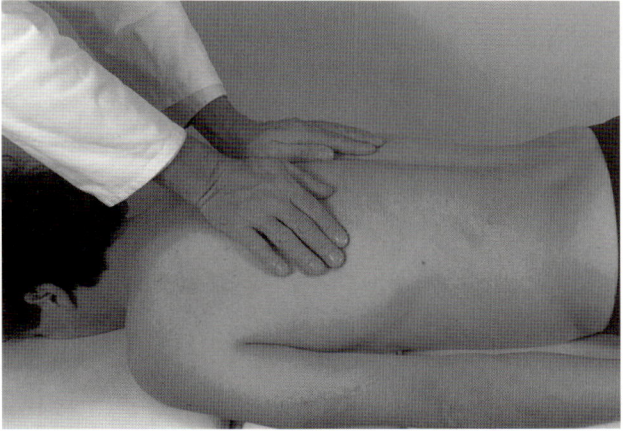

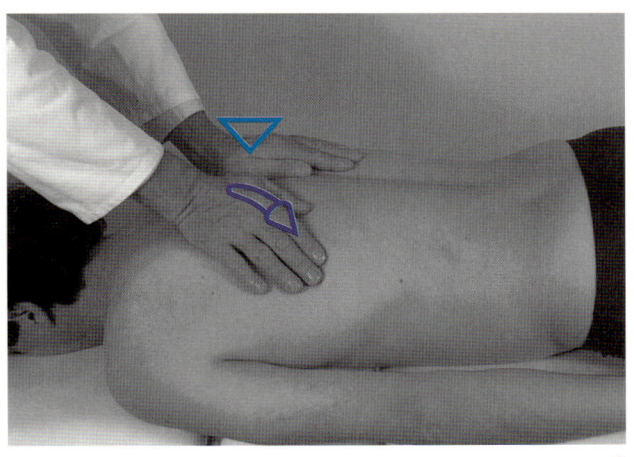

6. 徒手療法：治療手技

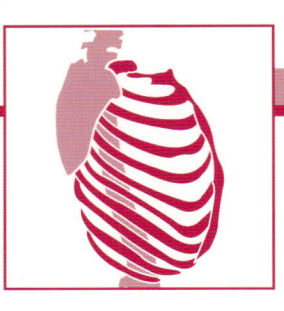

第4肋骨から第12肋骨まで
刺激を加えないモビリゼーション，NMT 1：腹側へ

適応

刺激過敏部位：第4肋骨，第5肋骨，第6肋骨，第7肋骨，第8肋骨，第9肋骨，第10肋骨，第11肋骨，第12肋骨。

運動テスト：肋骨の運動が減少して，最終域は硬くなる。あるいは胸郭運動は限局性に減少する。

疼痛：急性，または慢性，しばしば呼吸運動に関係する。限局性か肋骨に沿って胸骨へ広がる（a）。

肢位

・患者を仰臥位にさせ，脚は屈曲位で，腕は胸部で交叉させる。
・療法士はモビリゼーションを行わない側に立ち，患者を他動的に回旋させ，母指球で動きの少ない肋骨角の深部をとらえる（b）。

治療方法

刺激を加えないモビリゼーション
・仰臥位方向での他動的回旋によるモビリゼーションを行う。その場合母指球で抵抗を加える（c）。

NMT 1
・深い吸気時にモビリゼーションを行う。その場合モビリゼーションを行う肋骨は，療法士の母指球によって運動の限界点で固定される。

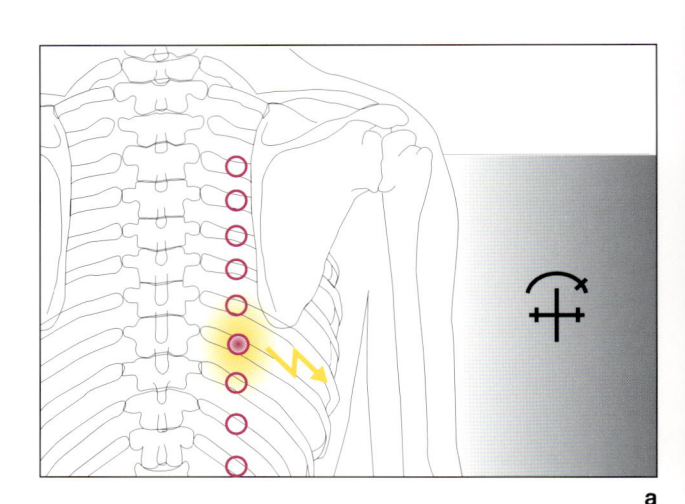

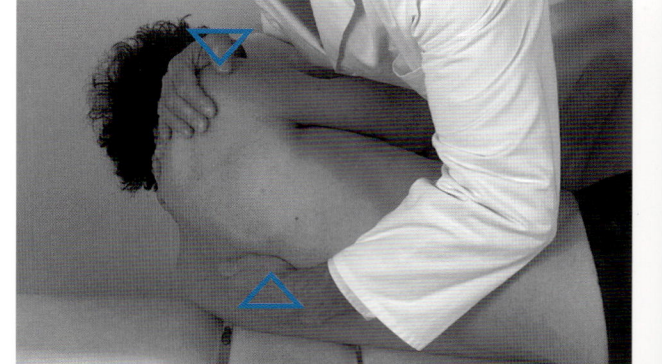

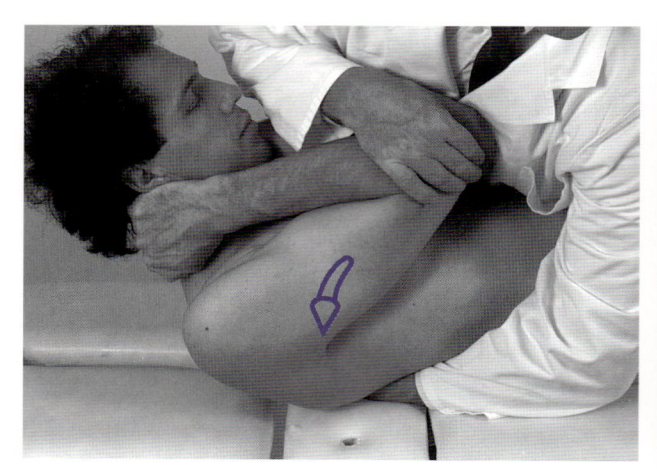

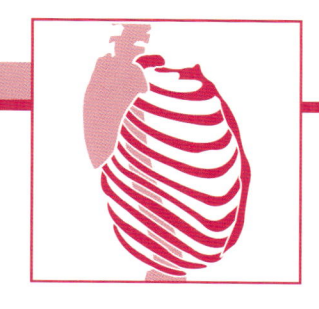

6.3 脊柱，骨盤，肋骨の治療

第3肋骨から第8肋骨まで
刺激を加えたモビリゼーション：腹側へ

6

適応

刺激過敏部位：第3肋骨，第4肋骨，第5肋骨，第6肋骨，第7肋骨，第8肋骨。
運動テスト：肋骨の運動が減少して，最終域は硬くなる。問題となっている側で側腹部の呼吸が減少する。
疼痛：呼吸に関係している。肋骨に沿って胸骨へ広がるかまたは肩への放散痛（a）。

肢位

・患者は仰臥位にさせ，腕は肘関節屈曲位で，手は後頭部で組ませる。
・療法士はモビリゼーションをしない側に立ち，患者を他動的に回旋させ，母指球で障害されている肋骨角をしっかりとらえる（b）。
・患者を他動的に仰臥位にさせて，もっぱら動きの少ない側の肋骨を軽度に過回旋させる。

治療方法

・呼気時に，患者の屈曲した腕に刺激を加える。その場合，モビリゼーションを行う肋骨には外側・腹側へ刺激を加える（c）。

注意事項

運動が減少した肋骨は，これに相当する胸椎部での分節の運動制限を合併していることがしばしばある。このような場合には，肋骨の前に胸椎の分節をモビリゼーションするべきである。

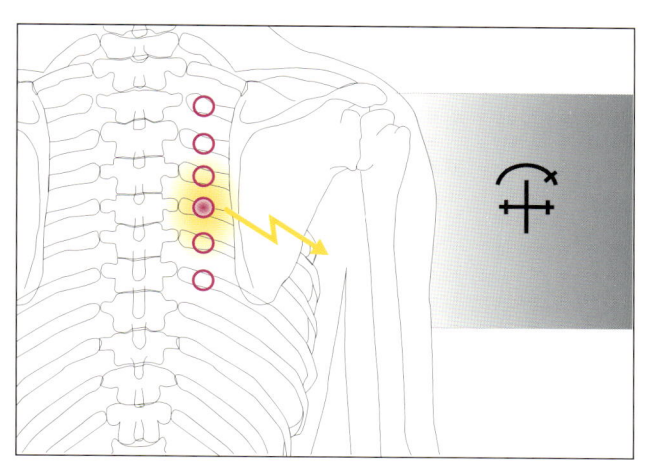

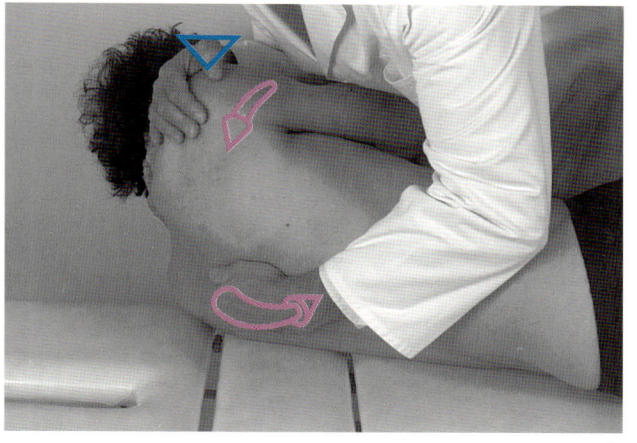

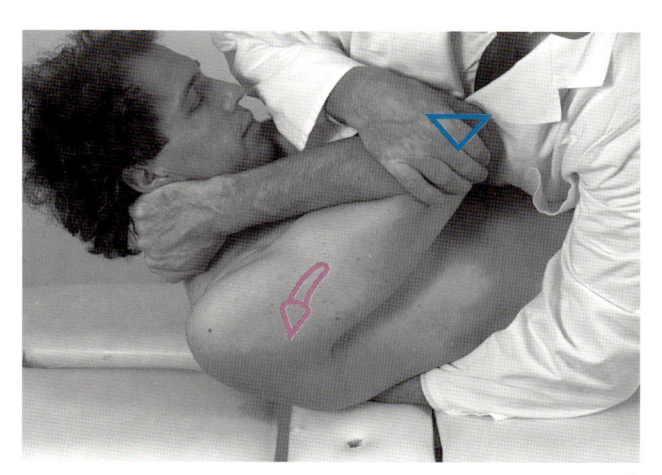

151

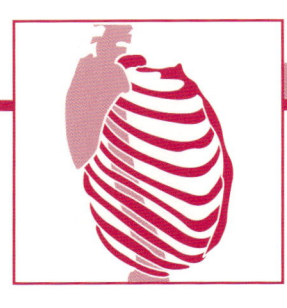

第6肋骨から第12肋骨まで
刺激を加えたモビリゼーション：外側・腹側へ

適応

刺激過敏部位：第6肋骨，第7肋骨，第8肋骨，第9肋骨，第10肋骨，第11肋骨，第12肋骨。

運動テスト：肋骨の運動が減少して，最終域は硬くなる。問題となっている側腹部の呼吸は減少する。

疼痛：呼吸に関係している。局所，または肋骨に沿って広がる（a）。

肢位

・患者は伏臥位で，胸椎は軽度に後彎位にする。
・療法士は刺激を加える手の小指球で，モビリゼーションを行う肋骨角の領域を固定する。
・もう一方の手で同側の前腸骨棘をつかむ。
・前腸骨棘を持ち上げることによって，腰椎を運動の限界点まで回旋させる（b）。

治療方法

・呼気時に小指球で外側・腹側方向へモビリゼーションを行う（c）。

注意事項

・腰椎か仙腸関節で疼痛がある場合，この治療手技は適さない。

運動が減少した肋骨は，これに相当する胸椎部での運動制限を合併していることがしばしばある。このような場合には，まず最初に胸椎部からモビリゼーションするべきである。

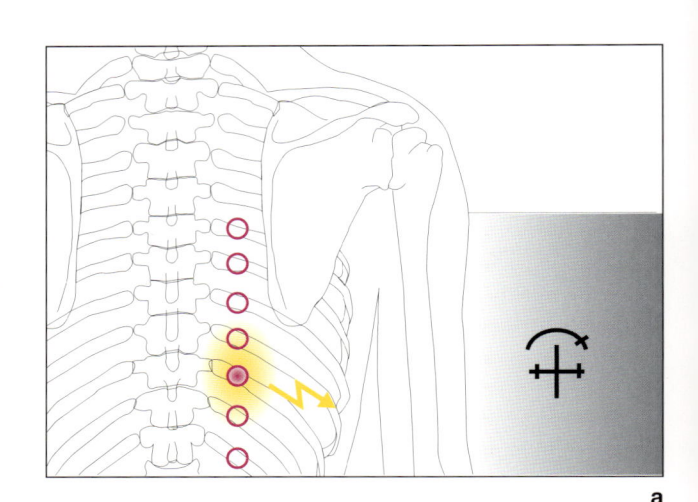

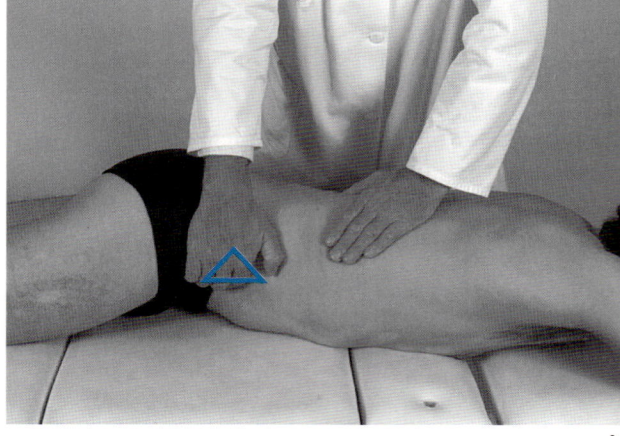

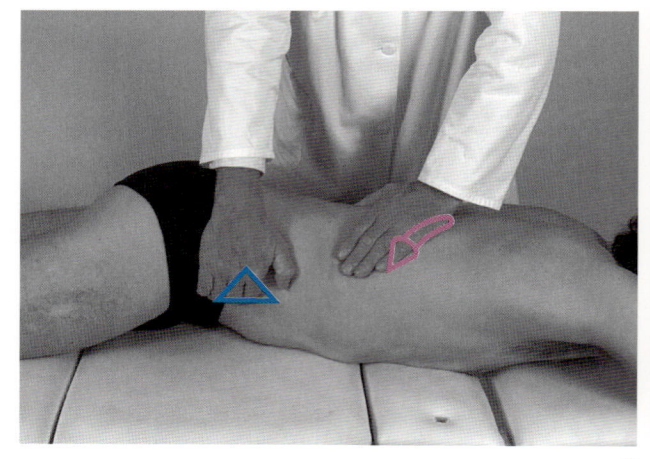

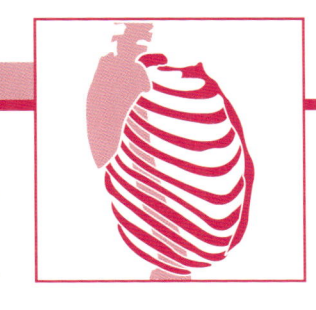

6.3 脊柱，骨盤，肋骨の治療

第4肋骨から第10肋骨まで
刺激を加えたモビリゼーション：外側・腹側へ

適応

刺激過敏部位：第4肋骨，第5肋骨，第6肋骨，第7肋骨，第8肋骨，第9肋骨，第10肋骨。

運動テスト：肋骨の運動が減少して，最終域は硬くなる。問題となっている側での側腹呼吸が減少する（a）。

疼痛：呼吸運動に関連している。限局性で肋骨に沿って広がり，時に胸骨，肩関節まで放散する。

肢位

・患者を伏臥位にさせ，腕は内旋し，胸椎は軽く後彎位にする。
・療法士は小指球でモビリゼーションを行う肋骨角の深部をとらえる。
・もう一方の手でモビリゼーションをしない胸郭側に平らに置く（調整！）（b）。

治療方法

・呼気時に，肋骨への刺激を外側・腹側方向へ加える（c）。

注意事項

運動が減少した肋骨は，これに相当する胸椎の各分節運動も制限されていることがしばしばある。この場合には，肋骨の前に胸椎のほうを先にモビリゼーションするべきである。

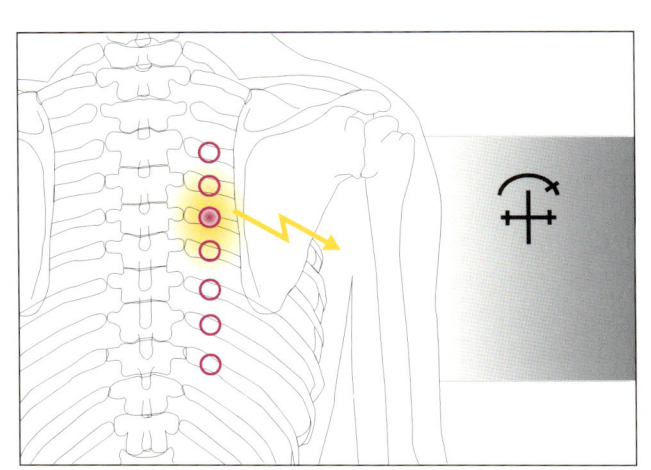

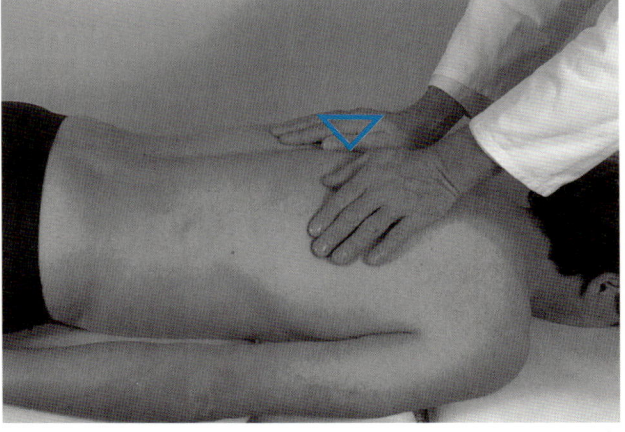

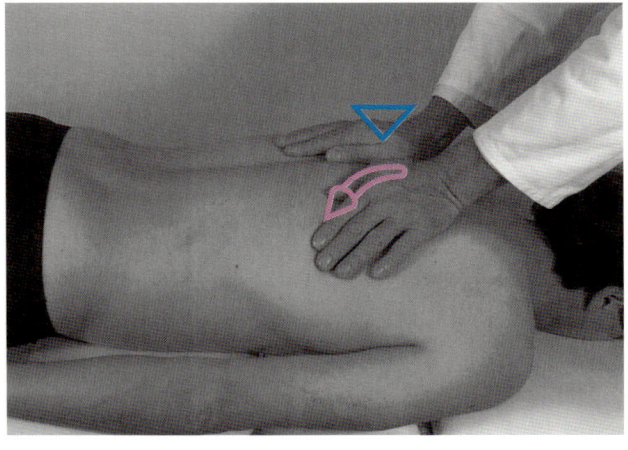

6. 徒手療法：治療手技

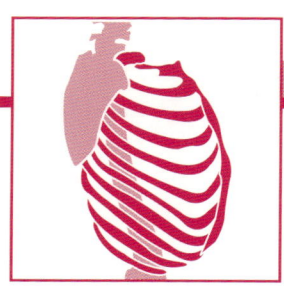

第4肋骨から第12肋骨まで
NMT 2：腹側へ

適応

刺激過敏部位：第4肋骨，第5肋骨，第6肋骨，第7肋骨，第8肋骨，第9肋骨，第10肋骨，第11肋骨，第12肋骨。

運動テスト：肋骨の運動が減少して，最終域は柔らかになる。

疼痛：急性か慢性，しばしば呼吸に関係している。肋骨に沿って胸骨へ広がるかまたは限局性（a）。

肢位

・患者を側臥位にする。
・胸椎の回旋によって調節を行う時，モビリゼーションは頭側から開始して尾側方向へすすめる。この場合，療法士は中指（示指）ならびに平らにした手でその深部をとらえる（b）。

治療方法

・モビリゼーションを行う肋骨の運動の限界点で，しっかり抵抗を加える。
・深い吸気ならびに傍脊柱筋と肋間筋群の等尺性筋緊張（b）。
・呼気時の他動的モビリゼーションは腹側・尾側方向へ行う（c）。

患者の目の方向

・吸気時：モビリゼーションを行う側へ。
・呼気時：モビリゼーションを行う側から反対方向へ。

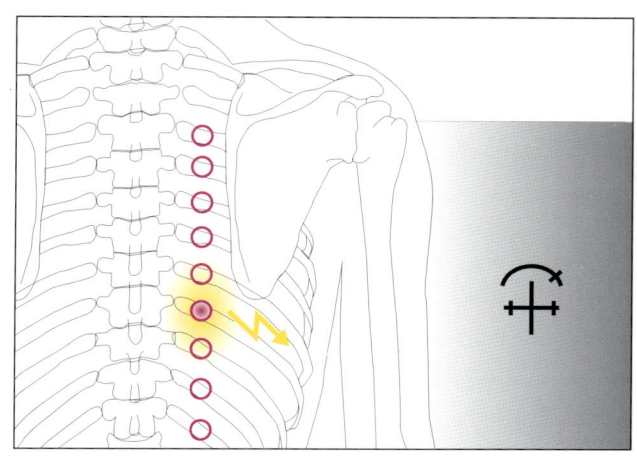

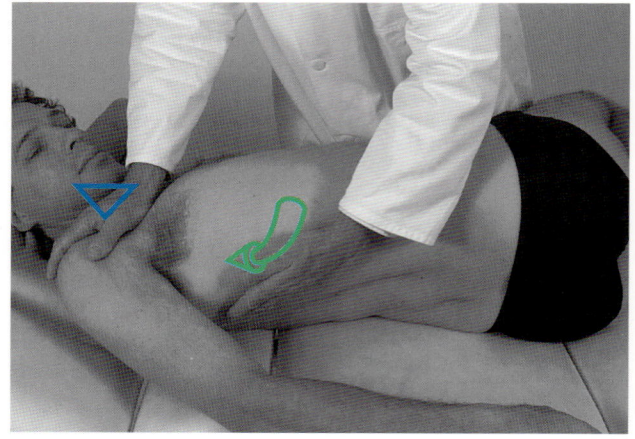

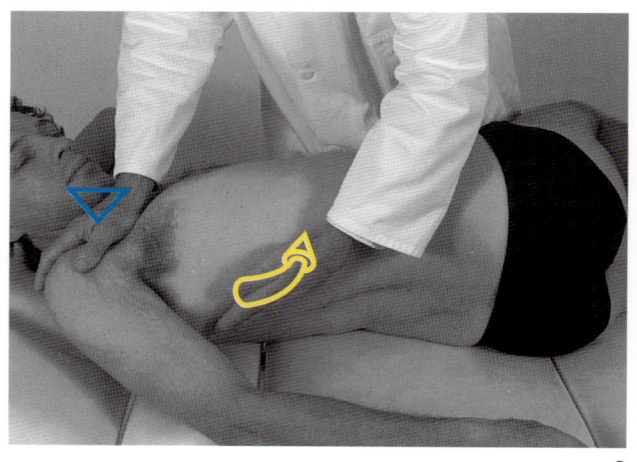

154

6.4 末梢関節の治療

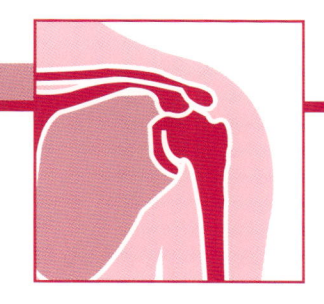

6. 徒手療法：治療手技

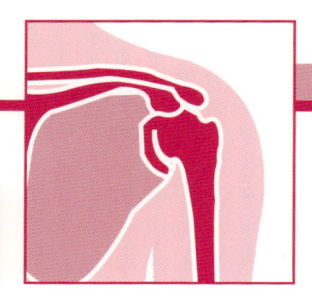

肩関節
刺激を加えないモビリゼーション：牽引

適応

運動テスト：正常な関節運動の制限。
平行移動が減少して，最終域は弾性硬となる。

疼痛：急性，または慢性。限局性および上腕外側への放散痛。運動痛または安静時痛。最終域での運動痛。

筋テスト：下部の僧帽筋と大胸筋の短縮ならびに内側の肩甲骨固定筋の筋力低下（a）。

肢位

・患者を仰臥位にさせ，台に近づける。
・肩甲骨と胸郭は場合によっては革紐で固定する。
・療法士は片方の手を平らにして，できるだけ関節の近くで患者の上腕内側を把持し，もう一方の手を末梢の前腕部に置き，両手で固定するように心がける。
・関節を実際の安静肢位に合わせる（b）。

治療方法

・他動的モビリゼーション。
・あらゆる運動成分については避けるべきである。

注意事項

この手技は疼痛の治療によく使われる。この場合，牽引1の程度で限度を超えてはならない。

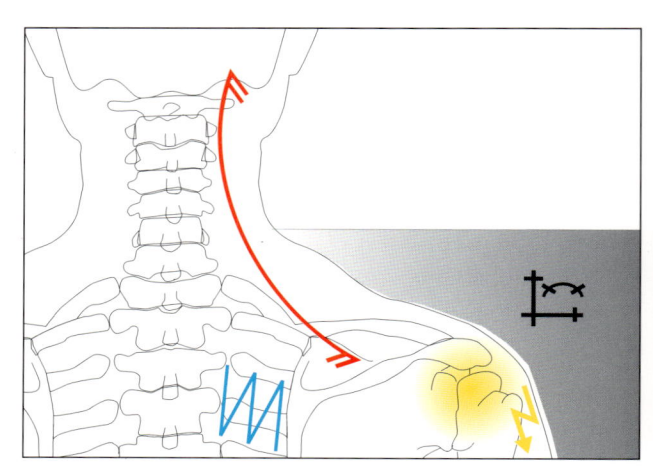

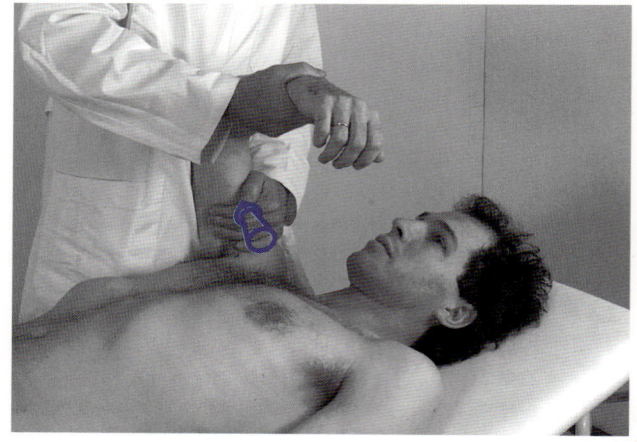

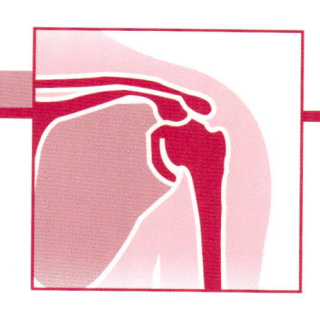

6.4 末梢関節の治療

肩関節
刺激を加えないモビリゼーション：尾側へ

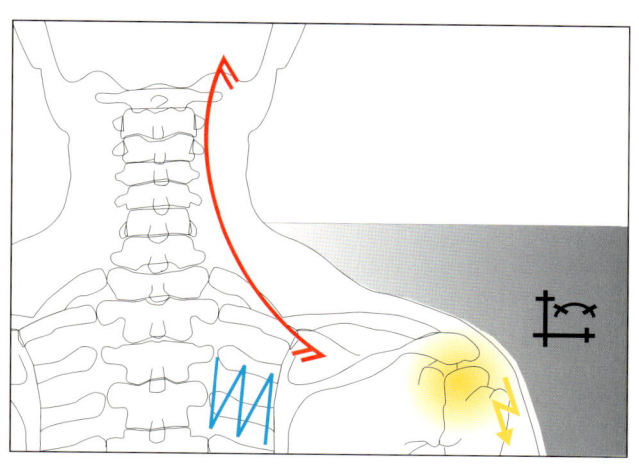

適応

運動テスト：外転・挙上，あるいは，内旋・外旋の関節運動の制限。尾側への平行移動が減少して，最終域は弾性硬となる。

疼痛：急性，または慢性。限局性および上腕外側への放散痛。運動痛および安静時痛。おそらく最終域での運動痛。

筋テスト：僧帽筋の下部と大胸筋の短縮，ならびに内側の肩甲骨固定筋の筋力低下（a）。

肢位

- 患者は仰臥位で，台に近づける。
- 療法士により肩甲帯を固定する。
- 療法士はもう一方の手で患者の腕のできるだけ末梢をつかむ。しかし，肘関節の近位部をつかむ（b）。
- 関節での実際の安静肢位に合わせる。

治療方法

- 他動的モビリゼーションは尾側方向へ行い，治療する面に平行にする（b）。

注意事項

尾側方向への正常な平行移動がなければ，肩関節の完全な関節運動は不可能である。それゆえに，このような制限された運動の場合には，このモビリゼーションが重要な意味を持つ。

脱臼か亜脱臼の既往があれば，刺激を加えたモビリゼーションは禁忌である。

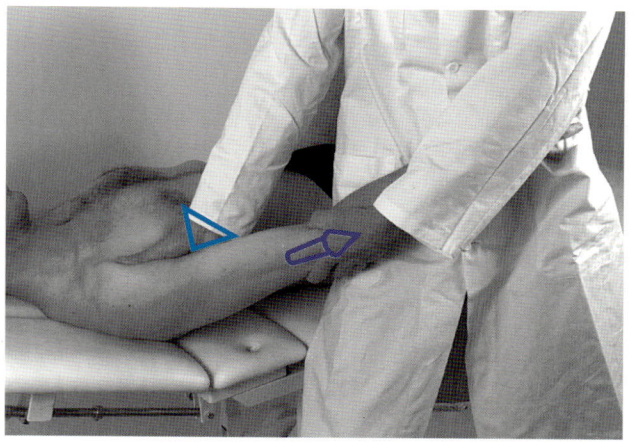

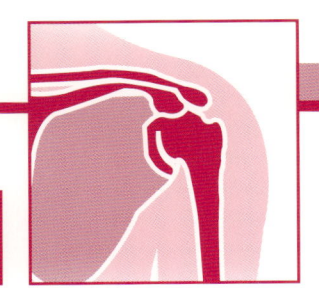

肩関節
刺激を加えないモビリゼーション：背側へ

適応

運動テスト：内旋か挙上での関節の運動制限。背側への平行移動が減少して，最終域は弾性となる。
疼痛：急性，または慢性。腹側の関節包に関与した疼痛。運動痛および安静時痛。
筋テスト：大胸筋，僧帽筋下部の短縮，ならびに内側の肩甲骨固定筋の筋力低下がみられる（a）。

肢位

・患者は仰臥位で，台に近づける。
・砂袋かくさび状の物で肩甲骨を支持する。
・療法士は患者の屈曲した肘関節を片方の手でつかみ，腕を躯幹に固定する。
・関節は実際の安静肢位に合わせる。
・療法士はもう一方の手を上腕の腹側の関節に近い部位に平らに置く。

治療方法

・牽引の程度1：これは治療の全行程で維持される。
・他動的モビリゼーションは背側方向へ行い，治療する面に平行にする（b）。

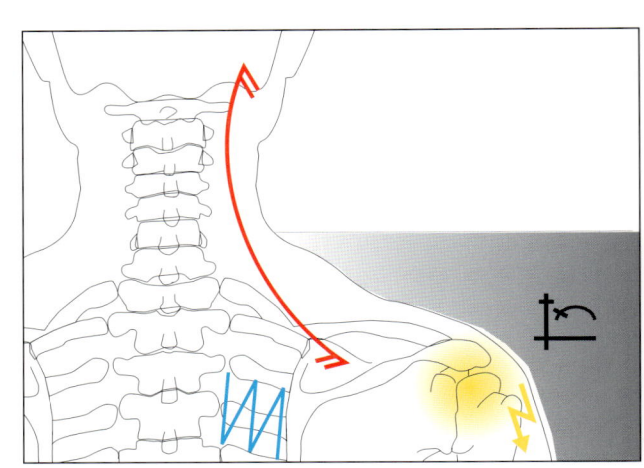

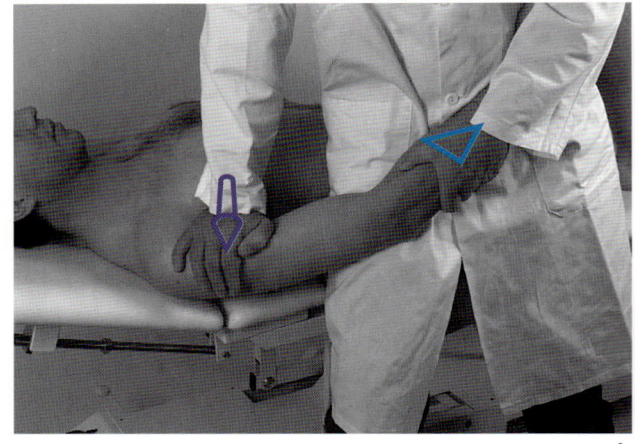

6.4 末梢関節の治療

肩関節
刺激を加えないモビリゼーション：腹側へ

適応

運動テスト：外旋または伸展における関節の運動制限。腹側への平行移動が減少して，最終域は弾性になる。

疼痛：慢性，局所性。腹側の関節包に関与した圧痛。運動痛か安静時痛。

筋テスト：僧帽筋の下部と大胸筋の短縮，ならびに内側の肩甲骨固定筋の筋力低下（a）。

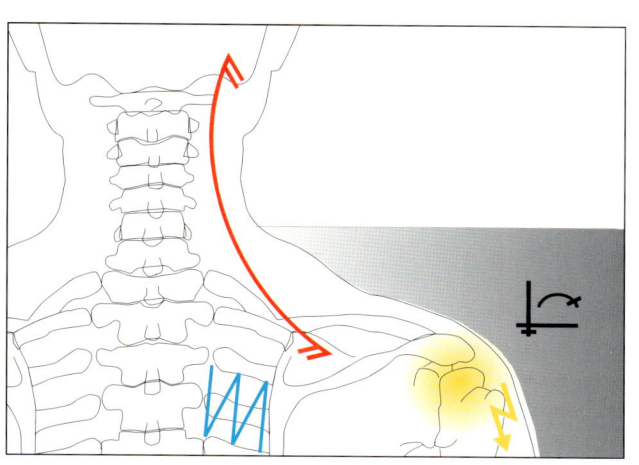

肢位

・患者は伏臥位にさせ，台に近づける。
・砂袋かくさび状の物で烏口突起を支持すると，それによって肩甲骨の確実な安定性が達成される。
・療法士は片方の手で患者の上腕部遠位をつかむ。
・関節を実際の安静肢位に合わせる。
・上腕骨はほとんど肩甲棘の延長にくる。
・療法士はもう一方の手を背側で，上腕部の関節に近いところで平らに置く（b）。

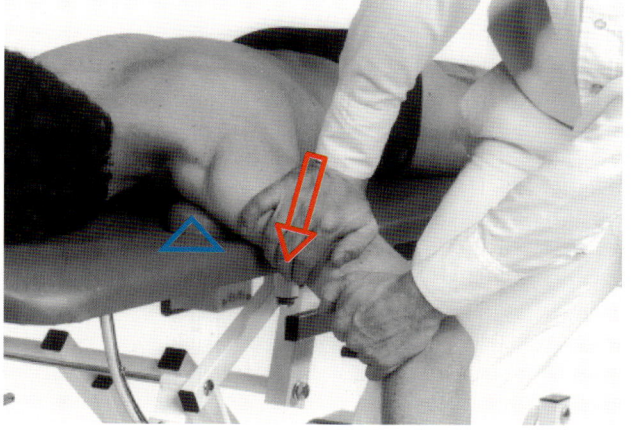

注意点：腹側で烏口突起だけで支持し，上腕骨頭では支持しないように注意しなければならない。肩甲骨を安定化させるために腹側の支持で足りなければ，さらに皮ベルトで補助する。

治療方法

・牽引の程度1：これは治療の全行程で維持される。
・他動的モビリゼーションは腹側方向へ行い，治療する面に平行に行う（b）。

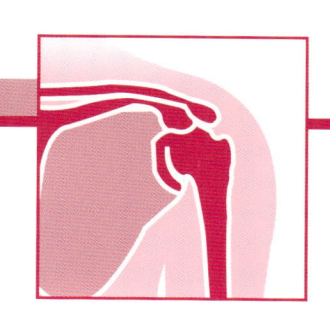

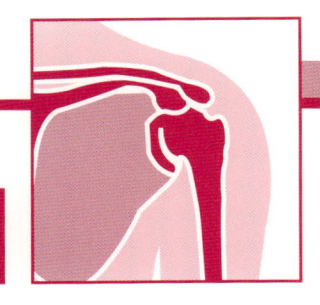

胸鎖関節
刺激を加えないモビリゼーション：頭側／尾側

適応

運動テスト：背側へ移動する動きが減少し，最終域は硬い。

疼痛：運動によって痛みが出る。関節包の触診は痛みを伴う。

筋テスト：時に，胸鎖乳突筋と斜角筋群の短縮がみられる（a）。

肢位

・患者は仰臥位。
・頭側へのモビリゼーション：療法士は母指球部を鎖骨内側縁の深部に到達するようにして，もう一方の手でモビリゼーションを行う手を支える（b）。
・尾側へのモビリゼーション：母指と示指で鎖骨内側縁の固定を頭側から尾側方向へ行う（c）。

治療方法

・鎖骨内側縁のモビリゼーションを頭側または尾側方向へ行う。
　頭側へのモビリゼーションは呼気にあわせて行う。柔らかい胸骨柄にできるだけ注意して関節包の外で行う。

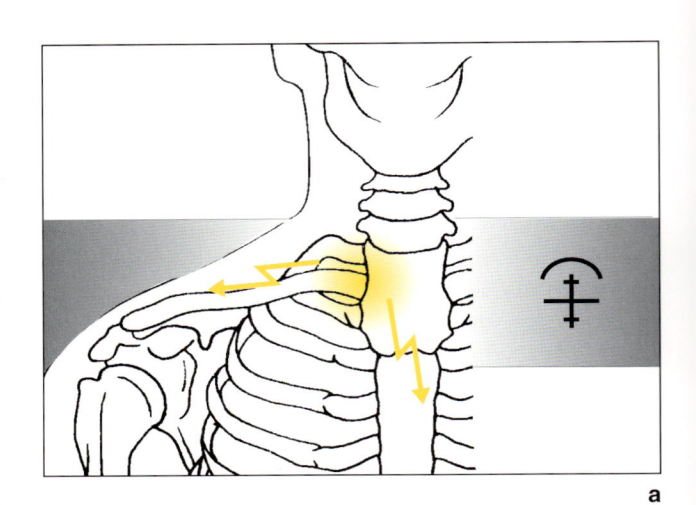

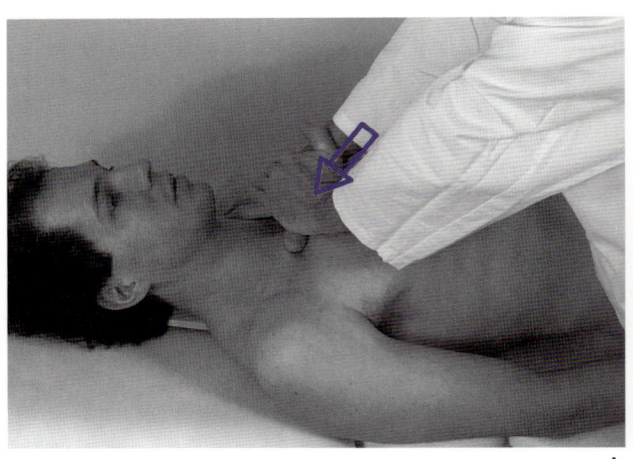

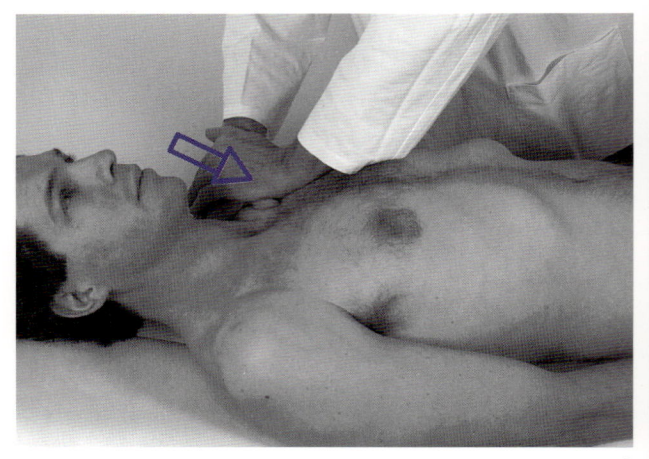

6.4 末梢関節の治療

肩関節
NMT 1：頭側へ

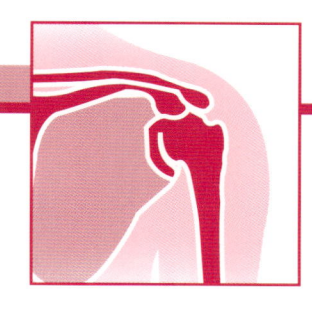

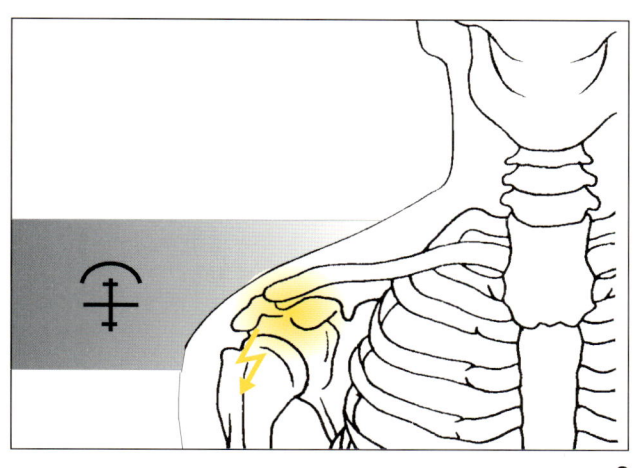

適応

運動テスト：腹側・尾側へ鎖骨が移動する動きが減少し，上肢の外転が制限されて最終域で痛みを伴う（外転角 120 ～ 180 度）。

疼痛：慢性で限局性。誘発すると痛みが強くなる。腕を外転する際の有痛弧となるかもしれない。関節裂隙の触診は痛みを伴う。

筋テスト：僧帽筋下行部の短縮（**a**）。

肢位

・患者は坐位で，胸椎を伸展させておく。
・療法士は患者の後ろに立って，前腕屈側で鎖骨を固定する。
・もう一方の手で患者の頭を固定し頸椎の動きを止める（**b**）。

治療方法

・固定された鎖骨と比べて肩甲骨を引き上げるように自動的モビリゼーションを行う。
・このモビリゼーションは吸気に合わせて行う（**b**）。

注意事項

この治療手技の際，鎖骨に対して肩峰が移動する動きは頭側へ向かう。

モビリゼーション中に頸椎部に痛みが出現すれば治療を中断して頸椎の検査，場合によっては治療をする必要がある。

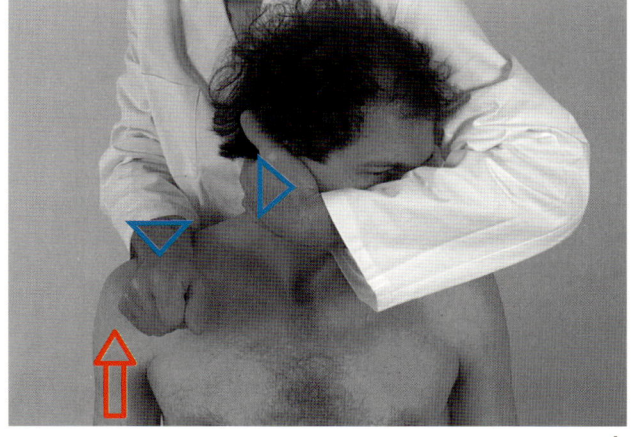

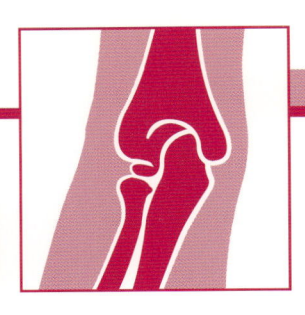

肘関節
刺激を加えないモビリゼーション：牽引

適応

運動テスト：屈曲と伸展の運動制限。動きが減少して最終域は硬い。
疼痛：慢性で局所性。痛みは負荷または動きに関係が深い。
筋テスト：上腕二頭筋の短縮また，手関節の伸展ならびに上腕三頭筋の筋力低下（a）。

肢位

・患者は仰臥位。
・上腕と肘頭を診察台の縁から出しておく。
・安静肢位に合わせておく。
・療法士は患者の手関節を把持し前腕を体で固定し，もう一方の手を平らにして前腕の肘関節付近におく（b）。

治療方法

・治療する面に垂直に牽引を加える（つまり前腕に直角）（b）。

注意事項

肘関節の牽引は少ししかできない。これは側副靱帯が緊張して強いからである。

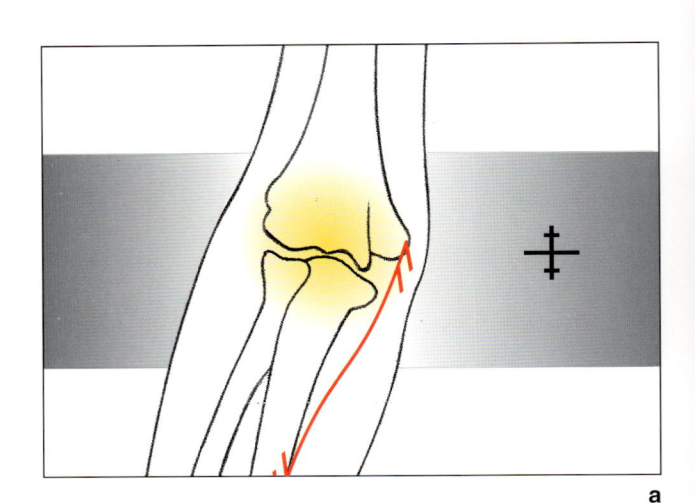

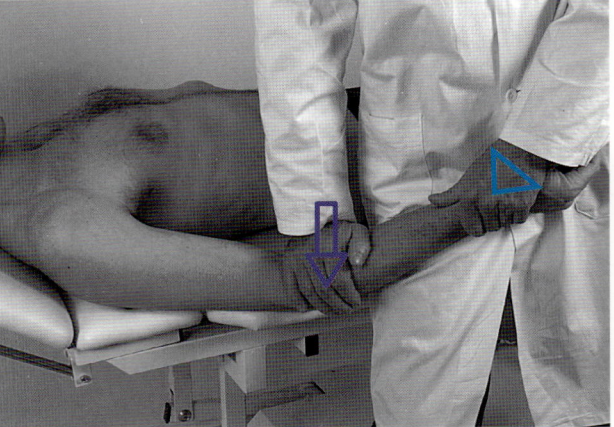

6.4　末梢関節の治療

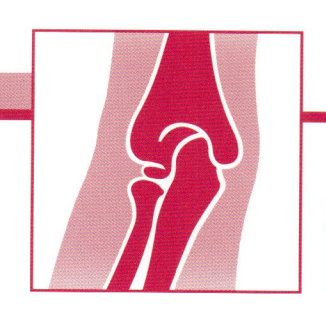

肘関節
刺激を加えないモビリゼーション：牽引

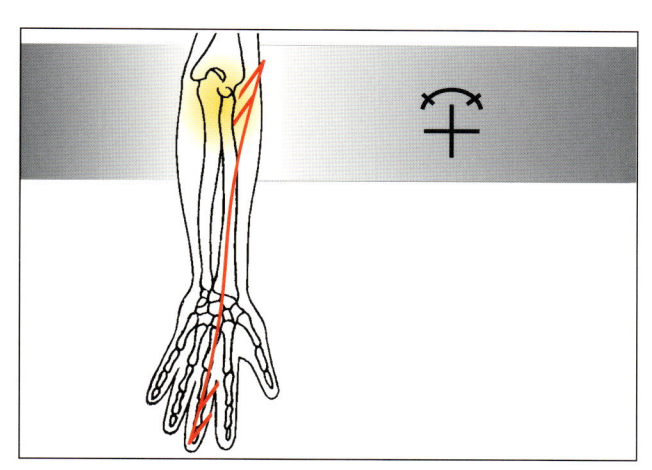

適応

運動テスト：前腕の回内・内外運動の制限がみられ，最終域は柔らかくて弾力がある。移動する動きも減少しその最終域は弾性軟。

疼痛：慢性で限局性。腕橈関節裂隙または輪状靱帯の部位に圧痛がみられる。
運動痛と安静時痛。

筋テスト：手関節の伸筋と指の伸筋が短縮する（a）。

肢位

・患者は仰臥位。
・療法士は一方の手を広げて患者の肘関節に近い上腕部を固定する。
・もう一方の手で末梢の橈骨々端部を把持する（b）。
・患者に適した肘関節の安静肢位に合わせる。

治療方法

・橈骨の長軸方向へ牽引する（b）。

　角状運動成分は避ける。腕橈関節におけるこの牽引は常に橈尺関節の滑りと関係している。

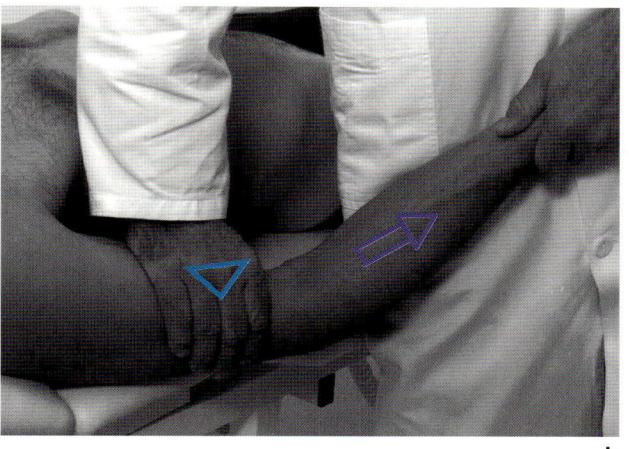

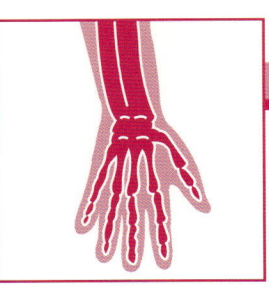

6. 徒手療法：治療手技

近位橈尺関節
刺激を加えないモビリゼーション：背側／腹側へ

適応

運動テスト：前腕の回内・回外運動が制限され，最終域は弾性硬。
　　　　　　背側・腹側への移動が減少し最終域は弾性硬。
疼痛：慢性で限局性。腕橈関節裂隙の圧痛。運動痛または安静時痛。
筋テスト：手関節の伸筋と指伸筋の短縮（a）。

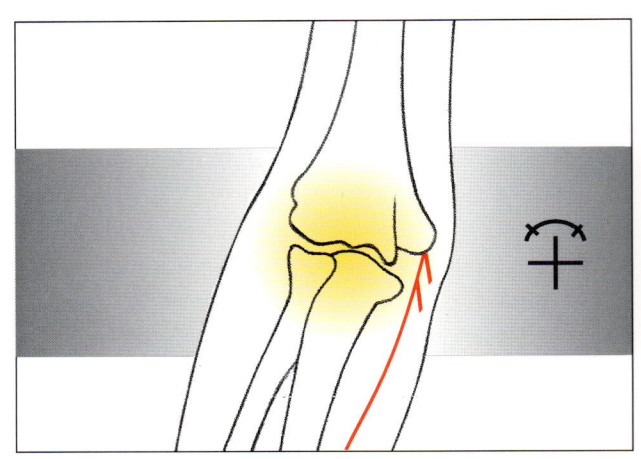

肢位

・患者は坐位で，前腕を診察台の上に置く。
・安静肢位に合わせる。
・療法士は一方の手で尺骨を固定する。
・もう一方の手の母指球部で橈骨頭の深部をとらえる（b）。

注意点：療法士は背側へモビリゼーションを行うためには患者の腕の内側に立ち，腹側へモビリゼーションを行うときには外側へ立つ。

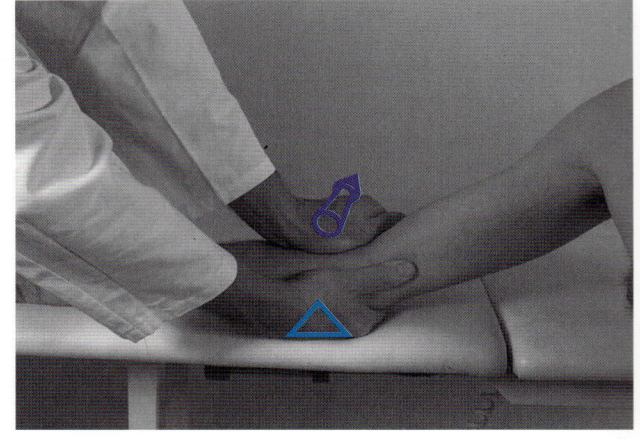

治療方法

・背側（b）と腹側（c）へ移動させる。

注意事項

　肘関節の腱付着部に腱症があると痛みを訴えるので把持は柔らかく行うようにする。

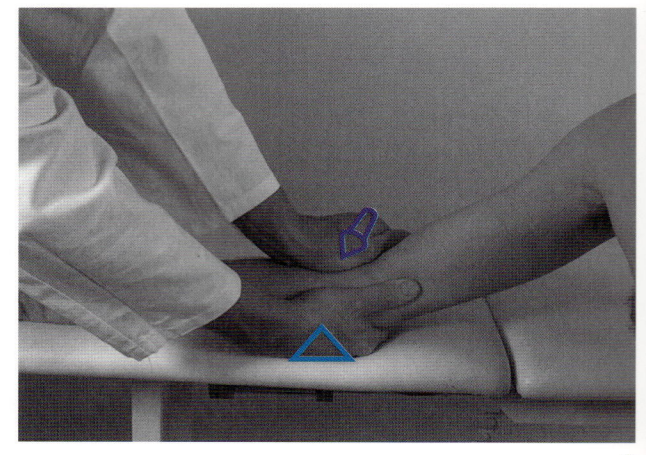

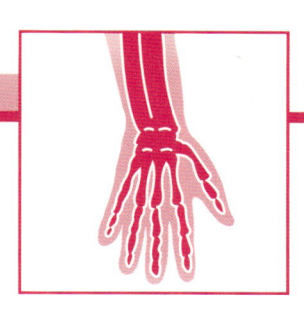

6.4 末梢関節の治療

遠位橈尺関節
刺激を加えないモビリゼーション：背側／腹側へ

適応

運動テスト：前腕の回内ならびに回外運動の制限。
　　　　　　手関節の可動域制限の最終域は固い。
　　　　　　背側または腹側へ移動する動きは減少し，
　　　　　　最終域は弾性硬。
疼痛：慢性で限局性。関節裂隙に圧痛がある。おそらく
　　　　運動痛もみられる（a）。

肢位

・患者は坐位で前腕を回外位にして診察台に置く。療法士は尺骨をできるだけ末梢部を柔らかく固定する。
・もう一方の手で橈骨を同じように固定する（b）。

治療方法

・背側へまたは腹側へ橈骨の他動的モビリゼーションを行う（c）。

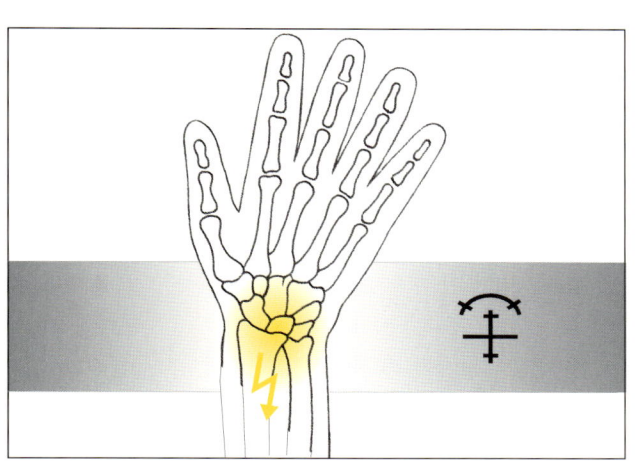

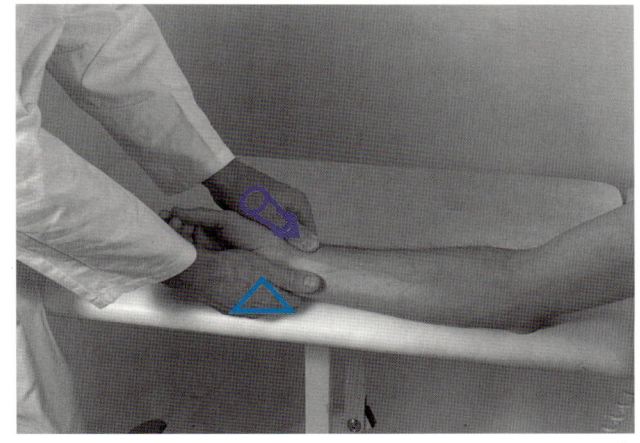

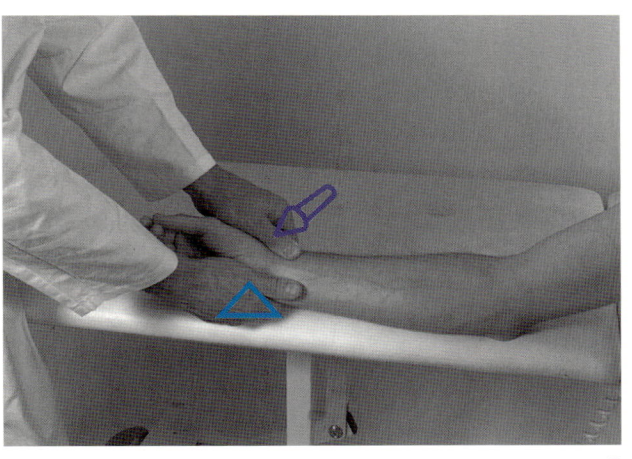

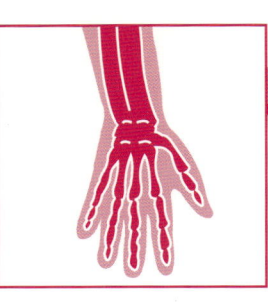

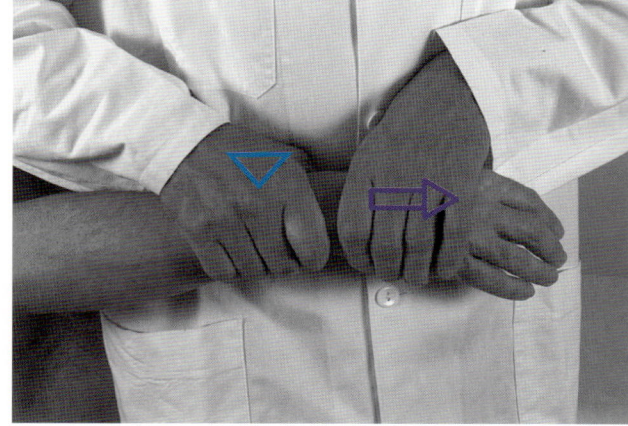

近位・遠位の手関節
刺激を加えないモビリゼーション：牽引

適応

運動テスト：少なくとも1つの方向に運動制限がみられる。移動する動きが減少し，最終域は硬い。
疼痛：慢性で限局性。運動に左右される痛みで場合によっては最終域だけの痛み（**a**）。

肢位

・患者は坐位。
・療法士は一方の手で患者の手関節近くの前腕を固定する。
・手関節を末梢へ牽引するために近位手根骨列部を固定する。
・もう一方の手で近位ならびに遠位手根骨列部をペンチで把持するような形で固定する。
・安静肢位に合わせる（**b**）。

治療方法

・手関節を牽引する。その際にモビリゼーションを加える前腕は牽引方向に引いておき，前腕を療法士の体で保持しておく（**b**）。

注意事項

この手技は特に痛みの治療として有用である。この際，もちろん牽引の程度（Ⅱ）は過度になってはいけない。

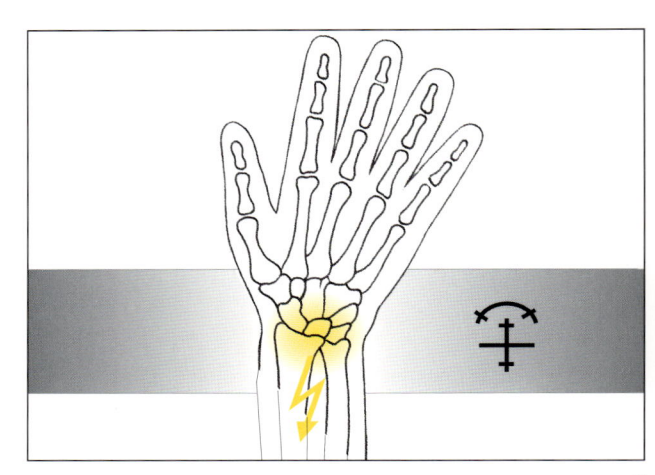

6.4 末梢関節の治療

近位・遠位の手関節
刺激を加えないモビリゼーション：掌側／背側へ

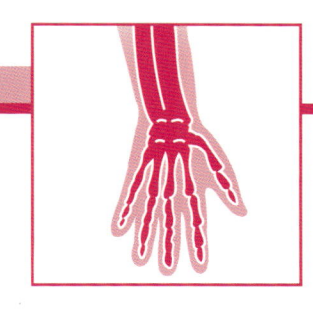

6

適応

運動テスト：掌屈ならびに背屈の運動制限がみられ，最終域は硬い。
　　　　　　掌側ならびに背側へ移動する動きが減少し，最終域は硬い。
疼痛：運動痛は最終部分でみられる（a）。

肢位

・患者は坐位。
・療法士は患者の前腕を診察台の上に置いてできるだけ手関節の近くを固定する。
・もう一方の手で近位手関節の近位手根骨列を把持し，また，遠位手関節の遠位手根骨列を把持する。
・安静肢位に合わせる（b）。
・手関節に接して把持することが重要である。

治療方法

・牽引する程度（I）。
・近位または遠位手関節（b）における掌側（b）と背側（c）へのモビリゼーション。

注意事項

モビリゼーション中に痛みが出現した場合には手関節を牽引しながら治療するとよい。

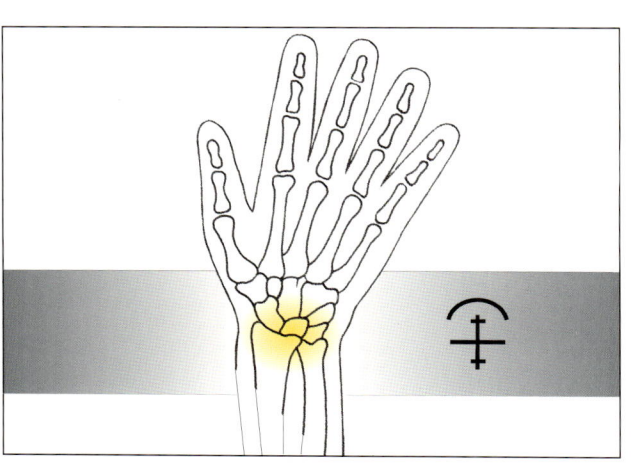

a

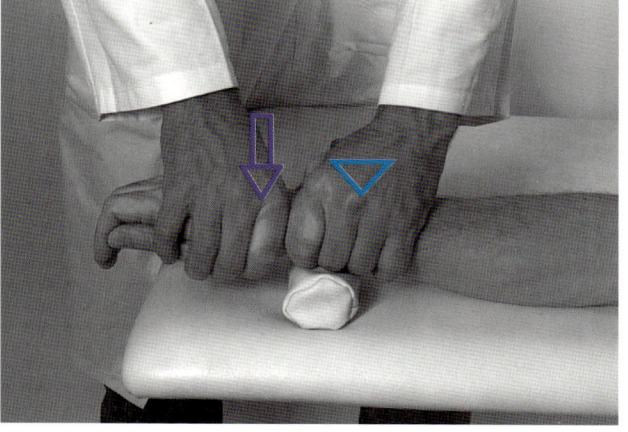

b

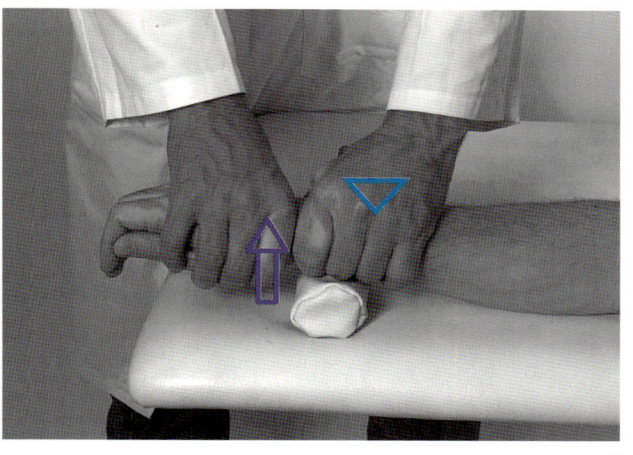

c

167

6. 徒手療法：治療手技

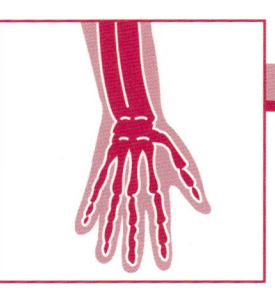

近位手関節
刺激を加えないモビリゼーション：尺側／橈側へ

適応

運動テスト：橈側ならびに尺側偏位の動きが制限され，
　　　　　　　最終域は硬い。
　　　　　　　橈側または尺側へ移動する動きが減少し，
　　　　　　　硬い最終域。舟状骨の傾きが減少する。
疼痛：運動痛は最終域に起こる（a）。

肢位

・患者は坐位。
・患者の腕が横になるように前腕の尺側ならびに橈側を診察台の上に横たえる。
・療法士は一方の手で患者の前腕をできるだけ手関節に接して固定する。
・もう一方の手で近位手根骨列を柔らかく把持する。
・安静肢位に合わせる（b）。

治療方法

・牽引の程度はⅠ。
・尺側ならびに橈側への他動的モビリゼーション（c）。

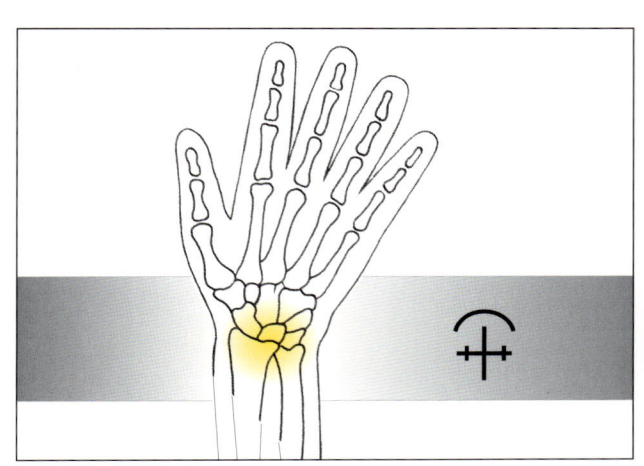

a

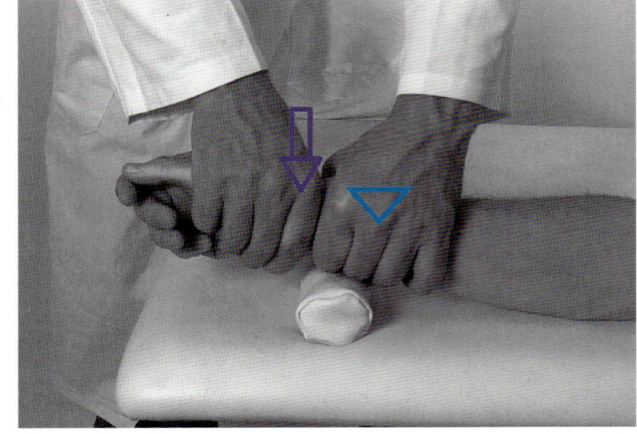

b

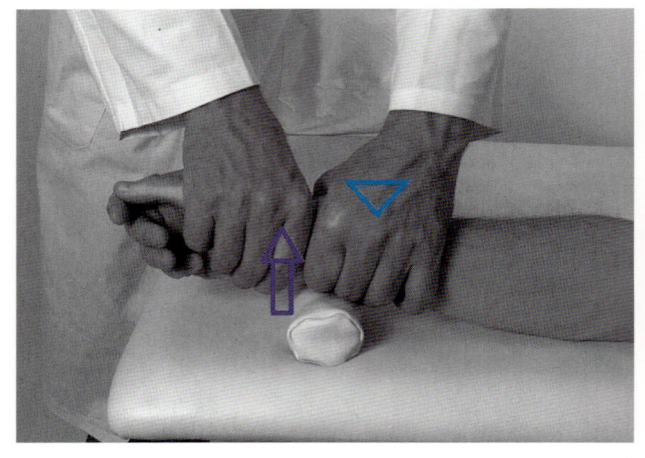

c

168

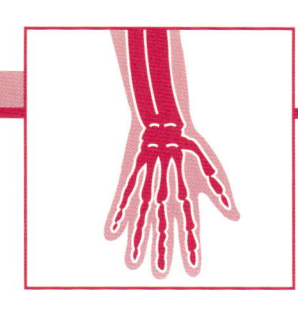

6.4 末梢関節の治療

手根骨
刺激を加えないモビリゼーション：背側／掌側へ

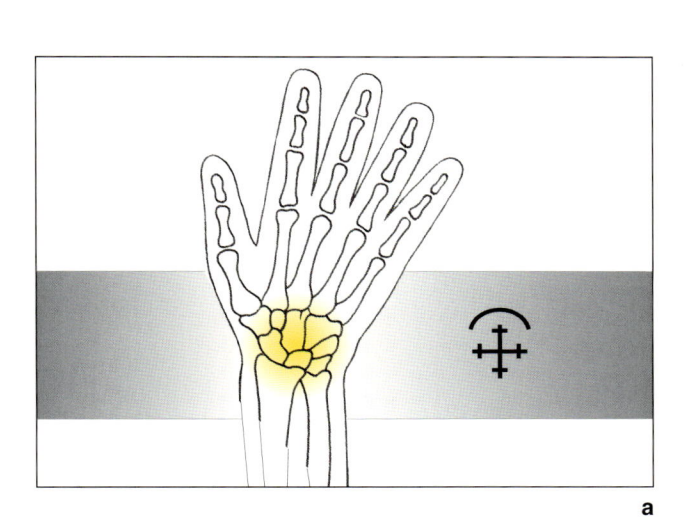

適応
運動テスト：背屈，掌屈ならびに橈屈，尺屈の際に手関節の運動制限がみられ，最終域は硬い。
手根骨の背側・掌側への動きが減少し最終域は硬い。
疼痛：急性または慢性で限局性。運動痛は最終域にみられる（a）。

肢位
・患者は坐位。
・療法士は自分の体で患者の前腕を安定させて，母指と示指を近位手根骨列に合わせて固定する。
・もう一方の母指と示指で遠位手根骨列を固定する。
・手根骨間の関節は安静肢位にある。

治療方法
・遠位手根骨列を背側（b）ならびに掌側（c）へモビリゼーションする。

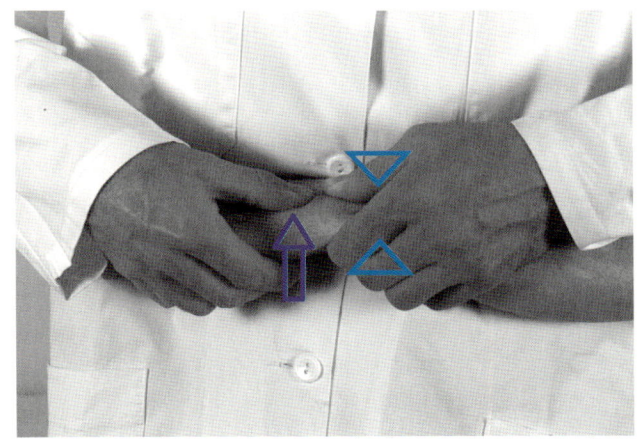

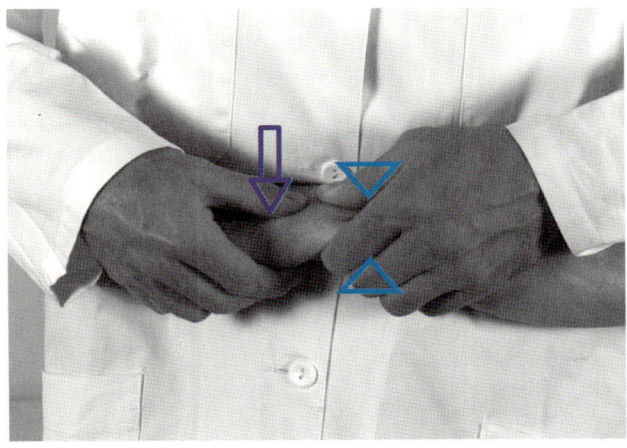

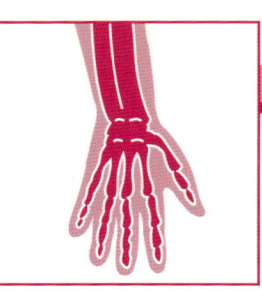

指関節
刺激を加えないモビリゼーション：牽引

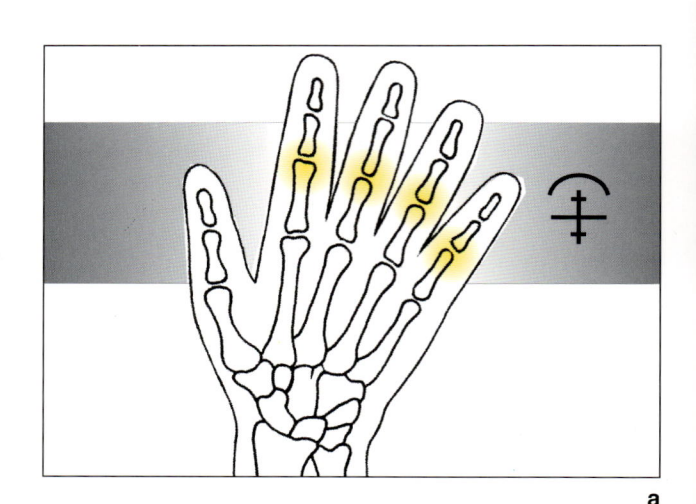

適応

運動テスト：指の屈曲ならびに伸展の運動制限がみられ，最終域は硬い。
　　　　　　　移動する動きは減少し最終域は硬い。
疼痛：急性，または慢性で限局性。運動痛ならびに安静時の痛み（**a**）。

肢位

・患者は坐位。
・療法士は自分の体で患者の前腕を安定させて，基節骨を母指と示指で固定し，もう一方の母指と示指で中節骨を関節近くで固定する。
・安静肢位に合わせる（**b**）。
・関節に接して柔らかく把持すべきである。

治療方法

・治療する面と垂直に他動的牽引を行う（**b**）。

注意事項

　この手技は痛みの治療には有用であるが，牽引の程度Ⅱを超えて行ってはならない。

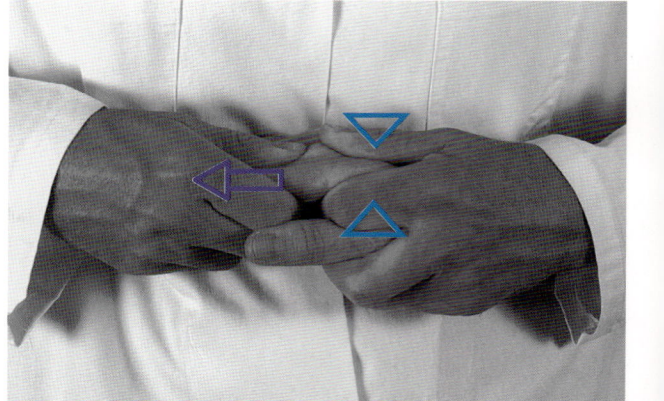

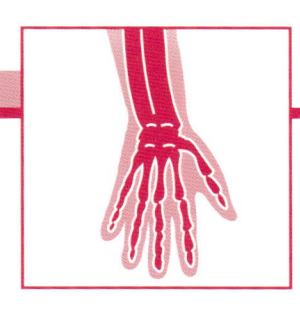

6.4 末梢関節の治療

指関節
刺激を加えないモビリゼーション：掌側／背側へ

適応

運動テスト：屈曲と伸展の運動制限があり最終域は硬い。
掌側または背側へ移動する動きが減少し，最終域は硬い。
疼痛：慢性で限局性。運動痛ならびに安静時痛。
筋テスト：指伸筋群の短縮（a）。

肢位

・患者は坐位で，前腕を診察台の上に置く。
・療法士はモビリゼーションを行う関節の近位関節裂隙を固定する。
・母指球と示指で関節裂隙の遠位部を把持する（b）。
・安静肢位に合わせる。

治療方法

・牽引の程度（I）。
・掌側（b）ならびに背屈（c）へ治療する面に平行になるように他動的モビリゼーションを行う。
・母指の関節も同様に治療する。
・屈曲の減少は尺側へモビリゼーションを加え，伸展制限は橈側へモビリゼーションを行う。
・外転の減少は背側へモビリゼーションを加え，内転制限は掌側へモビリゼーションを行う。

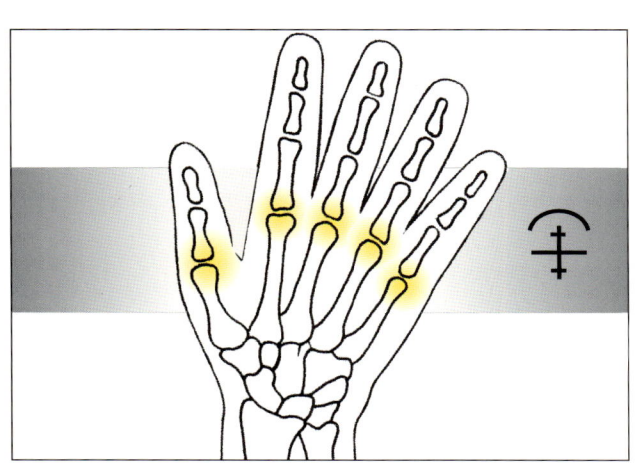

a

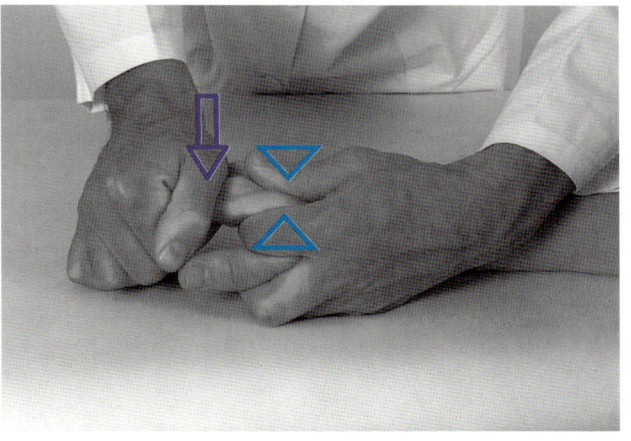

b

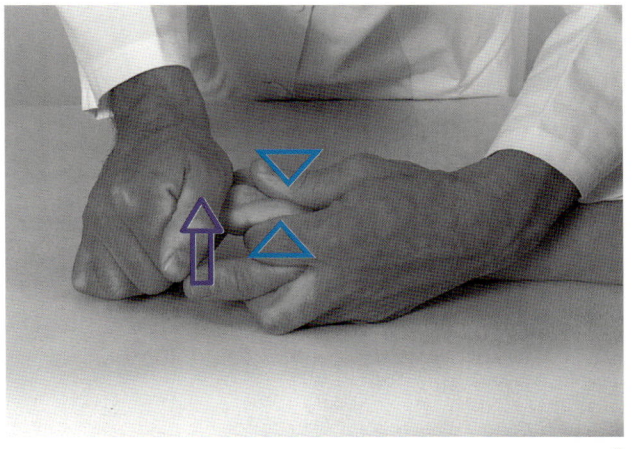

c

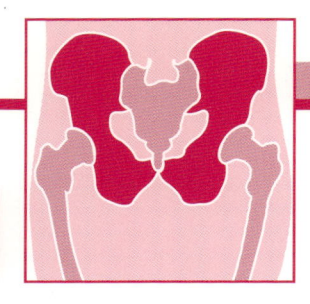

股関節
刺激を加えないモビリゼーション：尾側への牽引

適応

運動テスト：運動制限があり，最終域は硬い。尾側へ移動する動きが減少し硬い最終域。

疼痛：急性または慢性。限局性では，鼠径部ならび大腿外側へ放散する痛み。
荷重時の痛みならびに安静時痛。
動きはじめの痛み。

筋テスト：多くの場合，大腿直筋と腸腰筋の短縮ならびに殿筋の筋力低下がみられる。殿部大腿筋群ならびに大腿筋膜張筋の短縮もしばしばみられる（a）。

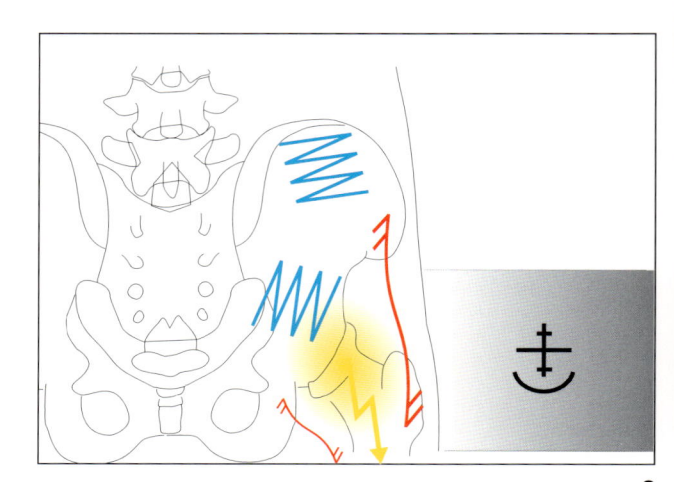

肢位

・患者は仰臥位。
・骨盤は革ベルトと角形のもので固定する。
・療法士は両手で足の踝部を把持し膝を伸展させる。
・安静肢位に合わせる。足関節の近位側を把持し安静肢位に正しく合わせて，患者をリラックスさせて痛みのない状態にしておく必要がある（b）。

治療方法

・下肢の長軸方向へ牽引する。

注意事項

モビリゼーション中に痛みが出現したら，安静肢位を再検討する必要がある。

膝関節の疾患がある場合には膝の近位で大腿部を把持する。

大腿骨頭は大腿骨頭靱帯と関節包の動脈から供給されているので，牽引の程度（Ⅲ）は10～15秒以上長く続けてはいけない。

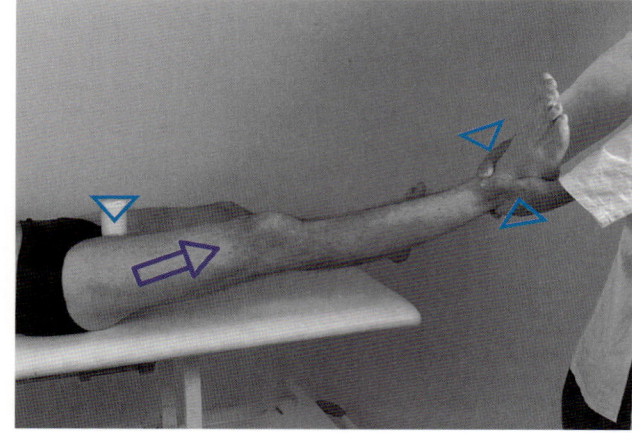

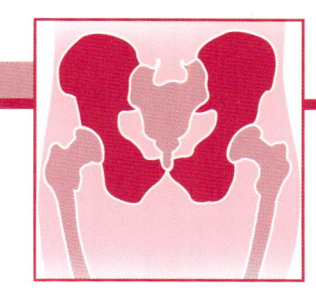

6.4 末梢関節の治療

股関節
刺激を加えないモビリゼーション：背側へ

適応

運動テスト：屈曲制限があり，最終域は硬い。背側方向へ移動する動きが減少し硬い最終域。

疼痛：慢性で限局性。荷重時の痛みならびに動きはじめの痛み。

筋テスト：多くの場合，腸腰筋・大腿直筋の短縮ならびに大殿筋・中殿筋・腹筋群の筋力低下がみられる（a）。

肢位

・患者は仰臥位で診察台の縁に横になる。
・治療しない下肢は股関節・膝関節を十分に屈曲して腰椎前彎を取り除くように患者に保持させる。
・治療するほうの下肢は股関節が安静肢位となるように位置を合わせる。
・療法士は大腿部の重みを軽減するために革ベルトの助けを借りるとよい。
・固定した手を大腿下部と革ベルトとの間に置くと把持する握りを柔らかにすることが可能で，同時に長軸方向へ牽引することもできる（b）。

治療方法

・背側へ他動的にモビリゼーションする。
・モビリゼーションを行う手はできるだけ股関節の近くに置いて，大腿部を平行にずらすように留意することが特に重要である。すなわち股関節への圧迫が起こらないようにする。

注意事項

　この手技は療法士にとって肉体的疲労が大きいので，治療時間が長くなるときには吊り包帯（革ベルト）を取りつけた台の助けを借りて行うことを推奨する。

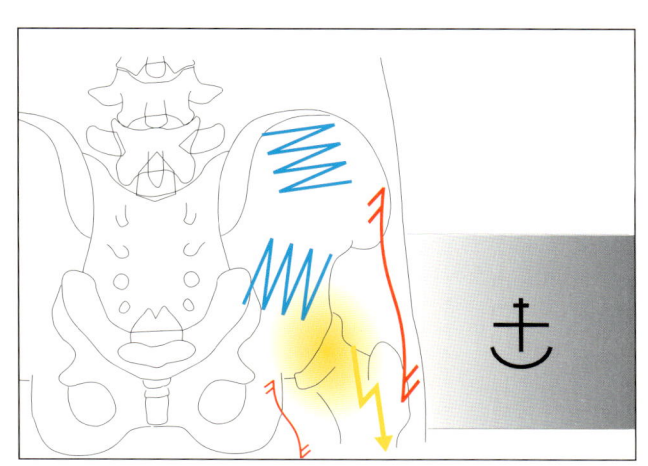

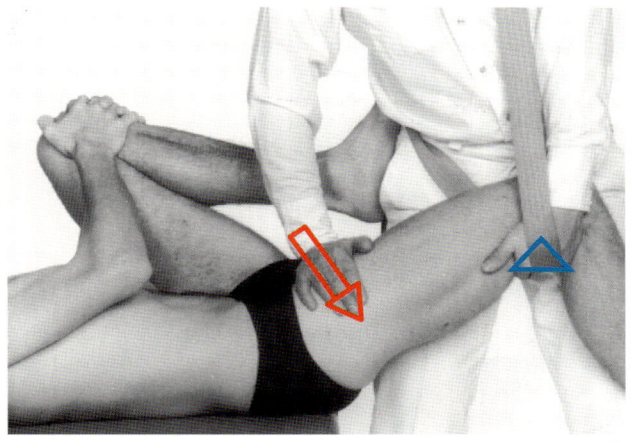

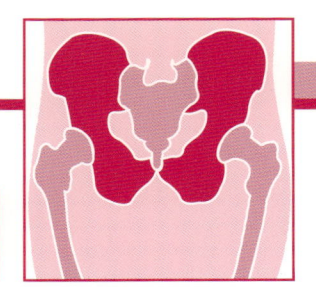

6. 徒手療法：治療手技

股関節
刺激を加えないモビリゼーション：腹側へ

適応

運動テスト：伸展運動の制限。腹側方向へ移動する動きの減少と最終域の硬さ。
疼痛：慢性で限局性。荷重時ならびに動きはじめの痛み。
筋テスト：多くの場合，腸腰筋と大腿直筋の短縮ならびに大殿筋・中殿筋の筋力低下がみられる（a）。

肢位

・患者は腹臥位で，両下肢を診察台から出して下垂させて骨盤は台の上にしっかり固定しておく。
・股・膝関節を軽度屈曲させて足は床へ着けておく。
・療法士の肩と患者の大腿部に革ベルトを取りつけると患者の下肢の重みを減らすことができる。
・膝を約90度屈曲して一方の手で下腿を把持し前腕と大腿の間で下腿を固定する。
・股関節の安静肢位に合わせる。
・もう一方の手を平らにして股関節に近い大腿部の上に置く（b）。

治療方法

・腹側方向へ他動的にモビリゼーションを行う（c）。
・角状の関節運動を避けるために，モビリゼーションを行うときには膝を少し屈曲させて，大腿部全体を腹側方向へ動かすようにする。

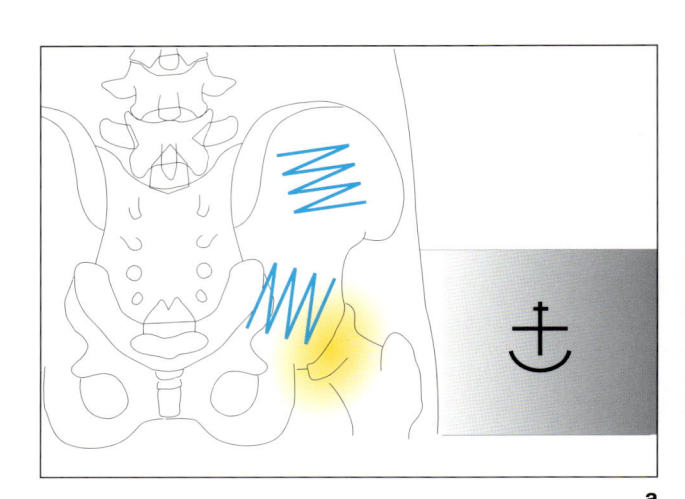

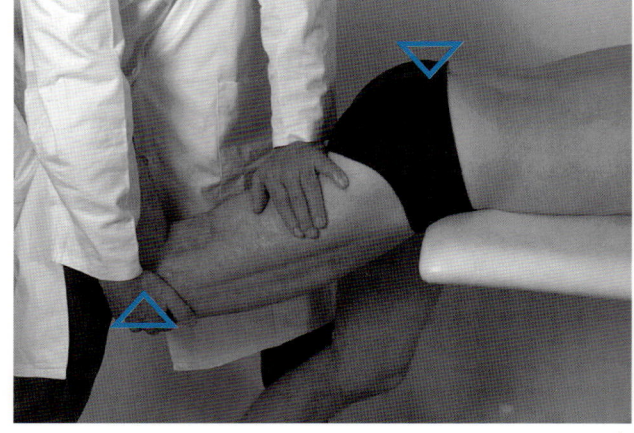

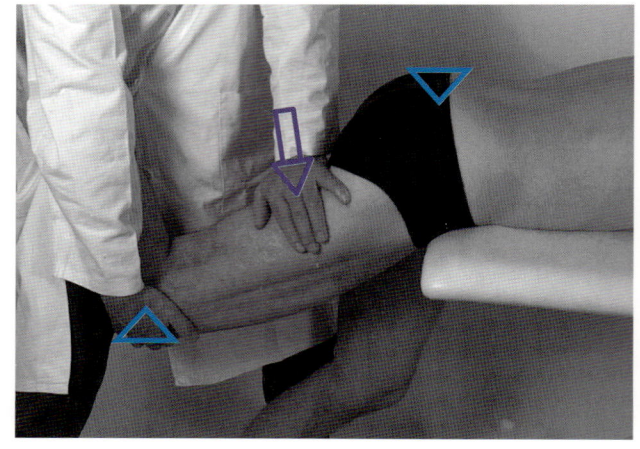

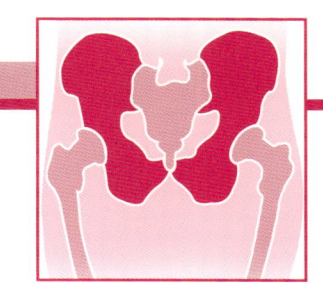

6.4 末梢関節の治療

股関節
刺激を加えないモビリゼーション：外側へ

適応

運動テスト：すべての方向に運動制限がみられ，外側へ移動する動きが減少し，最終域は硬い。

疼痛：急性または慢性。限局性で鼠径部大腿外側・内側へ放散する。

筋テスト：多くの場合，大腿筋膜張筋と内転筋群の短縮ならびに殿筋の筋力低下（a）。

肢位

・患者は仰臥位。
・股関節は安静肢位に合わせておく。
・骨盤を革ベルトで固定すると，股関節の外側への移動を予防できる。
・モビリゼーションを行う手は大腿内側の股関節の近くに置く（b）。
・モビリゼーションの手助けをするために，2つ目の革ベルトを手から骨盤周囲にかけて取りつける。

治療方法

・外側方向へ他動的にモビリゼーションを行う（c）。
・末梢側にある手も外側への動きを一緒に実施するように心がける。

　この治療手技は痛みの治療として非常に役立つ。

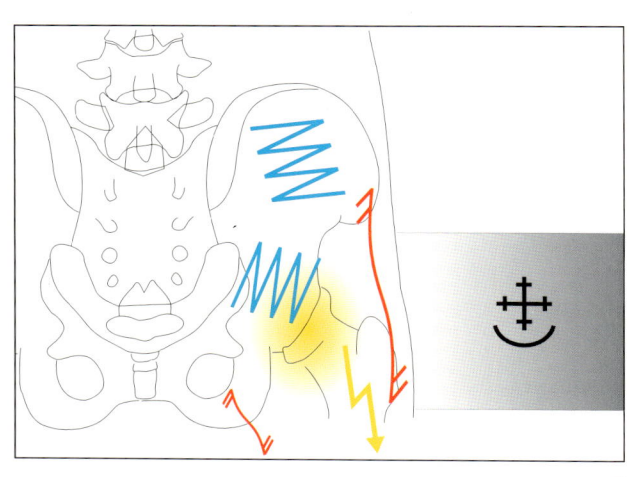

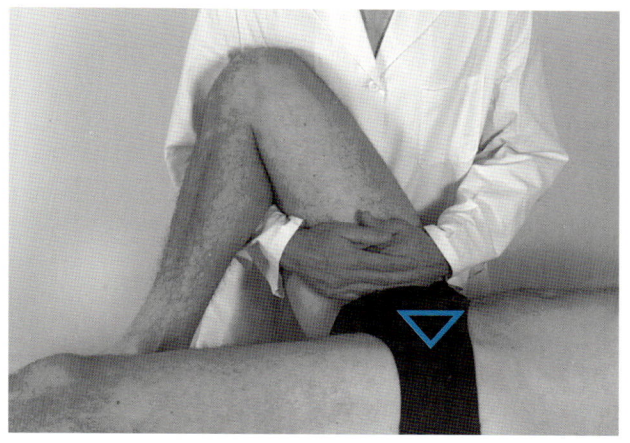

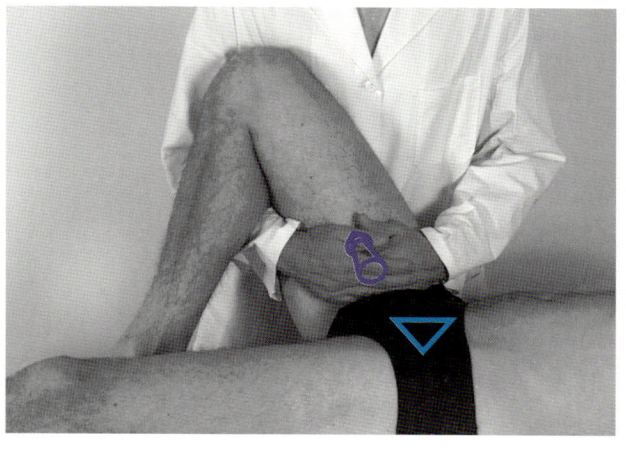

175

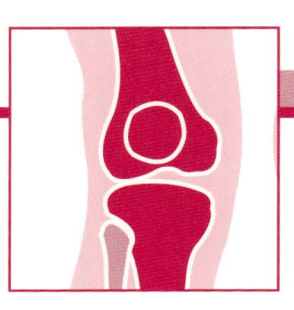

6. 徒手療法：治療手技

膝関節
刺激を加えないモビリゼーション：牽引

適応

運動テスト：膝関節の屈曲と伸展の運動制限がみられ，その最終域は硬い。
疼痛：限局性で亜急性。運動痛と安静時痛。
筋テスト：大腿直筋あるいは大腿筋膜張筋，殿部大腿筋群の短縮。
内側広筋の筋力低下（a）。

肢位

・患者は伏臥位。療法士は手で大腿部を固定する。
・もう一方の手で足関節踝部を把持する。
・膝関節を安静肢位に合わせる（b）。

治療方法

・下腿を伸張するように牽引する（c）。

注意事項

この手技は痛みの治療に特に有用であるが，牽引の程度（Ⅱ）は限度を超えてはいけない。

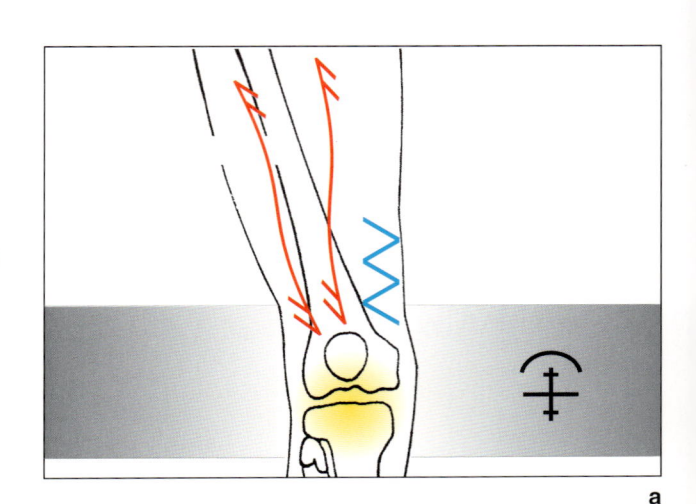

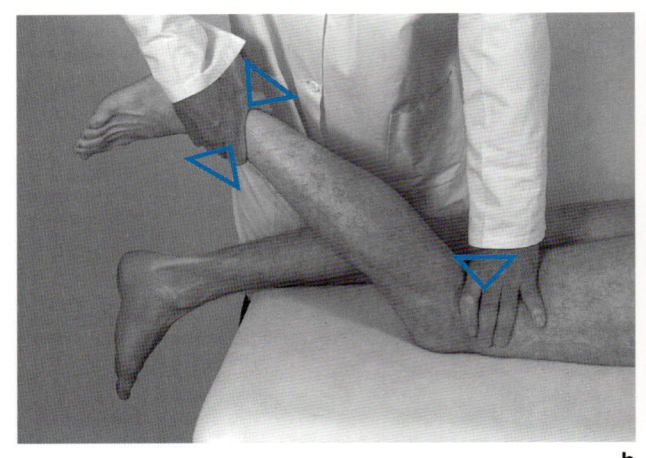

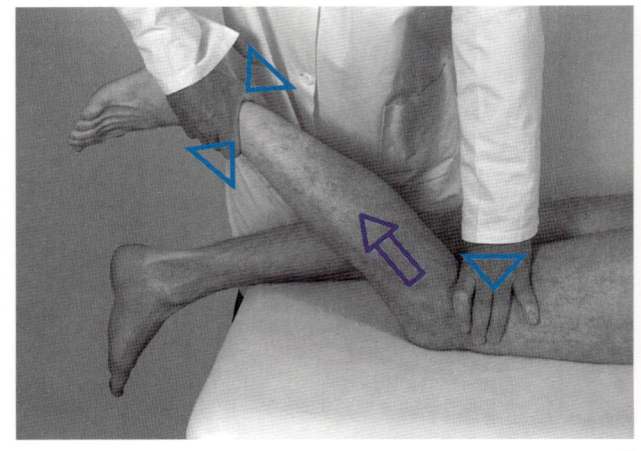

176

6.4 末梢関節の治療

膝関節
刺激を加えないモビリゼーション：腹側／背側へ

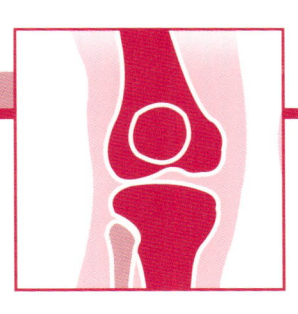

適応

運動テスト：伸展と屈曲の運動制限がみられ，最終域は硬い。
腹側へ移動する動きが減少し，最終域は硬い。

疼痛：慢性で限局性。運動痛と安静時痛。

筋テスト：大腿直筋あるいは大腿筋膜張筋，殿部大腿筋群の短縮。
内側広筋の筋力低下（**a**）。

肢位

・患者は伏臥位（**b**），または仰臥位（**c**）。
・下腿は診察台の縁から出しておく。
・大腿は革ベルトで固定するとよい。
・療法士は下腿末梢部を把持し，もう一方の手を平らにして下腿中枢部に置く（**b, c**）。
・安静肢位に合わせる。

治療方法

・牽引の程度Ⅱ。
・腹側方向（**b**）ならびに背側方向（**c**）へ他動的にモビリゼーションする。

注意事項

角状運動の成分はどのような場合でも避けるべきである。

治療中に安静肢位が変化すれば新しい肢位に合わせる必要がある。

注意：膝関節の特に十字靱帯損傷の際にはこの手技は行うべきではない。または，この点に配慮して行う。

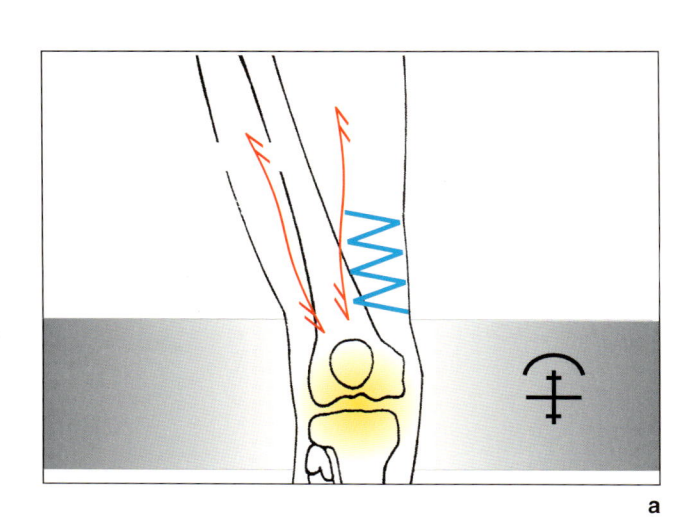

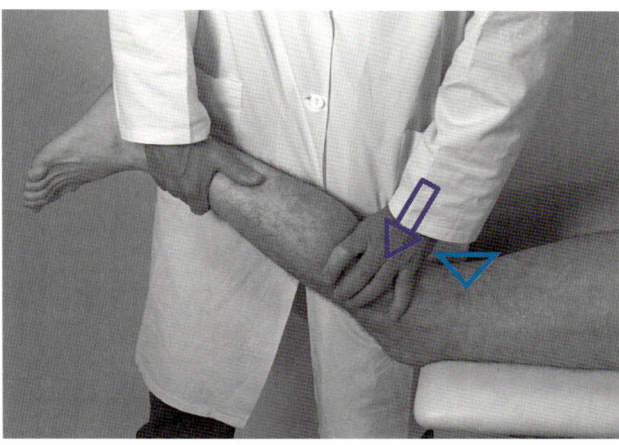

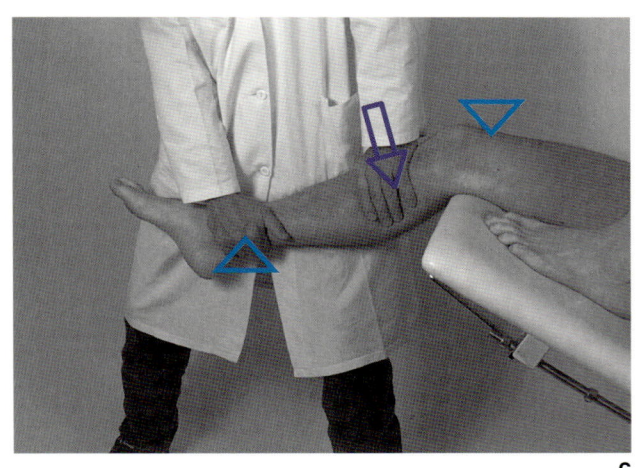

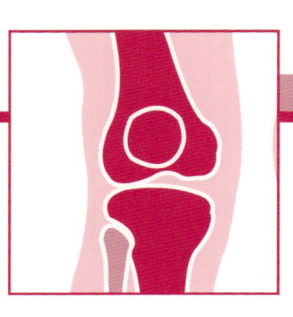

大腿膝蓋関節の滑動状態
刺激を加えないモビリゼーション：末梢へ／内側へ／外側へ

適応

運動テスト：膝蓋骨の滑動が減少し，膝関節屈曲の適合性が減少する。
疼痛：慢性で膝蓋骨の後ろ。膝関節の屈曲を強めながら荷重すると痛みが出現する。
筋テスト：大腿直筋，大腿筋膜張筋の短縮ならびに内側広筋の筋力低下（**a**）。

肢位

・患者は仰臥位。
・膝関節は軽度屈曲位とし，砂袋で支える。
・療法士は手を平らにして膝蓋骨周囲を把持し，前腕を患者の大腿部に置く。
・もう一方の手で膝蓋骨を支えている手を固定する（**b**）。

治療方法

・膝蓋骨を尾側方向へ他動的にモビリゼーションする（**b**）。
　膝蓋骨を内側・外側方向へモビリゼーションするために，膝蓋骨の握り加減は関節に適合するように修正する必要がある。

　モビリゼーションを行うときに，膝蓋骨への圧迫をできるだけ少なくするように心がける。

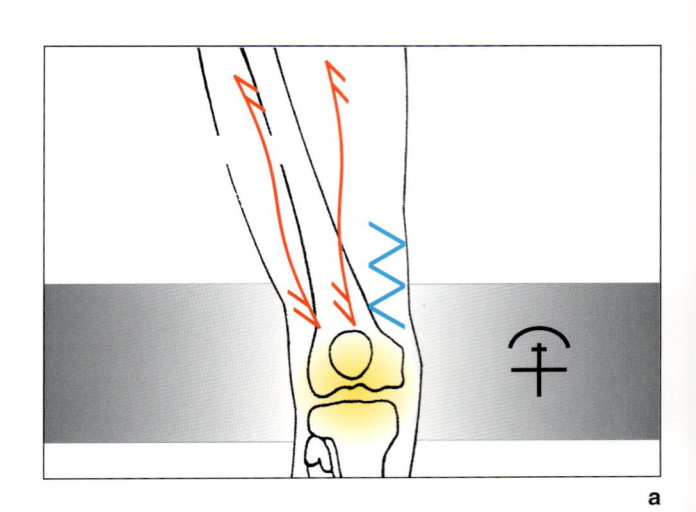

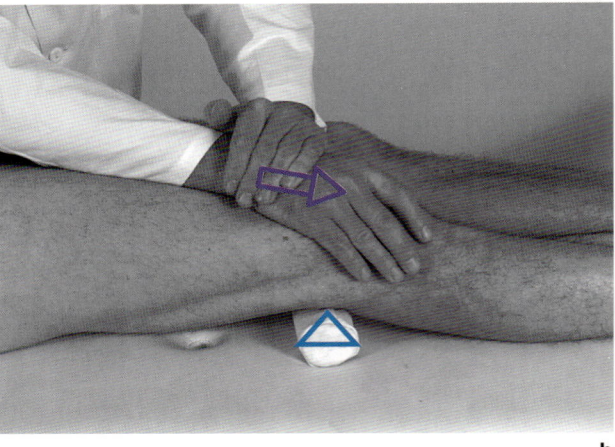

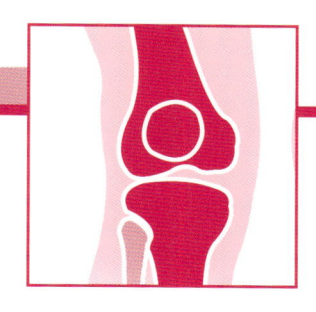

6.4　末梢関節の治療

近位脛腓関節
刺激を加えないモビリゼーション：腹側／背側へ

6

適応
運動テスト：腹側または背側方向へ移動する動きが減少し，最終域は硬い。
疼痛：膝関節外側の痛み。下腿の最大外旋時にその最終部位で運動痛がみられる。
筋テスト：大腿二頭筋の短縮（a）。

肢位
・患者は診察台の横に立って，治療する下腿を台の上に置く。
・療法士は母指球部を平らにして腓骨頭部に置き，もう一方の手で把持する（b）。
・背側方向へモビリゼーションするときは，患者を仰臥位にして股・膝関節を屈曲させる。

治療方法
・腹側（c）または背側方向へ他動的にモビリゼーションを行う。

注意事項
　膝関節外側の痛みは近位脛腓関節の疾患によってしばしば引き起こされる。
　腓骨神経の痛みや圧迫を避けるために腓骨骨頭の縁取りは平らで柔らかく行うことが重要である。

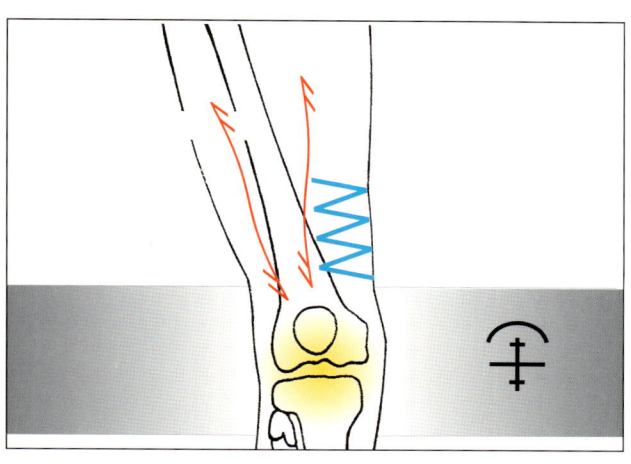

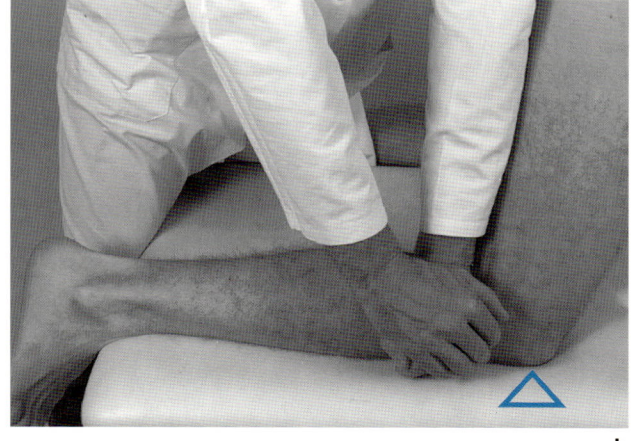

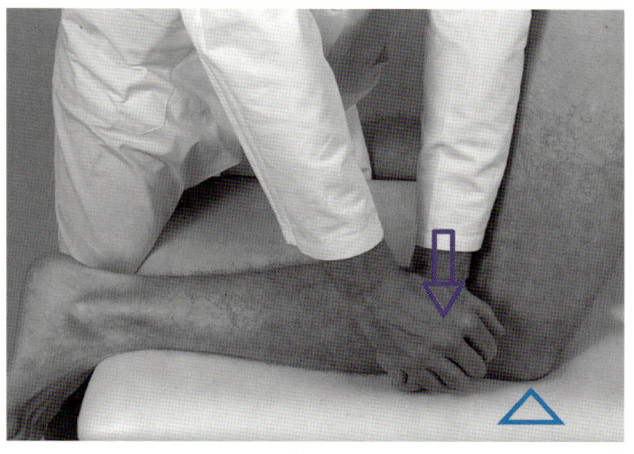

179

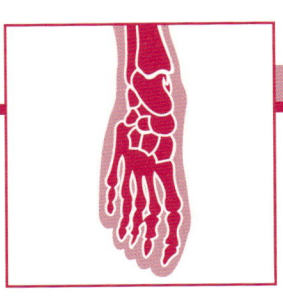

距腿関節（足関節）
刺激を加えないモビリゼーション：牽引

適応

運動テスト：背屈または底屈の角状運動は制限され最終
　　　　　　域が硬い。
　　　　　　可動域も減少し硬い。
疼痛：急性または慢性で多くは限局性。
　　　　最終域の運動痛。
筋テスト：下腿三頭筋の短縮が考えられる（a）。

肢位

・患者は仰臥位で足は診察台の縁から出しておく。
・下腿はベルトで固定する。
・療法士は患者の足をペンチを握るようにしっかり持つ（b）。
平たく把持してできるだけ関節の近くをつかむ。
・その時の安静肢位に合わせる。

治療方法

・下腿軸の方向へ牽引する（c）。

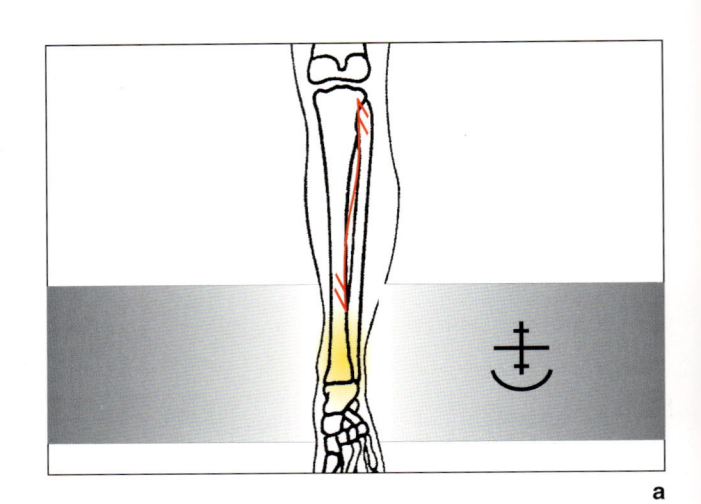

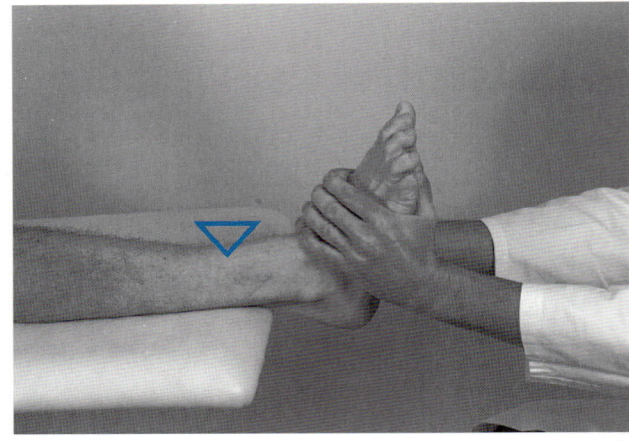

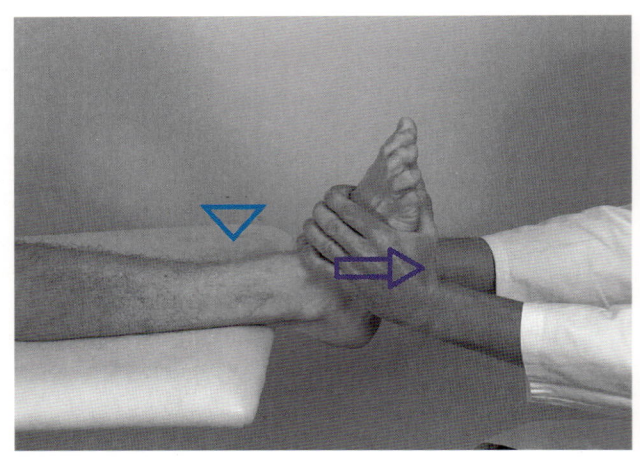

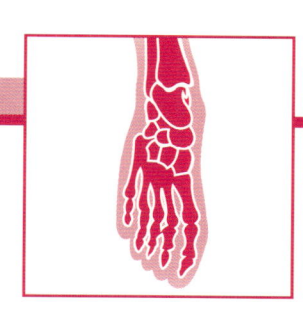

6.4 末梢関節の治療

距腿関節
刺激を加えないモビリゼーション：底屈／背屈へ

適応

運動テスト：底屈または背屈運動が制限され最終域が硬い。
　　　　　　底屈・背屈の可動域も減少して硬い。
疼痛：慢性。多くは限局性。
　　　最終域の運動痛。
筋テスト：下腿三頭筋の短縮が考えられる（a）。

肢位

・患者は伏臥位（b）または仰臥位（c）。
足は診察台の縁から出しておく。
・腹臥位で砂嚢の上から両踝部の分岐部を腹側から支える。
・療法士は手を距骨の上にフォークを握るような形で置いて、もう一方の手で前足部を同時に固定する。
・その時の安静肢位に合わせる。

治療方法

・牽引（段階Ⅰ）
・腹側（b）／背側（c）へ距骨を他動的にモビリゼーションする。

注意事項

角状運動の成分について言及する。
注意：足関節の重大な靱帯障害の際にはこの手技は用いるべきではない。
　　　靱帯を過度に伸ばしてしまうからである。

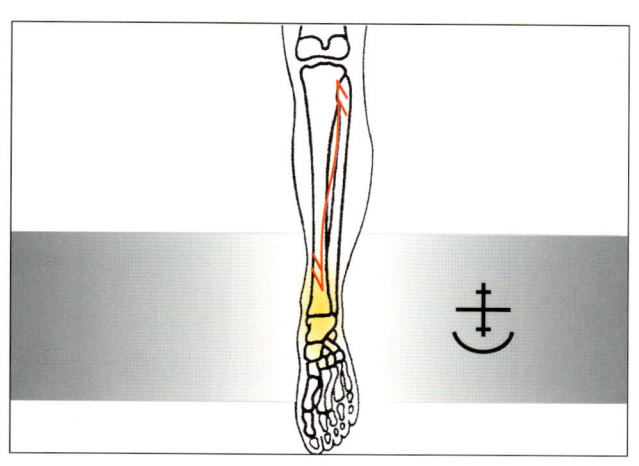

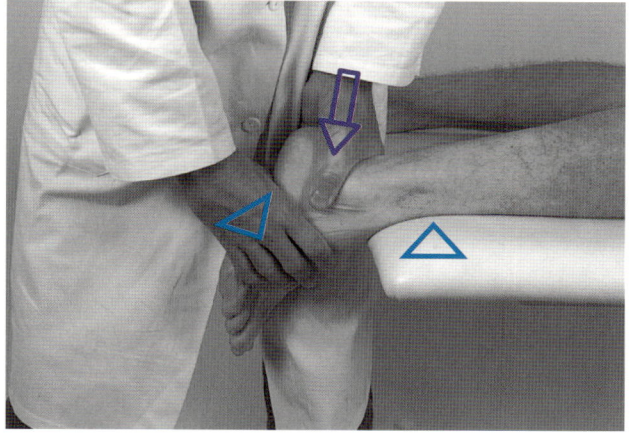

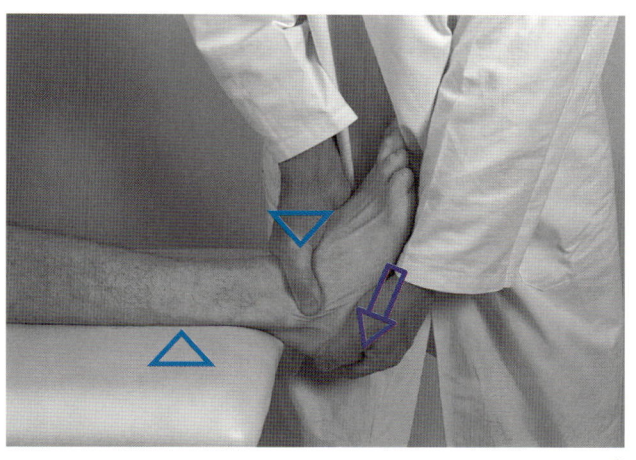

181

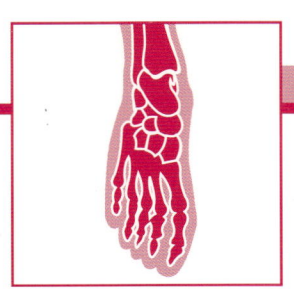

6. 徒手療法：治療手技

足根骨と足根・中足骨関節
刺激を加えないモビリゼーション：足底／足背へ

適応

運動テスト：足背と足底への移動が減少し，最終域が硬い。
疼痛：静止状態での足部痛，急性または慢性。
筋テスト：足部の筋群の筋力低下（a）。

肢位

・患者は仰臥位。
・一方の手で足の内側から足根骨中枢部を固定し，中足骨／楔状骨，楔状骨／舟状骨，距骨／舟状骨のそれぞれの関節について。
足の外側を固定して中足骨／立方骨ならびに踵骨／立方骨の関節について（b）。

治療方法

足底または足背方向へ関節面に平行して他動的モビリゼーションを行う（c，d）。

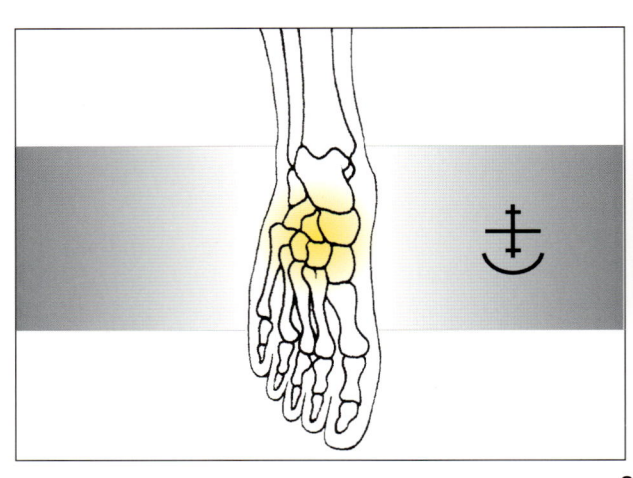

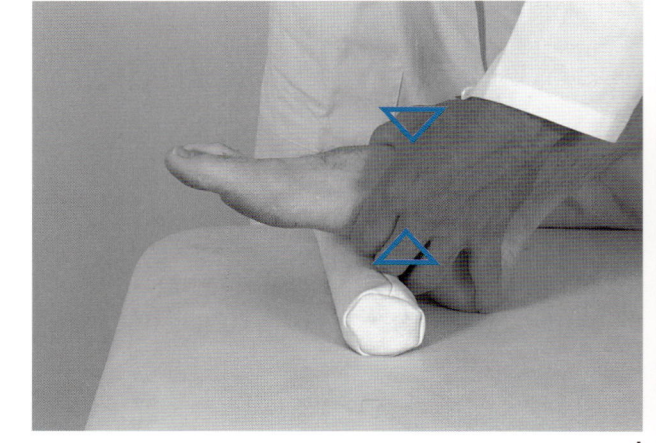

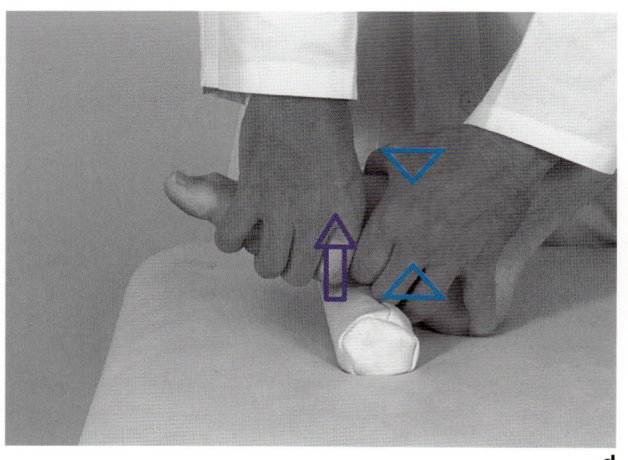

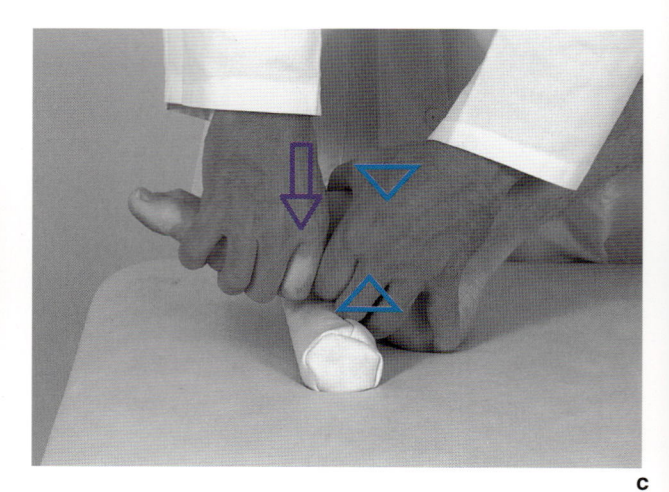

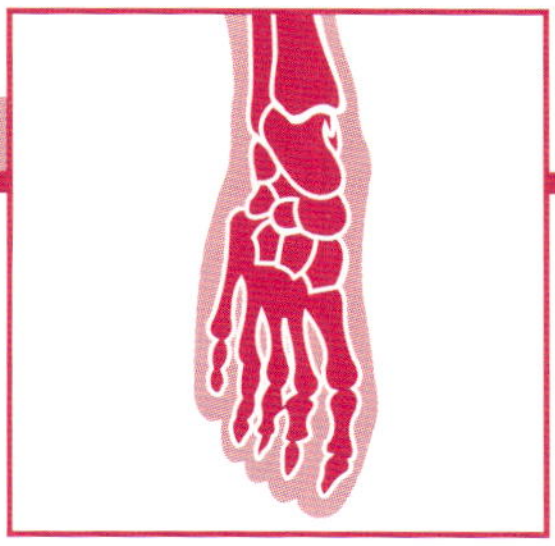

6.4　末梢関節の治療

足趾関節
刺激を加えないモビリゼーション：牽引

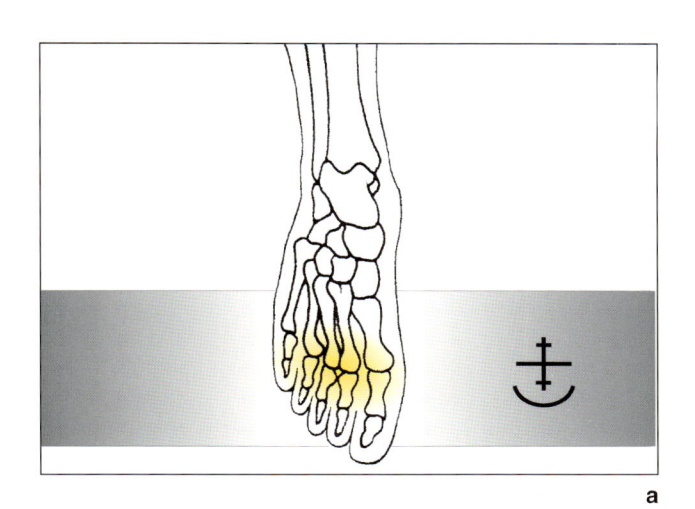

適応
運動テスト：屈曲と伸展が制限されて，最終域が硬い。
　　　　　　可動性も減少し硬い。
疼痛：急性および慢性で多くは限局性。荷重時の痛み（a）。

肢位
・患者は仰臥位。
・療法士は母指と示指でモビリゼーションする足趾関節の末梢部を固定し，もう一方の母指・示指で中枢部を把持する（b）。
・その時の安静肢位に合わせる。

治療方法
・治療する面の垂直に牽引する（c）。

注意事項
・柔らかい診察台で行うときには注意する必要がある。

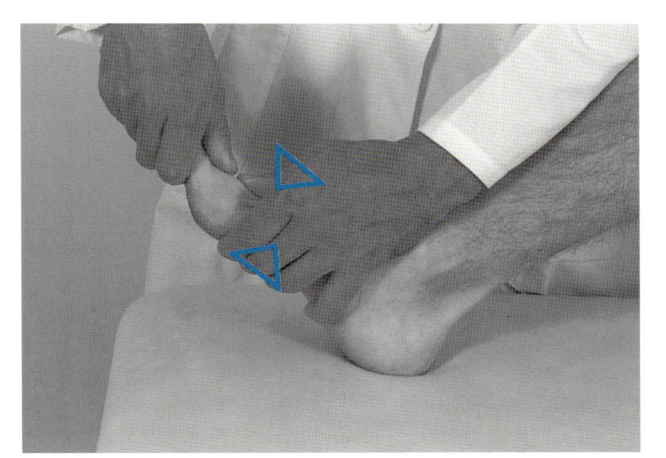

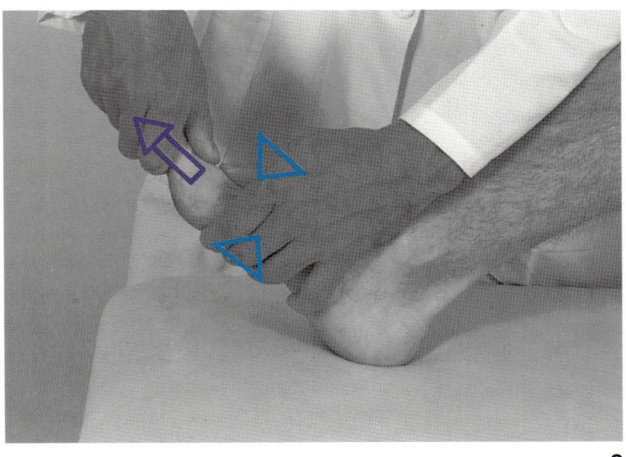

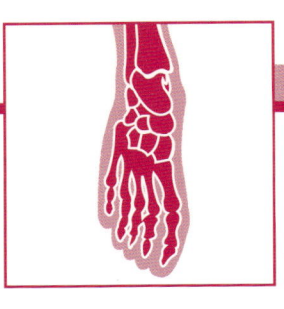

足趾関節
刺激を加えないモビリゼーション：足底／足背へ

適応

運動テスト：屈曲または伸展の運動が制限されて，最終域が硬い．可動性が減少して硬い．
疼痛：急性または慢性で限局性．
荷重時の痛み（a）．

肢位

・患者は仰臥位（伏臥位）．
・療法士は母指と示指でモビリゼーションする足趾関節の末梢部を固定し，もう一方の母指・示指で中枢部を把持する．
その時の安静肢位に合わせる．

治療方法

・治療する面と平行に足底（b）ならびに足背（c）へ他動的にモビリゼーションを行う．

注意事項

・柔らかい診察台で行うときには注意を要する．

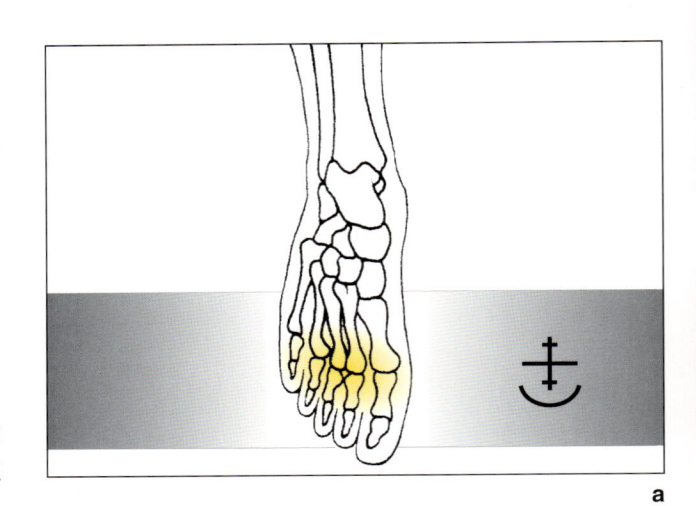

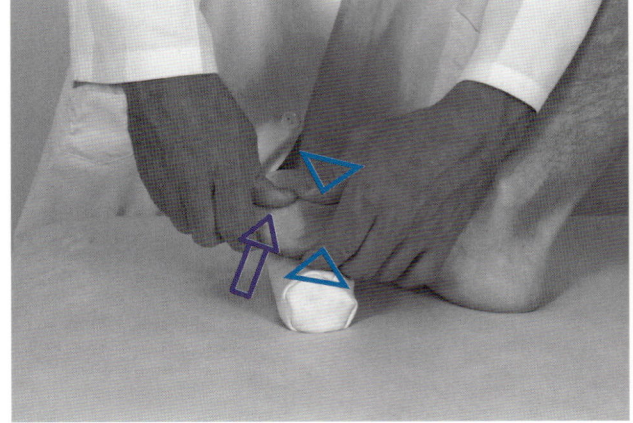

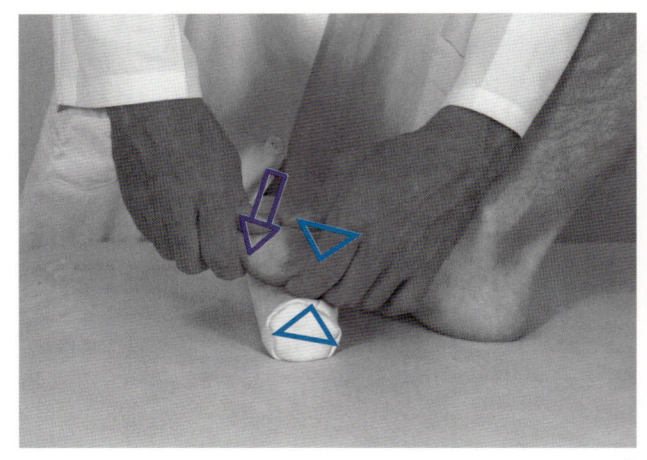

6.5 筋の治療と伸張

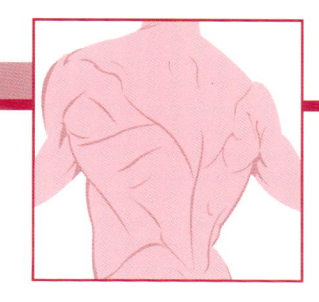

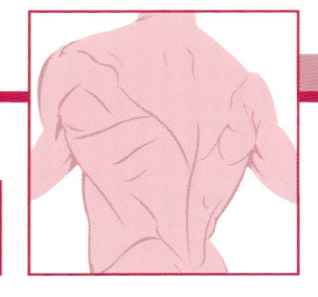

6. 徒手療法：治療手技

胸鎖乳突筋
NMT 2

適応

運動テスト：頸椎柱の側屈と回旋が減少し，その最終域は柔らかい。
　　　　　　胸郭の運動制限がしばしばみられ，閉塞性または肺気腫性肺疾患の際に認められる胸骨性の呼吸型を呈する。

疼痛：時たまびまん性の頸腕痛がみられる（しばしば頸椎と胸椎の分節性機能不全と関係している）。

筋テスト：胸鎖乳突筋の短縮。
　　　　　　その上に，僧帽筋下行部と斜角筋群の短縮がみられることがある（a）。

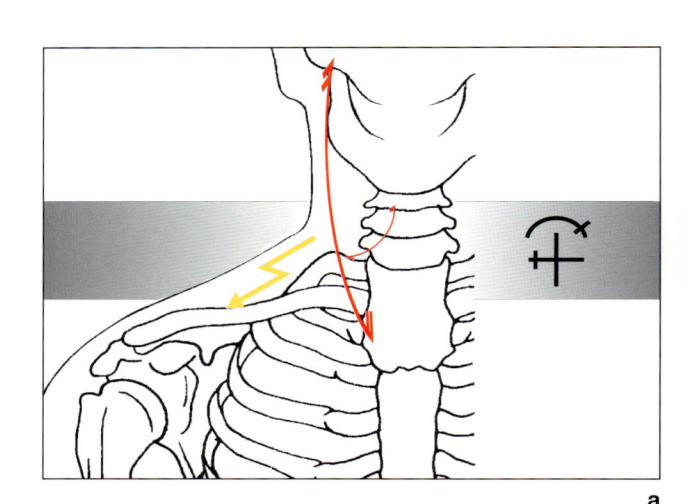

肢位

・患者は仰臥位で頭部を台より突き出させて，座っている療法士の大腿部の上にくるようにする。
・反対側に頸椎を他動的に回旋，側屈させてできるだけ筋を伸張させる（b）。

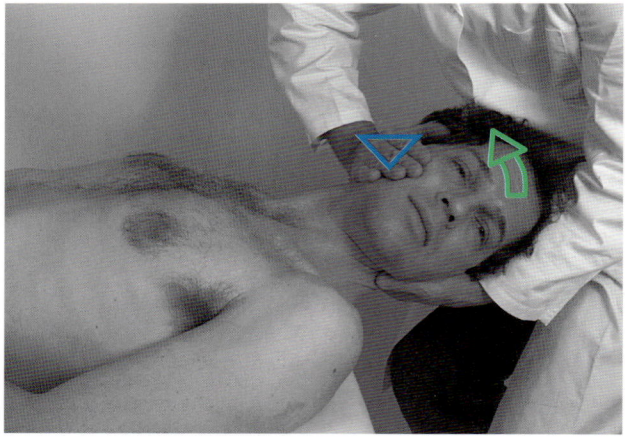

治療方法

・短縮した胸鎖乳突筋を最適な等尺性筋収縮に適合させる（b）。
・等尺性収縮後にリラクセーションしている間に，回旋はあまり加えないで側屈を十分に行い他動的に伸張させる（c）。

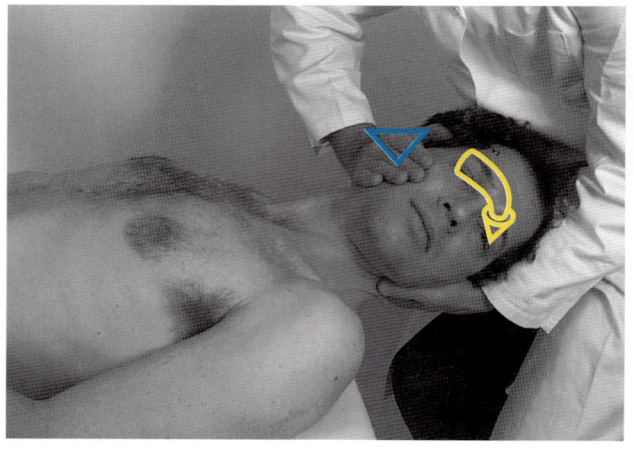

注意事項

　伸張する長さはたいてい非常に小さい。
　脊椎骨の圧迫症候としてめまい，嘔気，自発眼振が出現すれば治療は中断するべきである。
　この伸張手技は，頸椎柱を硬い反射性最終域を伴わずに調節できる特別な手技を用いて分節性機能不全が改善されるときに限って実施することが可能である。

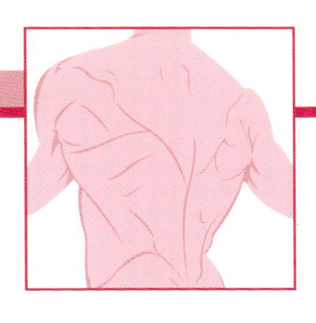

6.5 筋の治療と伸張

斜角筋群
NMT 2

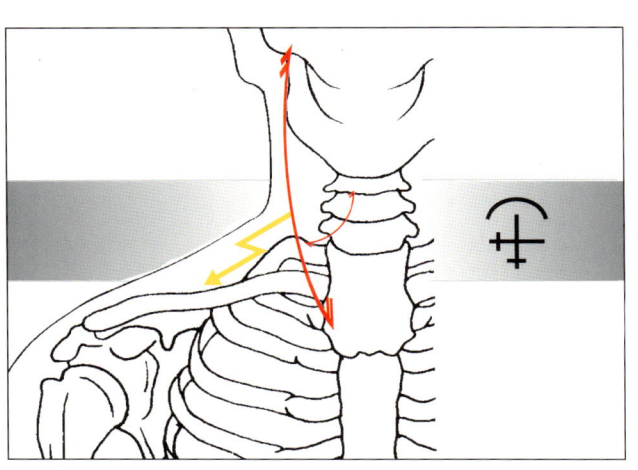

適応

運動テスト：呼気時に第1肋骨と上部胸郭の動きが減少した場合。
　　　　　　柔らかい最終域で下部頸椎の伸展と側屈が制限された場合。
疼痛：慢性頸腕痛で，しばしば夜間の感覚異常を伴う。
　　　　時に，神経血管性の斜角筋症候群の典型的な症候（Addsonテスト）である。
筋テスト：斜角筋群の短縮。
　　　　　　僧帽筋下行部と胸鎖乳突筋の短縮を伴う。
注意点：閉塞性または肺気腫性肺疾患を合併する場合には胸式呼吸が目立つ（a）。

肢位

・患者は仰臥位で頭を診察台から出して，座っている療法士の大腿部にくるようにする。
・側屈，伸展ならびに回旋させてできるだけ伸張させる（b）。

治療方法

・短縮した斜角筋群を最適な等尺性筋収縮に適合させる（b）（上を見て息を吸う）。
・等尺性収縮後のリラクセーションしている間に，頸椎柱を固定して第1肋骨と鎖骨を尾側方向へ移動させて，他動的伸張を行う（下を見て息を吐く）（c）。

伸張を行う間，頸椎柱を少し牽引しておくとよい。

注意事項

　肢位をとったりモビリゼーションを行う際に，交感神経性のめまい，吐き気，眼振などの脊椎骨圧迫・刺激の症候が出現すれば治療は中止するべきである。

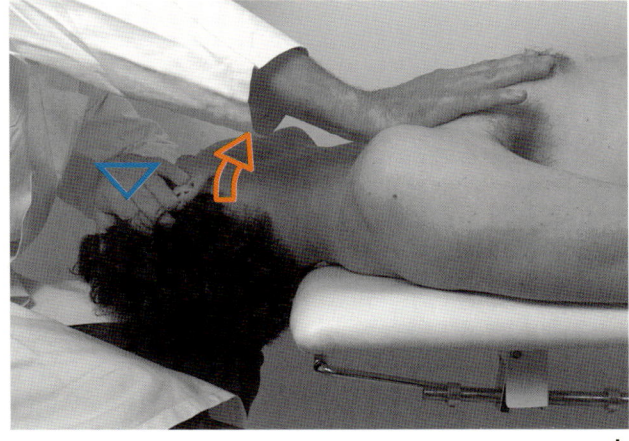

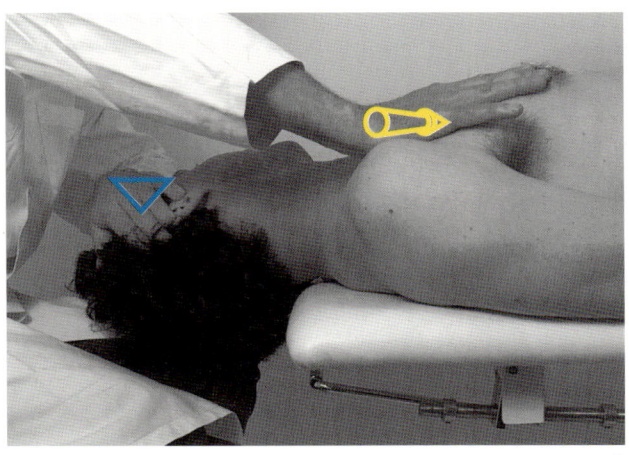

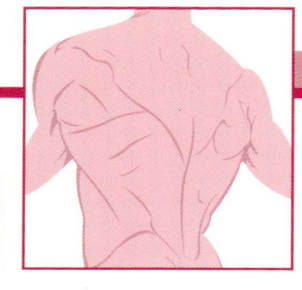

6. 徒手療法：治療手技

僧帽筋下行部
NMT 2

適応

運動テスト：頸椎柱の側屈が減少し，最終域は柔らかい。
筋テスト：僧帽筋の下行枝が短縮し，典型的な伸張痛を伴う。
そのうえ，多くの場合肩甲骨内側の固定性が弱くなる。
疼痛：慢性で頸部にみられる。場合によっては後頭部に放散したり腕に痛みがみられる（a）。

肢位

・患者は仰臥位で，頭は診察台から出しておく。
・療法士は手を平らにして後頭部を固定しもう一方の手も同じく平らにして肩の上に置く。
・頸椎柱の側屈と回旋を他動的に行い，最大伸張位に合わせる（b）。

治療方法

・療法士は肩に抵抗を加える。
・僧帽筋下行部を最適な等尺性筋収縮に合わせる。
・等尺性筋収縮後のリラクセーションしている間に，肩甲帯を尾側方向へモビリゼーションすることによって筋を他動的に伸張する（b）。
・頸椎柱がもとの肢位に戻ることによって，筋の伸張が自覚できる。

注意点：全経過中，頸椎柱を軽く牽引しておくべきである。
また，筋の伸張は坐位で行う（c）。

注意事項

　上記の肢位によりまたは伸張を加えたりして痛みが出現すれば頸椎柱と第1肋骨に機能不全がないかを検査し，必要ならば，まず治療を加えてみる。

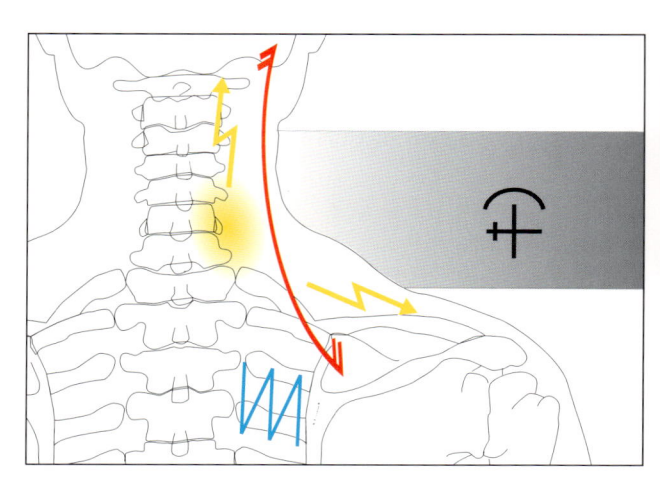

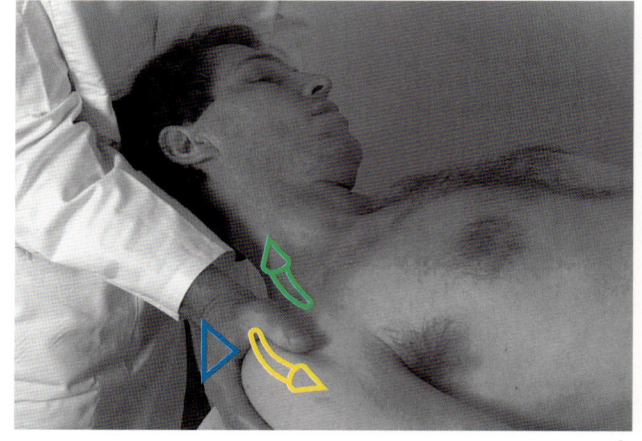

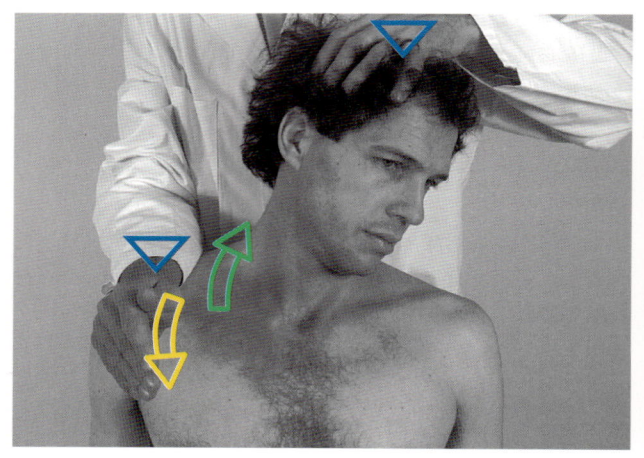

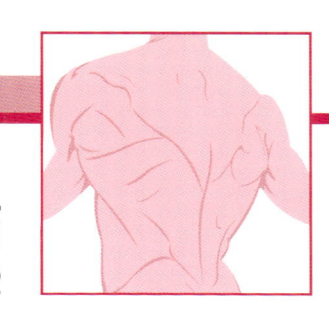

6.5 筋の治療と伸張

肩甲挙筋
NMT 2

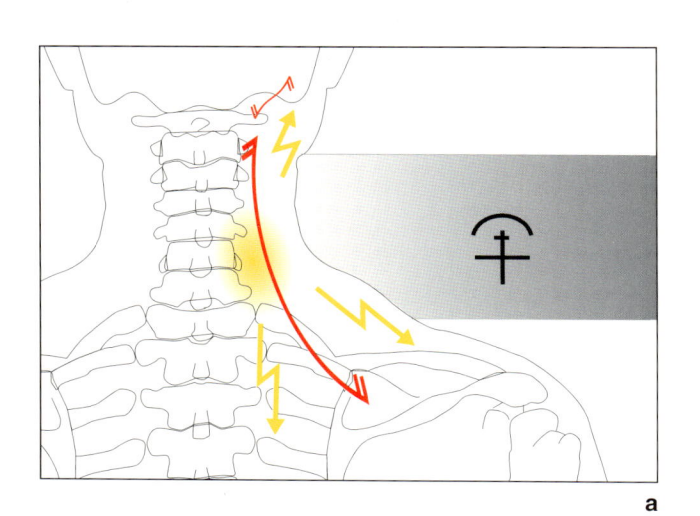

適応

運動テスト：上位頸椎の屈曲が制限され，最終域は柔らかい。

筋テスト：肩甲挙筋の短縮と典型的な伸張痛。しばしば後頭下筋群の短縮を伴う。

触診：肩甲挙筋が短縮すると一方では筋の硬さが変化し，他方で，筋の末梢側を触診すると捻髪音を認めることがある。

疼痛：頸部の慢性痛。しばしば後頭部と肩甲間部へ放散する（**a**）。

肢位

・患者は仰臥位で頭部を診察台から出しておく。
・療法士は一方の手を平らにして後頭部を固定し，もう一方の手で肩甲骨を支え，その後，腕を外転・外旋させて肩関節を十分に固定する。
・頸椎柱の屈曲と前傾ならびに反対側への回旋によって可能な限りの伸張位を保つようにする（**b**）。

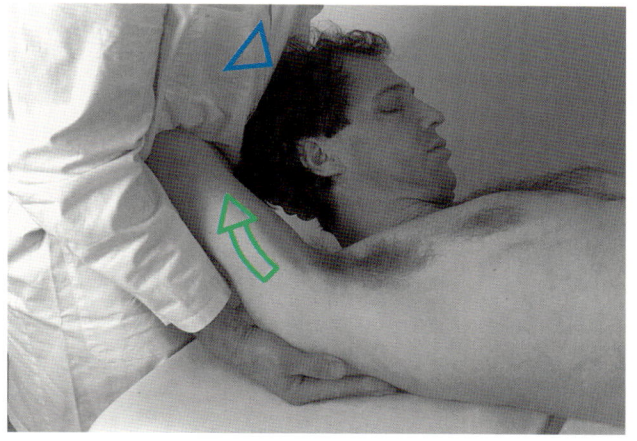

治療方法

・療法士は患者の肘と肩甲棘に抵抗を加える。
・肩甲挙筋を適切な等尺性筋収縮に合わせる（**b**）。
・等尺性筋収縮後のリラクセーションしている間に肩甲骨を尾側方向へモビリゼーションすることによって筋を他動的に伸張する（**c**）。
・頸椎柱がもとの肢位にもどることによって，筋の伸張が自覚できる。

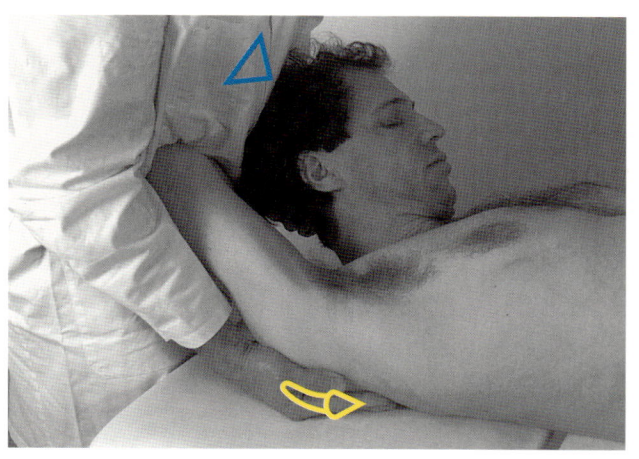

注意点：全経過中，頸椎柱を軽く牽引しておくべきである。
腕が外転・外旋できないときには，腕の挙上肢位が制限されるので肩甲骨を尾側へモビリゼーションする。

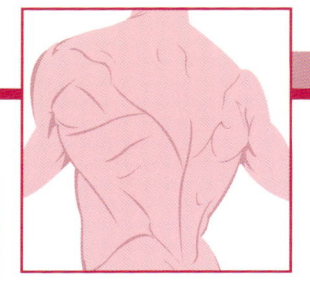

6. 徒手療法：治療手技

大胸筋
NMT 2

適応

運動テスト：腕の外転と外旋が制限されて，最終域は柔らかい。

筋テスト：大胸筋の短縮と典型的な伸張痛。
しばしば僧帽筋下行部の短縮と肩甲骨内側の固定性の低下を伴う。

疼痛：腕の外転・外旋時に腋下領域で運動痛がみられる。肋骨への付着部に圧痛がある（a）。

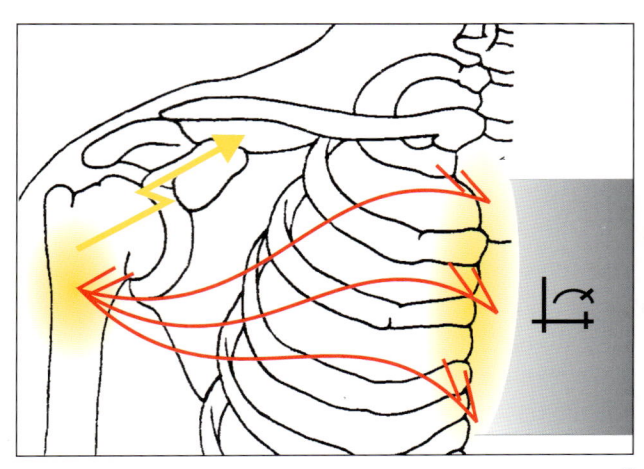

肢位

- 患者を診察台の縁に仰臥位にする。
- 療法士は患者の頭側に立って胸郭を固定する。
- もう一方の手で患者の腕を固定し，外転・外旋しながらできるだけ伸張肢位に合わせる（b）。

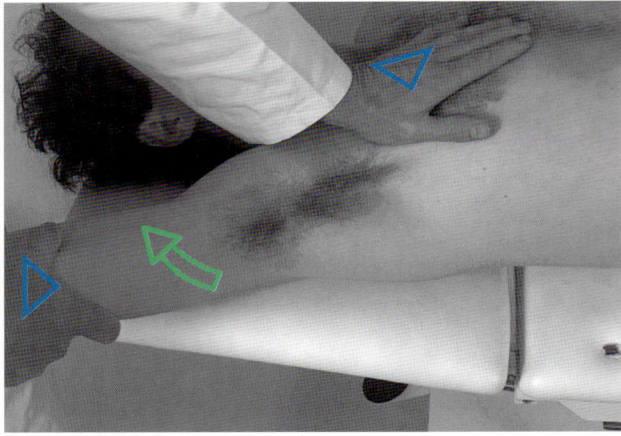

治療方法

- 療法士は腕に抵抗を加える。
- 大胸筋の最適な等尺性筋収縮を患者に行わせる（b）。
- 等尺性筋収縮後のリラクセーションしている間に，軽く牽引を加えながら腕を強く外転させて他動的に伸張させる（c）。

この治療方法の取得は新しい伸張肢位を意味している。

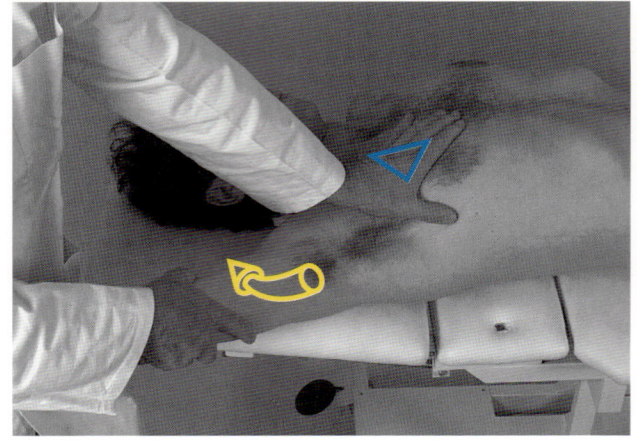

注意事項

有痛性肩関節疾患があるときには，この治療手技は，最初から適用しないほうがよい。

変法：療法士は手を平らにして大胸筋筋腹部に置いて，等尺性筋収縮後のリラクセーションしている間に筋の走行方向へ伸張する。

この手技は肩関節に痛みがあるときにはNMT 2の治療原理に矛盾するが大胸筋を伸張するためにはNMT 3の手技と並んで唯一可能性のあるものである。

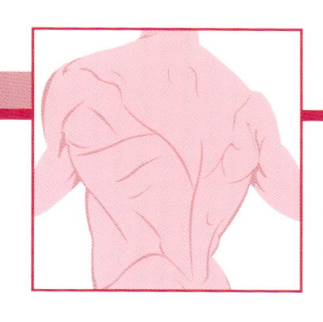

6.5 筋の治療と伸張

手関節の伸展（掌屈）
NMT 2

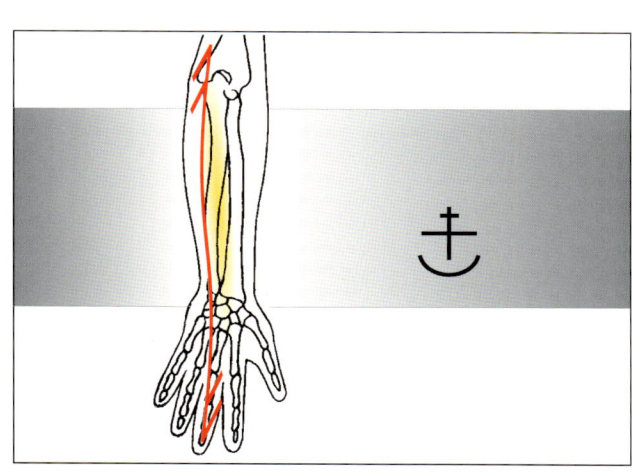

適応

運動テスト：肘を伸展すると手関節の掌屈が減少する（手関節掌屈にて指の屈曲が減少する）。最終域は柔らかい。

筋テスト：手関節伸筋群の短縮がみられ，典型的な伸張痛を伴う。

疼痛：にぎりこぶしの動作や回内動作に抵抗を加えると上腕骨外上顆（外上顆炎）の部位にしばしば痛みを伴う。
伸筋群の圧痛。
掌屈の最終域で痛みを伴う（a）。

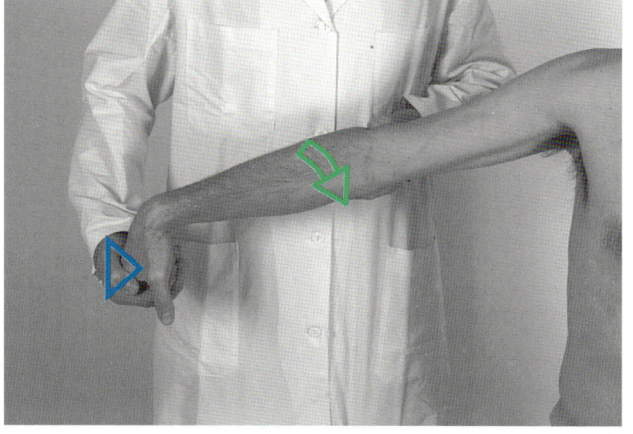

肢位

・患者は坐位で，肘は約90度屈曲位。
・療法士は患者の肘を固定し，もう一方の手で手関節を他動的に掌屈させてできるだけ伸張させてその肢位を保持しておく（b）。

治療方法

・療法士は患者の手に抵抗を加える。
・手関節伸筋群を最適な等尺性筋収縮に合わせる（b）。
・掌屈位を保持した状態で，肘関節を他動的に伸展させて等尺性筋収縮後のリラクセーションしている間に伸張する（c）。
・この治療方法の取得により，手関節掌屈の位置が元のよい状態に戻る。

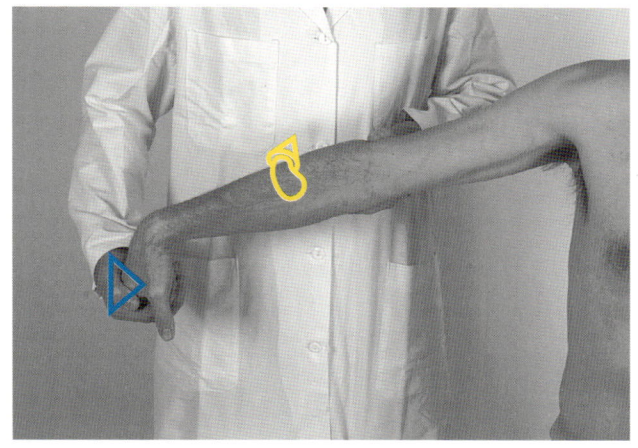

注意事項

手関節の屈筋群の治療は上述の方法に準じて実施する。

191

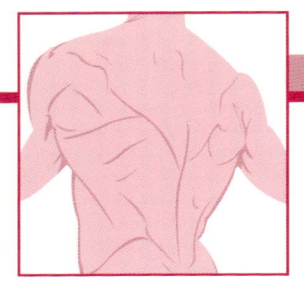

脊柱起立筋（腰椎部）
NMT 2

適応

運動テスト：腰椎の屈曲と側屈が減少して、最終域は柔らかい。

疼痛：慢性または急性の痛み。腰椎領域に脊椎症性の放散痛を伴う。

筋テスト：脊柱起立筋が短縮して、筋のもり上がりが目立つ。
大腰筋と腰方形筋の短縮、腰筋の筋力低下ならびに腰椎・骨盤の機能不全や股関節疾患をしばしば伴う（a）。

肢位

・患者は側臥位。
・腰椎、股・膝関節を屈曲させてもっとも伸張する肢位をとる。
・手を平らにして仙骨部と腰椎中部の棘突起の上に置く（b）。

治療方法

・吸気時に脊柱起立筋の最適な等尺性筋収縮に合わせる（b）。
・呼気時に等尺性収縮後のリラクセーション相に合わせて他動的な筋の伸張を行う。この際、仙骨を牽引して腰椎柱を強く屈曲させる。
・股関節の屈曲を同時に強く行うと骨盤の屈曲と間接的な伸張が達成される（c）。

注意事項

脊柱起立筋の等尺性収縮の適合は運動感覚の高い基準を必要とするので、この筋固有の伸張を行うのには訓練を積まなければならない。

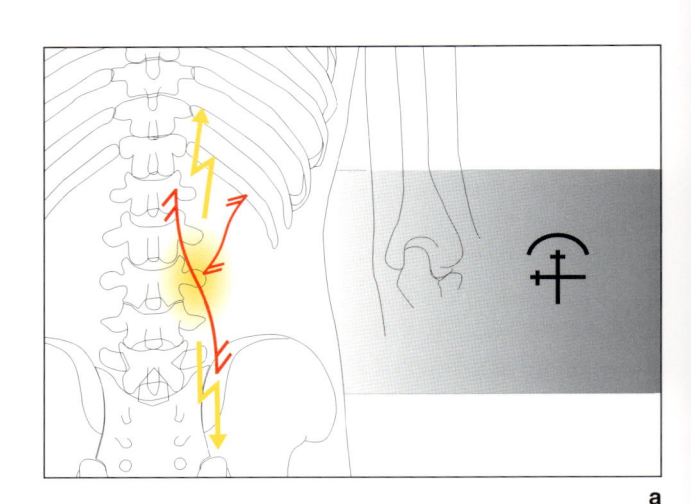

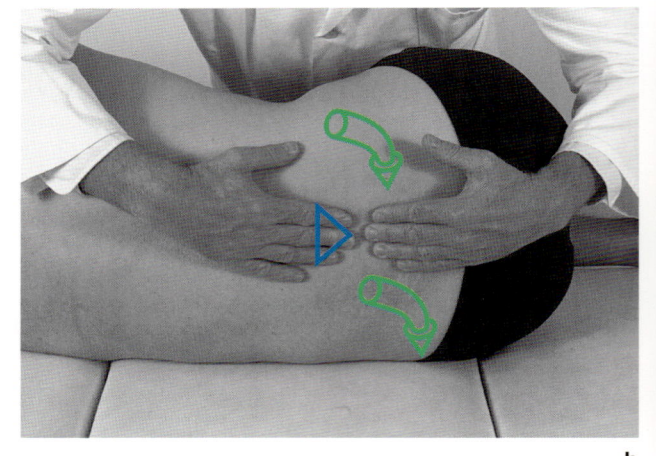

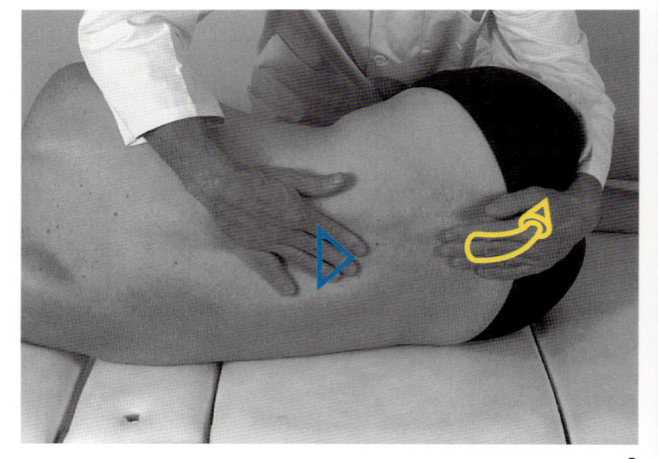

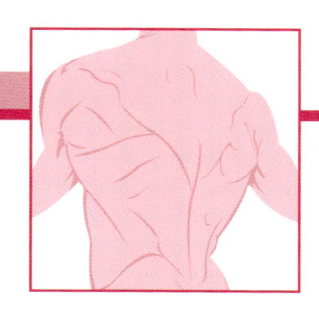

6.5 筋の治療と伸張

腰方形筋
NMT 2

適応

運動テスト：腰椎の側屈が減少し最終域は柔らかい。
疼痛：しばしば慢性のわき腹の痛みと胸郭の方向へ頭側への放散痛を伴う。
筋テスト：腰方形筋の短縮。
触診による痛み，脊柱起立筋の短縮と腰椎・骨盤の分節性機能不全または股関節疾患をしばしば合併する（a）。

肢位

・患者は伸張しない側を下にして横になる。他動的に側屈させながら最大伸張肢位に合わせる。
・診察台に接した下肢を屈曲して骨盤を安定させる。
・手を平らにして腸骨稜と第6〜10肋骨の腋窩線領域の上に置く。

治療方法

・吸気を十分に行わせ短縮した腰方形筋の最適な自動的等尺性筋収縮に合わせる（b）。
・呼気時に腸骨稜と胸郭を押してずらすようにし等尺性筋収縮後の他動的伸張を行う（c）。
・その際に得られた治療手段によって側屈制限が除去されて元の位置に戻ったことを自覚できる。

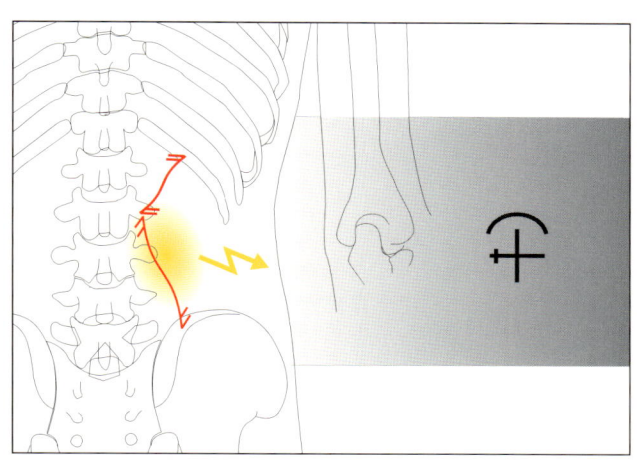

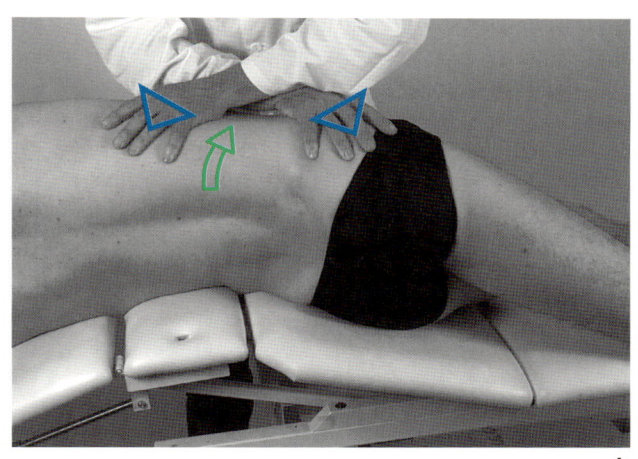

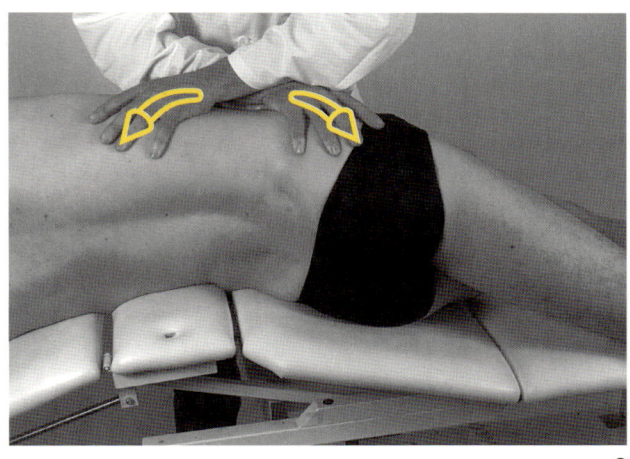

193

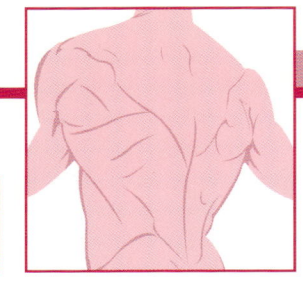

腸腰筋
NMT 2

適応

運動テスト：腰椎前彎を取り除くと股関節の伸展が減少し，その最終域は柔らかい。
筋テスト：腸腰筋の短縮は典型的な伸張痛を伴う。
腰椎部の脊柱起立筋の短縮ならびに腰筋群の筋力低下をしばしば伴う。
疼痛：下腹部から鼠径部にかけてびまん性にみられる（a）。

肢位

・患者は診察台の横に立ち，台の高さを患者の坐骨部の高さに正確に合わせる。
・治療しない下肢は十分に屈曲させて，両手で固定させる。胸・腰椎にかけて後彎形成を保持させる（b）。
・療法士は，この開始位置から胸椎部を支え患者の下肢を屈曲したままで他動的に仰臥位を取らせる。
・上位胸椎と頸椎を大きな円筒形のもので支えて，胸・腰椎の後彎を保持しておく。
・さらに，療法士は自分の体幹で患者の屈曲した下肢を固定し，もう一方の手を治療する側の大腿末梢部に置く。
・他動的に股関節を伸展させてできるだけ伸張した肢位をとる（c）。

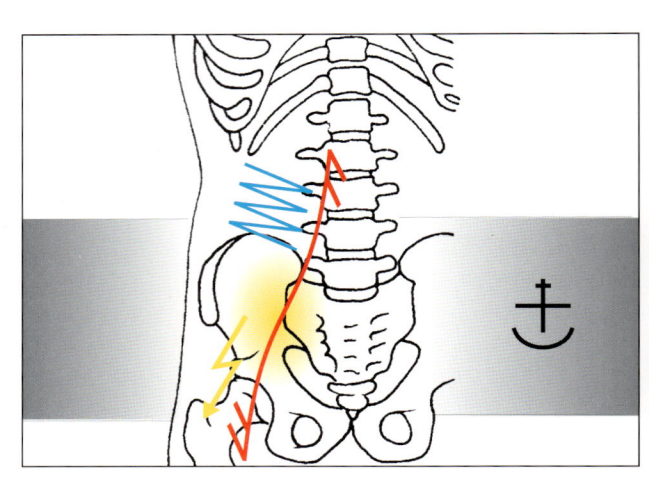

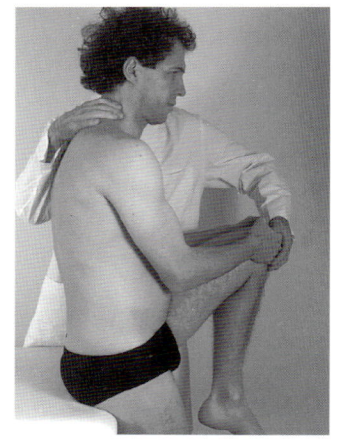

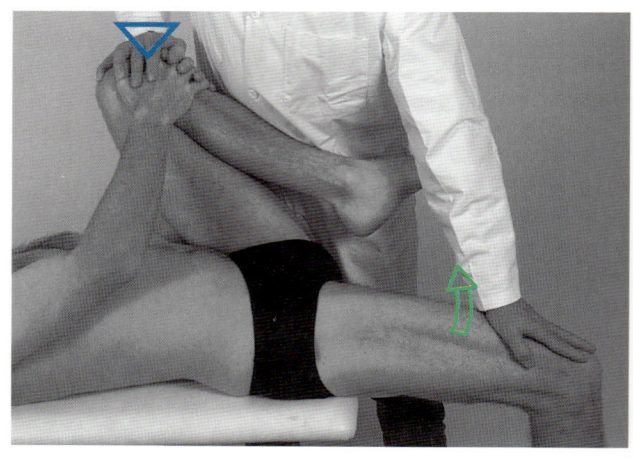

6.5 筋の治療と伸張

腸腰筋
NMT 2

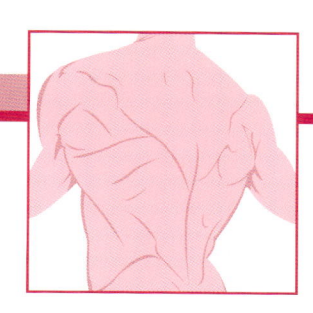

治療方法
- 療法士は大腿部に抵抗を加える。
- 腸腰筋の最適な等尺性筋収縮に合わせる（c）。
- 股関節の伸展を強めて等尺性収縮後のリラクセーションする間に伸張を行う（d）。
- この治療方法の取得は新しい伸張肢位を意味する。

注意事項
伸張している間に腰椎部に痛みが出現したら，肢位を再チェックするか，または伏臥位で伸張を行う。

変法
肢位
- 患者は伏臥位。
- 骨盤の固定を手または革ベルトで行う。
- 他動的に股関節を伸展させてできるだけ伸張肢位をとる（e）。

治療方法
- 療法士は大腿部に抵抗を加える。
- 腸腰筋の最適な等尺性筋収縮に合わせる（e）。
- 股関節伸展を強めることによって等尺性収縮後のリラクセーションしている間に伸張を行う（f）。

注意点：腰椎前彎の増大は適切な固定によって知ることができる。

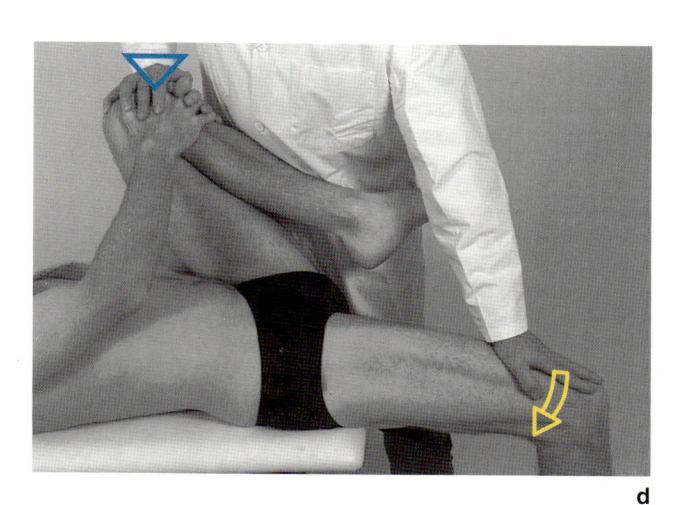

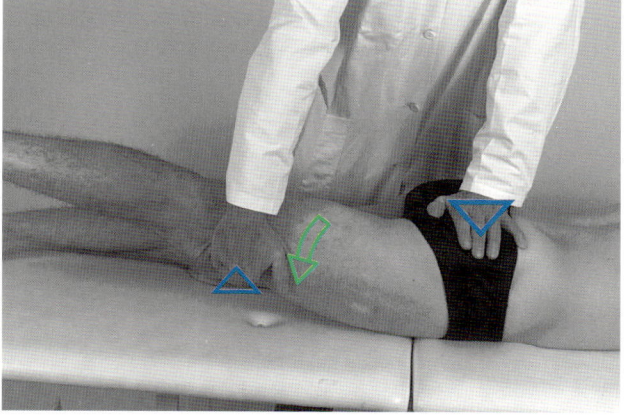

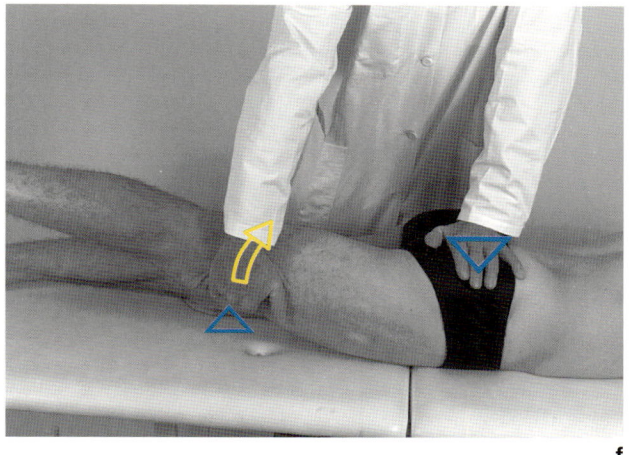

d

e

f

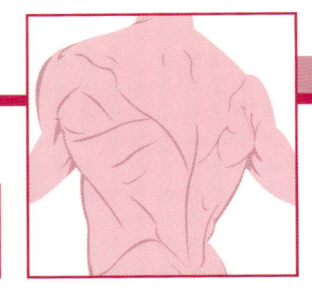

梨状筋
NMT 2

適応

運動テスト：股関節屈曲位で大腿の内転が減少する。その最終域は柔らかい。
筋テスト：梨状筋の短縮は典型的な伸張痛を伴う。
疼痛：慢性で局所性，場合によっては大腿後面に放散する。
下肢の内転と内旋時に最終域で痛みが出る。
触診：短縮した梨状筋の触診は痛みを引き起こす（a）。

肢位

・患者は仰臥位。骨盤を療法士または革ベルトで固定する。
・股関節70度屈曲位で大腿部を内転しながらできるだけ伸張した肢位に合わせる（b）。

治療方法

・療法士は患者の大腿部に抵抗を加える。
・梨状筋の最適な等尺性筋収縮に合わせる（b）。
・内転を強め，等尺性筋収縮後のリラクセーションしている間に，他動的伸張を行う（c）。
　この治療方法の取得は，新しい伸張肢位を意味している。

注意事項

　伸張すると鼠径部に痛みが出るので股関節の屈曲は少なくなる。
　仙腸関節領域に痛みが出れば，検査をするか，場合によっては前もって治療する必要がある。

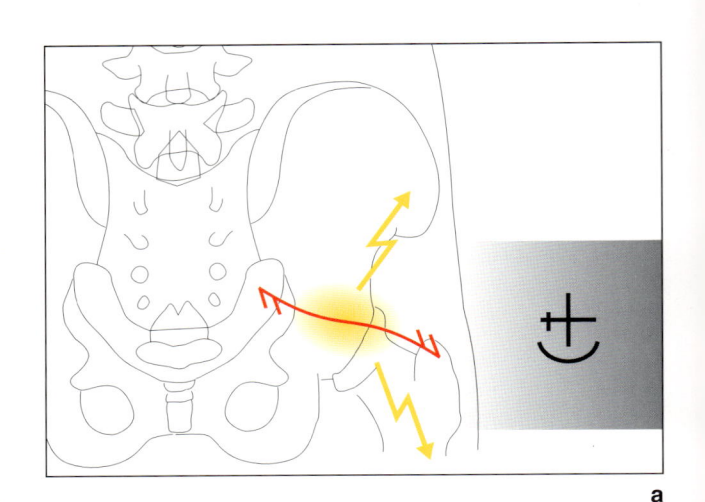

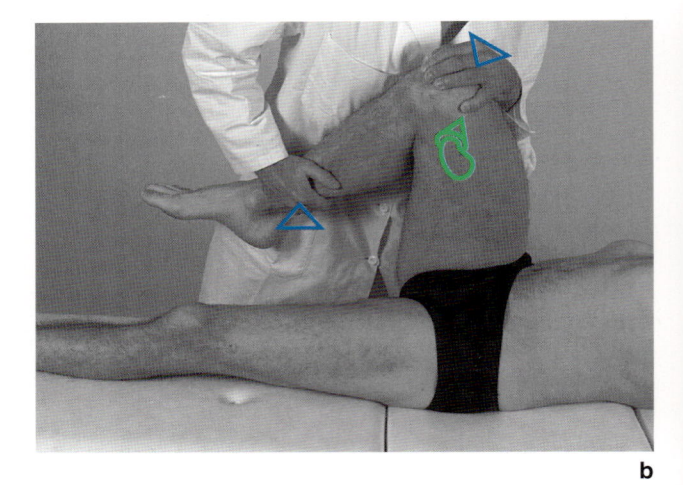

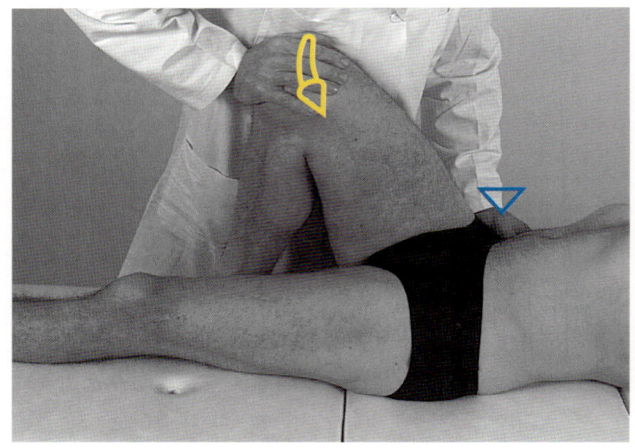

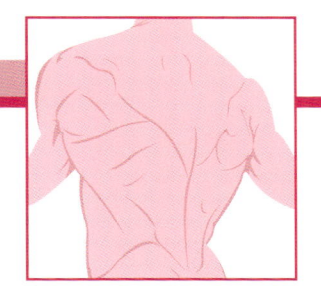

6.5 筋の治療と伸張

大腿筋膜張筋
NMT 2

適応

運動テスト：下肢の内転が減少し最終域は柔らかい（それに加えて，大腿外側の皮膚に引っ込みがみられる）。

筋テスト：大腿筋膜張筋の短縮は典型的な伸張痛を伴う。

疼痛：大腿外側に引っ張られるような痛み。
圧痛は，腱付着部にある（a）。

肢位

・患者は治療する側を下にして横になる。
・股関節と膝関節と屈曲して下肢を台の縁において骨盤を固定する。
・これに加えて革ベルトで骨盤をさらに安定化させるとよい。
・療法士は診察台に接して伸展している下肢の大腿末梢部と下腿を両手でしっかり握る。
・他動的に内転させてできるだけ可能な伸張肢位に合わせる（b）。

治療方法

・療法士は両手で抵抗を加える。
・大腿筋膜張筋の最適な等尺性収縮に合わせる（b）。
・内転を強め，等尺性筋収縮後のリラクセーションしている間に他動的伸張を行う（c）。
・この治療方法の取得は新しい伸張肢位を意味している。

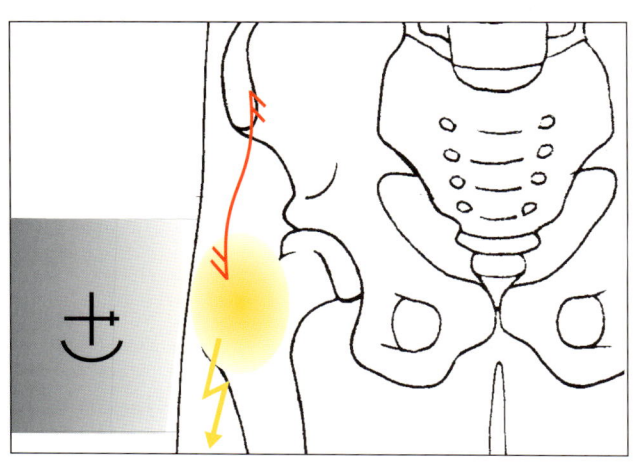

a

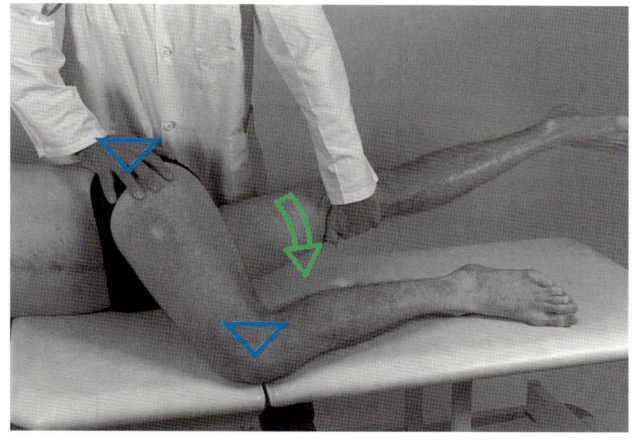

b

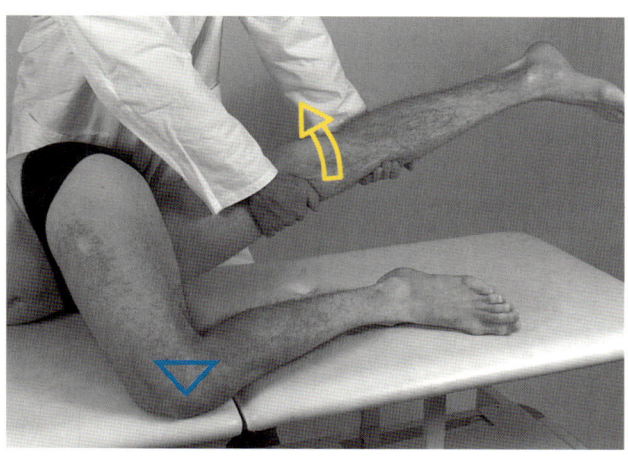

c

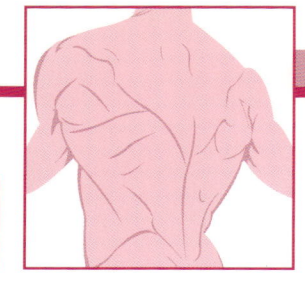

大腿直筋
NMT 2

適応

運動テスト：伏臥位で，股関節を十分に伸展すると膝の屈曲が減少する。
最終域は柔らかい。
他動的に膝を屈曲すると骨盤の屈曲が増大する（反射性の固い最終域は，裏返しのラセグ現象を示している）。

筋テスト：大腿直筋の短縮は典型的な伸張痛を伴う。しばしば内側広筋の筋力低下ならびに腰椎領域の脊柱起立筋の短縮と大腰筋の短縮を伴う。

疼痛：大腿前面の領域ならびに膝蓋骨にまで及ぶ（a）。

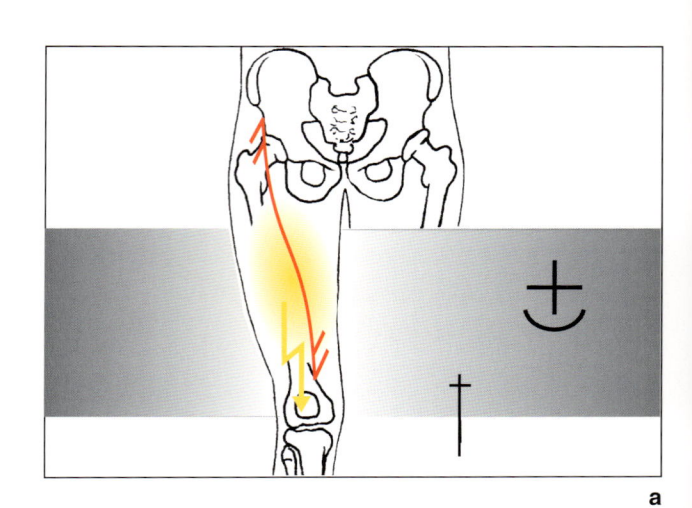

肢位

・骨盤は革ベルトで固定できる。
・治療を行う側の下腿は，最大伸張肢位まで屈曲して保持しておく。
・療法士のもう一方の手は，患者の回避行動をコントロールするために骨盤の上に置いておく。

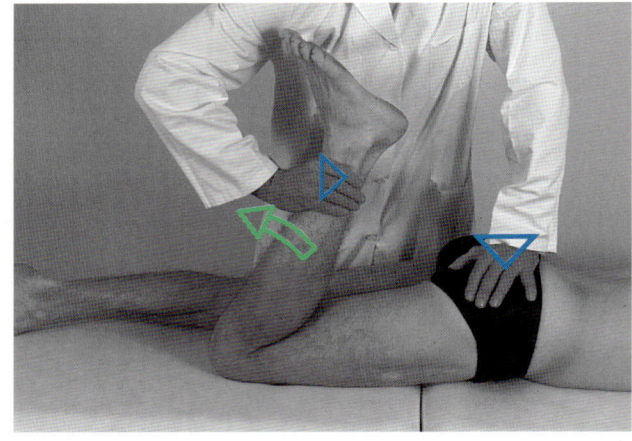

治療方法

・療法士の抵抗に対抗して膝関節伸展方向へ等尺性収縮を行うように患者に促す（b）。
・筋緊張を取り除いておいて，療法士が下腿を屈曲することによって伸張を実施することができる（c）。

注意事項

この治療中に膝蓋骨後面に痛みが出現すれば，大腿直筋の伸張は変法として股関節を過伸展させることによって実施できる。

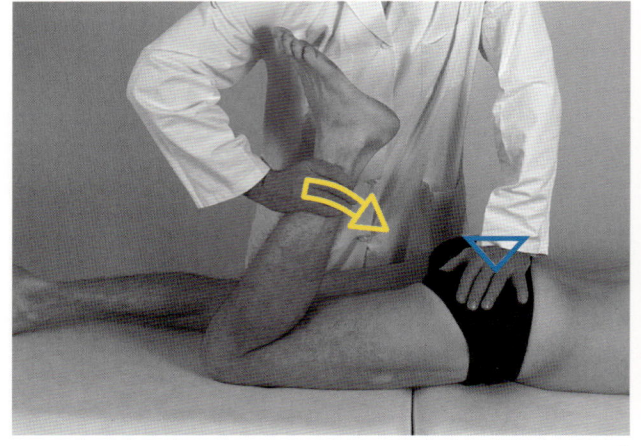

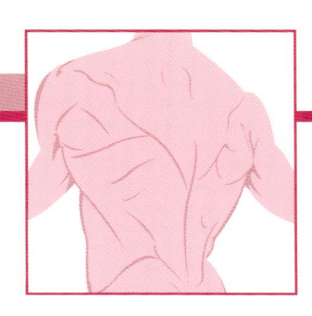

6.5 筋の治療と伸張

大腿直筋
NMT 2

変法
肢位
・患者は伏臥位で，骨盤を革ベルトで固定する。
・膝関節を他動的に屈曲してできるだけ可能な伸張肢位に合わせる。
・療法士は手で骨盤の逃避行動をコントロールし，もう一方の手で大腿前面をしっかりつかみ下腿の屈曲と回旋を安定化させる（d）。

治療方法
・療法士は股関節屈曲と膝関節伸展の方向に対して抵抗を加える。
・大腿直筋の最適な等尺性筋収縮に合わせる（d）。
・股関節を他動的に伸展し，等尺性収縮後のリラクセーションしている間に伸張する（e）。
・この治療方法の取得によって膝関節屈曲の元のよい位置を自覚できる。しかしその際，前もって股関節の伸展を少なくしておく。

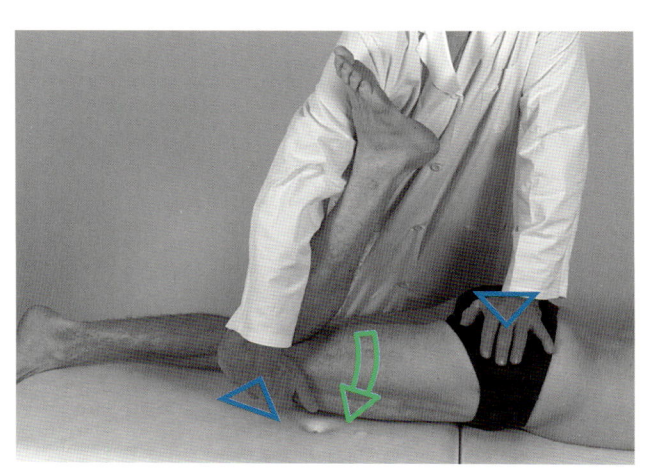

d

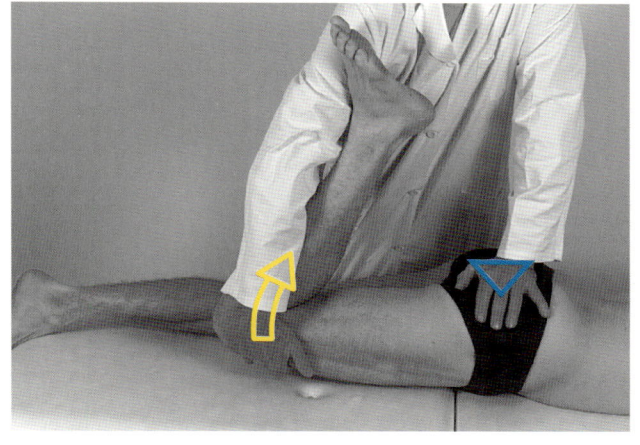

e

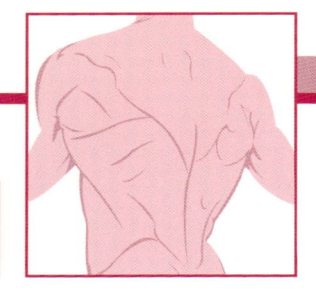

6. 徒手療法：治療手技

長内転筋，短内転筋，大内転筋，薄筋
NMT 2

適応
運動テスト：下肢の内転が減少し，最終域は柔らかい。
筋テスト：内転筋群の短縮は典型的な伸張痛を伴う。
疼痛：鼠径部ならびに大腿内側部に引っ張られるような痛み。腱付着部の圧痛（a）。

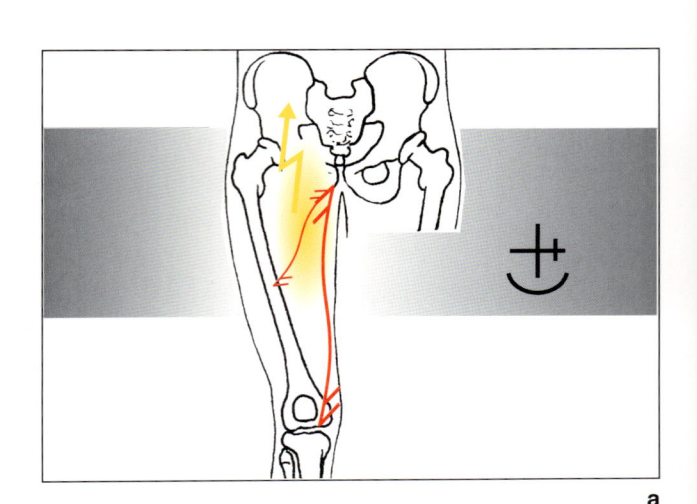

肢位
・患者は治療しない側を下にして横になる。
・診察台に接した下肢を屈曲すると骨盤が安定する。
・療法士は一方の手で骨盤を固定する。
・もう一方の手で台から離れた下肢をしっかり保持し股関節・膝関節を伸展させる（b）。
・他動的に外転させてできるだけ可能な伸張肢位に合わせる。

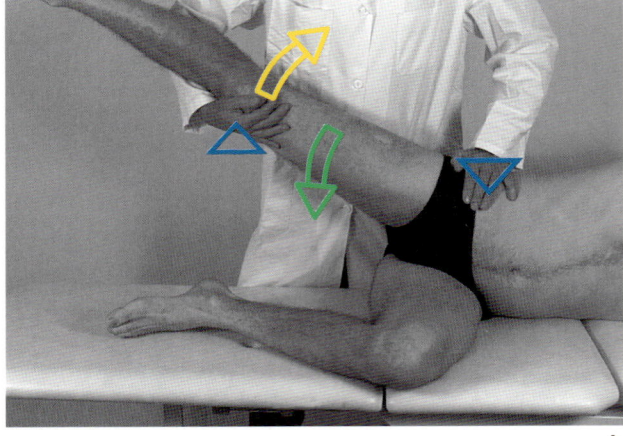

治療方法
・療法士は下肢の内転に対して抵抗を加える。
・内転筋群の最適な等尺性筋収縮に合わせる。
・下肢の外転を強く行い等尺性筋収縮後のリラクセーションしている間に他動的伸張を行う（b）。
　この治療方法の取得は新しい伸張肢位を意味している。

注意事項
　この手技は内転筋群全体の伸張を行ったことになる。
　膝関節を屈曲して伸張すると，薄筋は除外されるので1関節筋の内転筋だけが伸張されることになる（c）。

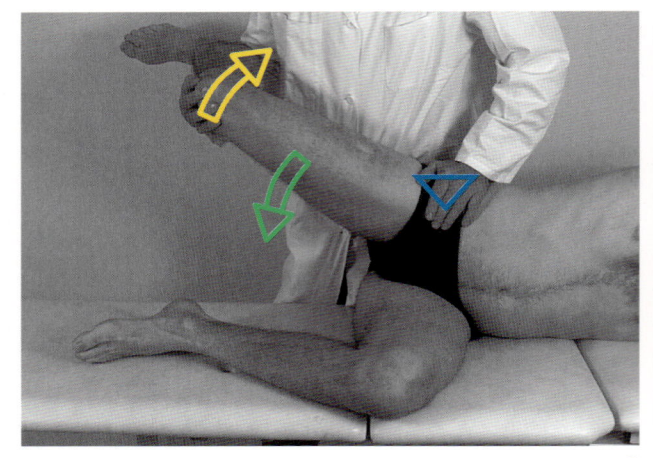

200

6.5 筋の治療と伸張

大腿二頭筋，半腱様筋，半膜様筋
NMT 2

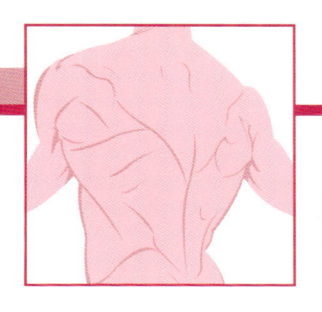

適応

運動テスト：膝を伸展させると股関節の屈曲が減少し，最終域は柔らかい（ラセグ現象では硬いはね返すような最終域が特徴的である）。
疼痛：大腿後面にみられる（a）。
筋テスト：坐骨・大腿筋群の短縮は典型的な伸張痛を伴う。

肢位

・患者は仰臥位で治療しない下肢は，革ベルトまたは療法士によって固定する。
・股関節を他動的に屈曲し，可能な限り筋の伸張を行う（b）。

治療方法

・坐骨・大腿筋群の最適な等尺性筋収縮に合わせる（b）。
・股関節の屈曲を強く行い，等尺性筋収縮後のリラクセーションしている間に坐骨・大腿筋群の他動的伸張を行う（c）。

注意事項

　股関節痛がある場合には，膝関節部で伸張を行う（c）。
　1回または数回の伸張処置で有痛性の硬いはね返すような最終域が出現したら，ラセグ現象の公算が大きい。この場合，腰椎椎間板ヘルニアを除外診断するために検査する必要がある。

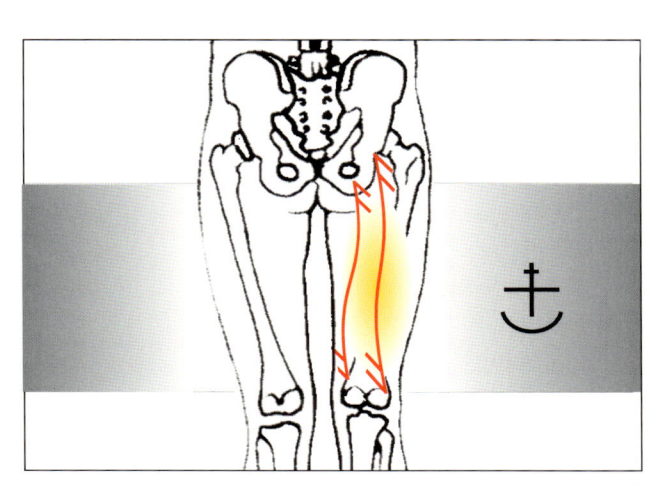

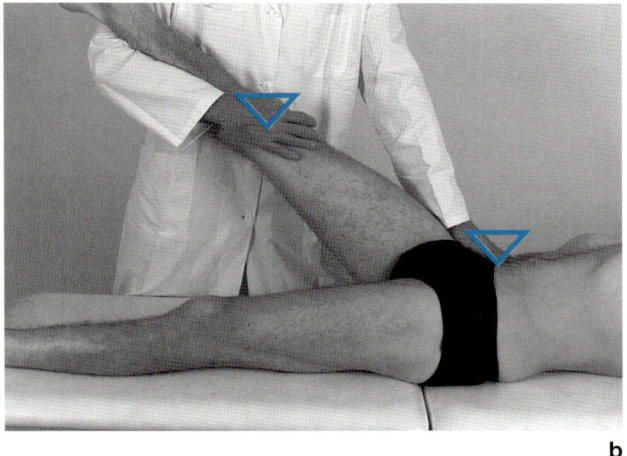

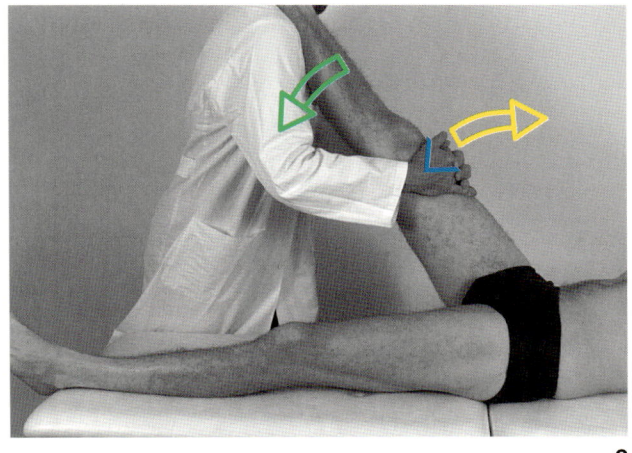

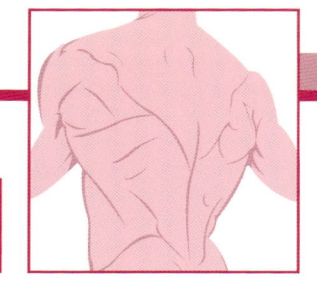

下腿三頭筋
NMT 2

適応

運動テスト：膝関節を伸展位にした場合，距腿関節（足関節）の背屈が柔らかな最終域を伴って制限される。

筋テスト：下腿三頭筋の短縮。
その際，特徴的な伸張痛を伴う。

疼痛：負荷を加えると踵骨部の痛みならびに（または），膝窩部の痛み，安静時の痛み。
足関節背屈時の最終域での運動痛（**a**）。

肢位

・患者は仰臥位で治療する下肢の股関節と膝関節を屈曲させる。
・療法士は患者の大腿部を手でしっかり握る。
・もう一方の手で踵骨をしっかり握って，背屈させていき可能な限り伸張する（**b**）。

治療方法

・療法士は踵骨と前足部に抵抗を加える。
・下腿三頭筋のもっとも適した等尺性収縮の適応。
・等尺性筋収縮によるリラクセーション相の中で足を背屈させて膝を他動的に伸展させることにより伸張を行う（**c**）。
・この背屈の新しい肢位によって効果発現過程が実現する。

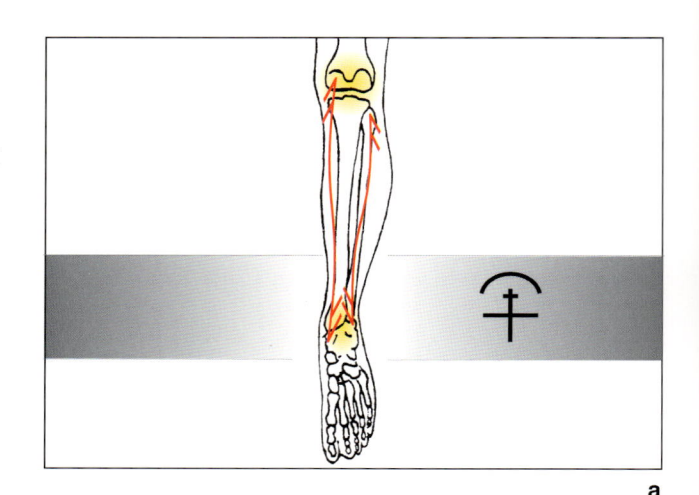

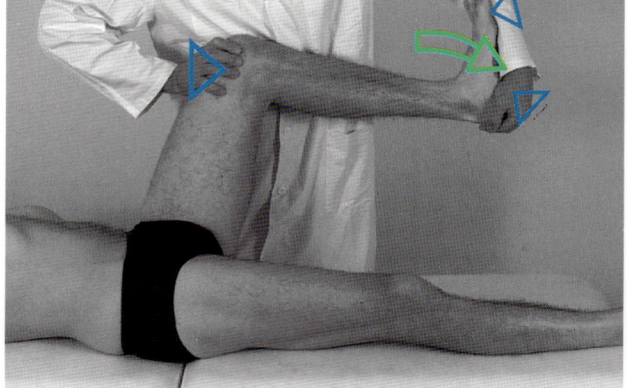

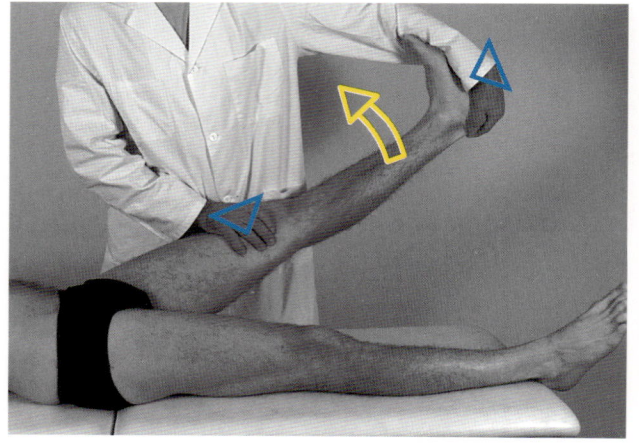

6.6　トリガーポイントの治療

B. Dejung，D. Bühler，R. Weissmann

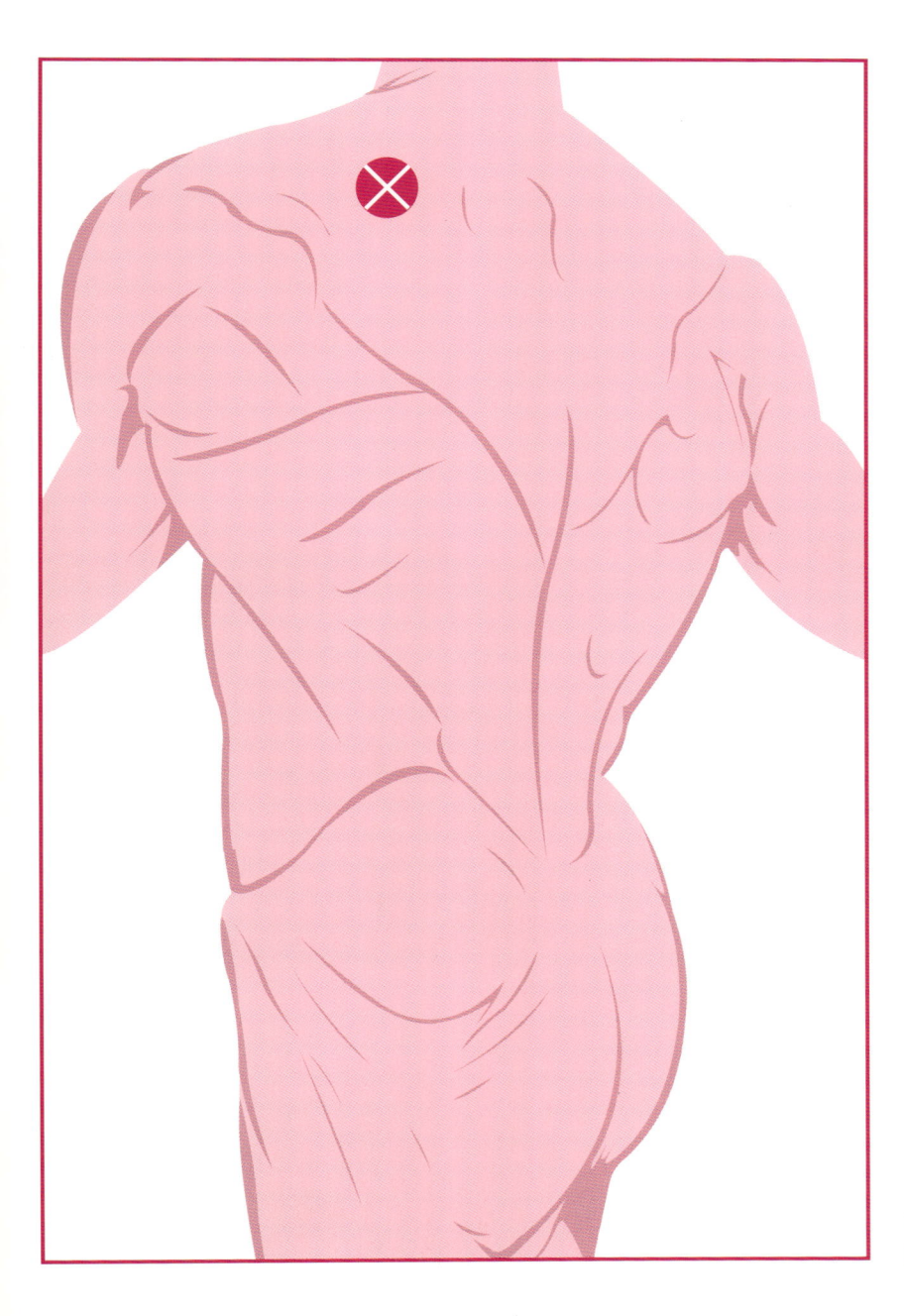

注：Die physiologischen Grundlagen Ⅰ－Ⅳ　P. 26, 27 に記述されている。

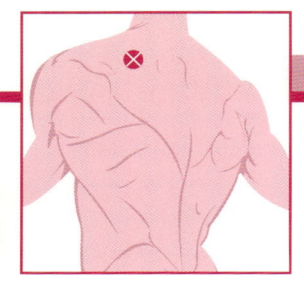

大・小頭直筋

適応
疼痛：後頭部，同側の側頭部ならびに頭頂部（**a**）。
伸張テスト：頸椎柱を伸展位（前屈位）にして傾斜を最大にする。
触診：両側の大・小頭直筋は僧帽筋と板状筋の薄い層を通して触知される。
これらの筋腹はボリュームがある。
トリガーポイント（TP）はただ予測するしかない（**b**）。

肢位
患者はまっすぐに座って，療法士が彼の後に立ち，頭部を操作する。

治療方法
第1手技：トリガーポイントの圧迫は少し前屈位で行う（**b**，**c**）。
第2手技：トリガーポイントの伸張は筋線維方向へ。
伸張は強くしてはいけない。さもないと深層のトリガーポイントへは到達できない。
第3手技：筋腹を下項線の尾側へ向けて横に平らに伸ばす。
第4手技：後頭下筋群と内側頭半棘筋との間からさらに外側にある頸最長筋との間の筋膜の分離。

注意事項
後頭骨／第1頸椎ならびに第1頸椎／第2頸椎の関節運動を遮断する際に，徒手療法の操作を行う前に後頭下筋群の治療を十分に行ったほうがよい。

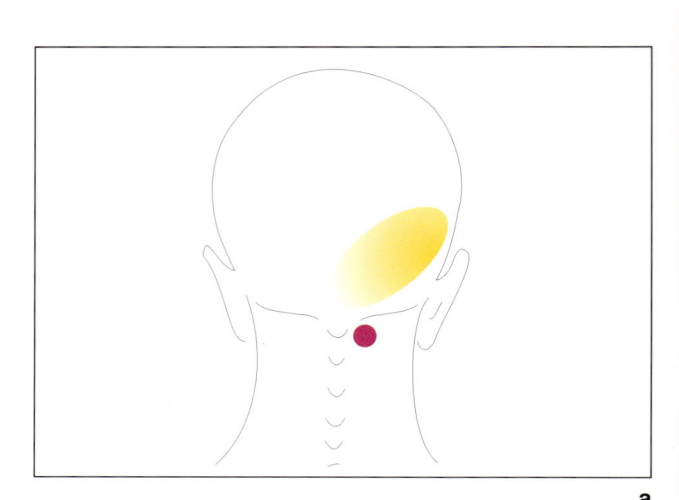

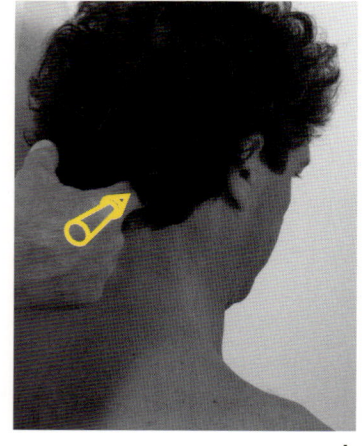

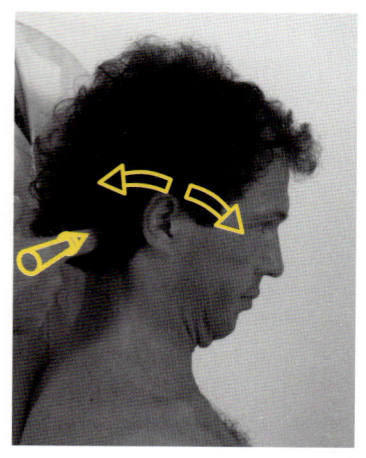

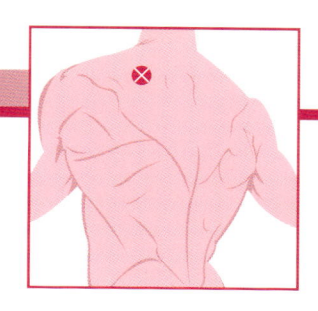

6.6 トリガーポイントの治療

下頭斜筋

適応

疼痛：痛みは後頭下部に認められ，またしばしば側頭部からうなじにかけて放散する（a）。

伸張テスト：反対方向へ頸椎を回旋させる。この際，環椎横突起（停止部）は歯突起（起始部）から離れる運動をする。

触診：この筋は緊張すると触知して同定できる（b）。

肢位

患者はまっすぐに座って頭を少し反対方向へ回旋させる。

療法士は患者の後ろに立って頭部に操作を加える。

治療方法

第1手技：トリガーポイントの圧迫は僧帽筋と板状筋を通して行い，反対方向へ繰り返し頸椎を回旋させている間ずっと圧迫しておく（b，c）。

第2手技：伸張しながらトリガーポイントを除去していく。皮膚の上からではなく皮膚を一緒に動かしていく。

第3手技：実際的でない。

第4手技：実際的でない。

注意事項

下頭斜筋のトリガーポイントの治療は第1頸椎／第2頸椎の間の関節におけるモビリゼーションまたはマニピュレーション手技の前処置として適している。

筋の伸張はNMT2手技によって第1頸椎／第2頸椎の回旋レベルで行われる。

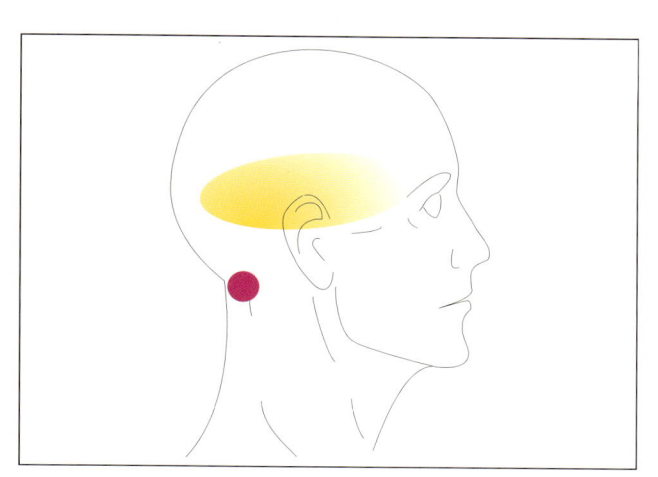

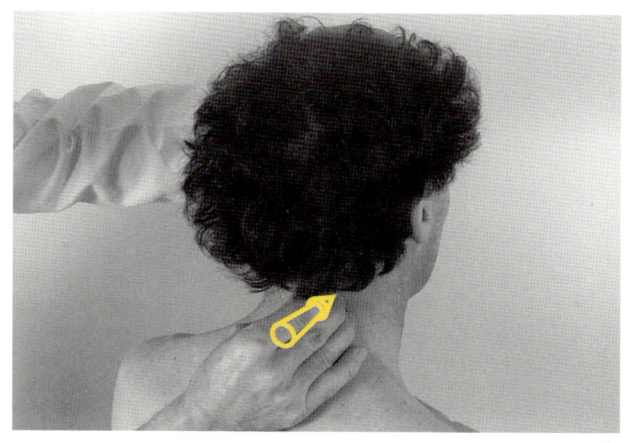

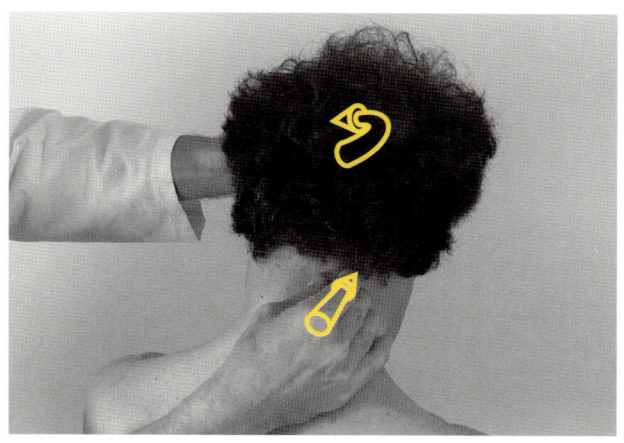

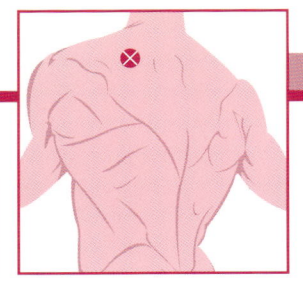

6. 徒手療法：治療手技

頭・頸半棘筋

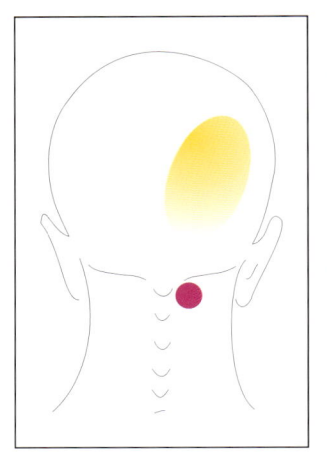

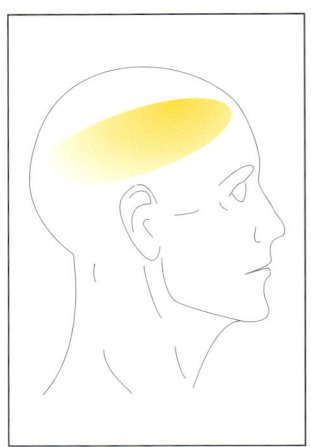

適応

疼痛：痛みは後頭部に認める。また頭頂部の上まで，時に頭に沿ってこめかみまでくる。
患者は頸部には痛みを感じないが時に圧迫感を感じる。
外からの圧迫には耐え難いものがある（**a**）。

伸張テスト：頸椎の屈曲と頭部の前傾。

触診：僧帽筋（下行部）から頸椎柱に沿って行う。トリガーポイントはたいてい第2～第6頸椎棘突起のそばにある。

肢位

患者は坐位で療法士が後ろに立って患者の頭部を操作する。腹臥位で行っても構わないが，喉頭部の場合には柔らかいクッションが必要となる。

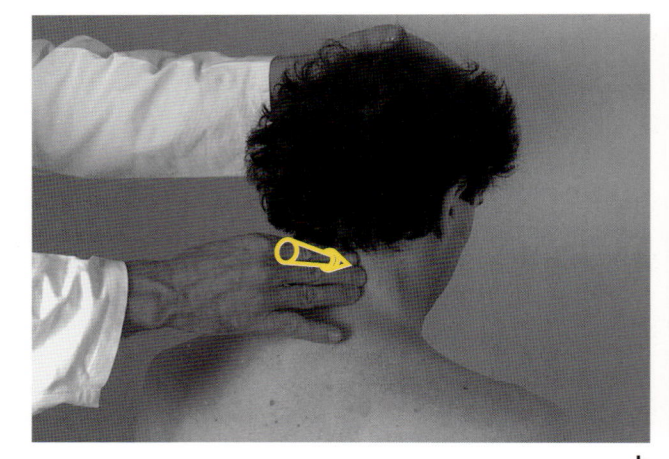

治療方法

第1手技：少し前傾させて僧帽筋を通して圧迫する（**b**, **c**）。
第2手技：少し伸張しながらトリガーポイントを除去する。
第3手技：指のくるぶしを使って頸椎柱を十分に伸張し，療法士のもう一方の手で患者の頭を固定する。
第4手技：この手技は両側の半棘筋の間，ならびに頸半棘筋と深層の回旋筋群との間で行う。

注意事項

半棘筋は衝突事故の際に，前の方へ過度に伸ばされて損傷を受ける。
頸椎部の多裂筋と回旋筋は頭半棘筋と頸最長筋の間のくぼみの深部にある。取り扱いは上述した筋と同じ方法で行う。

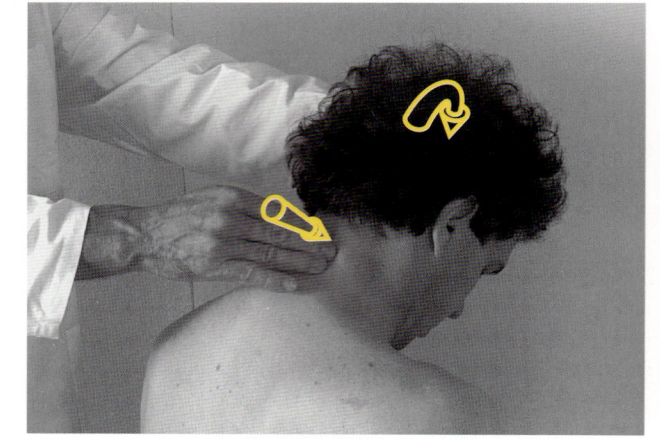

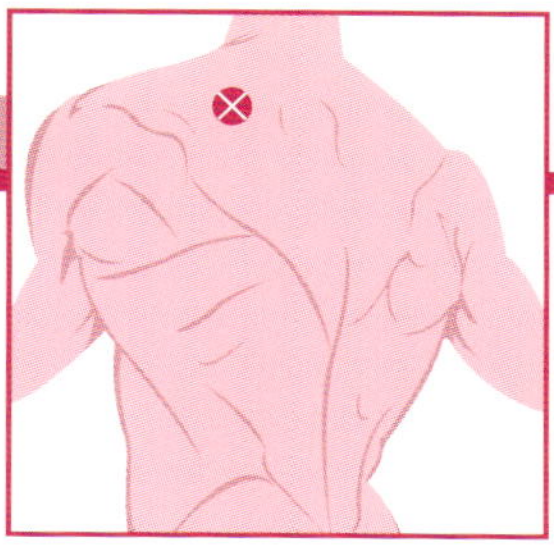

6.6 トリガーポイントの治療

斜角筋群

6

適応

疼痛：肩甲帯の下まで全域に放散する痛みで，胸部まで と肩甲間部まで。
時に上腕外側を越えて手まで（a）。
伸張テスト：反対側へ側屈させる。
前斜角筋の場合には同側へ伸展，回旋させる。
後斜角筋のときには反対側へ屈曲，回旋させる。
触診：前斜角筋は腹側から触診する。また，胸鎖乳突筋の周囲では外側から触診する。
中・後斜角筋は外側から触診する。

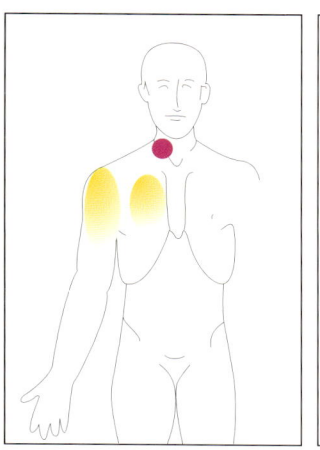

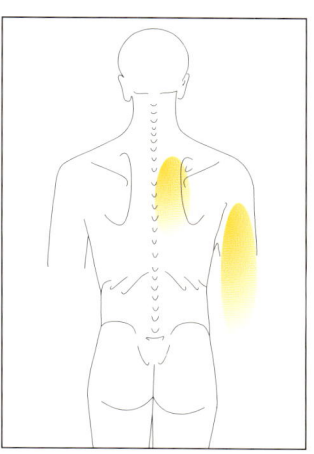

肢位

患者はまっすぐに座り，療法士は患者の後ろに立って頭部を操作する。

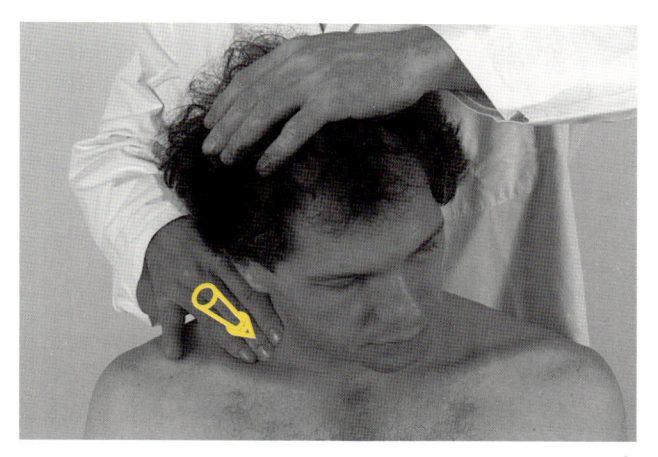

治療方法

第1手技：反対側へ少し側屈させてトリガーポイントを圧迫する（b，c）。
第2手技：少し前に伸張させてトリガーポイントの伸張を行う。
第3手技：患者を仰臥位にさせて頭部を徐々に反対側へ回旋させる。
療法士の手を腹側から背側へ徐々に滑らせていく。
この際，喉頭を損傷しないように注意！
この操作は頸動脈洞を刺激するかもしれない。
それ故，両側頸部に同時に行ってはならない。
第4手技：この手技は頸部側面にあるすべての筋群の間で可能である。

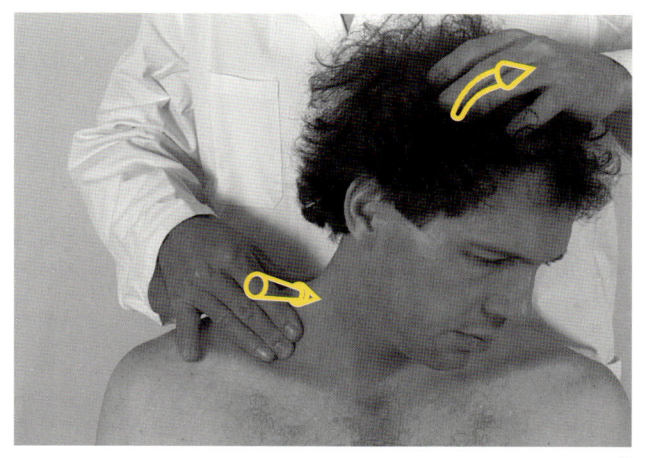

注意事項

前・中斜角筋が緊張していると腕神経叢が締めつけられる可能性がある。
斜角筋の隙間の前方部分を圧迫する際，斜角筋トリガーポイントの放散痛は腕神経叢刺激症状と混同しやすい。

a

b

c

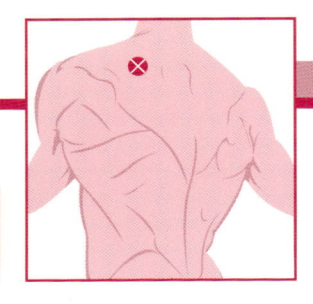

胸鎖乳突筋

適応

疼痛：耳介部の乳様突起の周り，頭部から前額部にかけての側面ならびに同側の眼の周辺。

伸張テスト：同側へ回旋させて反対側への伸展と側方傾斜。

触診：トリガーポイントは胸骨枝と鎖骨枝をピンセットでつまむようにすると両側に索状組織として触れる。
頭部のトリガーポイントはむしろ後頭部と外耳に放散する。
尾側よりのトリガーポイントは前額部と眼へ放散する。

肢位

患者を座らせて，療法士はその後ろに立って頭部を操作する。

治療方法

第1手技：筋腹をピンセットでつまむようにしてトリガーポイントを圧迫する。
回旋または伸展運動を繰り返し軽く行う（**b**）。

第2手技：トリガーポイントを伸張しながら指の間でなくしていく（**c**）。

第3手技：頸椎を伸展させて2本の指で筋全体を尾側から頭側へ上げていく。

第4手技：第3手技と同様。

注意事項

胸鎖乳突筋の活動的なトリガーポイントは頸椎捻挫の外傷後にしばしばみられる。
治療中に，めまいまたは吐き気が出現することがある。
治療するとしばしば目のチラチラや耳鳴が取り除かれる。

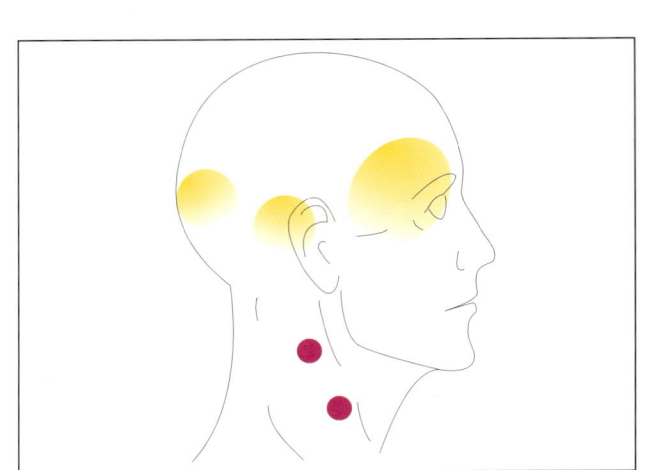

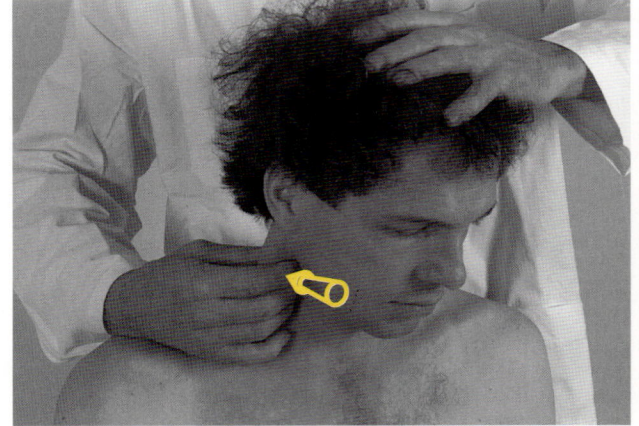

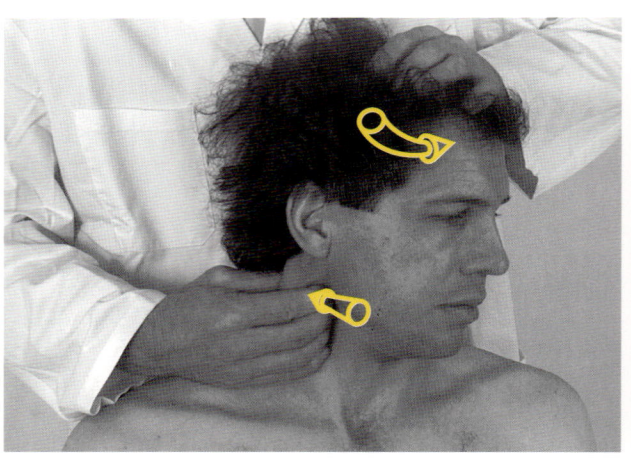

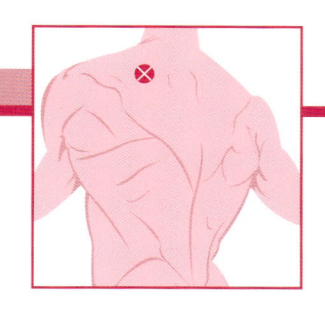

6.6 トリガーポイントの治療

肩甲挙筋

適応

疼痛：頸部がこわばって痛みを伴う。関連痛は肩甲骨内縁上角部ならびに肩関節背側にみられる（a）。
伸張テスト：頸椎の屈曲と側屈ならびに反対側への回旋。
触診：肩甲挙筋の尾側部分で触診。
　　　　肩甲挙筋とトリガーポイントは腹側から僧帽筋（下行部）の下で触診できる（b）。

肢位

患者はまっすぐに座って，療法士が後ろに立って患者の頭部を操作する。

治療方法

第1手技：触診の項で記述したようにトリガーポイントを圧迫する。また，伸張テストのところで述べたように自動運動が手助けになる（b）。
第2手技：伸張しながらトリガーポイントを取り除く。
第3手技：伸張しながら頭側から尾側へすすめる。
第2手技：肩甲挙筋深層は腹側と背側から，腕をできるだけ挙上して頸椎を回旋させると行いやすくなる（c）。

注意事項

肩甲挙筋に問題があれば頭・頸板状筋の調査を怠ってはならない。

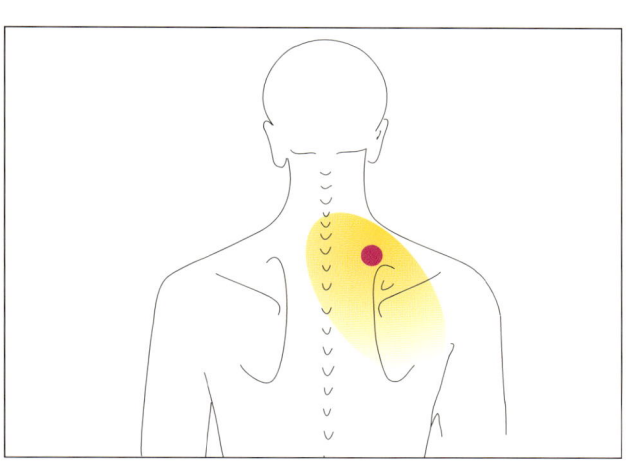

a

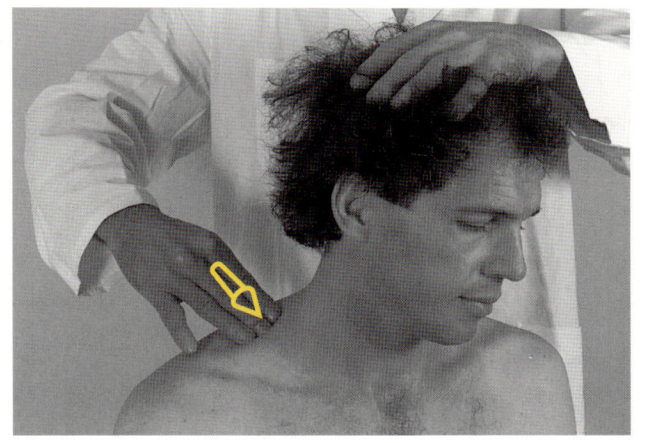

b

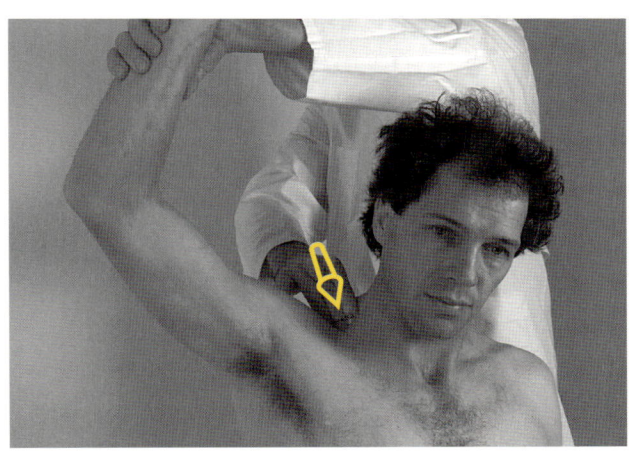

c

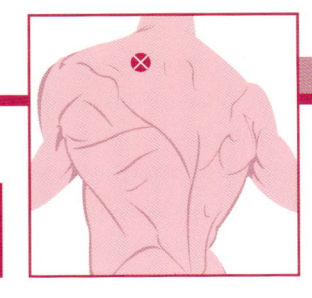

僧帽筋（下行部と上行部）

適応

疼痛：僧帽筋下行部 ―― 緊張性頭痛の主因で，頸部の後側方から側頭部を越えて同側のこめかみまで（a）。
僧帽筋上行部 ―― 僧帽筋下行部の筋起始部と乳様突起に痛みを認めるが，時に肩の背側にもみられる。たまに肩甲骨内側と肩甲間部に頑固な限局性の痛みがみられる。

伸張テスト：僧帽筋下行部 ―― 反対側への側屈。前方線維は反対側への回旋，後方線維は同側への回旋（b）。
僧帽筋上行部 ―― 腕を体の前で交差させる。

触診：僧帽筋下行部 ―― 緊張をゆるめた肢位でピンセットでつまむように握る。トリガーポイントの多くは，肩甲挙筋の外側で平凡な位置にある。しばしば頭部へ放散する（b）。
僧帽筋上行部 ―― 肩甲骨内縁の内側で下角より少し高位。

肢位

僧帽筋下行部 ―― 患者はまっすぐに座って療法士は後ろに立ち患者の頭部を操作する。

僧帽筋上行部 ―― 伏臥位で腕を90度外転させて診察台から垂らしておく。

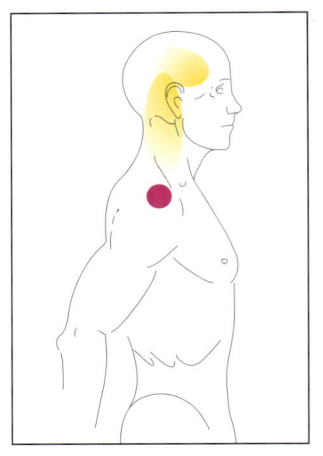

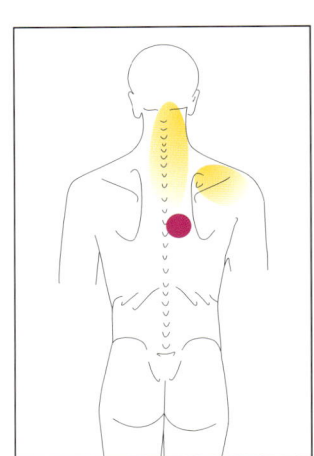

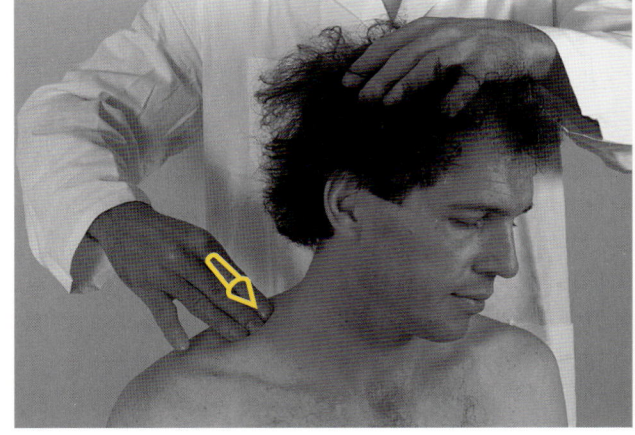

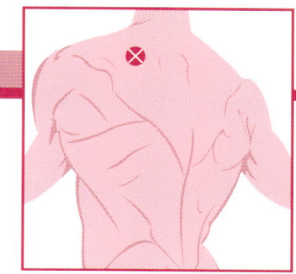

6.6 トリガーポイントの治療

僧帽筋（下行部と上行部）

治療方法

第1手技：僧帽筋下行部は，繰り返し肩を挙上するかまたは頭部を少し回旋させてトリガーポイントを圧迫する（c）。
僧帽筋上行部は肩を伸ばしたり縮めたりしてトリガーポイントを圧迫する。
第2手技：少し伸張しながらトリガーポイントを取り除いていく。
第3手技：少し伸張しながら筋膜を伸ばしていく。
第4手技：僧帽筋下行部——僧帽筋下行部とその下にある筋群との間では筋膜がなくなっている。
僧帽筋上行部——僧帽筋上行部とその下にある組織との間では筋膜がなくなっている（d）。

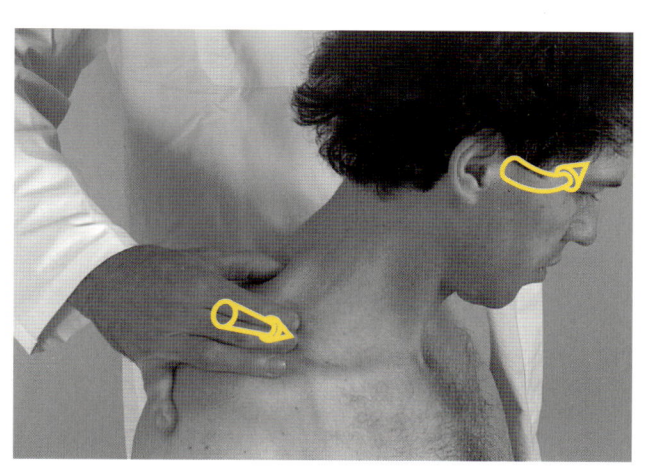

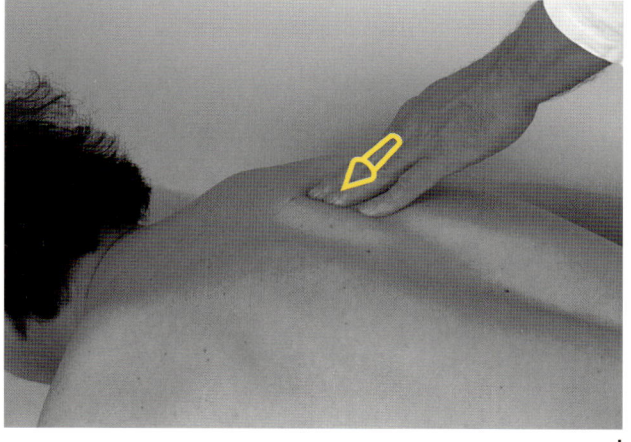

注意事項

僧帽筋下行部

コンピューターの作業で姿勢不良を伴う患者にしばしば認められる。頭より上で腕の等尺性筋収縮を行う作業の際にも時々みられる。

精神的な原因から肩が上に引きあげられている患者にもしばしばみられる。

僧帽筋上行部

別のトリガーポイントの治療がすべて行われていても頑固な肩ならびに頸部の障害を伴う際にもしばしば認められる。

c

d

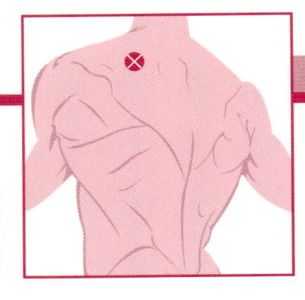

前鋸筋

適応

疼痛：重大な症例では安静時痛がある。患者は深い吸気のときに側面からの刺し込みを感じ，就寝時は問題となっている筋の上に横になることができない。
前鋸筋と肩甲下筋との間の筋膜のゆ着は大きな意味がある。胸郭半分の前外側と肩甲骨下角から頸部にかけての随伴する痛み（a）。

伸張テスト：肩を十分に外転させるか，または，背中の後ろで肘を押しつけて痛みを引き起こさせる。しばしば肩甲骨の動きの制限をみる。

触診：それぞれの肋骨角の上と肩甲骨下にトリガーポイントを触診できる。
胸郭と肩甲骨との間で筋膜のゆ着を探す。

肢位

側臥位では問題となっている側を上にして療法士は患者の後ろに立つ。
仰臥位では問題となっている側の患者の横に立って患者の腕を把持する。

治療方法

第1手技：肩を前に突き出させて，トリガーポイントを圧迫する。

第2手技：少し伸張させて肋骨の上からトリガーポイントを押しつぶすように除去していく（b）。

第3手技：側方の筋突出部の上で筋膜の伸張を大きく行う（c）。

第4手技：肩甲下筋と前鋸筋との間の筋膜を弛緩させる。それによって，問題となっている肢位でも肩の運動を自由に行うことができるようになる。ここで第1手技に移ると強い痛みのあるトリガーポイントにぶつかるであろう。

注意事項

第4手技は肩甲骨を付けようとする動作を効率よく可能とする。
前鋸筋は中斜角筋，胸回旋筋ならびに頭側の腹筋群とともに胸郭後部のほとんどの痛みと関係が深い。

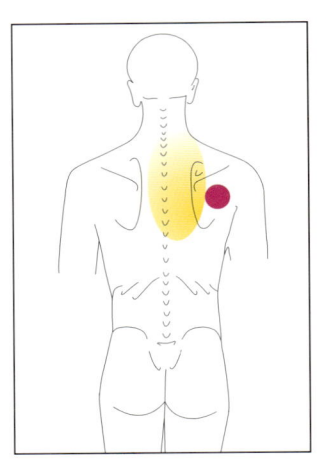

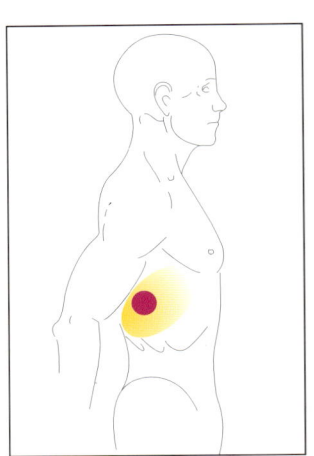

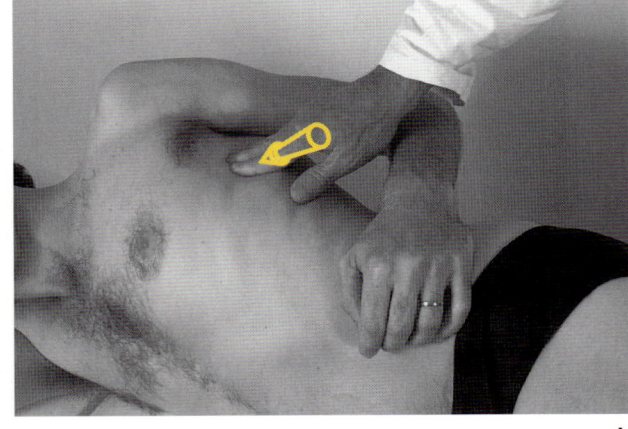

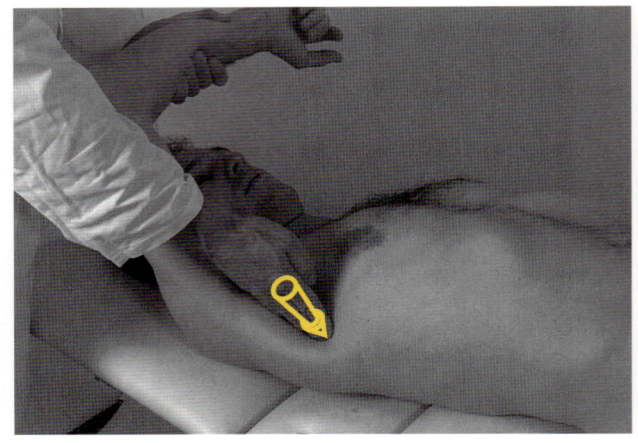

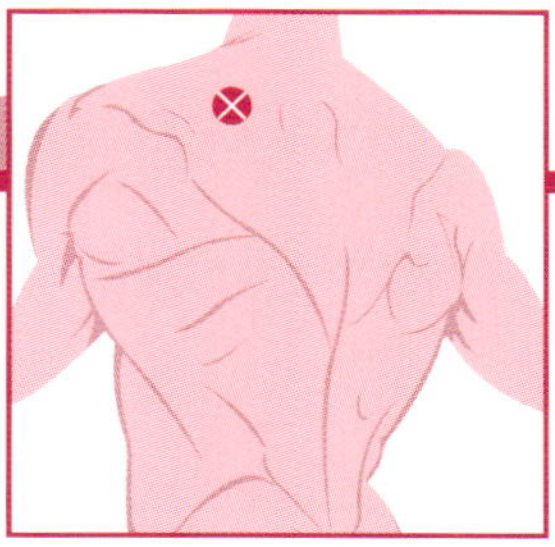

6.6 トリガーポイントの治療

腰方形筋

6

適応

疼痛：深部に痛みを認める。
脊柱近傍の深部にあるトリガーポイントは痛みをむしろ尾側（仙骨，坐骨結節部）へ伝達し，側方のトリガーポイントは側方（腸骨稜，大転子）へ伝達する（a）。

伸張テスト：坐位または立位からの側屈。
そのうえに回旋と屈曲を加えると痛みを誘発することができる。

触診：起点となる肢位──坐位，検者は患者の後ろに座る。
接近法──後外側および腸肋筋の外側から（場合によっては，少し側屈させて）。
外側で表面上のトリガーポイントは第12肋骨の尾側または，腸骨稜の直上にあり，一方，深部のトリガーポイントは腰部の肋骨突起領域の腰椎近傍にある（b）。

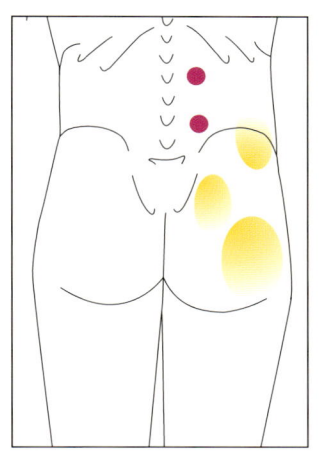

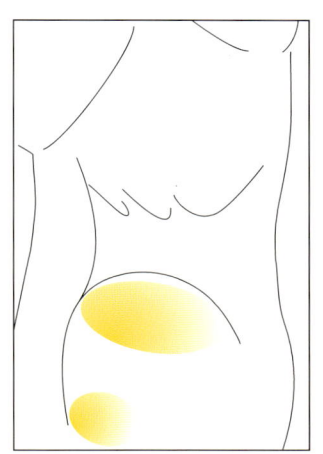

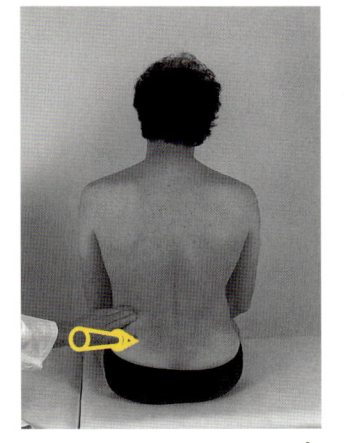

肢位

坐位または，伏臥位。

治療方法

第1手技：軽い側屈運動を行いながらトリガーポイントを圧迫する（c）。
第2手技：腰方形筋を前方へ伸張，すなわち側屈させてトリガーポイント領域をつぶすように除去していく。
第3手技：第12肋骨と腸骨稜との間に非常に狭い間隙があるが，いつも触診できるわけではない。
第4手技：腸肋筋の向かい側で試みるとよい。

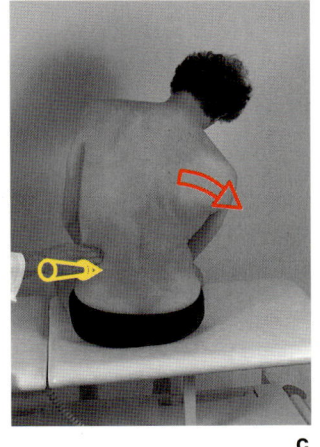

注意事項

腰方形筋は，腰仙部痛の際にはしばしば見落とされる。患者がひどく痛がって，いろいろな運動で痛みが強くなれば常にこの筋を検査するべきである。

6. 徒手療法：治療手技

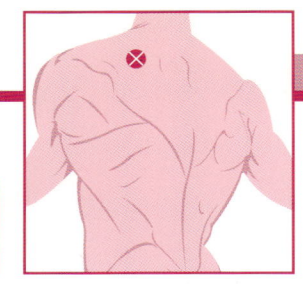

外腹斜筋

適応

疼痛：外腹斜筋は深い上腹部痛を引き起こさせる。
　　　しばしば腰部外側と下部胸郭における痛みにも関連性が深い。
　　　時たま，陰嚢に放散する（a）。
伸張テスト：患者は坐位をとり，外腹斜筋の側に伸展と回旋を行う。
触診：回旋させる肢位と坐位から触診するのが理想的である。
　　　トリガーポイントはほとんど外側にある。

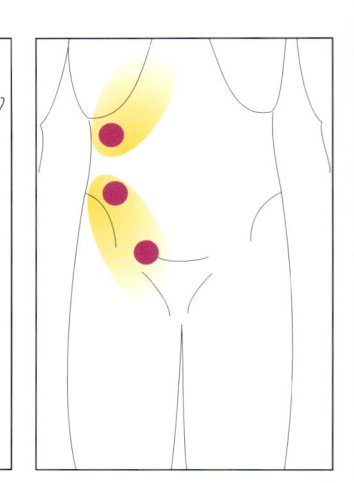

肢位

　患者は坐位または仰臥位とする。
あるいは腹筋を少し伸張させるために，腰椎部の下に柔らかな円筒形のものを置く。
　両手は頸部の後ろに置く（b）。

治療方法

第1手技：坐位では，繰り返し側屈，回旋または，伸展を組み合わせてトリガーポイントを圧迫する（c）。
　　　仰臥位では，反対側へ回旋させて体幹を屈曲（頭部と肩を挙上）してトリガーポイントを圧迫する。
第2手技：指先で回旋伸張位にてトリガーポイントをつぶすように除去していく。
第3手技：同様の出発点から指骨またはこぶしでトリガーポイントを除去する。
第4手技：伸張の助けを借りるより理解しやすいものとして，指を肋骨の下で尾側から押し込む。

注意事項

　外腹斜筋の外側における活動的なトリガーポイントは，急性腰仙部痛（急性腰痛，ギックリ腰）の大きな原因となる。

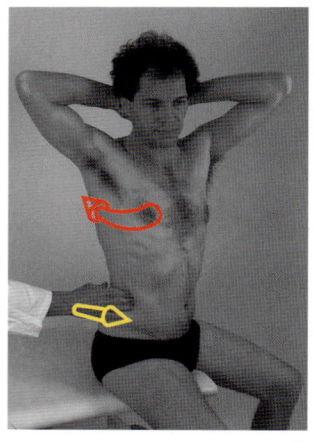

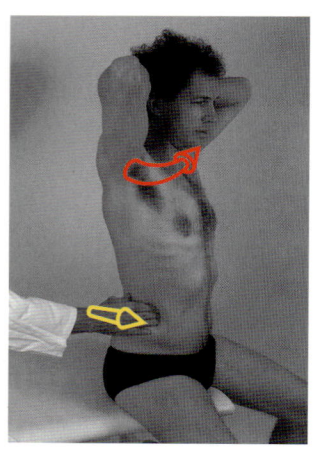

6.6 トリガーポイントの治療

腹直筋

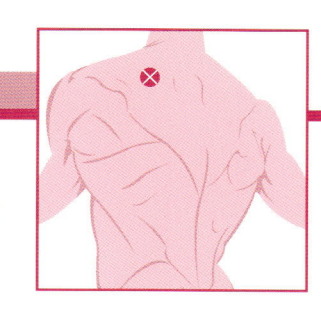

適応

疼痛：腰椎部に幅広く（頭側のトリガーポイントは胸椎部の深部に，尾側のトリガーポイントは腰椎部の深部に）腹部下半分の腹側，外側にトリガーポイントがある（a）。

伸張テスト：腰椎を最大伸展させる。その際坐位で股関節筋の影響を排除しておく。

触診：仰臥位。トリガーポイントは恥骨結合の近く，臍の周囲または筋起始部の中枢側にみられる（b）。

肢位

仰臥位で胸腰椎部に柔らかい円筒形の物を入れて，下肢は伸展，両手は頸部に置く。

治療方法

第1手技：肩と頭部と繰り返し挙上しながらトリガーポイントを圧迫する。

第2手技：腹直筋の伸張肢位からトリガーポイントの局所をつぶすように除去していく。

第3手技：筋線維の走行に沿って指骨で筋膜を伸張していく（c）。

第4手技：腹直筋の側面を指尖部で下から通すようにする。

注意事項

腹直筋の痛みは内臓の障害を思わせるようなことがある。

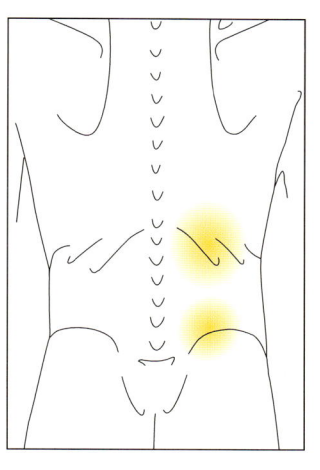

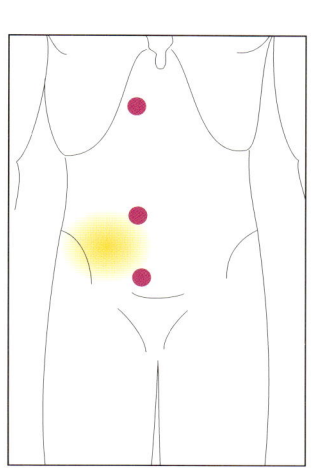

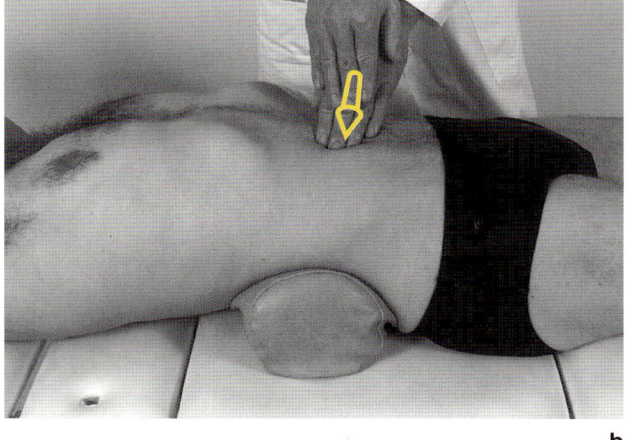

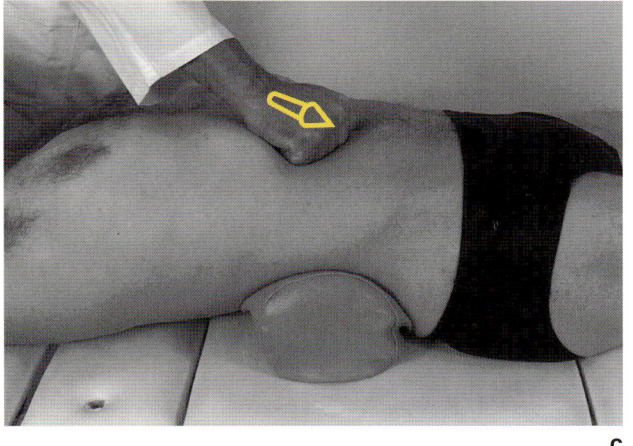

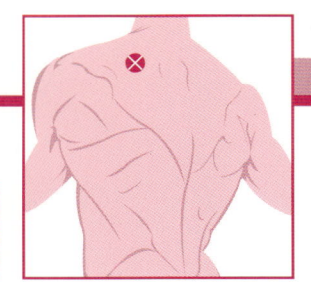

体幹部起立筋（腸肋筋と胸最長筋）

適応

疼痛：胸腸肋筋——胸椎領域における関連痛で，同側の背部と肩にみられる。腹部の痛みとしてもまれに認められる（**a**）。
　　　　腰腸肋筋——腰椎部から同側の臀部中央にかけての関連痛，それから大腿部側面中枢側にかけての痛み。
　　　　胸最長筋——胸腰移行部から腸骨稜内側にかけての関連痛。

伸張テスト：体幹を屈曲させるが，その際反対側へ少し側屈と回旋を加える。

触診：伏臥位でクッションを入れて腰椎前彎を取り除く。トリガーポイントはとりわけ胸椎中央部から腰椎中央部にあり，第11胸椎から第2腰椎まである。小さなものを探すやりがいのあるものである（**b**）。

肢位

患者は，治療台の上に上半身を横たえて腰椎部を屈曲させる。治療台の縁にクッションを置く。

治療方法

第1手技：患者が上半身を繰り返し起こす間にトリガーポイントを圧迫する。
第2手技：起立筋を少し伸張させる肢位で筋線維の走行を配慮して局所のトリガーポイントをつぶすように除去していく。
第3手技：指骨または肘ですべての筋腹の上で筋膜を伸ばしていく。この治療手技では坐位姿勢をとる患者が敏感に反応する。患者がゆっくり前屈する間に，両側の索状になった傍脊柱起立筋に手を加えていく（**c**）。
第4手技：体幹部起立筋に沿って外側と内側に手を加えていく。

注意事項

背側の靱帯性構造物が牽引力を得るので，体幹を屈曲しはじめると痛みが出現し，屈曲の終わりには痛みがなくなる。

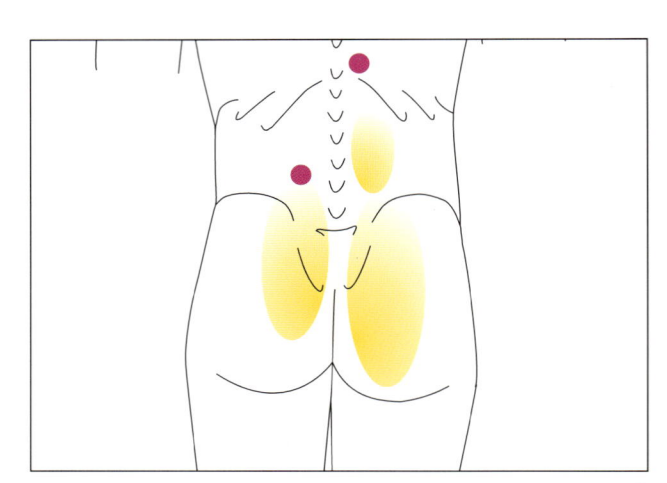

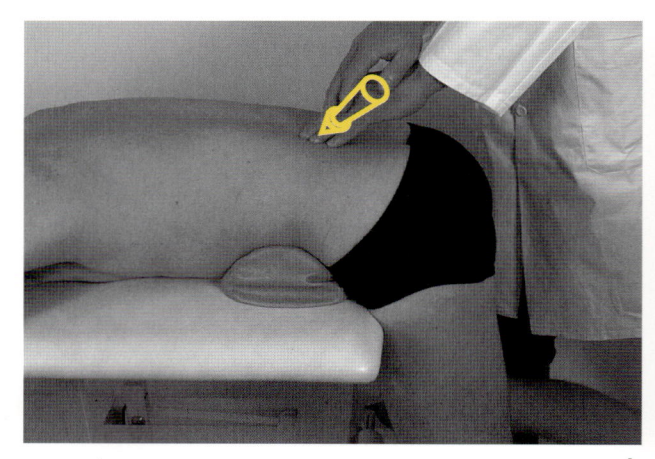

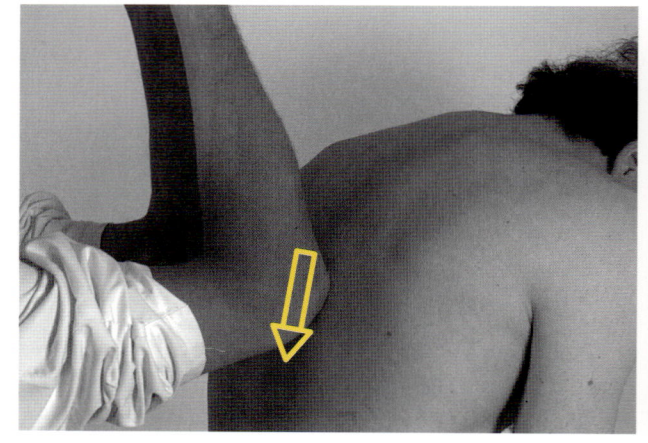

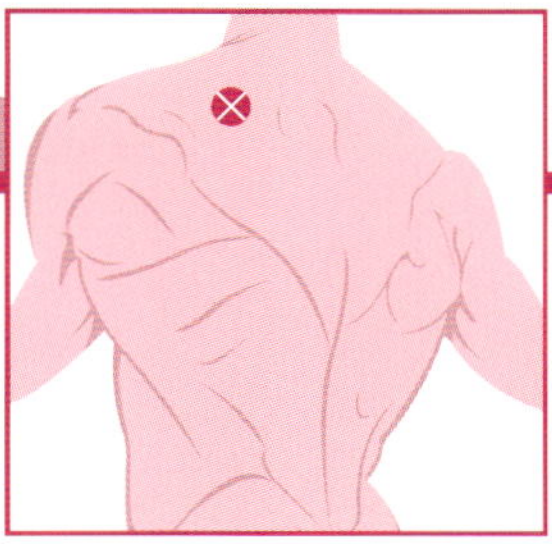

6.6 トリガーポイントの治療

多裂筋群と回旋筋群

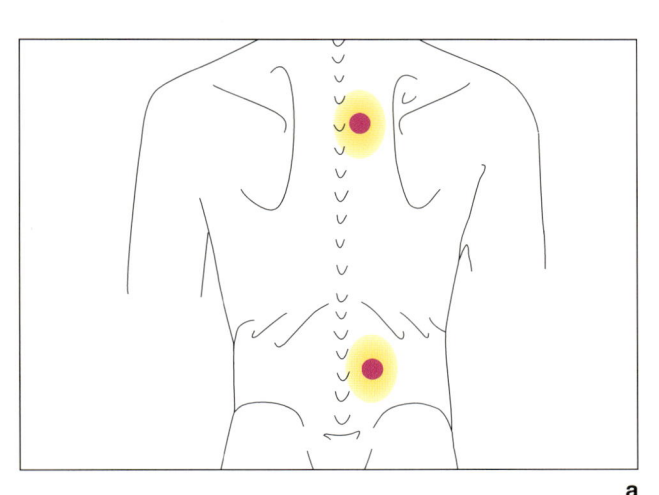

6

適応

疼痛：腰椎部と胸椎部に限局した同側性で掌ぐらいの大きさの痛みの領域がある。痛みは，骨からの痛みのようだと患者が訴える。
　仙骨の領域では局所の痛みと並んでしばしば下肢まで伝達される痛みがある（**a**）。

伸張テスト：固有の伸張テストは本来，各分節性にくまなく行われるものである。屈曲運動に同側の回旋を加えると回旋筋のトリガーポイントを引き出す参考になる。

触診：深層の棘突起のすぐそばに触れる。最長筋はできるだけ弛緩させておく。
　横突起と棘突起系の筋群は，トリガーポイントが活動性であれば，その場合だけ個別に触診できる。

肢位

伏臥位で腹部にクッションを入れて腰椎前彎を取り除く。

治療方法

第1手技：側屈運動を少し加えるか，または，介助して回旋運動を引き出しながらトリガーポイントを圧迫して阻血状態を作り出す。
第2手技：伸張した筋の線維方向に沿ってトリガーポイントをつぶすように除去していく（**b**）。
第3～4手技：この手技を行うときには，体幹の脊柱起立筋の際に使用した同じ操作法を用いる。

注意事項

　慢性腰仙部痛の場合には，腰椎部の回旋筋群は実際にはいつも活動性のトリガーポイントを含んでいる。
　衝動的な徒手療法を行う前に，回旋筋群をいつも操作しておく。その後，マニピュレーションを行うと力を加えなくてもうまくいく。

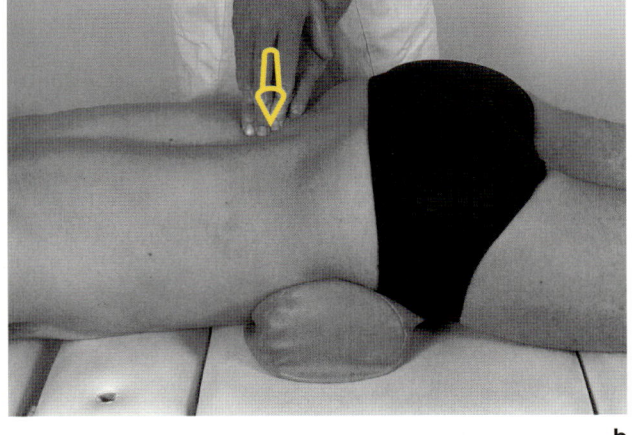

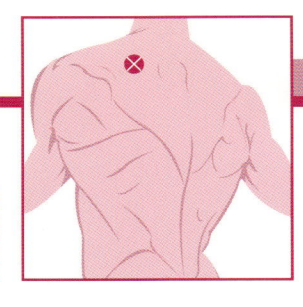

腰筋

適応

疼痛：トリガーポイントのある側の腰仙部。直立に立ったり横になってもしばしば痛みを伴う。
鼠径部と大腿内側の腹側。
伝達される痛みはトリガーポイントの触診によって必ずしも引き出すことはできない。確認するために操作を試みることがしばしば必要となる（**a**）。

伸張テスト：足を広げて，内旋させて，腰椎と股関節を伸展させる。
痛みのある側の反対側へ傾けると痛みは強くなる。この痛みは問題となっている側の股関節を屈曲すると消失する（腹直筋との鑑別）。

触診：仰臥位。腹直筋の外側で，脊柱へ向けて深く，柔らかに圧迫を加える。確認するために同側の下肢を挙上させると筋の緊張が触知できる（**b**）。
腸腰筋は縫工筋，恥骨筋と鼠径靱帯との間で股関節を少し屈曲・外旋させると鼠径靱帯の末梢深部に触れる。

肢位

仰臥位。同側股関節に接触して他動的に屈曲していく。治療する際には治療台の上に下肢を伸ばしておく。腰筋を伸張するためには下腿を治療台の縁から下垂させておく。

治療方法

第1手技：股関節の屈曲・伸展を繰り返しながら圧迫を加えて阻血状態を作り出す。
第2〜4手技：これらの手技は，内臓を損傷するおそれがあるので禁じられている。
鼠径靱帯の末梢部では指尖部を用いて第2と第4手技を引き出すことができる。

注意事項

夜間痛は下肢を伸ばしていると腰筋のトリガーポイントを引き起こして出現するが，時々ベヒテレフ強直性脊椎炎と誤診することがある。
腰筋の触診では大動脈の圧迫を避けること。大動脈瘤に注意せよ！

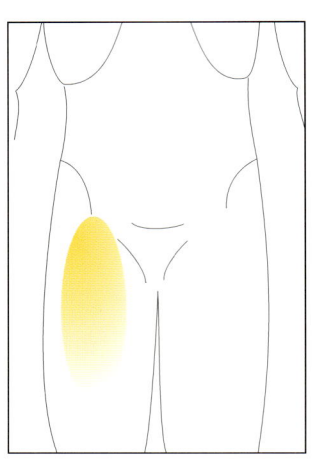

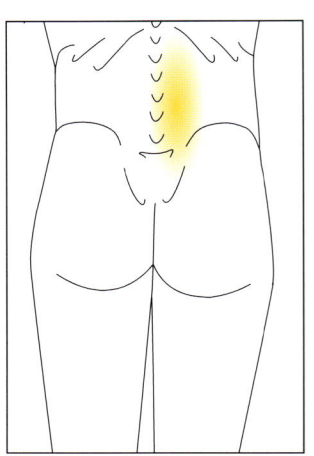

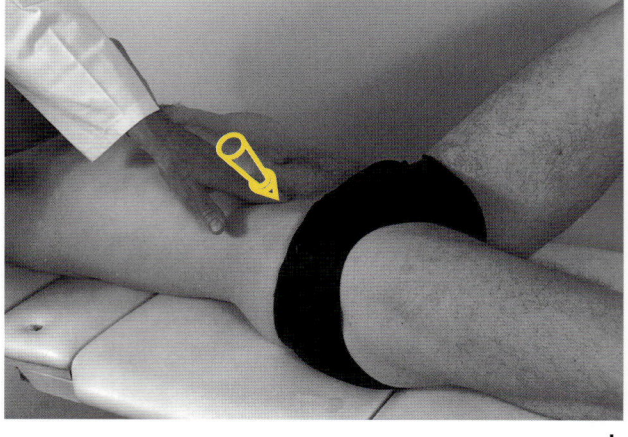

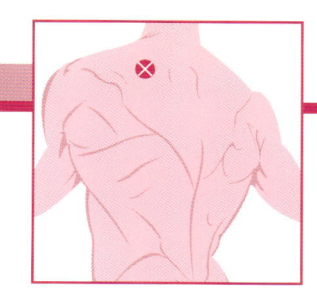

6.6 トリガーポイントの治療

腸骨筋

適応

疼痛：トリガーポイントのある側の腰仙椎部ならびに臀部の上半分。
　　　鼠径部と大腿前面（**a**）。

伸張テスト：下肢を広げて立ち，足を内旋させる。腰椎と股関節を伸展させる。
　　　痛みは，痛みのある側へ傾斜させると強くなり，問題となっている側の股関節を屈曲させると消失する（腹直筋との鑑別）。
　　　テストは伏臥位でも可能である。

触診：仰臥位。
　　　腸骨筋の約半分は腸骨の内側に触知できる（**b**）。
　　　腰筋と同様に鼠径靱帯の末梢に触れる（**c**）。

肢位

腰筋の場合に準ずる。

治療方法

腰筋の場合に準ずる。

注意事項

　腰筋と腸骨筋はしばしば1つの筋とみなされる。しかし，活動性のトリガーポイントの障害は非常に異なった形で出現する。

　腸骨筋は中殿筋と脊柱起立筋群がトリガーポイントとなっている場合には常に拮抗筋となっている。したがって治療を成功させるためには徹底的にこれらの筋を一緒に取り扱う必要がある。腸骨筋は，股関節の屈曲時痛の原因となっていることがある。

　腰筋と腸骨筋に問題のある患者は腹筋のトレーニングは行うべきではない。それぞれの治療に対して関係している筋の目的に合わせた家庭でのストレッチングプログラムで調節するとよい。

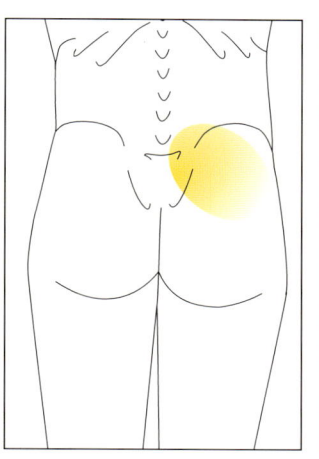

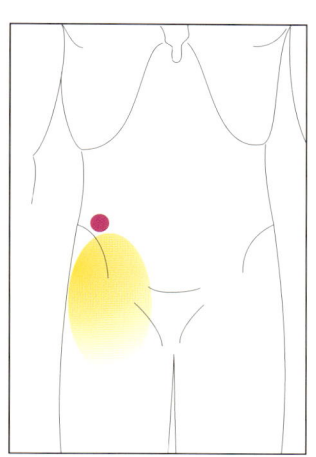

a

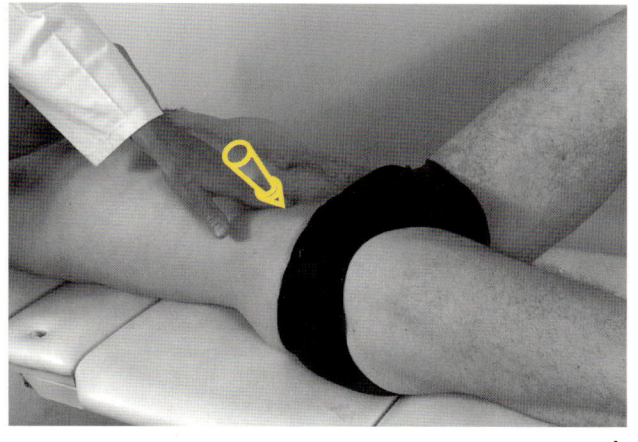

b

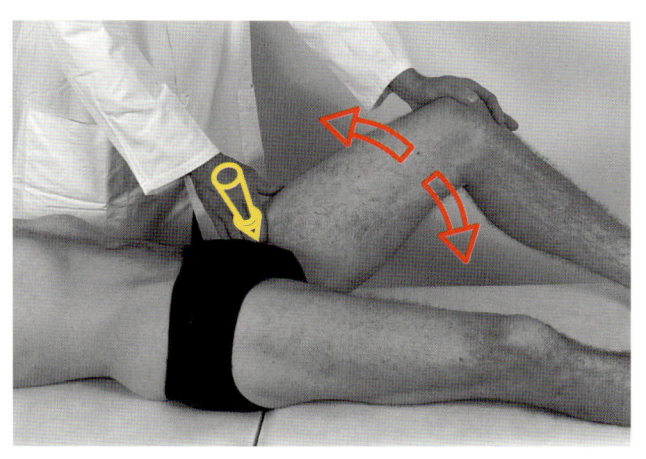

c

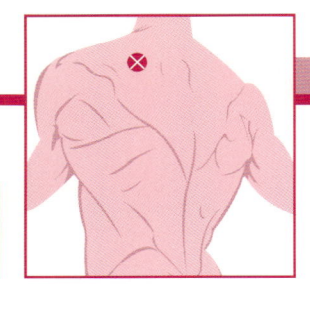

大殿筋

適応

疼痛：それぞれのトリガーポイントに応じて殿部全体，仙骨部ならびに大腿後面に認める（**a**）。

伸張テスト：股関節を軽度に内転または外転させて最大屈曲させる。伸張時の痛みは股関節が十分に屈曲したときにだけ引き起こされる。

触診：もっとも多いトリガーポイントは仙骨付近にその少し尾側（末梢），殿裂部に認める（**b**）。

肢位

側臥位で，下側の下肢を伸ばして上側の下肢を曲げる。または，上半身を診察台の上で曲げて下肢を床につける。

治療方法

第1手技：股関節を少し屈曲したり伸展したりしながらトリガーポイントを圧迫する（**c**）。
第2手技：股関節屈曲位で大殿筋を伸ばしていく。
第3手技：筋線維の方向に沿って指骨または，肘をゆっくりすすめる。
第4手技：ハムストリングスの方向へ尾側の境界部で筋膜の分離を行う。

注意事項

患者は長い間座っていると痛みも強くなると訴える。腰仙部痛がある時には大殿筋は検査するべきである。

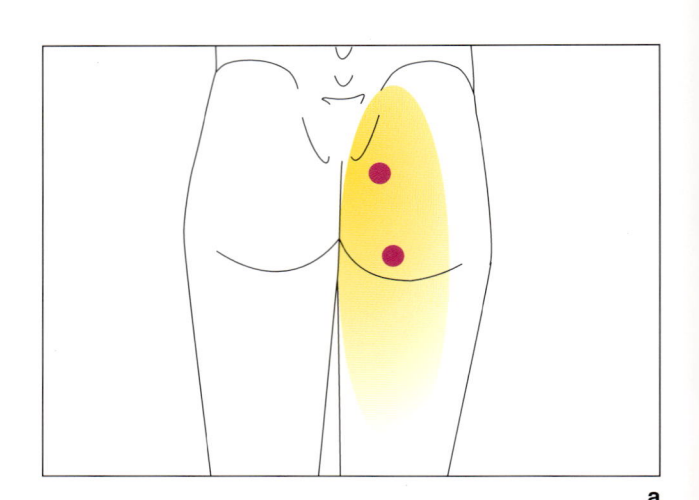

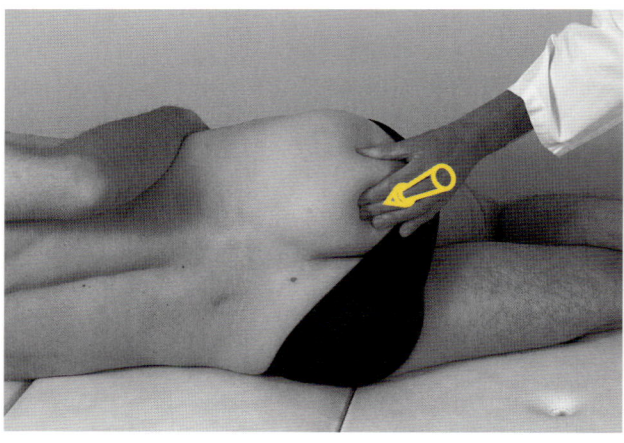

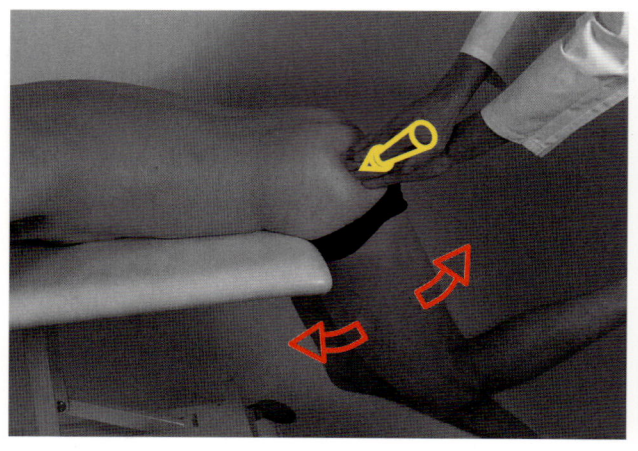

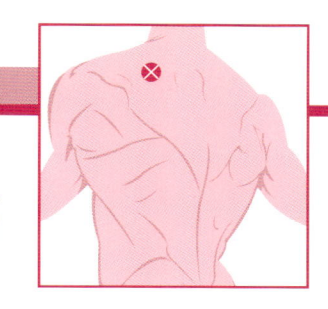

6.6 トリガーポイントの治療

中殿筋，小殿筋

適応

疼痛：中殿筋——腸骨稜付近にあるトリガーポイントは仙骨と腰椎の深部にも認める。
痛みは大腿外側を越えて膝までみられる。
患者は歩くのに努力を要する（a）。
小殿筋——殿部の深いところにあって下肢の外側から下へくるぶしまで（坐骨神経痛様）。
股関節痛のために跛行する。

伸張テスト：股関節の内転と外旋。

触診：中殿筋——トリガーポイントは腸骨稜の下半分と外側にもっとも多くみられる。
小殿筋——トリガーポイントは大殿筋と中殿筋の下で深い位置にある。

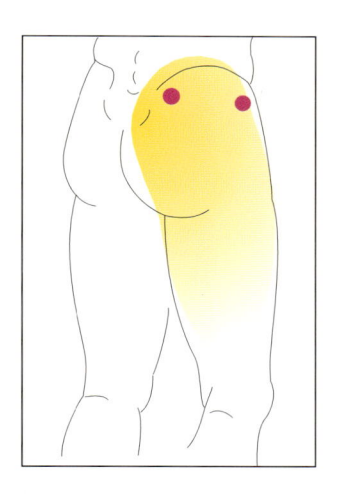

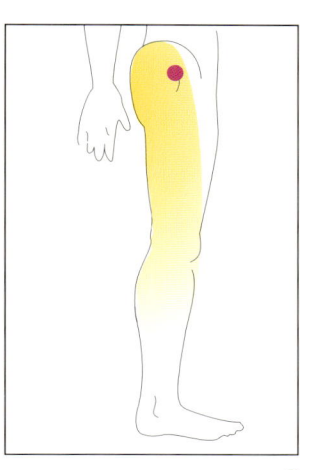

肢位

患者は坐位で療法士はその後ろに座る。

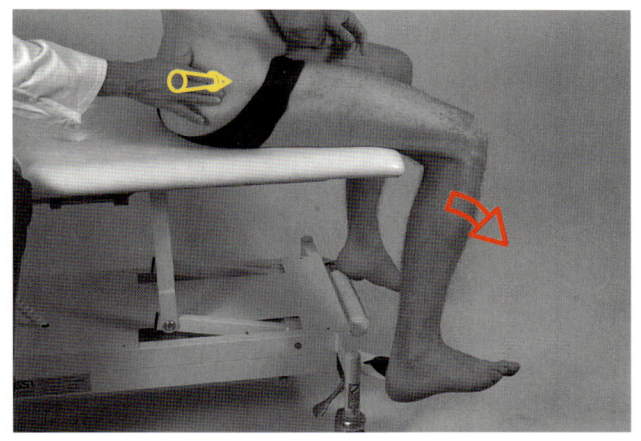

治療方法

第1手技：中殿筋——股関節の外転または回旋運動を自動的に行わせて，トリガーポイントを圧迫する（b, c）。
小殿筋——股関節の外転または回旋運動を自動的に行わせて中殿筋を通して圧迫する。

第2手技：少し伸張させながらトリガーポイントをつぶしながら除去していく。

第3手技：中殿筋——指関節または肘で伸張する。
小殿筋——中殿筋を通して伸張する（この手技は困難）。

第4手技：中殿筋——個々の索状組織をお互いに分離して，大殿筋に対して筋膜の分離を行う。
小殿筋——筋膜張筋に対する筋膜の弛緩は中殿筋を通してのみ可能となる。

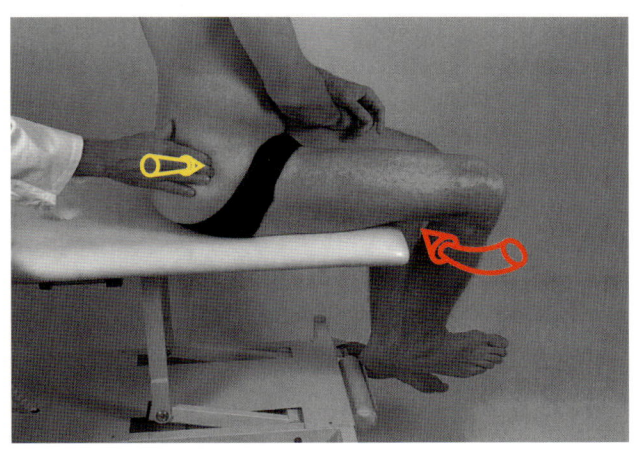

注意事項

中殿筋と小殿筋はしばしば偽神経根性放散痛と関係が深い。
中殿筋はしばしば筋由来の腰仙痛の原因になる。

a

b

c

221

6. 徒手療法：治療手技

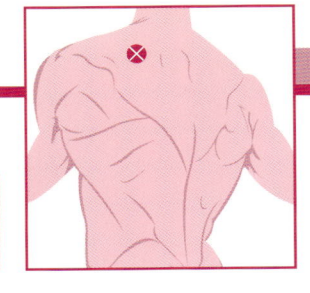

梨状筋

適応

疼痛：患者は，仙腸関節の領域，大転子，殿部に痛みを訴える。しばしば大腿後面や同側のあらゆる部位に訴える（a）。

伸張テスト：股関節を90度屈曲。
外転位で股関節を外旋させる。
膝は床に下ろさないようにする。

触診：大転子と仙骨との中間で，大殿筋を通して触診する。梨状筋を直接触診することはできない。
大殿筋がゆるんでいると都合がよい。
梨状筋の走行が水平に走っているほど，大殿筋と区別しやすい。

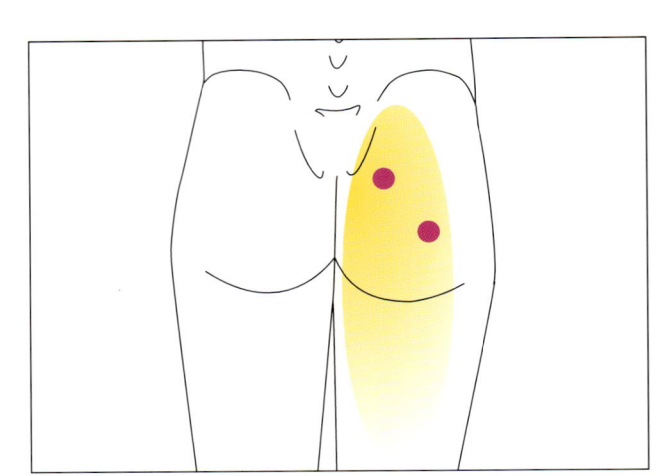

肢位

伏臥位で治療する側の膝を90度屈曲して大腿を少し内旋させる。
療法士は患者のそばに立って，足を内旋させる。

治療方法

第1手技：股関節を少し内旋ならびに外旋させて大殿筋を通して梨状筋を比較的強く圧迫する（b，c）。

第2手技：伸張を少し加えながらトリガーポイントをつぶすように除去していく。
皮膚を深部まで持っていくようにする。

第3手技：第2手技は，指尖部を用いて治療するとよい。

第4手技：難しいが，梨状筋とその周囲筋との間で可能となる。

注意事項

仙腸関節ブロックをして再発した場合にはよい結果が得られる。

梨状筋のトリガーポイントは今までほとんど認められていない。

トリガーポイントの治療には日頃から伸張することが大切である。

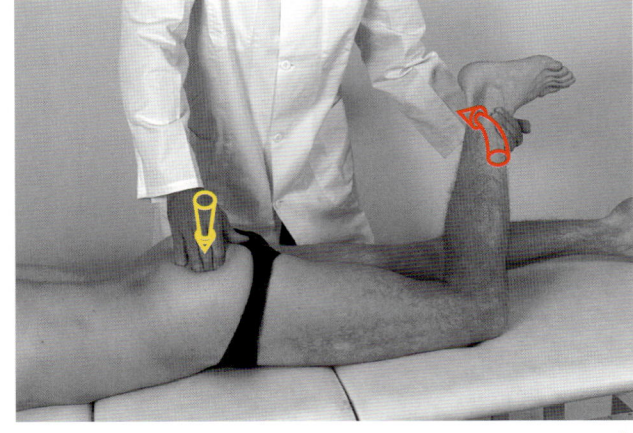

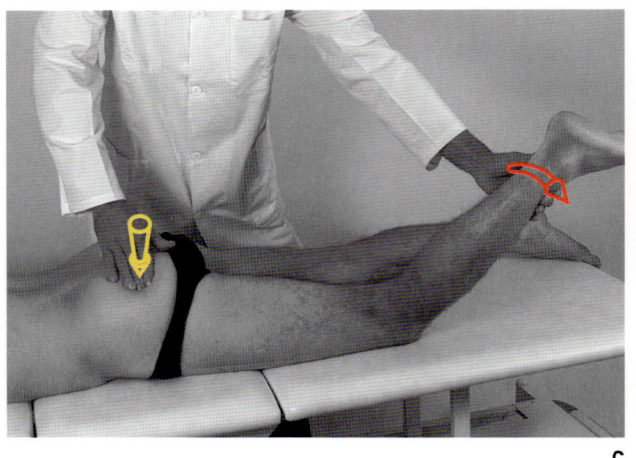

6.6 トリガーポイントの治療

大腿筋膜張筋

適応

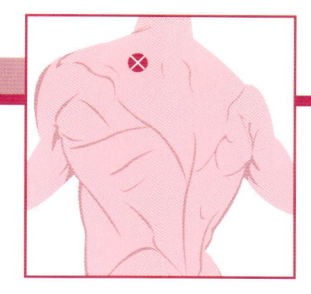

疼痛：大転子部と大腿外側，時に，足の外踝まで。
　　　　患側を上でも健側を上でも長時間休むことができない（圧迫や伸張によって痛みが誘発される）。
　　　　歩き方が障害されるかもしれない（a）。

伸張テスト：伏臥位で骨盤を固定する。大腿部は伸展，内転，外旋位に持っていく。

触診：仰臥位。股関節を外旋させて少し屈曲させる（そうすると深部のトリガーポイントまで手が届く）。
　　　　または，側臥位で，上方の下肢を伸ばす。
　　　　トリガーポイントは特に縫工筋の外側で頭側・腹側に認められる（b）。

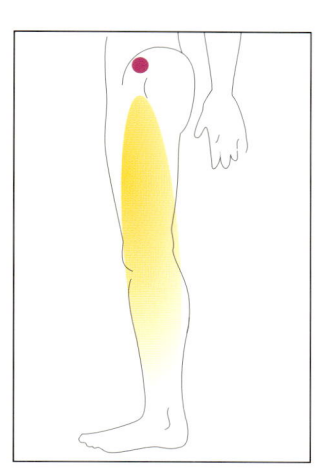

肢位

仰臥位で下肢を外旋させる（側臥位で上方の下肢を伸展させる）。

治療方法

第1手技：下肢の内旋・外旋運動を行いながらトリガーポイントを圧迫する（b）。
第2手技：指尖部でトリガーポイントをつぶすように除去していく。
第3手技：指関節または肘で筋全体を塗りつぶすようにする。
第4手技：大腿筋膜張筋と縫工筋との間で可能となる。

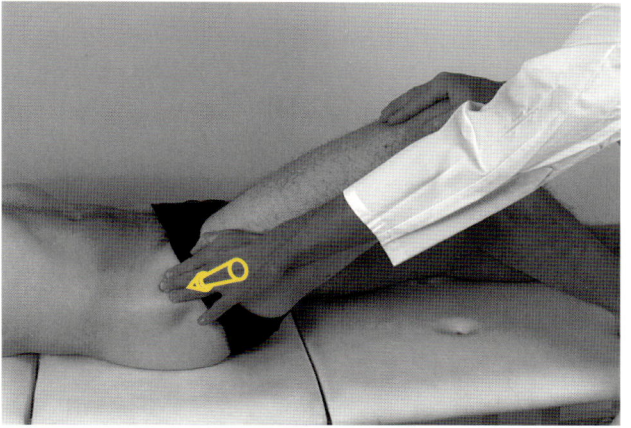

注意事項

股関節の外旋制限がある場合には大腿筋膜張筋がしばしば関与する。

7 徒手医学における医療の質の確保、危険性の説明および記録

T. Graf-Baumann

7.1 最近数年間における合併症の発生率

1995年7月，過去4年間に徒手医療による治療によって36例の突発的事故が発生していることが判明した。とりわけ頸椎に関するものであったが，こうしたことからドイツ，オーストリア，スイスの専門家による関係諸団体は徒手医学の分野の卒後研修，継続的研修において医療の質を確保することが重要課題とされるようになった。

事実これに関する文献（Greenmann，1993）によればまだ1992年には突発的事故の発生率が0.01パーセントよりも少なく考えられていたとしてもとりわけ1994, 1995年のドイツの調査から判断すると現在の状況は明らかにかなり問題があると考えられる。

医学雑誌「物理療法医学・リハビリテーション医学・クーアオルト医学」（4／94）には論文「脊柱部手技触診による合併症の頻発，スイス徒手医学会員による調査」（Dvořák他，1993）の論評が掲載されている。

この論文は当時のスイス徒手医学会員680名を対象として1989年に行われたアンケート調査に基づいている。この論文の解説者（Müller，1994）は次のような結論を出している。「手技触診による副作用や合併症はまれにしかみられない。このように述べられている論文に従って徒手医療を行った医師は合併症の発生をみることになる。頸椎部の手技触診に原因が考えられる合併症は47年間に1例，腰椎部の手技触診に原因があると考えられる合併症は38年間に1例である」という。

この調査論文にはMüllerの見解によれば弱点がある。その1つはいつもそのつど合併症をもたらすことになる場合に用いられた技法についての記述が不足していることにある（**表7.1**）。

「なによりも根本的にこの調査論文が過去を振り返ってみようとするものであり，しかもアンケートにやむをえず答えなければという理由で選択記入されている点が指摘されている。

ほかでもない突発的事故を起こした人々がアンケートには回答しなかったという懸念は簡単にぬぐいさるわけにはいかない。鑑定書の症例の分析からわかっていることは，頸椎部の手技触診を行った後に少なくとも神経医学的には一過性脳貧血による失神に至る場合がありうる。この場合にその技術が誤っていたのか，それとも正しい技術が患者に誤って用いられたのかどうかという問題は回答されないままになっているに違いない」という。

Müllerはこのような治療方法は，それを利用する人が効果があると思う程度にしか効果はない，という当を得た結論に達している。したがって卒後研修が常に継続して行われることが必要である。そうすることにより最新の医療の質を確保する責務が明らかになる。

ドイツにおける1991年3月～1995年3月までの期間に手技による（カイロプラクティック）治療を受けた後に発生した合併症を伴う治療による36例の突発的事故は目下訴訟により係争中であり，その分析によれば（Graf-Baumann，1995）手技による治療による合併症の割合は以前推定されていたよりも確かに高い印象を受ける（Dvořák他，1993）。

突発的事故の発生防止のために1979年に作成されたいわゆるドイツ徒手医学会覚え書き以来，初めて1994年に定期刊行誌徒手医学に掲載された「頸椎部の手技触診治療時の説明と医師の責任」と題する論文により合併症の割合とその形態の問題が取り扱われることになった（Bischoff，Graf-Baumann，1994）。

7.2 司法上の見解

この論文の出発点は増加している治療による突発的事故を立証すると同時に，この時点でシュレスビッヒ・ホルシュタイン（1988年12月14日），ブレーメン（1989年9月27日），デュセルドルフ（1993年7月8日）の各上級地方裁判所より下された3つの確定判決にある。これらの判決では全般的に一致して次のことが確認された。「患

7.2 司法上の見解

表7.1　1991〜1995年の突発的事故

総数	頸椎部治療による突発的事故36例（ただしこの中には因果関係の疑わしい場合も含まれている）

原因
- >52％　既応症の確認の不足
- >36％　治療適応症の確認および禁忌を排除する診察上の欠陥
- >28％　現状の適切なX線撮影上の欠陥あるいはX線診断上の知識不足
- >41％　特定技術の適応の誤り，とりわけすでに時代遅れで危険とみなされている手技技術の無批判な利用
- >68％　手技治療を実施する場合の技術上の欠陥
- >46.2％　いくつかの欠陥事項の複合原因

事故に関係のある医師の能力の諸条件

　平均的時期は手技治療ないしはカイロテラピー卒後研修終了後8，7年。

　関係のある診療における手技治療の平均的利用度は21.5％。

　事故にかかわりのある医師たちのうち突発的事故発生前5年間に医療の質を確保する研修会に参加した者はいなかった。

　事故にかかわりのあった者はドイツ徒手医学会の3つすべての医師による研究会の終了者であった。この場合，ごく少数（36件中2件）は旧東ドイツ，ベルリン医師研究会（ÄMM）の先駆者養成機関においてカイロテラピー卒後研修を受けた者であった。

注意点

　特に重要なことは救急医や診療に携わる大学付属病院の医師の初期の報告によれば，頸椎部に行われた手技治療とその治療によると考えられる因果関係を脳幹の総体的症候とみなしていたことである。

　これらの事故の52パーセントの場合に，事実に相違する報告がされることによって脳幹の総体的症候の予後の悪さを決定づけることになったことは疑問の余地がない。

者は肩部や頸部のカイロプラクティック治療処置を行う前に脈管の合併症の危険性（ワレンベルク症候群）について説明されなければならないということである。いわゆるワレンベルク症候群は証拠調べの結果によれば確かにまれではあるが頸部のカイロプラクティック治療の際にみられる典型的な合併症である。」

　裁判所はしたがって第一審を追認した。これに基づいて事故に見舞われた女性患者には慰謝料が支払われることが決定された（デュセルドルフ上級地方裁判所8U 302／91，Med R 2／1994）。

　また「頸部症候群の場合には頸椎部のカイロプラクティック治療（この場合は頸椎上部の徒手治療）は考えられる治療であり，しかも治療自体は誤った治療方法ではない。むしろしばしば選択される方法である。カイロプラクティック治療を行う場合に100万〜200万回に1回みられる椎骨動脈損傷の危険について説明しなければならないかどうかは未解決のままである。あとまで長く尾をひく椎骨動脈の損傷はその当時の知識水準（1980年）ではまったくといってよいほど考えられないことであったからである」（シュレスビッヒ上級地方裁判所4U 87／86，医師法ハンドブック，1993年）。

　また，「頸椎部のカイロプラクティック治療の際には脳底血栓症や脳橋症候群を伴う典型的（特徴のある）脈管内膜損傷の危険性がある。説明の必要性について決断を下すのは，危険性はめったにないにもかかわらず，特異な場合に治療により生ずる危険性を伴った合併症の発生率の高さ（この場合約40万回に1回）にあるのではなく，むしろ患者が決心するにあたり，考えられる危険性の意味内容にある」（ブレーメン上級地方裁判所IU 2／89，医師法ハンドブック，1993）。

　これら3つの上級地方裁判所の判決の根拠からわかることは徒手医療とその治療法に関して，この裁判に関与した専門鑑定人と法律家たちがあまりにも情報不足であり，知識が乏しいことである。したがって徒手医療の治療が医師の指示に基づく場合に限られているにもかかわらず，いつも決まってカイロプラクティックの治療行為あるいは技術が問題になるのである。

　たとえばスイスには資格証書をもっているカイロプラクティック治療師がいるのだから，このような指摘はとりわけ重要性を増す。彼らはアメリカあるいはカナダにおいてカイロプラクティックの専門教育の課程を修了し，カイロプラクティック博士となり，スイスのしかるべき試験を受けた後にカイロプラクティックによる医療行為認可書を所有しているのである。スイスのカイロプラクティック治療師をドイツの治療師と決して同等に扱うことはできない。ドイツでは公法に基づいて審査された，特殊の資格証明を所有せずにカイロプラクティックによる治療行為を行っているからである。治療師によるカイロプラクティック治療後の突発事故に関する詳細な調査は現在までのところドイツでは公表されていない。こうしたことから医師による治療行為にみられる事故のように比較できるしかるべき結論は出せないように思われる。

スイスに関しては有資格カイロプラクティック治療師による治療の突発的事故に関してLadermann（1981）とTerret（1992）の調査研究が注目されるといわれている。

判決理由には合併症の割合と合併症の形態についての専門的知識の進展の状況も表れている。しかし，とりわけ最高裁判所における判決には次のような変化がみられる。ある種の治療に伴って生ずる危険性からまったく特定の治療の場合にみられる危険性の特有の性質と共通の特徴に至るまで突発的事故の根拠を説明すべき義務が法的根拠とされていることである。

7.3 類型的，特有な危険性と危険の説明

したがって，徒手医学も手技による治療が事故発生の頻度（偶発的事故）とは無関係に，説明する必要のある類型的，特有な危険があるか否かという問題に根本的に取り組まざるをえなくなった。

ドイツ連邦裁判所における過去数年間のいくつかの判決で示されたことは，さまざまな合併症の発生は患者にとっては思いもよらぬことであり，しかも合併症が生じた場合に患者の生き方に重大な支障をもたらす可能性のある場合には，そのような危険性についてその危険の発生頻度とは関係なく説明されなければならないということである。

したがってまず徒手医学を擁護する者の立場から，ある種の治療技術には類型的，特有な危険の生ずる可能性が厳密に説明される必要があった。

徒手医学が明らかに効果の認められるいくつかの治療方法が根本的に疑問視されるという危険を冒したくないならば，「危険性の説明」の問題に対する態度決定をもはやこれ以上先にのばすことはできなかったろう。

徒手医学に携わっている誰もが，この場合義務づけられた「危険性の説明」は日々の実践とは容易に両立しえないという事実をわかっていた。診断に引き続き決断と同意に基づいて直接治療結果が即座にもたらされることを患者は要望する。医師と患者の出会いにみられるこうした特殊な事情がある日常診療の場では患者のこうした要求を考慮せざるをえなかった。

徒手医学固有の利点の1つは大方の治療方法にはすぐに効果がある点である。このことにより運動系統に疼痛を伴う機能障害患者の多くの場合急速にしかも効果的に痛みを和らげることができる。それによって長期にわたるしかも費用のかさむ治療経過をたどらずにすむこともときにはある。

「危険性の説明」をするのにもしもその適切な時期が前もって法律によって定められ，その基準を厳格に守らなければならないとするならば，この治療法の医療上の長所とは相容れなくなるだろう。

7.4 危険性の回避，医療の質の確保

危険な事柄の全般についてはもとより，医師ができる限り細心の注意を払っても確実には排除できないような危険であっても，その構造を調査し危険性排除の基準が作成されることが必要である。医療行為の規範としてその基準を遵守することは当然義務づけられなければならない。

このようなことに関連してきわめて重要なことは，指導的な専門学会の適切な提案や卒後研修制度，たとえば定期的に勉強し直す講習会およびその他の事柄によって，徒手医療に携わっている医師や理学療法士の医療の質が絶えず確保されていることである（Möhrle，1995）。

ドイツ徒手医学学会（DGMM），スイス徒手医学学会（SAMM），オーストリア徒手医学学会（ÖÄGMM）その他国家レベルで比較できる学会のような機関にはこの場合徒手医学もしくは治療法を標準化する権限に基づいて，それぞれの国の医療の質を確保するという使命を果たす特別な責務がある。

ドイツにおいては医療の質の確保にはそれ以上に法律によって義務づけられた規制がある。つまり社会福祉法令集第5巻や連邦医師会，法定の健康保険組合およびドイツ病院協会の間に結ばれた重要な協定である。

7.5 ビンゲン勧告

このような実状を基盤として，ドイツ徒手医学学会の3つの医師研修会の専門家達は1994年末，ライン河畔ビンゲンにおいて，スイス徒手医学学会，ドイツ医事法協会および弁護士による医事法研究会それぞれの代表と共同して「徒手医学における医療の質の確保，説明および記録」と題するワークショップが開催され，その結果が次のように述べられている。

これに参加した学会による勧告は関連する医学誌や法学誌および教科書に公表された。

このようにすることによってこの勧告案は医療上また医師として守るべき基準の性格を持つことになり，治療による突発的事故が発生した場合にはこの勧告が守られていたか否かが調査されることになる。

この勧告はいうまでもなく医学の進歩発展に応じて，継続的に討議されることが必要である。

7.5.1 医療の質の確保

徒手医学に従事するには医師は十分に卒後研修を行い，技術に習熟し，継続して研修を重ねることが必要である。

診断法

> 徒手医学による処置には次の事柄が前提条件として必要である。
> ・遺漏のない病歴の調査。
> ・治療の適応症を予測し，禁忌とされることがらを除外するための基本的，一般的なしかも適切な徒手医学による診察。
> ・特殊な検査が必要な場合がある。すなわち適切な現在のレントゲン撮影，通常二方向からの撮影。
> ・病像によってはさらに画像診断。
> ・脊椎の診断には手技による治療を行う前に診断上モビリゼーション（授動術）が必要である（試験的な牽引）。
>
> あらかじめ手技による操作上の刺激が考えられるという方針にそって，ゆるやかにモビリゼーション（授動術）を行うことにより，それが有効な場合であっても，あるいは妨げになる場合であっても，刺激が度を超している場合には傷害反応による緊張，神経根あるいは偽神経根の疼痛，あるいは自律性神経発作が現れることによって，まだ知られていない禁忌への注意を促されることがある。場合によっては治療行為の試みは中断することになる。

de Kleijnテストの必要性と表出の有効性に関する論議では現在意見の対立がみられるので，この検査はもはや診断法上最低の基準の範囲にも挙げられていない。

治療法

脊椎部に刺激を加えたモビリゼーションは試験的にモビリゼーションした後，急速な刺激を弱い力ですばやく，患者がリラックスして，適切な状態に身を横たえなおかつ信頼関係があり，筋肉の防御緊張を生ずる前の状態が保たれている場合にしか行ってはならない。

傷害反応が強まったり，痛みが生ずる場合には治療の試みは中止しなければならない。

禁忌事項

患者が防御するために筋肉を緊張させることができない場合（たとえば麻酔をかけられている場合，あるいは局所麻酔の直後）。

最新の徒手医学に関する文献により明らかに論議の余地のない禁忌事項は守らなければならない。

条件付禁忌事項の場合には手技医療の技術の適応症，徒手医学による治療方法と同時に治療計画をたて実行する医師の経験と熟練度といった問題の重要性を考慮に入れなければならない。このような場合には危険性を説明した後に患者の承諾書による意志表示を求めることが望ましい。

権限の委譲

徒手医学による若干の治療技術の実行，特に四肢の場合には医師により，しばしば治療体操師や理学療法士に委任されている。

このような委任が行われる場合には適応されることになる治療方法について指示する医師は十分な専門的知識を有することが必要である。

医師の専門的知識と経験に基づいて処置を行う必要のある場合には委任することは許されない。

脊椎部の手技は医師に任せられている。したがってドイツおよびオーストリアにおいては委任されることはない。スイスにおいては理学療法士への委任に関する規定がある。

基本的には徒手治療を実施することは特別に研修を受けた理学療法士にしか委任できない。

・指示した責任は医師が負う。
・指示は十分的確でなければならない。
・実施にあたっての責任は理学療法士が負う。
・理学療法士が医師の指示を守らず，そのために合併症を生じた場合には理学療法士は法的責任を負う。
・説明する義務は指示を与える医師の責務である。指示を与える医師は患者に治療を施す適性（たとえば試験的治療によって）と治療効果を検査しなければならない。

治療法選択の可能性

運動系統の機能的疾患の一部には適切な手技による治療を選択する可能性がある．慎重に考慮するに値する可能性について患者は情報の提供を受ける必要がある．

緊急の場合

生体機能の監視と患者の観察。必要な場合には即座に生命維持の処置をとる（生命維持の処置をとるのに必要な設備と専門的知識は必要条件である）。医師同伴で最寄りの集中治療病棟へ搬送する，できれば神経内科あるいは神経外科へ搬送する。治療を引き継ぐ医師にすでに行われた処置，ことに手技による治療に関して緊急処置を要する十分な情報を提供する。

7.5.2 危険性の説明

徒手医学による治療を行う場合には通常考えられる経過，予後と安全性の説明とは別に，特に危険性の説明が考慮されなければならない。

四肢の徒手医学による治療では目下のところ，危険性について説明を必要とする治療特有の類型的危険性は知られていない。

脊椎部の徒手医学による治療の場合にはごくまれに治療法特有の類型的危険性がある。それは医師ができる限りの注意を払っても完全には避けることはできない。患者にとってはこれらの危険なことがらは思いもよらないことであり，実際に危険が生じた場合には患者の生き方に重大な損傷をこうむることになるかもしれない。

これらの危険に関して患者は危険の発生頻度とはかかわりなく司法の求める要求にそって説明される必要がある。

脊椎部に先天性あるいは臨床上無症状の椎間板障害のある場合に徒手医学による治療によって神経根に総体的症候が現れることがある（位置に原因がある）。

ごくまれにみられる危険性としては，頸椎部治療の場合に頸部以外に脊椎骨基底部動脈組織に合併症が生ずることがある。医学の現在の水準によれば40万〜200万回に1回という合併症発生率である。こうした合併症は脳障害という後遺症をもたらすことがある。このようなことの説明を医師はしなければならない。そのためには証人の証言証拠はあまりにも不確実すぎるから一般的に整備した記録として残すことが必要である。患者が説明はいらないという場合には文書によりこのことを確認しておかなければならない（第7章5.4参照）。

医師の説明する適切な時期に関する裁判所の判断基準は考慮しなければならない。外来診療の場合には，患者が十分考慮し，自主的に決定できるならば診療日に説明を行えば十分だろう。

留意点

医師が十分に説明する意図は患者に情報を提供することに相違ないが，患者に不安感を抱かせてはならない。患者に不安を感じさせるような説明は筋肉の緊張を高めることになり，徒手医学による治療をさらに困難にすることが起こりうる．

7.5.3 治療の記録

整備された記録は現代に即したもので，個々の出来事の経過を十分たどることができ，他の医師にも理解できるものでなければならない。この場合コンピュータープログラムが索引カードあるいは他のしかるべき文書による証拠書類と同様に利用されるだろう。

毎日の診療にせきたてられて，ほとんど避けられないことだが，記号や略語を用いて仕事をしている場合に，診療所あるいは大学付属病院に完全に内容を理解できる証拠となる記録が残される必要がある。

留意点

　記録すべきことを怠ったり，記録が不完全な場合には治療により突発的事故が生じたとき，治療にたずさわる医師に引き継がれることになる立証責任がくつがえされる可能性がある．

7.5.4　説明用の書式用紙

　このような規格化された書式用紙は説明を比較的わかりやすくするのに役立つと同時に，医師にとっても患者にとっても文書による証明になる．

　この用紙にはすべての必要な情報が含まれているという限りでは個々別々に作成されることになるだろう．

　もっとも良いと思われるのは組み合わされた書式であり，一方では患者にとっては情報として役立つ部分が，また説明する医師にとっては説明の証拠文書になり，しかも徒手医学の治療を受けるときに署名する患者の承諾の証拠文書にもなりうる書式である．

留意点

　説明用の書式用紙の使用は必要な説明の話し合いに代り得るものではない．

8 ドイツにおける徒手医学と徒手治療法の診療状況

M. Psczolla

8.1 ドイツにおける発展

徒手医学はドイツ連邦共和国において50年来，既存の医療による診療組織の中でますます肝要になりつつある構成要素にまで発展している。

徒手医学は1951～1953年にかけてまず，一般定説にとらわれずに治療士として働いているカイロプラクティカーやその他医師ではない骨疾患治療士（整骨師）の手技による診察技術と治療技術を持つ人々が治療にあたることを容認するさまざまな専門分野の医師グループによって取り上げられた。彼らはこの技術の現象や治療効果を好意的に擁護し，この治療方法を各自それぞれ一般的医療の現場の経験に取り入れ調和させようと試みた。

一般医，整形外科医，リウマチ専門医，神経科医たちも専門分野の道を離れて，この新しい道を歩み，そこに見えてくる新しい領域に熱中した。

新しい治療法に魅了された彼らは相互に仲介斡旋し，教えあい，その経験を他の同僚たちにも自由に利用できるようにしようとした。

その結果まもなく講習会方式による教育システムが作られることになった。その結果2つの専門学会が作られることになった。1953年にハム（現在ボッパート）においてDr. Gottfried Gutmann指導のもとに関節学とカイロ治療研究会（FAC）が発足，1956年にはDr. Karl Sell指導のもとに，Isnyにおいてノイトラオホブルク医師研究会（MWE）が発足した。この2つの研究会は60年代の半ばに徒手医学を希望する医療機関に広めることにも成功した。既存の医学との科学的論争はすでにこれらの研究会創設直後に，Junghanns教授により刊行された「脊椎の研究と診療」と題する一連の論文により始まった。すでにこの時点でヨーロッパ隣接諸国との活発な学術的交流が始まり，専門領域の発展にきわめて実り多いものがあった。

この2つの研究会は結局1966年に学術的上部機構としてドイツ徒手医学学会（DGMM）を設立した。しかし，ドイツにおける徒手医療の一般的診療組織が作られるまでには，さらに数年要することになったのである。

8.2 診療組織と医学的水準

診療組織は医学の専門諸分野の発展と医療基準の作成とに密接な関係を持っている。この両者は相互に干渉しあいながら制度化されてゆくのである。

支持器官や運動器官の問題に取り組むことはドイツにおいては一般的に整形外科学の責務である。整形外科学は確かに歴史的には身体障害者の救済とリハビリテーションに始まったが，麻酔と無菌状態を保つことが一般に普及し，むしろ手術によって対応しようとするようになった。手術による治療の可能性が急速に拡大することによって，さらに災害外科によっても必要とされる部分にまで注目するようになっている。したがってさまざまな手術の専門家たちによって運動器官の手術が同じように行われるようになった。これは発展ではあるが，他の国々ではもっと賢明な政策をとることによって，こうした傾向を一般的に回避できたし，また確かに患者のために良い結果を生んでいる。リウマチの専門的治療もさまざまな専門領域の人々により意のままに行われ，このことをめぐって常に激しく争われてきた。したがって整形外科医の場合には従来どおりの治療方法と物理療法による治療方法はいささか影が薄くなり，特に卒後研修をする意味がなくなった。しかしそうはいっても他の専門分野の人々がそれで良しとすることができないのは事実である。他のヨーロッパ諸国と同様に神経整形外科という専門領域の発展はみられなかった——神経医学では基本的には運動器官に関心を持っていなかった——また物理療法が主要な専門分野に発展することもなかった。こうした領域の発展は東西両ドイツの再統一後になってようやく実現した。旧東ドイツには物理療法医学の専門医が存在し，引き継がれたからである。この専門医のグループは旧東独では徒手医学による治療法が治療の基本的レパートリーとされていたので，徒手医学にかなり強い関心を抱いていた。したがって徒手医学は最初の数年間はまず先頭に立って主張する医師たちによって，複数の専門領域にまたがって始められ，研究，診断法，治療法はさまざまな専門分野の人々によって促進されることになった。

8.3 新規の名称 ─ Chirotherapie（カイロ治療法）

　ますます多くの医師たちが専門教育を受けることによって，その後数年の間に徒手医学を基準的治療法とした卒後研修の体系にも定着させる必要が生じた。そこで1976年のドイツ医学総会において新規の名称として「Chirotherapie」が議決された。

　専門的研究会の立てたカリキュラムによれば，まず情報課程と理論課程を修了し，引き続き四肢および脊椎部の診断法と治療法の卒後研修を修了しなければならなかった。整形外科医でない者には関節の内部構造の感触を身につけ，整形外科の専門領域への統合を身をもって知るために，1週間整形外科学の講義を臨時に聴講することが義務づけられている。

　卒後研修の詳細については第9章で取り扱われている。

8.4 徒手医学と物理療法

　新規の名称が導入される前に，すでに特に物理療法や自然療法においては徒手医学をそれぞれの分野で補助的特殊技能として取り入れようとする熱心な試みがなされていた。このような無理な要求に対して徒手医学の研究会は断固として反対した。研究会は複数の専門領域にまたがって1つにくるみ込まれそうになったときに，自分たちの専門領域を独自の構成要素として維持することを希望し，卒後研修の体系では独自の新たな名称をつけようと努めていたからである。政策的に職業を守るという点では結局この要求は貫徹されることになった。しかし旧東ドイツにおいては徒手医学協会は物理療法学会の一部門であったのである。

　東西ドイツの再統一後になってようやく旧東ドイツの学会が解散されることになり，ドイツ徒手医学学会にベルリン徒手医学研究会（ÄMM）として加盟することになった。

8.5 新規の名称 ─ 医療算定項目

　「Chirotherapie」という新規の名称は「徒手医学」と同義語である。今日それぞれの専門分野の枠内で支持器官や運動器官の治療に取り組んでいる医師たちはこの称号を取得していると思われる。連邦医師会の概算によれば目下約1万名の医師が徒手医学を行っている。この中の6300名の医師は診療所で開業し，およそ2400名の医師が病院において，残りはその他の医療機関で行っている。整形外科医協会によればドイツにおいては7000名の整形外科医のうちおよそ3000名がこの新規の称号を所有している。

　FAC（関節学とカイロ治療研究会）は一般的には研修課程を修了した会員によって構成され，その会員数はここ数年間継続して増加している。MWE（ノイトラオホブルク医師研究会）もそれ相応の発展をして，この研究会の会員数は男女あわせて3000名の医師たちである。

　ÄMM（ベルリン徒手医学研究会）には新たに加わった連邦州からおよそ1000名の新しい医師が加わることにより，DGMM（ドイツ徒手医学学会）にはおよそ8000名の徒手医療師が登録されている（図8.1）。

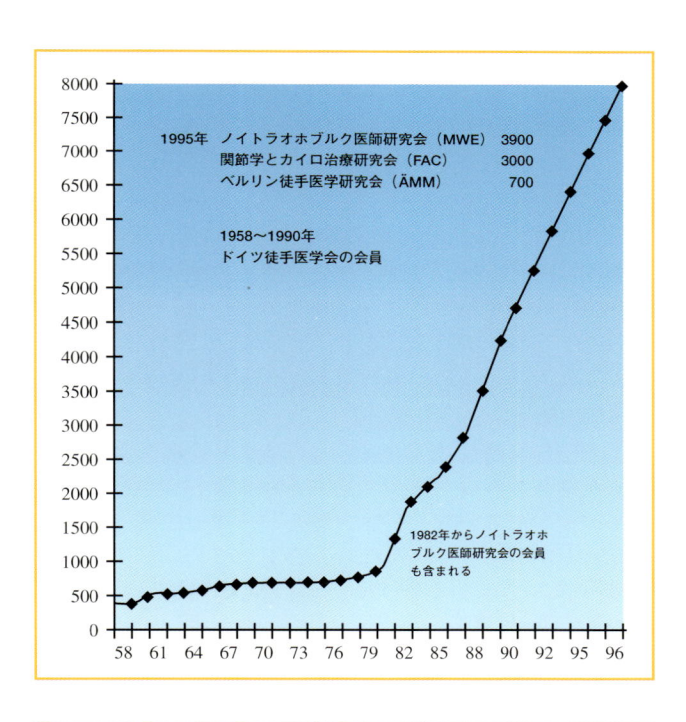

図8.1　ドイツ徒手医学の発展

しかしここ数年の間にはるかに多くの医師が専門教育を受けているのだから新規の称号を申請したのは研修会の講座を修了した全員ではないこと，したがって若干の者しか診断にたずさわっていないことがわかっている。

ただ，取得した新規の名称，徒手医学として個別的診療報酬項目としては算定されない。

給付される凡例にそって脊椎部や四肢の関節部に行う特殊な刺激の算定を要求している手技による治療のほかに関節などをモビリゼーションする治療も算定されている。

新規の名称と算定書を照合してみると医師各自の特殊な専門的関心も考えられるがまた確かに過去数年の間に基本的な刺激治療法は習得すべきものになったことがわかる。

徒手医学の診療項目のない他の州の診療報酬の支払いから，その州ではかなり少ない医師しか卒後研修を受けていないことがわかる。

しかし健康保険医の分野では，法律に基づく疾病保険会社の資金を配分し，正当な診療報酬を支払う権限を持つ健康保険医協会から特殊な関節のモビリゼーションや手技治療による診療行為に年間およそ1億マルクが診療報酬として医師に支払われている。この診療報酬はおよそ500万回の単独のカイロ治療と総合的徒手治療に支払われたことになる。この場合90％が脊椎部の特別治療に支払われている。給付額の10％が四肢部の治療に支払われている。考えられることはこれよりもはるかに多くの治療行為が行われているということである。かなり多くの健康保険医の診療報酬の割合の算定は治療症例あたり2～3回に限定されているのであるから。

事前に必要な特殊な手技による診断方法に基づいた診療技術の診療報酬はここには含まれていない。現在のところそうした診療技術に支払われるために通常の枠を超えた特別の診療項目が設けられていないので，一般的診療報酬の総額の中から支出されている。

個人的に保険に加入している患者がしかるべき治療を受けた場合に医師によって請求される診療報酬を上乗せして算定してみれば——この場合に正確な数値は考えられないが——ドイツにおけるこのような治療形態の持つ現実の経済上の重要性をある程度推し量ることができるだろう。

このようなわけで徒手医学は既存の医療の診断法，治療法の基準の中で紛れもなく重要であり，運動器官の病気のために財源の一部を要求している。

しかし手術による治療法が発展し，その重要性が増すに従って財源のかなり多くの部分がこうした治療法に支出されていることを考えてみると，徒手医学に配分される分はどちらかといえばむしろ少なく格付けされている。その上徒手医学はこの財源を他の保守的な治療法と分かちあわなければならない。たとえば浸潤麻酔治療法を用いる場合，この治療法はあまりにも頻繁に用いられるので，治療モジュールに応じて複合的数値が作成されている新しい算定項目に入ることになるだろう。

これらの治療法とは別に，徒手医学にはさらに個別的な給付として診療報酬が支払われることになるだろう。徒手医学は理解するのが容易でないので，この新規の名称をすべての医師が誰でも自由に使用できない特殊な治療法とみなされているからである。したがってこの治療法が多数行われるようになっても財政的基盤を脅かす危険性はほとんどない。技術化が進展するのに対してますます財政削減措置を講じようとしている保健衛生機関の財政不足のときになによりも予想されるのは徒手医学が重要性を持つようになるだろうということである。徒手医学には卒後研修や継続的に研修を行う以外に財源を考える側としては投資する必要がないからである。

8.6　専門分野の診療組織

興味深いことには，ドイツにおいては健康保険医の診療報酬制度による徒手医学の給付全体のおよそ72％が整形外科医に支払われている。およそ25％が一般医，残りがだいたい8つの分野に分けられている。したがって基本的に重要ではない。

民間の健康保険の支払いが提出されていないので，この場合も同じ構造で考えられる。

しかしドイツのすべての州において，まだ状況の変化はみられないが，理学療法士やリハビリテーション医を徒手医学に取り入れることによって現在の状況はここ数年の間にさらに変化するだろう。他のヨーロッパ諸国とドイツの違う点は，他のヨーロッパ諸国では一般医療，神経整形外科もしくはリハビリテーション医療の基本的診療の中で徒手医療がはるかに高額を占めていることである。

これ以外に影響を及ぼす要因として卒後研修制度，診療報酬の構造，診療制度に直接影響を及ぼす医療基準などがさらにつけ加えることになる。こうしたことからその時，その時の保健制度を振り返ってみる余地がある。

8.7　整形外科における徒手医学

　整形外科医療が手術によって治療効果をあげているので，数年間の卒後研修後，大学付属病院を離れる医師たちは手術中心の教育を受けることになる。

　彼らがそのうえ，すでにこの卒後研修の段階で徒手医学にかかわり合うのをはばまれることは珍しくない。ひたすら手術による治療にあたっている大学付属病院の多くの上司にとっては，徒手医学をマスターしていないので，徒手医学がいかがわしく思われているからである。

　徒手医学による突発的事故と誤解された事故に対する無批判な姿勢，「カイロプラクティック」と医師以外の治療家との混同，「整復師」についてのばかげた考えが，いまなおこのような類の考え方をしている人々の最新の学術論文にすらみられるのは珍しいことではない。

　徒手医学の卒後研修を受けていない医師たちはやがて開業し，診療の現場で自分の慢性疾患の症状を部分的に述べてもっと一般的に旧来から行われている治療方法を行うことが必要だと主張する患者に出会うことになる。

　このような体験をした医師はきっと卒後研修した内容と日常診療現場の医療の現実とのひどい矛盾を感じて，自分たちの学んできた知識の欠落部分を埋めたい気分になる。このような場合にとりわけ手ごろな治療法として徒手医療が考えられる。それは徒手医療には資金面で投資しなければならない額はそれほど必要としないからである。そればかりか彼らはそれまで自分のレパートリーになかった従来から行われている異なった治療法も習得する必要に迫られる。そのためには経済的，時間的に考えると，この点でかなりの投資が必要ということになる。最近になってようやく，整形外科学会と整形外科医師会はこうした問題に取り組み，新しい卒後研修構想によってこの問題に対応し始めている。

　このようなわけでドイツ整形外科学，外傷学学会による新しい「整形外科学覚書き」でははっきりと次の事柄が要望されている。カイロ医療を整形外科医の卒後研修に完全に統合させる。大学付属病院における卒後研修期間内に新しい名称の資格認定書を取得できるようにする。

　卒後研修講習会では予定より遅れたこうした措置をきわめて好意的に受けとめている。それというのは卒後研修において，すでに20年来，ドイツのいろいろな大学の非常勤講師たちによって，徒手医学に積極的に取り組むために新しい名称を取得するよう医学部学生に早い時期からこの名称を印象づけてきていたからである。徒手医学をとりわけ治療に利用している整形外科の開業医とならんで，リハビリテーション科は徒手医学を得意とする専門領域である。リハビリテーション科は現在までのところまだ整形外科学の主要な問題であるが，おそらく将来的にはリハビリテーション専門医によって担当されるだろう。

　リハビリテーション専門病院の指導医の欠員公募ではいずれの場合も大方，必要条件として徒手医学資格証明書が掲げられている。

　徒手医学のうち理学療法士にゆだねられる担当部分とされている徒手療法は平行して同時に行われる。そのために理学療法士たちにはだいたい徒手療法は新規採用の条件とされている。徒手医学とその治療法はリハビリテーションの領域と治療する際の基準的治療法として，そのつど計画に組み込まれる。治療を単独で行うことが有効とされ，また必要とされるのは特殊な場合である。徒手医学とその治療法は器械，器具がこれに替わることができない，また患者自身が行うこともできないので，たとえば医学的訓練療法のように医師や理学療法士によるまとまった人員の配置が必要になる。

8.8　専門分野における徒手医学

　整形外科医のみならず，一般医，さらには産婦人科医，小児科医，耳鼻咽喉科医，疼痛治療に関心のある神経科医までもが積極的に講習会に参加している。

　事実危険性のない診断法とはいえないとよくいわれるので治療に利用されるのはごく限られているとしても，ほかならぬ一般医療において徒手医学は重要な診断手段であることが認められている。特殊な治療の危険性，とりわけ頸椎部の危険は減少している。

　このようなわけでFAC（関節学と手技治療研究会）が諸々の研究会と共同して，しかるべき構想を示した後に，徒手医学は一般医療の卒後研修の中に確固たる位置を占めることになるだろう。

　疼痛治療においてもふさわしい治療方法として用いられている。

　心理療法のような分野，とりわけ行動療法においては徒手医学的診断法は行動の調和をもたらす手段と考えられている。こうした分野では，更に紛れもなく心療内科による治療を要する症例を正確に判定し，予防できるような運動器官の研究に取り組んでいる。

耳鼻咽喉科学では鑑別診断法や鑑別治療法の補助的方法として，耳鼻咽喉科に適した徒手医学を必要としている。それは多くの要因によって発生する症状の中で主として頭部関節，頸椎部に原因が限定されるめまいその他の障害が考えられる場合である。

産婦人科学では骨盤底の問題が腰部，骨盤，殿部の関節と筋力のバランスと密接に関連していることがわかり，徒手医学を補助的治療法として用いている。

このようなわけで，DGMM（ドイツ徒手医学学会）によるカイロの医療卒後研修会は過去数年間，さまざまな専門分野の講習会参加者によるブームを経験することになった。またこのことによって学際的きざしのみられる学術的問題提起が積極的にみられるようになった。

現在，徒手医学の新しい活動分野が，小児科学の領域で展開している。徒手医学が脳性麻痺の運動障害，股関節形成不全症，斜位変形症，脊椎側彎症，小児疼痛症候群において他の神経生理学的方法の補助的治療方法として，一定の評価を得るに至っている。しかしさらに科学的に証明されることが必要ではある。

徒手医学に従事するすべての人々がこの特殊な領域の技術に習熟しているわけではないので，この領域において今後さらに新しい広範囲に役立つ診療組織が作られることになるに違いない。

8.9　専門的評価と徒手医学

徒手医学による診療制度が特別視されるのはドイツの専門的判定制度に関係がある。

治療効果とそれに基づいて作られた診断基準と治療基準をそれぞれ経験上主張している大学付属病院の各科とは異なり，徒手医学に対する専門家の判定はただ厳しい条件をつけ，時にはあからさまに拒否的な姿勢，敵対的といえるような状況にある。

この場合，判定する者の立場からみれば徒手医学の所見はその実情がすぐに変わりうるので，測定値と再現の可能性という点で治療効果の裏づけに問題があるということになる。

診療に携わっている何人かの間で治療の信頼性を証明するのも難しい。

傷害反応として現れる所見，痛覚過敏症の反射的徴候にはきわめてさまざまな判断と評価がされている。モビリゼーションや徒手的手技後ただちに劇的変化がみられる遮断の所見は測定値によって確定できないばかりか，その瞬間に記述された証拠に基づいている。このような治療は四肢関節部に限定した場合には比較的成功しやすいが，それと同じように記述によって残されている証拠を次の診察者にはもはや再現することができない。

自律神経の影響要因を含む求心性の総合的，潜在能力の表れとしての疼痛には専門家の判断はほとんど役に立たない。

身体を活動している複雑なサイバネティックス（人工頭脳学）のシステムとみなす徒手医学の得意とする専門領域である機能傷害の治療範囲と組織障害の治療範囲を定めることに対しても専門家は判断するのを躊躇するばかりである。専門家の判断ではパーセントによる判断により，再現可能な効用を信用せざるをえない。あまりにも組織に関連した思考モデルにとらわれている。

このため災害外科ではおびただしい数の専門家の判断に困惑している。手術を行う整形外科も脊椎分節の徒手医学による診断結果をまだ認めないことがある。従来の整形外科と対立しているこの徒手医学の治療法の診断基準が確立していないからである。

頸椎部の鞭うち傷害の分野では障害に対する患者による度を超えた要求がパーセンテージにみられる──徒手医学によって助けられることは珍しくない──この傷害による紛争はここ数年の間に激しさを増している。

しかしこうした状況にあるからこそ指導的な専門家による判断と徒手医療の間に歩み寄りがみられ，その対応は興味深い。双方が多少それまでよりも詳細に相手側の提起した問題の研究に取り組まざるをえなくなっている。

こうした過程は傷害保険会社や疾病保険会社によって触媒反応を起こさせられている。いうまでもなく保険会社の基本的な関心は，今まで以上に有利な専門家の判定を使って，長期間にわたって悩ませられることの多い裁判手続きの速度を速め，一方また患者の立場も考慮してさらに適切な結果も出そうとすることにある。この場合，独自の診断方法の重要性を認め，同時に専門家による判断の重要性を要求している患者保護の関係団体によっても圧力がかけられている。

特にこうした展開は裁判によって相応の進展がみられる。昔ながらの診断方法ではもはや満足せず，専門家の鑑定に基づいたより優れた治療法が要求されている。

このように現時点でわかるのは，学術的文献により専門家の判定を基に，徒手医学による診断法の診断基準が作られ始めていることである。

DGMM（ドイツ徒手医学学会）はこうした展開を注意深く見守り，患者の立場に立ってその展開の過程を学術

的にコンピューターに入力することに尽力するだろう。

8.10　医療基準—診療上の注意義務

　徒手医学はさまざまな専門分野の傾向ごとに，関心のある診断方法あるいは治療方法に基づいて個々別々に習得され，治療に用いられているが，今日，ドイツにおいて医療の基準が必要ではないのだろうか。

　徒手医学の問題を真剣に追求しようとすれば経験的データーに支えられて発展してきた専門分野の評価に繰り返し立ち戻ることになるに違いない。徒手医学の問題は現在までのところまだ熱意を持って取り組む学術的研究対象にはなっていない，むしろ手術による治療法とはまったく対立するものである。

　徒手医学は治療効果があるにもかかわらずまだすべてのことが研究あるいは証明されているというにはほど遠い。

　徒手医療士であるわれわれはいかなる手術も行う必要がなく，むしろ老化という生理的過程にあって常に医師が治療にあたってくれることを求めている患者のパートナーである。ここにみられる考えは診断法，治療法のレパートリーであり，患者の必要性に応じて治療する医師の慎重な心づかいということでもある。

　医師法では医師の注意義務は広範囲に医師の治療基準により決定される。治療基準というのは，標準的専門教育の課程を修了した医師がそれぞれの診療段階，特殊な専門領域において一定の基準を満たしている必要があるということである。

　このような基準は，科学的研究と診療の現場でその能力が実証され，医師として十分に実施可能な治療方法を身につけていること，同時に関連する専門分野の人たちの間で良好な治療効果をあげるための確実にして，十分な方法として認められていることによってはかられる。

　医師による治療基準の重要さはしかしいずれにせよ固定化したものではない。大学付属病院での日々の研究と臨床テストによる専門領域の発展に応じて，そのつどダイナミックに変化している。

　治療基準はまたその時々の診療段階や医師のその時の資金によっても左右される。X線検査あるいは脈管診断の方法をとれない一般医は，緊急の場合どのような種類の緊急事態にも対応できる緊急医療対策を備えている大学付属病院の整形外科医よりもいささか危険性のある治療法を自分の診療所でとることになるだろう。徒手医学の治療水準も他の治療分野にみられると同じようにその時々の治療基準により変わりうる治療方法にあると考えられる。

　徒手医学の基準は現在，講習会において個人的に教えられている技術，理学療法士にゆだねられ，分担領域，疾病保険会社の制度による利用方法によって決まる。

　またこの基準は医師に研修のたびごとに高い基準を守らせようとしている研修制度によっても影響を受ける。

　治療基準を守るためのさまざまな方法については諸学会の関連論文によって提案がされ，また多くの人々によって研修についての提案も行われている。しかし患者の大幅な罹患率の上昇による保健管理制度の財源不足により，目下医療基準のすべてが部分的修正されている。

　ピラミッド型の老人人口構成が変化したことによっていっそう厳しく，考え方を根本的に改めようという動きがみられる。損害補償法においてすら，現在の医療基準に従って行われている最大限の診断法と治療法は国民経済からみて責任を負える限度を超えていることが真剣に考えられている。

　この徒手医学は，保健管理制度の財源節約にもなる効き目の確実な治療法の提供を約束する。

　さらに，患者は危険性の少ない治療法の説明を受け，治療法の選択が可能な場合には，治療法をみずから選択する権利があるからである。

　まぎれもなくこのようなことによって，徒手医学の診断法と治療法の基準はここ数年の間に一層重要視されるようになっている。それは大部分の治療方法がきわめて危険性が少ないからである。このようなわけで治療基準における徒手医学の重要性に関する問題に対して，徒手医学は今日，確実に過小評価できない重要性があり，将来さらにその重要性が増すようになる状況にまできていると答えることができる。

8.11　研究と教育における徒手医学

　すでに本書の他の章において，徒手医学の診断結果を証明し，科学的基準に対して影響を及ぼす有効性を証明することがいかに難しいかということは取り上げられている。

　徒手医学ではここ数年の間にさまざまな進歩がみられた。原因は徒手治療による治療効果の状態の理論化がか

なり広範囲にわたって行われたことにある。

遮断の方法について，50年代にはバイオメカニック的傾向の著しい考え方に始まり，特にH.D. Wolffの研究論文に基づいて神経生理学的，バイオ・サイバネティク的に説明される方向に発展した。

遮断についての考えはさておき，われわれは今日過小あるいは過剰可動関節障害を問題にしている。この障害に関する考え方により制禦の過程とエネルギー論的関連を研究する新しい研究領域が開かれている。

バイオメカニックによる基礎研究と大学付属病院における臨床実験によって診断学的基準と治療法の基準が作成された。この基準は1992年にすべての主要なヨーロッパの学会の共通の承認文書として記録された。現在さまざまな専門教育制度の科学的基礎となっている。この基準が科学的に承認されることによって基礎研究と大学付属病院における臨床実験に新たな問題提起がされることにもなった。

医学専門用語，診断学，治療法で用いられているこうした徒手医学の基礎概念はヨーロッパの関係諸学校のカリキュラムの基礎になっている。

8.12 徒手医学と理学療法

ドイツにおける徒手医学の科学的発展と並行して，理学療法——治療体操も徒手治療の中で著しい発展をみた。

徒手治療法ではこうした専門家グループに徒手医学がゆだねられる分担部分を指示している。とりわけ治療に必要なモビリゼーションや安定化する処置，それと同時に神経節のいろいろな治療方法が含まれている。これらの治療方法は神経生理学的治療法として発達した治療体操の基準による他の治療法と部分的に重なり合っている。しかしこれらの治療法は部分的に相互に組み合わせることができるだろう。このようなからみ合わせた治療あるいは自己受容性神経促通（PNF）と徒手治療との併用はすばらしい治療効果がある。作業療法の方法ですらわれわれの治療技術と十分結びつけることができる。

今日理学療法の枠内にかなりの範囲にわたってみられる治療法の組み立て方はすでに80年代にDGMM（ドイツ徒手医療学会）の継続的支援によって発展した結果である。医師は自分の診断法と手技，あるいはモビリゼーションの治療による緊急の治療法を用いて効率のよい治療法を自由に使用できる（その治療によりいつまでも再発しないとは限らない——つまり疾病が慢性化している場合である）。こうした治療法にはあまり時間を要しない。この事は個々の治療に応じて支払われる報酬制度では重要である。したがって，モビリゼーション，筋肉の伸張，安定化を適切に継続して行う治療に習熟している部分は理学療法士にゆだねられた。

委託された専門グループによる引き継ぎと継続的治療がどのように行われたかによって治療の質がおおよそ左右されることがその後まもなくわかってきた。このようなわけで今までみられない協力が行われることになった。理学療法士が徒手治療法における彼らの担当部分をDGMM（ドイツ徒手医学会の研修会）に参加して，医師と共に教育を受けることになった。密接に協力して治療にあたっているこの2つの専門家グループが共通の講義を受けることによって，相互理解と同時にそれ以後の患者の立場に立った治療提携の促進も早い時点でみられるという効果があった。さらに理学療法の指導者の影響，特に徒手医療が医療全体の中で比較的高いランクづけがされているスカンジナビア出身の指導者たちはわれわれの講習会の教育方法に好影響を与えることになった。今日までこの治療提携はさまざまな成果を修め，徒手医学を著しく充実させることになった。これに関連して興味深いことは，他の国々，なかでも旧東ドイツにおいても医師のみによる徒手治療の処置はかなり徹底して行われていた。したがって現在ドイツにおいて理学療法士が担当している治療部分は旧東ドイツでは医師自身によって補われていたことになる。

このようなことが行われていた決定的原因はまた診療組織とおおいに関係がある。もしも診療報酬制度に原因があるのでこうしたことが行われたとするならば，ドイツの診療制度においても更に進展が計られる必要があるだろう。

このように今日まで旧東ドイツの社会主義に基づいた健康管理制度にふさわしい保健機関では医師による徒手医学の診療基準はとりわけかなり高額であり，理学療法による徒手治療の診療基準は比較的安いからである。

黙視できないのは，治療上補完的専門職にごく一部権限が委譲されているが，ドイツにおいては補完的専門職にある者が自主的に治療に携われるわけではなく，医師の指示に従ってしか治療することは許されていない。このような専門職の立場にある者は手技技術による治療も行いたいという気持ちに駆られていることである。

しかしこうした傾向は医師の立場からは支持されていない。むしろ反対の立場をとっている。この専門職グループは医師の診断結果を基に治療することしかできないが，禁忌の判断が必要な幅広いレパートリーのある診断

学的方法を自由に使わせるわけにいかないからである。

　それというのは法律的にみれば危険性を排除する診断法に欠陥の生ずる可能性や賠償責任という法律上重要な判断基準がこうした願いの実現の妨げになっているのである。

　是認できないのはまた，医師による治療はドイツの算定制度においては科学的に体系づけられて厳しく制限されているが，理学療法士には自由に，しかも点検されることもなく処方箋を書くことが任されていることである。

8.13　徒手医学とその他の治療提供者

　専門教育において疾患に関する基本的教育を受けていないマッサージ師もここ数年の間に徒手やモビリゼーションの技術を彼らの治療範囲に取り入れようとしている。しかし治療費の負担者と新しい職務上の法規により待ったがかけられている。したがってマッサージ師による治療にはもはや疾病保険の負担では支払われていない。

　そのようなわけで賠償責任の法律上の問題は別として，この治療法を身につけるための財政的後押しもみられない。しかしドイツの法律によれば民間治療師が「カイロプラクティック」の名称で彼らの持つ技術を行使することができる。

　このような治療を受けた場合には個人に診療報酬の請求がなされているので，その場合に用いられた技術の頻度に関する信頼できる回数は不明である。

　見聞するところでは，確かに脊椎部の治療ではいわゆる「接骨師」がむしろかなり重要視されているように思われ，ドイツにおいてはいわゆる「患者の手当て」の一部を引き受けている。患者はすぐに医師による治療や理学療法を考えながら，とりあえず設備の整った，たいてい近所の徒手医学の医療機関を利用しているのである。

9 ドイツの医師の卒後研修における徒手医学

M. Psczolla

9.1 講習会制度

　徒手医学がその始まりから今日の水準に至るまでどのような発展経過をたどったかについてはすでに述べられた。徒手医学は結局医師の卒後研修に受け入れられて，講習会制度で行われることになった。

　称号を与える権限を持つ医師の所で一定期間勤務をすることによって，さらに新しい称号が与えられている他の専門分野とはまったく違った方法が徒手医学では行われていた。今日までその制度が支持できるものであるということは証明されている。個別的に資格を有している医師たちによる卒後研修を認めてほしいという強い要望はさまざまな事情により，諸学会によって支持されなかった。その理由の1つは卒後研修による医療の質は学会の求める厳しい必要条件と一致しないのではないかということであり，他方，卒後研修の規定によれば講習会制度を必要としているということにある。

　まず第一に理論と知識の課程が定められている。この課程では関節のメカニズムと神経生理学の基礎，同時に専門全科にわたる総論的知識を学ぶことになっている。

　引き続き四肢部に関する課程が36時間ずつ2講座，最後に脊椎部に関する課程を36時間ずつ5講座学ぶ。

　X線に関する課程は統合されていて必要とされる調整技術の習得と同時に放射線医学的鑑別診断学を専門分野と危険性排除診断学とに関連させて習得することになっている。

　こうしたカリキュラムは違った方法で作成されることもある。その場合，これらの課程が部分的に統合されている。したがって異なった施設がそれぞれ60〜70時間の4課程を行っている。

　これらの課程の間に最低3ヵ月の間隔をおくことが必要とされている。それは講習会受講者が次の課程に進む前に大学付属病院の診療の現場で実際に患者にあたり十分訓練する機会を持つことができるようにするためである。一方またこのようにして講習会に替わりうる範囲内で総合的専門教育の課程を修了させることができるからである。

　この2つの講習会方式にはそれぞれ長所と短所がある。大学付属病院における講習の場合には部分的に患者の側で教えることができるが，その他の場合には卒後研修の講習会で病理学にまだ十分に直面していない受講者たちだけで教育することになる。

　DGMM（ドイツ徒手医学会）の講習会による初期の段階の教育内容の異なっていること，またそれ相応の熟練した技術を求められる手技による治療を教えることについても，いろいろな考え方があって，繰り返し議論されている。

　FAC（関節学と手技治療研究会）の考え方に賛成し，診断技術の触診に時間をかけて組織的に教育することは手技によるモビリゼーションにきわめて適切なことである。他の講習会にとっても重要なことは，受講者に早速実際診療に応用できるような技術を教えるために最初から手技による技術を見せることである。

　講習会制度は一定の基準に従って組織され理論と実践の一貫性が保障されている。

　理論終了後，受講者は実践的プログラムに従ってパートナーを相手に練習用の診察台でしかるべき技術を習得する。ここ数年の間，脊椎部5講座をもって修了するカリキュラムの受講者数の増加がみられた。

　これ以外のDGMM（ドイツ徒手医学会）による講習会の発展も同時にみられた。

　もっとも大規模な講習会を行っているFAC（関節学と手技治療研究会）だけで年間約1万人の医師と理学療法士の受講者が見込まれているが，（この場合受講者たちは年間2〜4講座の講習会制度をとっているのだから，いうまでもなくそれらが合算されている）さしあたり非常に多くの徒手医学もしくは治療法の卒後研修を引き受けたその他の講習会の受講者も含んで見積もられているのだろう。

9.2　医師である講師と医師の受講者

　さまざまな講習会のすべての教育方法に共通しているのは，徒手医学の技術が卒後研修を受けた医師であり徒手治療士でもある講師陣によって教えられていることである。彼らはしかしまず何よりも，体系的に教授法に基づいて講習会の講義内容をいわば副業的に仲立ちとして自分たちの同僚に教えるためにはあまりにも経験不足である。

講師たちの教える講習会の受講者たちは確かに大学で臓器別には理論的な基礎知識を十分身につけているのだが，しかし徒手医学による診察技術を実際に用いるという経験はまったくない。

明らかに都合がよいのは講師がすでに手術の経験，あるいはスポーツを通して運動能力と経験的知識をあらかじめ持っている場合である。

患者を仲介として教える場合に考慮しなければならないのは，患者との体の接触がおそらく他の治療法にはみられないほど密着すること，また徒手治療を行う場合と同じように補助的手段がまったくないことである。あらかじめ講義に協力してもらえる患者に依頼し，患者を介して教えることが必要である。このことは卒後研修カリキュラムに割り当てられている実習時間にとってとりわけ重要である。

いわゆる「手当する」（Behandeln）という言葉には文字どおり重要な意味がある。

9.3　FAC：関節学と手技治療研究会の講師の専門教育と継続的研修

卒後研修講習会としてはこうした経験不足の講師たちのために何か措置を講ずる必要があると考えられていた。従来どおりに行われている講習会の教育の成果が期待はずれであり，受講者がやめてしまうことに注目されていたからである。受講者が十分な基礎的技能があるにもかかわらず，厳密に症状を判断して技術を用いることができる治療上の自信が持てなかったのである。ただ技術を実際に見せ，それを手本にして見習い，解剖学的，生体力学的な理論により補足することによって学習内容を習得するだけでは必ずしも十分とはいえないことに気づいた。卒後研修直後にみられる治療による突発的事故，技術更新講習会の受講者に相変わらず技能不足が認められたのでFAC（関節学と手技治療研究会）は早くから新しい教育方法を探求していた。まず第一に，研究会の約150名の講師の資格認定を持続的に修正し，この資格判定をFACの教育内容の基本となる統一的基準にしようとした。

その場合スイスの医師たちと密接に連絡をとった。彼らは教育方法論，教授法という点で高い水準にあり，このノウハウを自由に利用させてくれた。

このようにしてドイツの教師の継続的専門教育と研修制度に発展がみられた。徒手医学に関心があり，専門的必要条件を満たしている者は誰でも教師としての適性という点では教師グループの一員である。

採用試験後最低3年間，診断学的基準と治療法的基準が確かめられる。特別の研修終了後に教育のための方法論，教授法に関する特殊な内容の入門講習が行われる。教育実習では理論と実践の教育内容が練習によって教育される。グループで適切に行動する基準が教えられ，緊急事態への対応の仕方を実際に練習し，また講習会の時間の配分も実際に行ってみる。

講師が知っていなければならないのは，徒手医学を学ぼうとする人々の中で非常に不均質な，講習会に参加が考えられないような人々に直面することである。専門医――大学教授たちや各科医長も教育を受ける――と同時にまた卒後研修を始めたばかりの医師たちもいる。

最初の課程にさらに理学療法士が参加している場合には，すべての受講者に興味を持たせ，満足させるように講義内容を理論的に説明しつくすには特別な資質が求められる。

こうしたことは徒手医学を教える若い講師にとってはかなりのことが要求されることになる。したがって入門講習の段階で受講者に教えるためには意欲だけでは必ずしも十分とはいえないということをあらかじめいっておいてよいだろう。

いろいろな専門的知識を身につけるにはその後数年間，全力をつくして徒手医学以外の専門分野の発展に歩調を合わせる努力をしなければならない。

専門的研究会もこの段階で受講者の態度，チームを組んで仕事をする素質，一般的印象から判断して研究会独自の理想像と要求にかなうかどうかが調べることができる。

基本的専門教育終了後，講師はまず講習会制度の助手になる。助手は早くとも3回ないし5回の講習会終了後さらに目ざす上級の試験を受けることができる。そこで講習会で研究している間に習得したさまざまな専門的知識が専門職として同時に教師としての判定基準に基づいて試験される。

講習会の指導者によって試験される上級試験終了後，グループの講師になり，12～24名の受講者からなる学習グループを一本立ちして実地に教えることになる。やがて新しく助手を専門教育するため配置してもらえるだろう。

このような方法により規則に定められた上級試験を受けてさらに上級の課程に進級する。

講習会の指導者になるのは説明の仕方が手際よく，実用的な学習単位のほか，専門の理論全体に精通していて独自の教材を用いて表現できる者である。

実践的教育内容を同時に教える理学療法の専門講師はグループの講師になるまでに定められた資格認定制度による課程を修了する。

規則に定められている講師養成のための理論と実践の教育内容を実際に練習により習熟する課程には教育方法

の一貫性が保障されている。たとえその講師が教授法にかなった優れた講義をするかもしれないとしてももはや診療経験のまったくない講師を採用するのは意識的に差し控えられている。

　講師の持つ好都合な点は、講師が教材とする患者をすぐに実地に応用することができること、また新しい知識や技術がこのようにしていつも実際に確かめられていることにある。

　講習会において教えられる技術が実際にわれわれの講師によって実施される治療には理論と実践の高度な一致がみられる。FAC（関節学と手技治療研究会）による包括的な講師養成の教育にはかなりの経費がかかるが、医師会から求められているような医療の質の確保という要請には応えている。この制度は今日他の講習会方式をとっている卒後研修の先例としても役立っている。

9.4　異質の治療者

　周知のことだがDGMM（ドイツ徒手医学学会）が程度の高い医療の質を要求しているので、誰でも随意に個人的な実施方法で追加収入を得るために開催できるような、一部の常軌を逸した研修制度は開催されなくなっている。

　研修会の中で医療の質の管理が行われていないような研修会の修了者たちは、医師会が調べたところ全般的に驚くべき低い水準にある。DGMM（ドイツ徒手医学学会）によって作成された医療の質を保持する基準に適合しないばかりか、いくつかの点で危険性のある治療方法は是認できない。われわれの研修会以外に理学療法士の研修制度においてもDGMM（ドイツ徒手医学学会）の医療の質の基準はその価値を認められた。

　この研修制度の担い手には医師の指導者と専門的教師が必要であり、彼らは長年にわたる徒手医学の経験を教えなければならない。

　どのような専門家グループがどのような医療の質の治療を今後引き継いでゆくかということは、医師にとっては確かに決定的なことだから、このような方法により卒後研修の質は決定的な影響を受けることになった。

　この場合も考えられることは、明らかにいくつかの理学療法連盟により補助を受けているあまりにも多すぎる研修制度の数を制限することである。

　マッサージ師は徒手医療の専門教育を受けられない。マッサージ師はマッサージの専門的教育を受けても、彼らの治療法が専門家により有効だと認定される判断基準を満たしていないからである。

このことは今のところ費用の負担者にもマッサージ師には徒手治療をさせないという位置づけが妥当だと認められている。

9.5　卒後研修の受講者

　FAC（関節学と手技治療研究会）は講習会講師の質の確保に着手し、講師の専門教育と研修制度を作ってから、それ以外の問題の分野、「患者」を取り巻く問題、最善の専門教育をするのが肝要な医師あるいは理学療法士の問題にも注意を払うようになった。

　講師が優れているにもかかわらず講習会にしばしば満足すべき成果が認められないことから、講師によって講習会に参加を勧められた受講者の予備知識と技能、同時にまた教授法と教育方法論の領域にも目が向けられることになった。

　大学における専門教育において運動能力の基本的専門知識、とりわけ運動器官と触診技術への取り組みがはなはだしくおろそかにされていることはすでに言及されている。

　徒手医学においてはそれに加えていわゆる「手でする仕事（Handwerk）」として徹底的に習得する必要がある。手技により多角的な技術を用いて身体の深部を感知する能力、肢体を可動化する巧みさが受講者には非常に要求される。身体の動きについて学習するということは受講者にとっては自分の従来の運動の習慣の枠外に新しく知覚、運動両器官の協調性という考えに基づいた観念複合体を計画的に身をもって習得し、意識的につくりあげることである——一部は新しい構築であり、しかし一部はまた現在まで存続している知覚、運動両器官の協調性に基づいた知識そのものの分裂でもある。今まで調和のとれていたこと、あるいは運動の仕方の変革または解体を伴うことでもある。

　さらに重要な要因はこうした能力を身につけることが受講者に求められているということである。しかし受講者はこうした類の能力を身につけるにはすでにかなり高い学習年齢に達している。通常われわれは子供時代にしか総合的な採点項目としての運動を習得する状況にないのでそれを遅ればせながらマスターすることになる。このようなことは、かなり高齢になってからテニスやゴルフを習う難しさとそうした努力の結果をみればきわめて明らかである。このようなことから認められるのは、前もって持っているいくつかの素質が手技による治療の総合的専門教育の運動能力の部分に決定的な影響を及ぼしたり、また妨げにもなったりしていることである。このことから研修の思わしくない結果の一部が明らかになったのである。

9.6　新しい講習会方式の展開

90年代の初めに，コミュニケーションの研究者が必要な問題提起の具体化を手伝ってくれることによりこの問題に着手することになった。

提起された問題の内容は次のようである。
・かけ出しの徒手治療師あるいは理学療法士がいかにしてできるだけ早くしかも永続的にわれわれの判断基準を満たす採点項目としての運動を身につけるか。
・どのようにしてこの学習過程をできるだけ効果的に作成できるか。

明らかになったのは，厳密に教授法と教育方法論に基づいて始めることが決定的であるということである。また受講者が必要条件を満たしていない場合にはかなり長い学習期間にわたって，しかも反復することが必要となる。

運動能力の発達過程を正確に反復練習させて習得させるまでにはかなりの矯正が必要である。個別的な技術のその時その時の非常に複雑な運動はそれぞれ個々の行動に分解されるに違いない。十分に練習して覚えた後にはこの全体の一部として理解した運動を総合すればよどみなく全体的動きが達成されるに違いない。

成人が学習する場合にこの試みはスポーツにおける運動能力の管轄事項と比較できるので経験豊かなスポーツ教育学者が招かれた。彼らはわれわれの要求に応じて運動学習のシステムを一部修正した。

運動能力の学習する学習段階は次のように定義づけられた。
・習得すること，　　　　　・習熟すること，
・確固たるものとすること，・応用すること，
・変化に自由に対応できることである。

このカテゴリーは学習の程度あるいは学習の段階である。概念として考えればそれぞれ限定できるが，しかし実際に講習の課程にあてはめて境界線を引くのは困難である。

われわれに断言できるのは，われわれの行っている講習会制度においてはたぶん最初の2段階しか達成されないということである。

運動能力の学習の手技そのものと同時に以前からの考え方に対しても部分的に修正が必要であった。

教育方法論による構成
・呈示することと模倣すること
・理解することと理解を深めること
・機械的に行うことと応用すること
・病理学への学習の転移

これらのことによって以前よりも効果的に作成されるに相違なかった。

9.7　知的訓練

このような場合にスポーツ教育学者は「知的訓練」を教育方法として用いてきた。

理由づけの因果関係
・運動を自覚して学ぶ場合には常に頭の中で試される行為（認識できる動作の組み立てを積極的に頭の中で再点検する）が現実の実行に先立つと考えられる。
・運動の経過はあらかじめ言葉で言い表せる。
・言葉で説明される知的訓練は運動を比較的目的にかなったように具体化し，計画をたて，調整し，評価するのに役立つ。
・視覚による情報と運動感覚を実感できる情報の組み合わせは頭の中に描くイメージと結びついてわれわれの学習課程の目標になる（言葉による情報と運動感覚による情報との関連）。

このような方法は次のような学習の段階になる。
・運動の経過　　　・運動感覚
・知的訓練　　　　・フィードバック

知的訓練の主要な理由づけは，すなわちわれわれが技術を言葉で説明し，それによってあらかじめ予想できる場合にしか，技術を正確に実行できないだろう。

また上述した他の要因としては，すなわち徒手治療には非常に多くのいろいろな影響を及ぼす要因が考えられる――治療台の患者の関節についての考え方，運動についての見解，治療として行われる刺激とその刺激の時間との関連，モビリゼーションあるいは手技による治療によって左右されること。したがってこれらの要因は知的訓練によって教え込まれ，その後再び総合的運動の経過に組み立てることのできる個々の基本的構成要素に分解される必要があった。

その限りでは体系化の最初の試みは，一定の競技種目の複雑な運動の経過を同じやり方で練習し身につけているスポーツ教育学をそのまま引き継がざるをえなかった。

高度の能力を要求される競技スポーツの選手たちはみな，運動の経過を予想し，改良し，完璧なものに近づけるために知的訓練にはっきりと目に見える教育機器を利

用している。このような知的訓練の経過の構造を調べるために「チェックリスト」が作成された。正確な技術について設定された基準値が体系的にまとめられた。教育のための方法論と教授法の変化によって必然的に講習会の構成内容も変わらざるをえなくなった。それどころかFAC（関節学と手技治療研究会）のまったく新しい講習会形式へと発展した。その結果——さまざまな手の使い方をこれ以上体系的にデモンストレーションして説明することを止めて——実地に即した学習をすることになった。そうすることによって講習会受講者は以前よりも日常診療の場で病理学的基礎と関連させて自分で考えることが適切にできるようになった。さらにその他教育方法上の措置は解剖学的学習の部分的修正であった。触診による経験を増やすという帰納的な教育方法をとることによって，解剖学的図譜を用いたまったく演繹的学習よりも良い教育効果がもたらされた。講師たちもまず第1に集中的に学習して身につける必要があったこうした新しい方法の開発の結果，講習会受講者たちの進んで参加し，学習しようという心構えは以前よりも良いモチベーションによって高まり，認識する方法が育成され，また講習会の教授内容も明らかに以前よりも改善された。

9.8　研修修了後の試験

研修修了後の試験はFAC（関節学と手技治療研究会）によって義務づけられている修了試験を導入することにより検査された。規則によって義務づけられた修了試験はMWE（ノイトラオホブルク医師研究会）によりすでに数年前に導入されていた。この試験ではマルチプルチョイス方法による理論的問題の出題と同時に基準的手技の実技試験も行われている。

組織内部による医療の質を確保するこうした措置研修にはよりよい結果をもたらしている。外部に対しては，研修制度の開設で組織内部の医療の質を確保することにより，積極的にその意向にそって実行していることを示している。

もしこのような措置がとられなければいつの日かわれわれは医師会あるいは費用負担者によって，われわれが望まない措置が定められ受け入れざるをえなくなるだろう。組織内部の医療の質を確保する方法が適切であるということは，ヨーロッパの他の研究会もこの方式を取り入れたことで明らかである。しかしそれにもかかわらず見逃されてはならないことは，身体の運動能力に欠陥があるため複雑な運動の経過の問題を徒手医学により解決するだけの力がなく，治療方法の診断上の段階に限定するのが望ましいと思われるような受講者がいるということである。こうした事情を伝え，受講者の自己判断の一助にすることはそれぞれの研修制度の責任である。

将来にわたってわれわれの研究会には現代的教授法や教育方法論を用いた研究を思い切ってやってみるというかなりの努力が求められるだろう。視聴覚機器の利用が急速に開発されて確かに研究に役立つかもしれないが，しかしそれは手技による教育や学習の代わりになるものではない。

9.9　受講者の継続的研修——技術更新の研修

試験合格後，受講者は以前は大学付属病院や診療所で1人で思い切って治療にあたらなければならなかった。

あいにく受講者が日常診療の場で経験豊かな同僚から必要にして適切な指示を受ける可能性がまったくない場合には孤立してしまうことも珍しくなかった。そのような場合に受講者を孤立させないようにするために明らかになったことは，受講者を徒手医学研修修了後，日常診療の場に行かせたことが必ずしも問題であるわけではなく，むしろ講習会受講後も学習段階を積極的に伸ばすこと，すなわち

・習熟する，
・確固なものとする，
・応用する，
・日常診療において変化に自由に対応できること，

これらのことをFAC（関節学と手技治療研究会）の職務としていることにある。

こうしたことから首尾一貫した継続的研修プログラムが開発された。近隣で行われる1日間技術更新講習会に参加する。テーマごとに年間2回行われ，3年以内に総合的診断法と治療法のFAC（関節学と手技治療研究会）の教育基準を反復して学習することによって受講者は日常診療における技術の不足を更新し，知識の欠落部分を埋める。このようにして常に研究会の最新の診断学上，治療法上の基準に基づいて積極的に診療に携わることができる。

技術更新講習会はFAC（関節学と手技治療研究会）の講師たちによって催されている。彼らは個人病院あるいは診療所において，場合によっては治療助手にも職務上権限を持たせていて，徒手医療者たちのネットワークをかなりこまかい網の目のように作っている。

そのほかに講習会の中でもDGMM（ドイツ徒手医学学会）州連盟による権威のある継続的研修会においては受講者に常に最新の知識の水準を保ち，同時に他の研究会

において修正された技術をそのつど習得し，討議する機会を与えている．

9.10　刺激（療法）——理学療法

ハンブルクの新しい研修協会「インプルゼ」（IMPULSE）はFAC（関節学と手技治療研究会）とにより共同設立され，課題としているのは徒手医学をそのほかの，昔から一般に行われている治療法と医師による新しい治療法あるいはまだ医師によって行われていない，たとえばオステオパテーのような治療法と密接に関連させて教えることにある．

大学付属病院の臨床講座では一定の複雑な発病モデルを統合する視点からみるという新しい考え方が行われている．

したがってわれわれの研究会の創設者たちによって実現されて，われわれの治療方法が成功している方法は，実証済みのことを後に統合し，基準としているために，一般に定説とは認められず既成の医学による理解の範囲を超えると考えられているだろう．

この点に関してもわれわれは医師による組織内部の医療の質を確保するという枠の中で卒後研修の領域で指標となる新しいモデルを作った．

それはDGMM（ドイツ徒手医学学会）の研究会によって受け入れられ，またその他の学会においても国際的に注目された．

われわれの研修協会で卒後研修を受けた理学療法士たちのためにDGMM（ドイツ徒手医学学会）の理学療法・徒手治療法研究チーム（AKPT）によってこうした専門職グループのための包括的研修プログラムが考え出された．このプログラムには居住地の近くにトレーニンググループが作られ，医師や理学療法士のために経験豊かな講師と知識の欠落部分や日々の診療上の難しい症例について学際的に討議し，解決する機会が設けられている．

異質の理学療法的処置が徒手治療法と連携して教えられる講習会は大きな反響を呼んでいる．

9.11　医療の質の確保

過去を振り返ってみると，われわれの同僚や講習会受講者たちに広く一般に研修会が開催されるようになった．こうした医療の質を確保しようという新しい方法の開発はわれわれの同僚が損害補償義務を問われて法廷に持ち込まれた場合に専門的立場から支援し，法律上も支持する必要性からも当然考えられなければならなかった．

われわれに報告されている損害補償義務の事件にかかわりのある同僚の大部分は彼らが卒後研修をすでにかなり以前に終っていて，もはや今日の技術水準にはなかったということが明らかになっている．たとえば頭部関節の領域ではもはや粗暴な回旋を加えるような取り扱い方はまったく考えられない．

こうした同僚たちのうちひとりとして継続的研修の必要性を十分認めて受講した者はいなかった．こうした突発的事故によりもちろん表向きは治療法そのものを承認しないということがついでに言われているだけであって，専門的知識技能の能力を身につける研修と医療の質を確保するためにわれわれの研究会が努力することになる理由でもあったといわれている．

以前とは異なりDGMM（ドイツ徒手医学学会）の卒後研修講習会に課せられた責務は著しく拡大している．このことは管理運営の専門化にも表れている．管理運営の専門家による管理機関を設けることによって今まで以上に医師は専門的職務と徒手医学の発展に集中して取り組むことができる．他の人々の援助を受けて講習会制度はいっそう能率的になっている．要約すればドイツの徒手医療の卒後研修は高い水準にあり，講習会形式による他の卒後研修にとっても指導的立場にあるということができるだろう．

今後も医師が医師によって教育されるためには，講習会制度の教育方法上，教授法上当然のことを考えられる諸条件の不備，卒後研修の整備に特別な配慮がなされ，改善がはかられる必要がある．

そのためには人員と財源の点で相当な経費を必要とする．卒後研修の費用はかさむ，しかし結局は「安易な治療制度」では果たしえない，共感をもって受け入れられる医療の質を確保する効果的手段である．

このような理由から，ヨーロッパが一体となって国際的学術交流においても，学術的専門学会と卒後研修研究会の協力と交流が数年前から実現している．内容はもとより，教育方法，教授法のうえでも協力は効果をあげている．このことは徒手医学にとって，また究極的には患者のために役立っている．われわれは患者のためにこれらすべてのことを行っているのである．

10 スイスにおける徒手医学

B. Terrier

10.1 スイス徒手医学会（SAMM）

スイス徒手医学会（SAMM）は1959年に設立された。その当初から運動器官にかかわりのあるあらゆる専門的特殊技能者の学際的代表機関であるとみなされていた。スイス徒手医学会の会員数は1070名に達している（**図10.1**）。

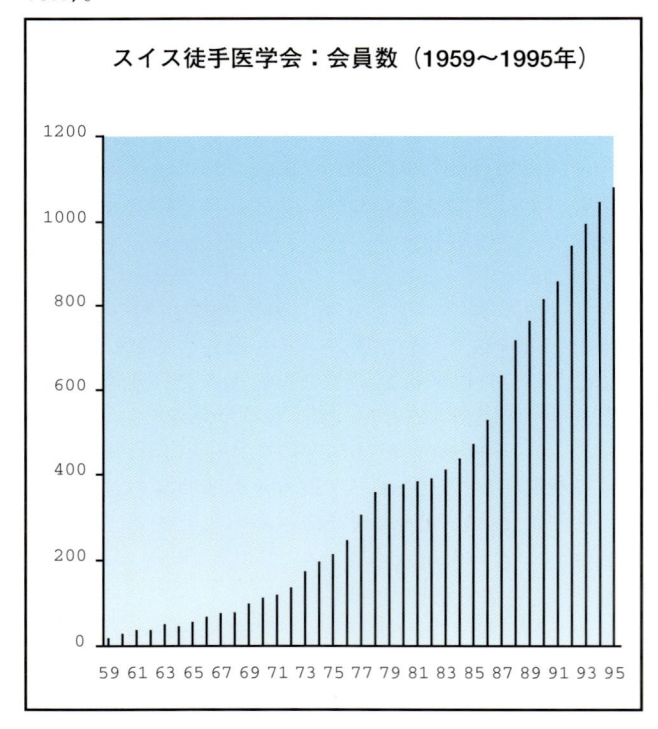

図10.1 スイス徒手医学会（SAMM）の会員数（1959～1995年）

スイス徒手医学会では設立当初から，専門医としての卒後研修（FMH）をすでに修了し，研修修了直前の医師たちの研修への参加を認めることに重点が置かれていた。したがって徒手医学は十分に専門教育を受けた医師によって習得され，批判的な立場をとりながらも何年か後には応用できるところまで達してほしいと考えられていた。

スイス徒手医学会の専門教育は5～7年の綿密な卒後臨床研修を土台に行われている。したがってこのことは一般的にはFMHという専門医の肩書を有している者の専門教育水準に該当している。

スイス徒手医学会の会員の大部分は一般医の肩書を持つ専門医であり，それに次ぐのは内科の肩書を持つ専門医，物理医学あるいはリハビリテーション専門，詳しくいえばリウマチ専門医の肩書をもつ者である。

1974年以来，整形外科の専門医の肩書を取得するためには徒手医学の知識が必須条件であり，最近では物理医学の肩書の取得にも必須条件とされている（**表10.1**）。

1985年以来，スイス傷害保険会社（SUVA）の郡の医師と救急治療医たちはベルンにある病院で徒手医学特別講習を修了後，スイス傷害保険会社に新たに採用され通常スイス徒手医学会の基礎講習に参加している。

10.2 スイス徒手医療共同研究会（SAMT）

スイス徒手医療共同研究会（SAMT）では会員たちの間でとりわけ理学療法士や特別に徒手医療による診断法と治療法の基礎を学んでいる医師たちと連絡をとりあっている。スイス徒手医学会とスイス徒手医療共同研究会の卒後研修プログラムは相互に調整が図られている。したがって統一された診断法と治療法が用いられている。

スイス徒手医療共同研究会の卒後研修講習会では機能に関する診断書の作成と刺激を用いない手技によるモビリゼーション技術が重視されている（**表10.2**）。

スイス徒手医学会との協同研究によりスイス徒手医療共同研究会は「診療日（clinic days）」を実行している。この講習会では理学療法士と医師の混合グループにより患者の診察が行われている。スイス徒手医療共同研究会は1980年来存続し，現在（1994年）正会員は604名である。

10.5 卒後研修の段階とスイス徒手医学会員の資格

表 10.1　専門分野別スイス徒手医学会員

FMH 肩書	スイス徒手医学会員数
一般医学	479
内科学	145
FMH を有しない開業医	118
リウマチ疾患専門理学療法医学	88
リウマチ疾患専門内科学	70
FMH を有しない病院助手	35
整形外科学	26
外科学	18
神経科学	7
小児科学	3
熱帯病	3
麻酔科学	1
心臓病学	1
精神医学	1
顎外科学	1
外国籍医師	30
理学療法士*	4

*特別会員

表 10.2　スイス徒手医療共同研究会（SAMT）の研修会講義内容

1. 機能上の診断書作成
   - 関節の動き（あそび）
   - 機能上の診察
   - 筋肉組織の長さ検査
   - 筋肉組織の筋力検査
   - 触診技術

2. 徒手治療法
   - 刺激を加えないモビリゼーション
   - 神経筋治療法（NMT 1，NMT 2，NMT 3）

10.3　講習会制度

徒手医学の教科課程は 6 つの集中コースに分類される。卒後研修の総時間はおよそ 320 授業時間。講習は 5 日間コースと 4 日間コースに分けられていて，このコースの間に小グループによる復習日が挿入されている。卒後研修全体は通常 3 年間以上の期間が必要である。この場合に行われているクラス制度は教授法上また組織編成上の理由から定評がある。毎年 60 名の医師を卒後研修に受け入れることができる。

選択コース 7 では総合的復習として，特に中年受講者のことが考慮されている。

個々のコースの講習内容は卒後研修指導者によって最新の学術的知識が取り入れられ，根本的内容の変更に際しては常に講師による合議体の同意が必要とされている。国際脊柱学会に卒後研修指導者や講師が積極的に参加することにより専門家グループとスイス徒手医学会間の迅速な情報の伝達が保証されている。

10.4　講師陣

スイス徒手医学会の講師陣は現在 27 名からなっている。講師たち全員が徒手医学の数年にわたる診療に基づく経験を有し，運動器官に関連のある専門全分野が含まれている。研修会講師と大学講師には定期的な研修が保証されている。研修会講師たちのための組織内部の定期的研修のみならず，脊柱関連の国際会議や教師養成コースへの講師の参加も保証されている。

10.5　卒後研修の段階とスイス徒手医学会員の資格

正会員になるまでの卒後研修の課程は 2 段階ある（表 10.2）。

第 1 段階

第 1 段階には診断法を中心に行われるコース 1 と 2 が含まれ，このコースの間に復習のための日がある。また刺激療法を用いないモビリゼーション技術を含むコース 3 もこの中に入る。

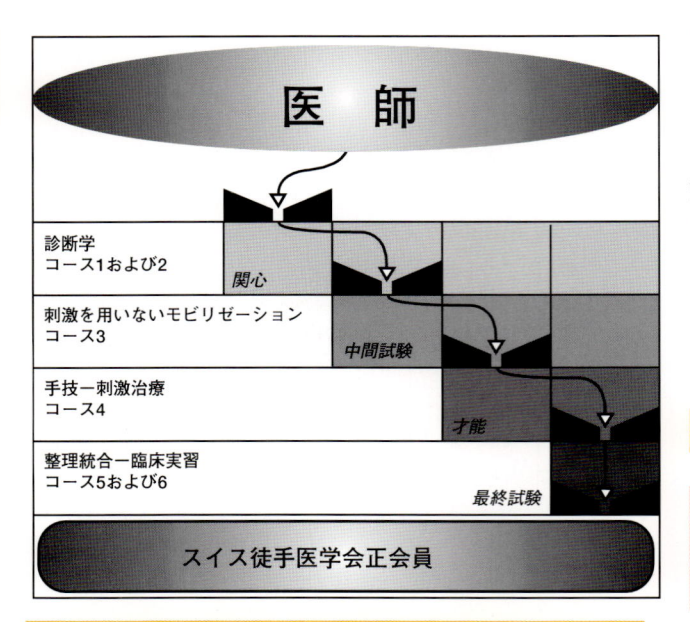

図10.2 スイス徒手医学会正会員になるまでの研修過程

コース3の終了時に部分的試験が行われる。部分試験の申し込みをする動機は主として徒手医学の最終試験受験資格を取得したいという意欲によると思われる。首尾よく部分試験に合格すれば徒手医療の診断的能力と理論的知識の課程を修了したことが証明される。刺激療法を用いないモビリゼーション技術とその治療法の適用の知識があることが保証される。

第2段階

第2段階は治療法を中心に行われるコース4であり、臨床実習コース5と反復練習コース6同様、刺激療法に重点が置かれている。コース6の修了時に最終試験が行われる。最終試験の申し込みをする動機は主として徒手医学のみずからの才能を確認し、徒手医学を臨床的に応用しようと決心しているからであろう。上首尾で最終試験に合格すれば修了者には徒手医学の診断学的能力と同時に治療上の能力をも証明される。厳密にいえばこのことは刺激を用いる治療技術と刺激を用いない治療技術両方が保証されるのである。さらにそのうえ、さまざまなモビリゼーション技術の適用あるいは禁忌事項にも精通していることが裏づけられることになる（図10.2）。

会員資格

首尾よく最終試験に合格後、引き続き総会によってスイス徒手医学会の正会員として迎え入れられることになる。

10.6 研究

前々からスイス徒手医学会は実験に基づいた臨床的研究に積極的に貢献してきた。的を得た質問項目のアンケート調査用紙を用い、今後予想される徒手医療の活動のあり方を把握することにより、徒手医学の利用に関するデータを一般的にも専門的診療においても継続的に収集している。これは今後の活動と卒後研修のあり方を考えるためである。

表10.3　特に重要な研究課題

- 手技による診断法の診断学的信頼性
- 手技による治療法の治療学的効果
- 診療所と大学付属病院における手技治療の利用

特に重要な問題提起は診療所および大学付属病院における徒手技術の診断学的信頼性と治療効果および有効性にある（表10.3）。

次の問題提起は確かに同様重要ではあるが技術的経費が高額なために条件付きでしか論じられない。バイオメカニックと神経生理学の基礎と関連がある。この領域ではとりわけ筆者の研究グループは数々の主要な国際的論文によって注意を喚起してきた。

何よりもまず大学付属病院における研究目標は脊柱の病気になった場合の診断法と治療法の考え方に徒手医学を統合することである。そうすることによって医学生の専門教育の計画ないしは「卒後教育」という考え方により専門教育を受けた医師の卒後研修プログラムの中に徒手医学を統合することができる。

大学付属病院における臨床実習に関する問題提起は常に徒手医学の実施方法に基づくものである。治療成果の応用可能なことは同様に実地に再点検される。この意味で研究はそれ自体を目的とするようなことがあってはならない。このような考え方により、スイス徒手医学会の講師陣で、おおむね自由に診療に携わっている会員による医師の診療の実践はきわめて重要な役割を果たしている。

10.7 徒手医学資格証明書 FMH

少し前からFMHを有するスイスの医師と関連のある卒後研修規定の枠内で資格証明書を交付しようという努力が全力を傾けて進行している。FMHの資格管理委員会の見解によれば，徒手医療の分野ではそのような資格証明書を交付できる申し分のない基盤ができていることは疑いの余地はない。医師たちによって実施されている徒手医学は患者や一般大衆の切実な要望に答えているからである。それに加えて過去20年間の徒手医学の発展はいかにして医療者の地位が補強されたか，というよりはむしろ医療者が医療者としての地位を失ってしまってから，再び責任を持てる領域に立ち戻ることがどのようにしてできたかを典型的に示している。

資格証明書FMHはしたがって現在卒後研修規定による資格証明書交付準備措置の枠の中で徒手医学の領域をモデルケースとして処理されている。FMHと医師会が専門医の肩書の改革に同意すればこの点の決着は間もないと考えられる。

徒手医学資格証明書FMH取得のための規定の卒後研修はスイス徒手医学会開催の研修会で行われる。この講習会はスイス徒手医学会による卒後研修プログラムで6つの職業コースからなっている。講習期間はそれぞれ4日ないし5日である。コース3修了後に中間試験，コース6修了後には最終試験に合格しなければならない。最終試験に合格し，卒後研修の課程を修了すると医師は専門家として，単独で徒手医学を診断および治療に応用することのできる資格が与えられることになる（**表10.4，10.5，10.6**）。

表10.5 徒手医学卒後研修修了後の能力

能力
徒手医学資格証明書FMH取得者は次のことができる。
- 脊椎疾患の患者に徒手医学による診断を下す、徒手医学による治療法の適応症、禁忌症を決定し、徒手医学による治療計画を作成し、調べる。
- 画像診断、電気神経生理学、あるいは研究室の器具、機械などの技術を利用する追加的検査を要する適応症を決め、徒手医学の観点からその検査の意味を判断する。
- モデルにより、また患者を診察して脊柱部、骨盤環部、四肢の骨格部、局所解剖学的に認識し、生体のメカニズムの普通妥当な法則としての原理を説明する。

表10.4 徒手医学卒後研修修了後の専門知識

技能
徒手医学の資格証明書FMHの所有者は次の事項をマスターしている。
- 脊柱部、骨盤帯、四肢の骨格に関する機能上の診察および触診法による診察技術
- 徒手医学による治療法の技術上適切な応用

表10.6 徒手医学卒後研修後の能力

知識
徒手医学資格証明書FMH所有者は次の知識を有する。
- 脊柱、骨盤帯、四肢の解剖学および機能に関する知識。
- 筋肉組織、関節および脊柱の神経生理学に関する知識。
- 神経筋のモビリゼーション技術の効果のメカニズムに関する知識。
- 脊柱の疼痛の臨床講義に関する知識。
- 脊柱、骨盤帯、および四肢の関節の放射線医学に関する知識。
- 脊柱および四肢の関節の旧来から行われている（徒手医学ではない）治療法の知識。
- 脊柱および四肢の関節の外科学に関する知識。

文 献

Anders, G., H. P. Bischoff et al. (1995). „Qualitätssicherung Aufklärung und Dokumentation in der Manuellen Medizin/Chirotherapie." Medizinrecht MedR2 Manuelle Medizin.

Arkuszewski, Z. (1986). „The efficacy of manual treatment in low back pain: a clinical trial." Manual Medicine 2: 68–71.

Baumgartner, H., H. Bischoff et al. (1993). Grundbegriffe der manuellen Medizin. Terminologie, Diagnostik, Therapie. Berlin, Heidelberg, New York. Springer.

Bergquist-Ullman, M., U. Larsson (1977). „Acute low back pain in industry: a controlled prospective study with special reference to therapy and confounding factors." Acta Orthop Scand 170 (Suppl): 11–117.

Bischoff, P., T. Graf-Baumann (1994). „Aufklärung und Arzthaftung bei chirotherapeutischen Eingriffen an der HWS." Manuelle Medizin 4: XXI–XXVI.

Brodin, H. (1983). „Cervical pain and mobilization." Med Phys 6: 67–72.

Bronfort, G. D. C. (1989). „Chiropractic versus general medical treatment of low back pain: a small scale controlled clinical trial." Am J Chiropractic Med 2: 145–150.

Brunarski, D. J. (1984). „Clinical trials of spinal manipulation: A critical appraisal and review of the literature." J Manipul Physiol Ther 7, No 4(330): 243–249.

Buerger, A. A. (1980). „A controlled trial of rotational manipulation in low back pain." Manuelle Medizin 2(487): 17–26.

Bush, K., S. Hillier (1991). „A controlled study of caudal epidural injection of triamcinolone plus procaine for the management of intractable sciatica." Spine 16:5(2523): 572–575.

Cailliet, R. (1977). Soft tissue pain and disability. Philadelphia, F.A. Davies.

Coxhead, C. E., H. Inskip et al. (1981). „Multicentre trial of physiotherapy in the management of sciatic symptoms." Lancet 1: 1065–1068.

Cramer, A., J. Doering et al. (1990). „Geschichte der manuellen Medizin." Berlin, Heidelberg, New York, Springer.

Di Fabio, R. P. (1986). Clinical assessment of manipulation and mobilization of the lumbar spine. A critical review of the literature. J Am Phys Ther Ass 66, No 1: 51–54.

Doran, D. M. L., D. J. Newell (1975). „Manipulation in treatment of low back pain: a multicentre study." Brit Med J 2: 161–164.

Dvořák, J. (1983). Manual medicine in the United States and Europe in the year 1982. J Man Med 1:1–7.

Dvořák, J. (1991). „Inappropriate indications, contraindications of manual therapy." J Man Med 6: 85–88.

Dvořák, J., H. Baumgartner et al. (1991). „Consensus and recommendations as the side effects and complications of manual therapy of cervical spine." J Man Med 6: 117–118.

Dvořák, J., V. Dvořák (1990). Manual Medicine: Diagnostics, 2nd revised edition. Stuttgart, New York, Thieme.

Dvořák, J., V. Dvořák (1991). Checklist Manual Medicine. Stuttgart, New York, Thieme.

Dvořák, J., D. Fröhlich et al. (1988). „Functional radiographic diagnosis of the cervical spine: flexion/extension." Spine 13, No 7(7): 748–755.

Dvořák, J., T. Graf-Baumann et al. (1991). „Manuelle Medizin in den USA 1991." Manuelle Medizin. 29: 73–76.

Dvořák, J., T. Graf-Baumann et al. (1990). „Aerzteinformation über die Integration der Manuellen Medizin." .

文 献

Dvořák, J., P. Kränzlin et al. (1992). Principles and Practice of Chiropractic. Musculoskeletal Complications. S. Haldeman. Norwalk, Conn., Appleton & Lange: 549–577 (chapter 31).

Dvořák, J., D. Loustalot et al. (1993). „Frequency of complications of manipulation of the spine. A survey among the members of the Swiss Medical Society of Manual Medicine." Eur Spine J 2, No. 3: 136–139.

Dvořák, J., F. Von Orelli (1982). „Wie häufig sind Komplikationen nach Manipulation der Halswirbelsäule? Fallbericht und Ergebnisse einer Umfrage." Schweiz. Rundsch Med (Praxis) 71, No 2(1228): 64–69.

Dvořák, J., F. Von Orelli (1985). „How dangerous is manipulation to the cervical spine? Case report and results of a survey." Manual Medicine 2 (1224): 1–4.

Evans, D. P., M. S. Burke et al. (1978). „Lumbar spinal manipulation on trial. Part 1: Clinical assessment." Rheumatol. Rehab. 17: 46–53.

Farrell, J. P., L. T. Twomey (1982). „Acute low back pain: comparison of two conservative treatment approaches." Med J Aust 1: 160–164.

Franzki, H. (1995). „Welche Auswirkung hat das Gesunheisstrkturgesetz auf die Arbeit des leitenden Krankenhausarztes." Arzt und Krankenhaus...

George, P. E., H. T. Silverstein, et al. (1981). „Identification of the high risk pre-stroke patient." J Chiropr 15: 26–28.

Gibson, T., R. Grahame et al. (1985). „Controlled comparison of short-wave diathermy treatment with osteopathic treatment in non-specific low back pain." Lancet: 1258–1261.

Glover, J. R., J. G. Morris et al. (1974). „Back pain: a randomized clinical trial of rotational manipulation of the trunk." Br J Ind Med 31: 59–64.

Godfrey, C. M., P. P. Morgan et al. (1984). „A randomized trial of manipulation for low-back pain in a medical setting." Spine 9, No 3(449): 301–304.

Grob, D., J. Dvořák, et al. (1993). „Fixateur externe an der Halswirbelsäule – ein neues diagnostisches Mittel." Unfallchirurg 96: 416–421.

Hadler, N. M., P. Curtis et al. (1987). „A benefit of spinal manipulation as adjunctive therapy for acute low back pain: A stratified control trial." Spine 12, No 7(1041): 702–706.

Helliwell, P. S., G. Cunliffe (1987). „Manipulation in low back pain." The Physician April: 187–188.

Herzog, W., B. M. Nigg et al. (1988). „Quantifying the effects of spinal manipulations on gait using patients with low back pain." J Manip Physiol Ther 11, No 3(1417): 151–157.

Hoehler, F. K., J. S. Tobis (1987). „Appropriate statistical methods for clinical trials of spinal manipulation." Spine 12, No 4(1054): 409–412.

Hoehler, G. K., J. S. Tobis et al. (1981). „Spinal manipulation for low back pain." JAMA 245: 1835–1838.

Hoffmann, H. (1995). „Knappheit der Ressourcen." Arzt und Krankenhaus. 68.210.

Howe, D. H., R. Newcombe (1983). „Manipulation of the cervical spine." J R Coll Gen Pract 33: 574–579.

Hsieh, C.-Y. J., R. B. Phillips et al. (1992). „Functional outcomes of low back pain: comparison of four treatment groups in a randomized controlled trial." J Manip Physiol Ther 15, No 1: 4–9.

Janda, V. (1979). Muskelfunktionsdiagnostik. Leuven, Fischer.

Jayson, M. I. (1986). „A limited role for manipulation." Brit Med J 293(14).

Johnson, M. R., M. K. Schultz et al. (1989). „A comparison of chiropractic, medical and osteopathic care for work-related sprains and strains." J Manipul Physiol Ther 12, No 5(1918): 335–344.

Kinalski, R., W. Kuwik et al. (1989). „The comparison of the results of manual therapy versus physiotherapy methods used in treatment of patients with low back pain syndromes." J Man Med 4 (2062): 44–46.

Knott, M., D. E. Voss (1968). Proprioceptive neuromuscular fasciculation. New York, Harper and Row.

Koes, B. W. (1992). Efficacy of manual therapy and physiotherapy for back and neck complaints. NL-Maastricht.

Koes, B. W., W. J. Assendelft, et al. (1991). „Spinal manipulation and mobilisation for back and neck pain: a blinded review." Brit Med J 303: 1298–1303.

Koes, B. W., L. M. Boter et al. (1992). „Randomised clinical trial of manipulative therapy and physiotherapy for persistent back and neck complaints: results of one year follow-up." Brit Med J 304: 601–605.

Koes, B. W., L. M. Bouter et al. (1992). „A blinded randomized clinical trial of manual therapy and physiotherapy for chronic back and neck complaints: physical outcome measures." J Manipul Physiol Ther 15, No 1: 16–23.

Koes, B. W., L. M. Bouter et al. (1992). „The effectiveness of manual therapy, physiotherapy, and treatment by the general practitioner for nonspecific back and neck complaints: a randomized clinical trial." Spine 17:1: 28–35.

Krueger, B., H. Okazaki (1980). „Vertebral basilar distribution infarction following chiropractic cervical manipulation." Mayo Clin Proc 55 (695): 322–332.

Laban, M. M., R. S. Taylor (1992). „Manipulation: an objective analysis of the literature." The degenerative Neck 23, No 3: 451–459.

Ladermann, J. P. (1981). „Accidents of spinal manipulation." Ann Swiss Chiropractors 7: 161–208.

Leach, R. A. (1983). „An evaluation of the effect of chiropractic manipulative therapy on hypolordosis of the cervical spine." J Manipul Physiol Ther 6, No 1 (523): 17–23.

Leboeuf, C. (1990). A review of data reports published in the Journal of Manipulative and Physiological Therapeutics from 1986 to 1988. Journal of Manipulative and Physiological Therapeutics. 13, No 2: 89–95.

Lewit, K. (1981). „Muskelfazilitations-und Inhibitionstechniken in der Manuellen Medizin. Teil II: Postisometrische Muskelrelaxation." Manuelle Medizin 19 (952): 12–22.

Lewit, K. (1987). Manuelle Medizin, 5. Aufl., Urban & Schwarzenberg, München.

Lichter, R. L., J. K. Hewson et al. (1984). „Treatment of chronic low-back pain. A community-based comprehensive return-to-work physical rehabilitation program." Clinic Orthopaed Rel Res 190 (238): 115–123.

MacDonald, R. S., C. M. Bell (1990). „An open controlled assessment of osteopathic manipulation in nonspecific low-back pain." Spine 15: 364–370.

Mathews, J. A., S. B. Mills et al. (1987). „Back pain and sciatica: controlled trials of manipulation, traction, sclerosant and epidural injections." Br J Rheumatol. 26: 416–423.

Meade, T. W., S. Dyer et al. (1990). „Low back pain of mechanical origin: randomised comparison of chiropractic and hospital outpatient treatment." Brit Med J 300 (2390): 1431–1437.

Mealy, K., H. Brennan et al. (1986). „Early mobilisation of acute whiplash injuries." Brit Med J [Clin Res] 292(6521): 656–657.

Menninger, H. (1985). „Manuelle Medizin: Wertigkeit für die Rheumatologie." Akt. Rheumatol. 10 (55): 172.

Mierau, D., J. D. Cassidy et al. (1987). „A comparison of the effectiveness of spinal manipulative therapy for low back pain patients with and without spondylolisthesis." J Manipul Physiol Ther 10, No 2 (575): 49–55.

Möhrle, A. (1995). „Qualitätssicherung in der Manuellen medizin." Manuelle Medizin 2.

Müller, K. (1994). „Zahlen zur Häufigkeit von Nebenwirkungen beim Manipulieren." Physikalische Medizin – Rehabilitationsmedizin – Kurortmedizin 4.

Nordemar, R., C. Thörner (1980). „Treatment of acute cervical pain: a comparative group study." Pain 10: 93–101.

Nwuga, V. C. B. (1982). „Relative therapeutic efficacy of vertebral manipulation and conventional treatment in back pain management." Amer J Phys Med 61, No 6 (632): 273–278.

Ongley, M. J., R. G. Klein et al. (1987). „A new approach to the treatment of chronic low back pain." Lancet 18(1969): 143–146.

Ottenbacher, K., R. P. Di Fabio (1985). „Efficacy of spinal manipulation/mobilization therapy. A meta-analysis." Spine 10, No 9 (830): 833–837.

Panjabi, M. M., C. Lydon et al. (1994). „On the understanding of clinical instability." Spine 19, No 23: 2642–2650.

Patijn, J., L. L. J. M. van Deursen et al. (1989). Computerized registration system for manual medicine (abstr 86). 9th International Congress of the FIMM. GB-London.

Patijn, J., J. R. Durinck (1991). „Effects of manual medicine on absenteeism." J Manual Med 6, No 2: 49–53.

Postacchini, F., M. Facchini et al. (1988). „Efficacy of various forms of conservative treatment in low back pain: a comparative study." Neuro-Orthopedics 6: 28–35.

Prudden, B. (1980). Pain erasure. The bonnie prudden way. New York, M. Evans & Co.

Psczolla, M. (1994). „Die Manuelle Medizin 1993 – Gegenwart und Perspektiven." Manuelle Medizin 32:119.

Rasmussen, G. G. (1979). „Manipulation in treatment of low back pain: a randomized clinical trial." Manual Medicine 1: 8–10.

Rasmussen, G. G., P. Greenman et al. (1983). „Study to evaluate manipulation therapy." JAMA 249, No 23(621): 3148–3150.

Rubin, D. (1981). „An approach to the management of myofascial trigger point syndromes." Arch Phys Med Rehabil 62: 107–110.

Rupert, R. L., R. Wagnon et al. (1985). „Chiropractic adjustments: Results of a controlled clinical trial in Egypt." ICA Int Review of Chiropractic Winter: 58–60.

Schmitt, H. P. (1976). „Rupturen und Thrombosen der Arteria vertebralis nach gedeckten mechanischen Insulten." Schweiz Arch Neurol, Neurochir Psychiat 119: 363–369.

Schmitt, H. P, H. D. Wolff (1979). Memorandum zur Verhütung von Zwischenfällen bei gezielter Handgriff-Therapie an der Halswirbelsäule. Deutsche Gesellschaft für Manuelle Medizin.

Schneider, W., J. Dvořák, et al. (1988). Manual Medicine–Therapy. Stuttgart, Thieme.

Schulte, K. P. (1994). „Rechtsprechung Aktuell–Aufklärung." Medizinrecht, Teil Rechtsprechung aktuell 2: 67–68.

Shekelle, P. G. (1994). „Spine update. Spinal manipulation." Spine 19, No 7: 858–861.

Shekelle, P. G., A. H. Adams et al. (1992). Spinal manipulation for low-back pain. Ann Intern Med. 117, No 7: 590–598.

Siehl, D., D. R. Olson et al. (1971). „Manipulation of the lumbar spine with the patient under general anaesthesia: Evaluation by electromyography and clinical neurologic examination of its use for lumbar nerve root compression syndrome." J Am Osteopath Assoc 70: 433–450.

Simmons, J. W., W. S. Avant et al. (1988). „Determining successful pain clinic treatment through validation of cost effectiveness." Spine 13, No 3(1327): 342–344.

Sims-Williams, H., M. I. V. Jayson et al. (1978). „Controlled trial of mobilisation and manipulation for patients with low back pain in general practice." Brit Med J 2: 1338–1340.

Sims-Williams, H., M. I. V. Jayson et al. (1979). „Controlled trial of mobilisation and manipulation for low back pain: hospital patients." Brit Med J 2: 1318–1320.

Sloop, P. R., D. S. Smith et al. (1982). „Manipulation for chronic neck pain. A double-blind controlled study." Spine 7, No 6 (598): 532–535.

Terrett, A., A. Kleynhans (1992). Principles and practice of chiropractic. Cerebrovascular complications of manipulation. S. Haldeman. Norwalk, Conn., Appleton & Lange: 579–598 (chapter 32).

Terrett, A. G. J., A. M. Kleynhans (1992). Cerebrovascular complications of manipulation. Principles and practice of chiropractic. S. Haldeman. Norwalk, Connecticut/San Mateo, California, USA., Appleton & Lange: 579–598.

Tobis, J. S., F. K. Hoehler (1983). „Musculoskeletal manipulation in the treatment of low back pain." Bull NY Acad Med 7: 660–668.

Travell, J. G., D. G. Simons (1983). Myofascial pain and dysfunction. The trigger point manual. The upper extremities. Baltimore, London, Los Angeles, Sydney, Williams & Wilkins.

Travell, J. G., D. G. Simons (1992). Myofascial pain and dysfunction. The trigger point manual. The lower extremities. Baltimore, London, Los Angeles, Sydney, Williams & Wilkins.

Triano, J. J., M. A. Hondras et al. (1992). „Differences in treatment history with manipulation for acute, subacute, chronic and recurrent spine pain." J Manipul Physiol Ther 15, No 1: 24–30.

Triano, J. J., M. McGregor et al. (1995). „Manipulative therapy vs. education programs in chronic low-back pain." Submitted: 1–19.

Vautravers, P., J. Lecocq (1993). Spinal manipulations in common low back pain. A reappraisal evaluation. Revue du Rhumatisme (English Ed.). 60 (7–8): 428–433.

Waagen, G. N., S. Haldeman et al. (1986). „Short term trial of chiropractic adjustments for the relief of chronic low back pain." Manual Medicine 2: 63–67.

Waterworth, R. F., I. A. Hunter (1985). „An open study of diflunisal, conservative and manipulative therapy in the management of acute mechanical low back pain." N Z J Physiother 13, No 2 (119): 12–14.

Wolff, H. (1978). „Neurophysiologische Asprekte der Manuellen Medizin." Heidelberg, Verlag für Medizin.

Wolff, H. D. (1980). „Kontra-Indikationen gezielter Handgrifftherapie an der Wirbelsäule." Manuelle Medizin 18: 39–49.

Yates, R. G., D. L. Lamping et al. (1988). „Effects of chiropractic treatment on blood pressure and anxiety. A randomized, controlled trial." J Manipul Physiol Ther 11, No 6 (1625): 484–488.

Zylbergold, R. S., M. C. Piper (1981). „Lumbar disc disease: comparative analysis of physical therapy treatments." Arch Phys Med Rehabil 62(614): 176–179

索 引

A
安静肢位（静止位置） 5
安定化治療体操 29
圧迫 2

B
物理療法 13, 36, 230f
分節性異常可動性 50f
分節性運動制限 43
ベルリン医師研究会 60

C
知的訓練 241
中間ゾーン 3, 5, 8, 10, 29, 49
中・小殿筋 221
注射治療（療法） 13, 26f
腸筋 219
長内転筋 200
超音波療法 13, 36
腸肋筋 213, 216
腸腰筋 33, 172, 174, 194f

D
大殿筋 173f, 220
大胸筋 128, 156, 159, 190
大内転筋 20
大・小頭直筋 204
大腿直筋 12, 30, 172, 174, 176, 178, 198f
大腿筋膜張筋 30, 32, 172, 175ff, 197, 223
大腿二頭筋 179, 201
第1頸椎／第2頸椎
— 刺激を加えないモビリゼーション：回旋 73
— NMT1：回旋 76
— 自己モビリゼーション：回旋 77
　NMT2：回旋 78
　NMT3：回旋 80, 83
第1頸椎から第3頸椎まで
— 刺激を加えたモビリゼーション：回旋 91
第1頸椎から第6頸椎まで
— 刺激を加えたモビリゼーション：回旋 95

第2頸椎／第3頸椎
— NMT2：回旋 84
— NMT3：回旋 85
第2頸椎から第6頸椎まで
— 刺激を加えたモビリゼーション：回旋 96
— NMT2：回旋 100
— NMT3：回旋 101
— NMT2：側屈 102
— NMT3：側屈 103
第2頸椎から第7頸椎まで
— 刺激を加えないモビリゼーション：回旋 93
— 刺激を加えたモビリゼーション：回旋 94, 97
— NMT1：回旋 98
　自己モビリゼーション：回旋 99
第5頸椎から第3胸椎まで
— 刺激を加えたモビリゼーション：回旋 107
第6頸椎から第4胸椎まで
— 刺激を加えたモビリゼーション：回旋 106
第7頸椎から第3胸椎まで
— 刺激を加えたモビリゼーション：回旋 108
第7頸椎から第5胸椎まで
— 刺激を加えたモビリゼーション：伸展 104
— NMT1：自己モビリゼーション：伸展 109
第7頸椎から第6胸椎まで
— 刺激を加えたモビリゼーション：牽引 105
第3胸椎から第10胸椎まで
— 刺激を加えないモビリゼーションならびにMMT2：伸展 111
— 刺激を加えたモビリゼーション：牽引／屈曲 113
— 刺激を加えたモビリゼーション：回旋 115
第4胸椎から第9胸椎まで
— 刺激を加えたモビリゼーション：回旋 116
第4胸椎から第10胸椎まで

— 刺激を加えたモビリゼーション：回旋 114
第5胸椎から第12胸椎まで
— 刺激を加えたモビリゼーション：回旋 117
第6胸椎から第12胸椎まで
— 刺激を加えないモビリゼーション：回旋 110
— 刺激を加えないモビリゼーションならびにNMT2：回旋 112
— 刺激を加えたならびに加えないモビリゼーション：回旋 118
第10胸椎から第5腰椎まで
— 刺激を加えないモビリゼーションならびにNMT2：腰椎・胸椎の回旋 119
— NMT1と自己モビリゼーション：腰椎・胸椎の回旋 129
第12胸椎から仙椎まで
— 刺激を加えないモビリゼーション：腰椎の屈曲と牽引 120
— 刺激を加えないモビリゼーションならびにNMT2：回旋 121
第1肋骨
— 刺激を加えないモビリゼーション：尾側へ 145f
第3肋骨から第8肋骨まで
— 刺激を加えたモビリゼーション：腹側へ 151
第4肋骨から第12肋骨まで
— 刺激を加えないモビリゼーションならびにNMT1：外側・腹側へ 149
— 刺激を加えないモビリゼーションならびにNMT1：腹側へ 150
　NMT2：腹側へ 154
第4肋骨から第10肋骨まで 153
— 刺激を加えたモビリゼーション：外側・腹側へ 153
第6肋骨から第11肋骨まで
— 刺激を加えないモビリゼーション：外側・腹側へ 148
第6肋骨から第12肋骨まで
— 刺激を加えたモビリゼーション：外側・腹側へ 152
第1腰椎から第5腰椎まで

索 引

― 刺激を加えたモビリゼーション：
　回旋　124f
第1腰椎から仙椎まで
― 刺激を加えたモビリゼーション：
　回旋　122f
― NMT2　130
― NMT3　131
第2腰椎から第5腰椎まで
― 刺激を加えたモビリゼーション：
　回旋　128

E
遠位手関節　166f

F
不安定性　3, 8, 10, 49, 56, 59
腹直筋　215, 218f
腹側・背側方向の滑り　2

G
外腹斜筋　214
合併症　2, 39, 63, 224, 226, 228
― 胸椎と腰椎の治療における合併
　症　65
眼振　64, 187
外旋　68
外転　2

H
半腱様筋　201
半膜様筋　201
薄筋　200
平行移動　3, 5
閉鎖位置（肢位）　6
歩行障害　64

I
異常可動性　5, 8, 49
一連の筋群　29, 33

J
重力　28, 111

K
可塑性ゾーン　5, 8, 10, 51
解剖学的限界　5
回外　68, 163, 165, 179
回内　68
回旋　2, 7, 16, 18, 20, 22, 30
回旋拮抗筋　7, 19, 20, 23
角（状）運動　2
肩関節
― 刺激を加えないモビリゼーション：
　牽引　156

― 尾側への牽引　157
― 背側への牽引　158
― 腹側への牽引　159
関節の遊び　3, 5, 11
肩鎖関節　161
下腿三頭筋　180f, 202
下頭斜筋　205
寒冷療法　36
緩徐なモビリゼーション　14
危険性の回避　226
危険のない治療方法　38, 40, 42,
　44, 46, 48, 50, 52
危険性の説明　224, 226, 228
緊張した筋群　22
近位手関節　168
近位橈尺関節　164
近位脛腓関節　179
筋のアンバランス　28, 48, 58
筋の短縮　68
禁忌　1, 26, 38, 40, 54, 66, 225,
　227, 246f
筋力低下　68
筋持久力　29, 48, 53
拮抗筋の交互制御を利用したモビリ
　ゼーション，NMT3　24
拮抗筋の等尺性筋収縮後のリラクセ
　ーションを利用したモビリゼーショ
　ン，NMT　22
急性椎間板ヘルニア　12
距腿関節（足関節）　180f
胸鎖乳突筋　30, 160, 186, 187,
　207f
訓練治療（療法）　2, 13, 28, 40,
　44, 62, 234, 236
軽微な外傷　5, 9
経皮的電気刺激　36
肩甲挙筋　73, 92, 98, 189, 209f
腱・靱帯の破壊　5
頸性めまい　57
頸椎椎間ヘルニア　55
― 頸椎脊柱管狭窄症　55
牽引　2
強直性脊椎炎　58f, 218
骨粗鬆症　38, 54, 58
骨増殖性脊椎症　52
抗凝固（易出血性）　59
交互抑制　24
広背筋　118, 216
股関節
― 刺激を加えないモビリゼーション：
　尾側への牽引　172
― 背側への牽引　173
― 腹側への牽引　174
― 外側への牽引　175

骨棘　9, 11
行程と時間の関係図　14, 16
行程・力曲線　4
行程（プロセス）の獲得　6, 14, 20,
　23
後頭骨／第1頸椎
― 刺激を加えないモビリゼーション：
　前屈と後屈　72
― NMT1：前屈と後屈　74
― 自己モビリゼーション：前屈と
　後屈　75
後頭骨から第2頸椎まで
― 刺激を加えたモビリゼーション：
　牽引　90
後頭骨から第3頸椎まで
― 刺激を加えないモビリゼーション：
　軸性牽引　86
― 刺激を加えたならびに加えない
　モビリゼーション：牽引　87
― 刺激を加えたモビリゼーション：
　牽引　88
後屈（後傾）　2
構造レベル　26, 38f

M
耳鳴　64, 208
MWE（ノイトラオホブルク医師研究
　会）　60, 230, 232, 242

N
内転　2
二次的分析　61
NMT　18
NMT1　20
NMT2　22
NMT3　24

O
嘔気　64, 186f, 208
凹の法則　6, 14
温熱療法　36
温熱・寒冷療法　13, 36

P
プラセボ群　62

R
ラセグ操作　12
リコンディショニング（機能回復）
　2, 13, 28, 40
リハビリテーション　1, 2, 38, 40,
　62, 230, 233, 244
梨状筋　132, 135, 137, 139, 141,
　143f, 196, 222

索 引

臨床との相関関係（関連性） 8

S
最大筋力 28f，48
作業能力テスト 38
刺激を加えたモビリゼーション 16
刺激を加えないモビリゼーション 13，14
刺激過敏部位 7
膝関節
― 刺激を加えないモビリゼーション：牽引 176
― 腹側または背側への牽引 177
試験的な治療 7，54，56，59，218，228
侵害反応 10，12，28，29，34，227
神経学的欠損 44，56
神経・筋の治療 2，13，18，22，245
心理社会的要因 47
診療状況 230，232，234，236
身体的能力 46，53
質の確保 224，226，228，240，242f
浸出液 12
斜角筋 145f，160，186f，207
尺屈 68
手関節の伸筋群 191
手根骨 169
― 刺激を加えないモビリゼーション：背屈・掌屈 169
触診による疼痛 41，42，193
スイス徒手医学会（SAMM） 60，63f，226，244，247
スプレーならびにストレッチ法 26
滑り 2
生理的限界 5
生理的な停止（最終域） 11
脊柱起立筋（腰椎部） 192
脊柱起立筋（体幹部） 216
脊椎すべり症 38，46，52，57
脊椎分離症 57
脊椎骨棘 9，11
説明用書式用紙 229
仙腸関節
― 刺激を加えないモビリゼーション：腸骨を背側へ 132

― 刺激を加えないモビリゼーションならびにNMT1：仙椎を腹側へ 133
― 刺激を加えないモビリゼーション：仙椎を腹側へ 134
― NMT1：腸骨を背側へ 134
― 刺激を加えないモビリゼーション：仙椎を腹側へ　腸骨を背側へ 135
― 刺激を加えたモビリゼーション：腸骨を腹側へ 136
― 刺激を加えたモビリゼーション：腸骨を腹側へ 137
― 刺激を加えたモビリゼーション：仙椎を腹側へ 138
― 刺激を加えたモビリゼーション：仙椎を腹側へ 139
― 刺激を加えたモビリゼーション：仙椎を腹側・頭側へ 140
― 刺激を加えたモビリゼーション：仙椎を腹側・頭側へ 141
― 刺激を加えたモビリゼーション：仙椎を腹側・尾側へ 142
― 刺激を加えたモビリゼーション：仙椎を腹側・尾側へ 143
専門的評価 234
側方の滑り 2
側屈 2，30
足趾関節 183，184
僧帽筋（下行部・上行部） 210f

T
短内転筋 200
多裂筋と回旋筋 217
治療方法 13
治療費と有効性 61f
治療面 6
治療様式 38，42
つり包帯 28
椎骨動脈 225
抵抗力 11
低周波通電 36
トリガーポイント 26
トリガーポイントの治療 26，42，49f
等尺性筋緊張 22
等尺性訓練 28

等運動性訓練 28
疼痛レベル 38f
疼痛の既往歴 41
疼痛指数 39
疼痛強度 5，41，43ff
橈屈 68
頭・頸半棘筋 206
徒手的トリガーポイントのテクニック
　　II 27
　　III 27
　　IV 27
徒手療法の危険性 9
徒手療法の有効性 1，60，62
徒手操作 13，16
凸の法則 6

U
うなずき運動 68
運動の種類 2
運動制限 68
運動の限界 5
運動の方向 4

V
病的限界（病的な運動の限界点） 5，12
病的な停止（最終域） 11

Y
誘発テスト 7，14
腰筋 48，144，192，198，218f
腰方形筋 30，32，119，121，192，213
腰椎椎間板ヘルニア 54，201
腰部脊柱管狭窄症 54

Z
実際の生理的限界 5
自己モビリゼーション：前屈と後屈 75
自己モビリゼーション：回旋 77，99，129
自己モビリゼーション 13，20f
ゼロと力の限界 5
前屈 2
前鋸筋 212

255

監訳者略歴

江藤文夫（Fumio ETO）
1946年 7月26日生
1972年 東京大学医学部医学科卒業
1972年 東京大学医学部付属病院内科研修医
1974年 東京大学医学部老年学教室（老人科）入局
1984年 東京大学医学部講師（リハビリテーション部）
1985年 東京大学病院リハビリテーション部副部長
1993年 獨協医科大学リハビリテーション科学教室教授
1998年 東京大学医学部教授（リハビリテーション部）
現在に至る

医学博士
日本リハビリテーション医学会評議員，日本老年医学会評議員，日本リハビリテーション医学会専門医，日本リハビリテーション認定臨床医，日本内科学会認定内科医，日本老年医学会認定医，日本老年医学会指導医

主な著書
「ぼけ老人と生活する」（医歯薬出版）
「脳卒中のリハビリテーション」（新興医学出版社）
「やさしいリハビリテーション」（日本醫事新報社）

原田　孝（Takashi HARADA）
1943年 9月9日生
1969年 東邦大学医学部卒業
1970年 東邦大学医学部整形外科学教室入局
1976年 医学博士授与
1977年 獨協医科大学講師（リハビリテーション科）
1984年 東邦大学医学部整形外科講師
1988年 東邦大学医学部整形外科助教授
1995年 総合リハビリテーション賞を受賞
1998年 東邦大学医学部リハビリテーション科教授
現在に至る

日本リハビリテーション医学会専門医，日本リハビリテーション医学会評議員，日本整形外科学会認定医，日本臨床生理学会評議員，日本レーザー治療医学会理事，第11回日本レーザー治療学会会長

主な研究分野・著書
姿勢の研究，筋肉の組織化学的研究
運動器官の加齢的変化に関する研究
「腰痛教室」共著（新興医学出版社）

書　名	最新徒手医学　痛みの治療法
著　者	Jiří Dvořák, Václav Dvořák, Werner Schneider, Hans Spring, Thomas Tritschler
監訳者	江藤　文夫，原田　孝
発行日	2000年2月25日
印刷所	株式会社　藤美社
製本所	誠製本株式会社
発行所	株式会社　新興医学出版社
所在地	〒113-0033　東京都文京区本郷6丁目26番8号　TEL 03-3816-2853　FAX 03-3816-2895

© SHINKOH IGAKU SHUPPAN CO., LTD.　　Printed in Japan
ISBN4-88002-419-8 C3047